Probst/Vasel-Biergans
Wundmanagement

Wundmanagement

Ein illustrierter Leitfaden für Ärzte
und Apotheker

von

Wiltrud Probst, Heidenheim

Anette Vasel-Biergans, Stuttgart

Mit 138 vierfarbigen Abbildungen
und 104 Tabellen

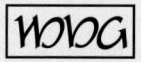

Wissenschaftliche Verlagsgesellschaft mbH Stuttgart

Anschriften der Autorinnen

Apothekerin Dr. Wiltrud Probst
Apotheke der Kliniken des Landkreises Heidenheim
Schlosshaustr. 100

89522 Heidenheim

Apothekerin Dr. Anette Vasel-Biergans
Medizinische Klinik 1
Diakonie Klinikum
Rosenbergstr. 38

70176 Stuttgart

Bibliografische Information der Deutschen Bibliothek
Die Deutsche Bibliothek verzeichnet diese Publikation in der Deutschen Nationalbibliografie, detaillierte bibliografische Daten sind im Internet unter http://dnb.ddb.de abrufbar.

ISBN 3-8047-2036-6

© 2004 Wissenschaftliche Verlagsgesellschaft mbH Stuttgart
Birkenwaldstr. 44, 70191 Stuttgart
Printed in Germany
Satz, Druck und Bindung: H. Stürtz, Würzburg
Umschlaggestaltung: Atelier Schäfer, Esslingen

Vorwort

Die Wundversorgung hat sich in den letzten Jahren rasant entwickelt. Einer traditionell trockenen Wundversorgung folgte das Prinzip der idealfeuchten Wundbehandlung. Damit vollzog sich ein Paradigmenwechsel, der inzwischen eine kaum mehr überschaubare Flut an Wundauflagen und Arzneimitteln zur lokalen Wundversorgung zur Folge hat. Auch wenn die Wundbehandlung die Domäne der operativ tätigen Ärzte ist, gibt es kaum einen Arzt, kaum einen Apotheker, der nicht in die Behandlung von Wunden jeglicher Art einbezogen ist. Krankenhausapotheker sind schon seit Jahren – anfangs meist über den Einkauf der Wundprodukte – in die Belange der Wundversorgung ihrer Häuser eingebunden. In unseren Kliniken wurden bereits Anfang der 90iger Jahre aus Unzufriedenheit vor allem der Pflegekräfte über die vorherrschende Polypragmasie in der Wundbehandlung unter der Leitung der Apotheke interdisziplinäre Wundarbeitskreise gegründet. Ziele dieser von Ärzten und Pflegekräften getragenen Arbeitskreise waren und sind die Erarbeitung und Umsetzung einheitlicher und rationaler Vorgehensweisen in der Behandlung akuter und chronischer Wunden. Bei der Aufarbeitung unterschiedlicher Themenkreise haben wir festgestellt, dass es relativ mühsam ist, Basiswissen, Standards, Expertenmeinungen und Informationen aus Büchern, Veröffentlichungen, Zeitschriften und von Herstellerfirmen zusammenzutragen und in eine praxisnahe, an-

wenderfreundliche Form zu bringen. Aus dieser Erfahrung heraus ist die Idee entstanden, die wichtigsten Themen der Wundversorgung nach dem aktuellen Kenntnisstand in einem Buch zusammenzufassen. Da die Anzahl der Produktmonographien zu den Wundauflagen den Umfang dieses Buches gesprengt hätte, ist daraus ein eigenständiges Nachschlagewerk entstanden: Wundauflagen für die Kitteltasche (Wissenschaftliche Verlagsgesellschaft Stuttgart). Die überaus fruchtbare Zusammenarbeit mit den Ärzten in unserem klinischen Alltag hat uns als Apotheker dazu motiviert, dieses Buch sowohl für Ärzte als auch für Apotheker zu schreiben. Dabei ist uns der Ansatz einer interdisziplinären Zusammenarbeit im Bereich der Wundversorgung ein besonderes Anliegen. Dem Arzt wie dem Apotheker soll dieses Buch vor allem eine Orientierung bei der rationalen Auswahl und der Anwendung der vielfältigen Produkte bieten. Gleichzeitig soll es aber auch die Grenzen der lokalen Wundversorgung aufzeigen und den Blick weiten auf eine ganzheitliche Wundversorgung, bei der neben den pharmazeutischen Produkten die Wunde und der Patient selbst in den Mittelpunkt rücken. Ziel unseres Buches ist es, die Grundlagen der aktuellen Wundversorgung Ärzten und Apothekern sowohl in der Ausbildung als auch im beruflichen Alltag näher zu bringen. Dabei liegt uns der Praxisbezug besonders am Herzen. Immer wiederkehrende Fragen und Problemlösungsvorschläge sind als Praxistipps oder Hinweise in die einzelnen Kapitel eingeflossen.

Wir freuen uns auf Rückmeldungen, wie sich dieses Buch im ärztlichen und pharmazeutischen Alltag bewährt und sind dankbar für konstruktive Kritik und Anregungen.

Wir danken der Wissenschaftlichen Verlagsgesellschaft für den Anstoß zu diesem Buch. Besonderer Dank gilt unseren Lektorinnen Frau Antje Piening und Frau Andrea Häberlein. Viele Kollegen in unseren Kliniken haben dazu beigetragen, dass dieses Buch entstehen konnte. Besonders hervorheben möchten wir Herrn Prof. Rainer Hehrmann, dessen Aufgeschlossenheit die Arbeit einer Apothekerin auf Station im Diakonie Klinikum, Stuttgart, ermöglicht und trägt. Dem großen Interesse und der steten Diskussionsbereitschaft von Herrn Dr. Thomas Strohschneider, Klinikum Heidenheim, sowie Herrn Dr. Karl Vieweg und Herrn Dr. Oswald Ploner, Diakonie Klinikum Stuttgart, verdanken wir neben dem wertvollen Wissenszuwachs viele Anregungen zu unserem Buch und die Korrektur einzelner Kapitel. Dr. Strohschneider und Dr. Vieweg haben uns außerdem freundlicherweise eine ganze Reihe von Wundaufnahmen zur Verfügung gestellt. Besonderer Dank gilt auch Herrn Dr. Holger Reimann, Zentrallabor der Deutschen Apothekerschaft Eschborn für seine wertvollen Anregungen zu dem Kapitel Externa. Nicht vergessen möchten wir die Herstellerfirmen, die uns freundlicherweise Produktinformationen und Bildmaterial zur Verfügung gestellt haben. Dieses Buch entstand aus unserer täglichen Arbeit heraus. Um es zu Papier zu bringen, war außer unserer Freizeit schließlich auch unendlich viel Geduld und Verständnis unserer Familien und Freunde gefordert – ihnen möchten wir am meisten danken.

Frühjahr 2004　　　　　　Wiltrud Probst
　　　　　　　　　　　Anette Vasel-Biergans

Inhaltsverzeichnis

Wunden und ihre Heilung   Teil 1

Teil 2 Prinzipien der aktuellen Wundversorgung

Einleitung

Viele Wunden heilen von alleine. Dank der faszinierenden Reparaturfähigkeit unseres Organismus geschieht dies ohne besondere therapeutische Maßnahmen. Erst die Wunde, die nicht heilen will, zeigt, wie komplex und anspruchsvoll die Wundheilung ist. Nicht selten stellt die nicht heilende Wunde die Spitze eines Eisberges dar. Heilungsverzögerungen und Komplikationen sind häufig Ausdruck tieferliegender Probleme, die ihren Ursprung in der Wundentstehung und der gesundheitlichen Verfassung des Patienten haben. Zu jeder Wunde gehört ein Mensch mit einer eigenen, ganz individuellen Geschichte. Die Wundversorgung fordert ein hohes Maß an patientenindividueller Betrachtungsweise.

Ärzte in der Wundversorgung

Um Wunden adäquat zu behandeln, sind Ursachen, Wundbeurteilung, Störfaktoren und Grunderkrankungen des Patienten fachmännisch abzuklären und in die Behandlung einzubeziehen. So bedarf jede Wunde – abgesehen von Bagatellwunden – einer ärztlichen Versorgung in Form einer exakten diagnostischen Abklärung, gegebenenfalls chirurgischer Maßnahmen und einer rationalen Therapie. Wie alle medizinischen Bereiche profitiert auch die Wundbehandlung von der zunehmenden Spezialisierung. Unterschiedliche Fachdisziplinen ermöglichen sehr differenzierte Diagnosen und Behandlungen durch Gefäßchirurgen, Plastische Chirurgen, Diabetologen, Angiologen,

Dermatologen, Phlebologen oder Radiologen. In Deutschland erfolgt die vertragsärztliche Behandlung chronischer Wunden zu 45 % durch Chirurgen, zu je 20 % durch Hautärzte und Allgemeinärzte und zu 15 % durch Internisten (Handlungsleitlinien 2001). Im Gegensatz dazu hat sich z.B. in den USA die Wundversorgung inzwischen als eine eigenständige medizinische Fachdisziplin etabliert.

Die wesentlichste Unterstützung in der Wundversorgung erfährt der Arzt durch die Pflege. Im Pflegedienst stößt die moderne Wundversorgung in den letzten Jahren auf ein besonders großes Interesse. Hier vereinen sich ein hohes Maß an praktischer Erfahrung und Fachkenntnis.

Rationale und ökonomische Wundbehandlung erfordert eine strukturierte interdisziplinäre Zusammenarbeit von Ärzten unterschiedlicher Fachrichtungen sowie von Ärzten und Pflege. Dies ist eine Herausforderung für die Wundversorgung der kommenden Jahre, um verfügbare Ressourcen an Wissen und Material optimal zum Wohle des Patienten zu nutzen (Zimpfer 1999).

Der Apotheker in der Wundversorgung

Aber auch andere Berufsgruppen können aktiv in die Wundversorgung miteinbezogen werden: Apotheker, Physiotherapeuten sowie Ernährungsberater, Stomatherapeuten, Orthopädiemechaniker oder Fußpflegekräfte. Nicht zuletzt durch die zunehmende Produktvielfalt ist das Bedürfnis nach pharmazeutischer Betreuung im Bereich der Wundversorgung in den letzten Jahren wesentlich gestiegen. Apotheker haben vielfältige Möglichkeiten sich in der Wundversorgung zu engagieren und pharmazeutische Kenntnisse einzubringen:

Herstellung spezieller Rezepturen:
Trotz der großen Vielfalt an Fertigarzneimitteln zur Wundbehandlung greifen Ärzte auch heute noch auf eigens in der Apotheke hergestellte Arzneimittel zurück.

Diese erweitern die therapeutischen Möglichkeiten, wenn sich z.B. aus wirtschaftlichen Gründen die Entwicklung bzw. Zulassung eines Fertigarzneimittels nicht lohnt (Mafenid-Lösung, Zuckerpaste), die Zulassung sich noch verzögert (Lavasept®-Lösung) oder preisliche Vorteile zu erwarten sind (Wasserstoffperoxid-Lösung).

Beratung in der Selbstmedikation mit Erkennung ihrer Grenzen: Das Spektrum der Beratung im Rahmen der Selbstmedikation umfasst neben der Versorgung von Bagatellwunden die Ausstattung für die erste Hilfe sowie die Pflege heilender Wunden und Narben. Die Grenzen der Selbstmedikation sind jedoch schnell erreicht. Aufgabe des Apothekers ist es, diese früh zu erkennen und eine entsprechende Empfehlung überzeugend anzubringen. Wunden, die einer ärztlichen Behandlung bedürfen, sind nach Braun (1994):

- Biss- oder Kratzwunden von Tieren, z.B. durch Hund, Katze, Maus, Fuchs (hohes Infektionsrisiko), entsprechendes gilt für Menschenbisse,

- Platz-, Quetsch- oder Risswunden (durch Gewebezerstörung und unscharfe Wundränder hohes Risiko von Wundheilungsstörungen und Infektionen),

- Verletzungen am Auge, Ohr oder Schädel sowie im Anal- oder Genitalbereich,

- größere, tiefere Schnittwunden, insbesondere im Gesicht,

- Möglichkeit einer Tetanusübertragung bei fehlender Immunisierung,

- Verbrennungen vom Grad III und IV; vom Grad II, soweit sie über 10 % der Körperoberfläche ausmachen (bei Kindern über 5 % der Körperoberfläche) (s. Kap. 16.3),

- Anzeichen einer Wundinfektion (Geruch, Rötung, Schwellung, Schmerzen, Überwärmung),

- chronische Wunden (Dekubitus, Ulcus cruris, diabetische Fußläsionen und Ulzera).

Eigenständiges Behandeln chronischer Wunden rein durch lokaltherapeutische Maßnahmen hat in der Regel wenig Aussicht auf Erfolg. Eine frühzeitige, wenn möglich kausaltherapeutische Behandlung durch Ärzte, die in der Wundheilung erfahren sind (Angiologen, Gefäßchirurgen, Diabetologen usw.), bedeutet Zeitgewinn und Risikominimierung.

Beratung von Betroffenen und Angehörigen: Die Grundsätze zur modernen Wundversorgung haben bisher in der Bevölkerung noch relativ wenig

Verbreitung gefunden und sind somit wesentlicher Bestandteil der Beratung. Das *Austrocknen lassen* von Wunden, das Schmieren von Salben direkt in die offene Wunde sind noch weit verbreitet. So fördert insbesondere bei chronischen Wunden eine gute Aufklärung das Verständnis und die aktive Mitarbeit des Patienten bzw. der Angehörigen und trägt damit zum Erfolg der Wundheilung bei. Dies gilt für die Erkennung und Vermeidung wundheilungsstörender Faktoren genauso wie für die Vermittlung der Zusammenhänge zwischen der Wunde und einer vorliegenden Grunderkrankung. Produkterklärungen und Hinweise zur Anwendung verbessern die Compliance sowie den sicheren und ökonomischen Umgang insbesondere bei den modernen Wundauflagen.

Präventive Aufklärung im Sinne einer Vermeidung und Risikominimierung spielen bei diabetischen Fußläsionen, Dekubitalgeschwüren und Verbrennungen eine wesentliche Rolle.

Beratung von Ärzten und Pflegepersonal zur Auswahl und Anwendung von Arzneimitteln und Medizinprodukten zur Wundversorgung: Angesichts der Präparatevielfalt an Wundauflagen und Lokaltherapeutika sind Hilfen zur besseren Übersichtlichkeit, zu Kostentransparenz und Auswahl besonders gefragt. Das Spektrum reicht von der patientenbezogenen Beratung über die prinzipielle Produktauswahl bis hin zu Fortbildungen. Eine besondere Bedeutung kommt einer neutralen, firmenunabhängigen Bewertung aus pharmazeutischer Sicht zu.

Mitarbeit bei der Entwicklung und Etablierung von Therapieprinzipien und „Leitlinien": In zahlreichen Kliniken in Deutschland haben sich hauseigene „Wundteams" bzw. Arbeitsgruppen gebildet, die sich interdisziplinär bezüglich patientenbezogener Beratung, Präparateauswahl, Erörterung von Fallbeispielen, Fortbildungen und Entwicklung von Leitlinien rund um die Wundversorgung engagieren. Dabei entstanden inzwischen einige schriftliche Zusammenstellungen, krankenhauseigene „Wundleitfäden", die zur Übersichtlichkeit des Präparateangebots, zu ihrer sicheren und ökonomischen Anwendung sowie zur Vereinheitlichung von Therapieregimen beitragen. Der Apotheker ist häufig Mitglied dieser Wundgruppen, z.T. auch federführend. Hierdurch entstand bereits 1991 ein erstes hauseigenes „Manual zur Wundbehandlung" am Diakonissenkrankenhaus in Stuttgart (Vasel-Biergans 1997), welches inzwischen zum Vorbild zahlreicher nachfolgender Zusammenstellungen geworden ist. Hinzu kommen Standards aus den Wundheilungszentren (z.B. Würzburg, Tübingen, Wuppertal) sowie der Interessensverbände (ICW, HFI). Auch die überregionale Mitarbeit des Apothekers in den speziellen Fachgesellschaften für Wundbehandlung ist gefragt (DGfW, HFI) (s. Anhang).

Im Sinne einer ganzheitlichen Wundversorgung und in Kooperation mit anderen Berufsgruppen sind beim Apotheker Wissen und Erfahrungen gefordert, die weit über die Produkt- bzw. Präparatekenntnis hinausgehen. Genauso wichtig sind Grundkenntnisse zu den Prinzipien der modernen Wundbehandlung, Kenntnisse zu typischen Krankheitsbildern von Patienten mit chronischen Wunden sowie die Fähigkeit, Wunden zu beschreiben. Das Anschauen von Wunden und Wundauflagen sowie das unmittelbare Erleben von Wundbehandlung (Teilnahme an Visiten oder Verbandwechseln) sind dabei für den Apotheker von unschätzbarem Wert.

Aktuelle Wundversorgung

Die Versorgung von Wunden ist so alt wie die Medizin. Doch in der fast 4000-jährigen Geschichte erleben Ärzte wie Apotheker besonders in den letzten 40 Jahren rasante Entwicklungen (Röthel 1996/1997, Sedlarik 1993). Was zeichnet aber die „aktuelle" Wundversorgung gegenüber der „herkömmlichen" besonders aus? Paradigmenwechsel und Präparatevielfalt sind nur zwei Aspekte, die uns in den letzten Jahren bewegen. Sie bringen Leben in die einst – im wahrsten Sinne des Wortes – trockene Materie der Verbandstoffkunde. Den Stein brachte Winter 1962 ins Rollen. Er zeigte, dass die Heilung in einem feuchten Wundmilieu schneller und mit weniger Narbenbildung abläuft als in einem trockenen Milieu. Angestoßen durch diese Erkenntnis hat sich die Wundversorgung in den letzten 40 Jahren grundlegend gewandelt. Die Ergebnisse der Erforschung von Morphologie, Physiologie und Pathophysiologie der Wundheilung finden sich in der Entwicklung neuer Methoden und Therapieansätze, neuer Verbandmaterialien und Lokaltherapeutika. Gleichzeitig wird die Spezialisierung in der Medizin und dem Gesundheitswesen auch in der Wundversorgung deutlich: Der Verbandwechsel wird zum Wundmanagement.
Im Folgenden sind Kennzeichen der jüngsten Entwicklung beschrieben.

Vom Austrocknen lassen der Wunde hin zum Grundsatz der feuchten Wundbehandlung: Eine Wunde austrocknen zu lassen, galt viele Jahre als erstrebenswertes Ziel in der Wundbehandlung. Dabei herrschte die Vorstellung, dass Schorf die Wunde vor bakterieller Kontamination schützt und die Heilung begünstigt. Odland zeigte aber 1958, dass unter einer intakten Hautblase die Reepithelisierung beschleunigt abläuft. Dies bestätigte Winter 1962: Künstlich an Schweinen gesetzte Wunden heilten unter Kunststofffolie schneller ab als unter Mullkompressen oder ohne jede Bedeckung. Erst 26 Jahre später wies die Arbeitsgruppe um Dyson eine beschleunigte Granulation in feuchtem Wundmilieu nach (1988). Schritt für Schritt kam zudem Licht in die komplexen physiologischen und pathophysiologischen Prozesse der Wundheilung. Den experimentellen Beobachtungen schlossen sich zahlreiche klinische Untersuchungen an. Heute gilt als unbestritten, dass ein feuchtwarmes Wundmilieu die Heilung fördert (Tuner 1998). Bedenken gegenüber einer erhöhten Infektionsgefährdung durch das feuchte Milieu konnten inzwischen ausgeräumt werden. Obwohl sich diese Erkenntnis noch nicht überall durchgesetzt hat, werden inzwischen auch in Deutschland mehr und mehr die Prinzipien der feuchten Wundbehandlung in der Praxis angewandt. Einen wesentlichen Anteil daran hat die Entwicklung hydroaktiver Verbandmaterialen.

Von der Baumwollkompresse hin zu hydroaktiven Wundauflagen und bioaktivem Hautersatz: Als Alternative zu den bisher angewendeten trockenen Saugmaterialien, wie z.B. den

Baumwollkompressen, wurden in den frühen 60er Jahren erste Polymergele (Glykol-Methylacrylate) getestet. Praktisch genutzt werden sie seit Mitte der 80er Jahre (Geliperm®). Mitte der 70er Jahre brachte die Firma Convatec das erste Hydrokolloid auf den Markt (Granuflex® bzw. Varihesive®), das auch heute noch zu den Marktführern der modernen Wundauflagen zählt. Weitere Materialien, wie Polyurethanschäume und Alginate folgten. Das Sortiment der Wundauflagen weitete sich in den letzten 10 Jahren rasant aus, sowohl in der Vielfalt der unterschiedlichen Typen als auch in der Anzahl der vergleichbaren Präparate. Der Übergang von den Wundauflagen zu den bioaktiven Hautersatzmaterialien ist fließend (s. Kap. 10.2). Dabei kommt man zu äußerst anspruchsvollen Produkten, deren Anwendung spezieller Fachkenntnisse bedürfen. 1981 gelang es Green, eine große Verbrennungswunde mit patienteneigenen Epithelzellen zu decken. 1987 wurde der Begriff des Tissue Engineering geprägt u.a. für Verfahren der Züchtung von Hautersatz mittels Gewebekulturen. Diese werden aktuell bereits als „Haut aus der Tube" in der Laienpresse beworben. Ein Hauptgebiet der heutigen Forschung im Bereich der Wundversorgung liegt in der Entwicklung derartiger Hautersatzmaterialen für leicht verfügbare, biokompatible Defektdeckungen bei chronischen Wunden und Brandverletzungen.

Ausschaltung von Noxen und gezielte Förderung der Wundheilung: Das Wissen über die Wundheilungsvorgänge fördert die Vorstellungen darüber, was einer Wunde schadet und was ihr nützt. Hierbei gerieten seit Mitte der 80er Jahre zunehmend die wundheilungshemmenden Einflüsse zahlreicher lokal angewendeter Arzneimittel ins Blickfeld. Die Ergebnisse beenden die Ära der lokal auf der Wunde angewandten Antibiotika, favorisieren nur noch wenige lokal besser verträgliche Antiseptika. Die Bedeutung der Lokaltherapeutika in der Wundbehandlung wird insgesamt stark zugunsten hydroaktiver Wundauflagen zurückgedrängt. Die gesetzliche Forderung, nur noch Arzneimittel einzusetzen, deren Wirksamkeit und Unbedenklichkeit hinreichend belegt sind, führte gerade in den letzten Jahren zu einer Sortimentsbereinigung, die auch in der Wundversorgung ihre Spuren hinterlässt. Am 30.06.2003 erlosch mit Auslaufen der Nachzulassungsfrist die Verkehrsfähigkeit einiger Wundtherapeutika (Mercuchrom®, Fibrolan®). Auch bei den Medizinprodukten wurde die Sicherheit für die Patienten erhöht. Seit 1998 müssen in der EU alle Medizinprodukte, hierzu zählen auch die Wundauflagen, durch eine benannte Stelle zertifiziert werden, tragen dann das CE-Kennzeichen (MPG, Medizinproduktegesetz) und werden dadurch erst verkehrsfähig. Die Fortentwicklung im Bereich der Wundtherapeutika zeigt sich in der gezielten Nutzung wundheilungsfördernder Substanzen, wie etwa der von Wachstumsfaktoren, die erstmals 1982 therapeutisch eingesetzt wurden und noch heute im Mittelpunkt der Forschung im Bereich von Biotechnologie und Tissue Engineering stehen. Darüber hinaus haben auch ganz neuartige Methoden den Zugang zur Wundbehandlung gefunden: Vakuumversiegelung (seit 1987), hyperbare Sauerstofftherapie (seit ca. 10 Jahren), niederfrequente Ultraschall-Therapie, Lasertherapie, „Biochirurgie" (Madentherapie seit 1996). Einige dieser Methoden, wie z.B. die Technik der Vakuumversiegelung konnten sich in den letzten Jahren breiter etablieren.

Von der symptomatischen hin zur kausaltherapeutischen Behandlung: Mit den Erkenntnissen über Wundheilungsstörungen und den Möglichkeiten, Defizite kausal zu behandeln, haben sich die Grundlagen der Wundbehandlungsmethoden wesentlich gewandelt. Die symptomatische Behandlung ist bei sekundär heilenden Wunden zweitrangig, im Vordergrund stehen heute – wenn immer möglich – kausaltherapeutische Behandlungsstrategien: Revaskularisierung von Geweben, Druckentlastung, Blutzuckersenkung, Infektionskontrolle, Débridement.

Spezialisierung und interdisziplinäre Zusammenarbeit: Wie alle medizinischen Bereiche profitiert auch die Wundbehandlung von der zunehmenden Spezialisierung. Chirurgen bilden sich auf den Gebieten der Gefäßchirurgie oder der Plastischen Chirurgie weiter. Internisten wählen den Schwerpunkt der Diabetologie oder Angiologie und befassen sich eingehend mit dem diabetischen Fußsyndrom. Pflegekräfte zeigen ein großes Interesse an intensiver Fortbildung im Bereich der Wundversorgung. In den letzten Jahrzehnten konnte in Deutschland flächendeckend ein Netz von Spezialkliniken für Schwerstbrandverletzte aufgebaut werden. Derartige Spezialisierungen erheben gleichzeitig den Anspruch einer kollegialen und strukturierten interdisziplinären Zusammenarbeit. Dies erfüllt sich beispielhaft im Aufbau und der Etablierung so genannter Wundbehandlungszentren und Wundsprechstunden, die seit Mitte der 90er Jahre zunehmend in größeren Kliniken und Zentren in Deutschland zur Verfügung stehen.

Patientenzufriedenheit und verbesserte Lebensqualität: Einen höheren Stellenwert erlangte in den letzten Jahren auch in der Wundbehandlung die Patientenzufriedenheit. Dies ist vor dem Hintergrund bedeutsam, dass Kooperation und Compliance wesentlich zum Gelingen einer guten Wundversorgung beitragen. Das Spektrum reicht von anwendungsfreundlichen, kosmetisch ansprechenden Wundauflagen, die Duschen und Baden erlauben und sich schmerzfrei entfernen lassen, bis hin zur Forderung einer konsequenten Schmerztherapie. Nur langsam rückt die Verbesserung der Lebensqualität für Patienten mit chronischen Wunden in den Blickpunkt. Die Patienten haben doch oft erhebliche Einbußen durch psychische Belastungen, durch einen herabgestuften Sozialstatus und durch finanzielle Belastungen (Augustin 1996).

Vom Materialpreis zu den Behandlungskosten: Betriebswirtschaftliche und volkswirtschaftliche Zwänge im Gesundheitswesen seit Beginn der 90er Jahre lenken das Augenmerk auf die Kosten der Wundversorgung. Kaum ein Übersichtsartikel über chronische Wunden, der nicht mit der Nennung der jährlichen finanziellen Belastungen durch Dekubitus, diabetisches Fußsyndrom, Ulcus cruris beginnt. Die derzeitige Schätzung für Behandlungs- und Folgekosten des diabetischen Fußsyndroms einschließlich der Amputationen liegt in Deutschland bei ca. 600 Millionen Euro jährlich (Wollina 2000). Gleichzeitig wird auf die demographische Entwicklung, der zunehmenden Überalterung und den damit verbundenen chronischen Erkrankungen, hingewiesen. Hieraus ergeben sich berechtigte Forderungen nach Preisinformationen und Kostentransparenz, speziell bei den teuren modernen Wundauflagen. Die Kalkulation von Arbeitsaufwand, die Betrachtung der Verweildauer bei stationären Aufenthalten oder die Förderung der ambulanten Versorgung bestimmen auch im Bereich der Wundversorgung die Diskussionen. Der Tagessatz z.B. in einer Spezialklinik für Schwerstbrandverletzte liegt zurzeit etwa zwischen 2000 und 4000 Euro (Kremer 2000), der Tagessatz einer Klinik der Grundversorgung bei etwa 300 Euro. Wird zukünftig nach dem Entgeldsystem der DRG's (diagnose related groups) abgerechnet, zahlen die Krankenkassen nur noch eine feste Pauschale, z.B. für eine Dekubitusbehandlung. Mehrkosten haben die Krankenhäuser selbst zu verantworten. Die isolierte Betrachtung von Materialkosten dürfte zunehmend von einer Gesamtkalkulation über alle entstehenden Kosten inklusive Folgekosten abgelöst werden.

Vom Pragmatismus zu Leitlinien, Dokumentation und Qualitätssicherung: Nicht zuletzt durch den zunehmenden Kostendruck, aber auch durch die Verunsicherung angesichts der vielfältigen Therapiemöglichkeiten wächst das Bedürfnis, Leitlinien zu entwickeln und Therapiekonzepte zu formulieren. Der inzwischen gesetzlich verankerten Verpflichtung zur Qualitätssicherung im medizinischen Bereich (Sozialgesetzbuch V § 137) ist durch eine ausführli-

che Wunddokumentation und durch die Erarbeitung von Standards Rechnung zu tragen. Zahlreiche Dokumentationsbögen und computergestützte Verfahren wurden hierfür bereits entwickelt.

In Anbetracht dieser Entwicklungen erstaunt die Ratlosigkeit, die bei chronischen Wunden auch heute noch aufkommt. Seiler (Basel) beschreibt es mit den Worten: „Wir können zum Mond fliegen und Herzen transplantieren, aber einem abgestorbenen Bein oder einem hochgradigen Dekubitus stehen wir oft noch hilflos gegenüber." So steckt noch in vielen Bereichen der Wundversorgung ein erheblicher Bedarf an Weiterentwicklung. Die größten Herausforderungen liegen dabei zurzeit in der Übertragung der Erkenntnisse aus der Grundlagenforschung in den klinischen Alltag sowie in der weitgreifenden praktischen Umsetzung des bisher Möglichen.

Literatur

Augustin, M., Dieterle, W., Peschen, M., Schöpf, E., Vanscheidt, W. (1996): Lebensqualität und Pharmako-Ökonomie in der Behandlung chronischer Wunden, Wundforum 3/96, 11–15

Braun, R., Schulz, M. (1994): Wunden/Wundversorgung. In: Selbstbehandlung, Beratung in der Apotheke, Bundesapothekerkammer, Zentrum für Arzneimittelinformation und Pharmazeutische Praxis (ZAPP) der ABDA (Hrsg.), 5. Ergänzungslieferung 2001, Govi-Verlag, Eschborn

Dyson, M., Young, S., Pendle, C.L., Webster, D.F., Lang, S.M. (1988) : Comparison of the effects of moist and dry conditions on dermal repair, J. Invest. Dermatol., 91 (5), 434–439

Kremer, M., Berger, A. (2000): Perspektiven des künstlichen Hautersatzes, Dtsch. Ärztebl. 97 (18), A-1222–A-12227

Compliance Netzwerk Ärzte HFI e.V. (2001): Handlungsleitlinien für die ambulante Behandlung chronischer Wunden und Verbrennungen, Blackwell Wissenschafts-Verlag, Berlin, 2. Auflage

Odland, G. (1958): The fine structure and interrelationships of cells in the human epidermis, J. Biophys. Biochem. Cytol. 1958, 429–435

Röthel, H. (1996/1997): Die Geschichte der Wundheilung (I), Wundforum 4/96, 30–33; (II), Wundforum 1/97, 29-32; (III), Wundforum 2/97, 29–33

Sedlarik, K.M., Johnson, A. (1993): Aus der Geschichte der Wundheilung und Wundbehandlung. In: Sedlarik, K.M. (Hrsg.), Wundheilung, Urban & Fischer Verlag, München, S. 25–41

Tuner, T.D. (1998): Die feuchte Wundbehandlung. In: v. Hallern, B., Lilienkamp, S.

(Hrsg.), Die feuchte Wundbehandlung, praxis journal, Verlag für Medizinische Publikation, Hammah, S. 2–4

Vasel-Biergans, A., Vieweg, K., Kaesberger, J.(1997): Manual zur Wundbehandlung, Diakonissenkrankenhaus Stuttgart – Arbeitskreis Wundbehandlung, 3.Auflage

Winter, G.D. (1962): Formation of scab and the rate of epithelisation of superficial wounds in the skin of the young domestic pig, Nature 193, 293–294

Wollina, U. (2000): Therapie chronischer Wunden – Stiefkind der modernen Medizin?, Akt. Dermatol. 26 (Sonderheft 1), S20–S28

Zimpfer, F., Wassel, P. (1999): Das interdisziplinäre Wundmanagement in Deutschland, Z.f.W. 11 (3), 19–25

Teil 1   Wunden und ihre Heilung

1 Wundarten

Die Haut ist das größte Organ des Menschen. Sie schützt den gesamten Organismus vor den Einflüssen seiner Umgebung. Sie ist Sinnesorgan, sensibel auf Berührung, Schmerz, Hitze und Kälte, reguliert die Körperwärme und verhindert große Flüssigkeitsverluste. Ist diese Barriere nicht intakt, kann dies langfristig zu Funktionseinschränkungen, zum Eindringen von Fremdkörpern und Keimen, zu Stoffwechselentgleisungen, zu Schmerzen, zum Untergang von Gewebe und im schlimmsten Fall zum Tod führen.

Die Haut besteht im Wesentlichen aus drei Schichten: der Epidermis (Oberhaut), der Dermis (Corium, Lederhaut) und der Subcutis (Unterhaut) (s. Abb. 1.1). Epidermis und Dermis bilden die Cutis. Je nach Körperstelle variiert die Dicke der Haut erheblich.

Die **Epidermis** ist gefäßfrei und aus einem mehrschichtigen Plattenepithel aufgebaut. Zelluläre Komponente der Epidermis sind die Keratinozyten. Histologisch lassen sich von außen nach innen folgende Epidermisschichten unterscheiden (s. Abb. 1.2):

- Stratum corneum (die Hornschicht): verhornte, tote Zellen, die an der Oberfläche abschilfern; starke Schutzfunktion,

- Stratum lucidum (die Glanzschicht): stark lichtbrechende, platte kernlose Zellen, nur in der sog. Leistenhaut z.B. an Händen und Füßen (unbehaarte Stellen),

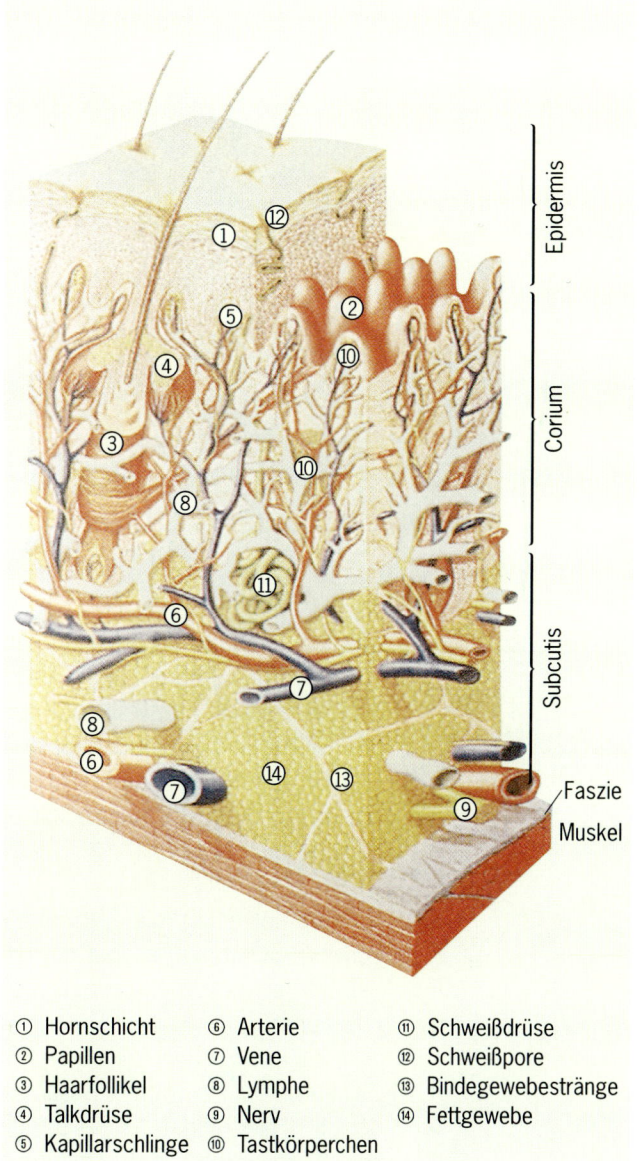

① Hornschicht	⑥ Arterie	⑪ Schweißdrüse
② Papillen	⑦ Vene	⑫ Schweißpore
③ Haarfollikel	⑧ Lymphe	⑬ Bindegewebestränge
④ Talgdrüse	⑨ Nerv	⑭ Fettgewebe
⑤ Kapillarschlinge	⑩ Tastkörperchen	

Abb. 1.1: Aufbau der Haut mit den drei Gewebeschichten: Epidermis (Oberhaut), Corium (Lederhaut) und Subcutis (Unterhaut). Das Corium wird oft auch als Dermis bezeichnet und gliedert sich weiter auf in Stratum papillare (Papillarschicht) und Stratum reticulare (Geflechtschicht) (Beiersdorf AG, Hamburg)

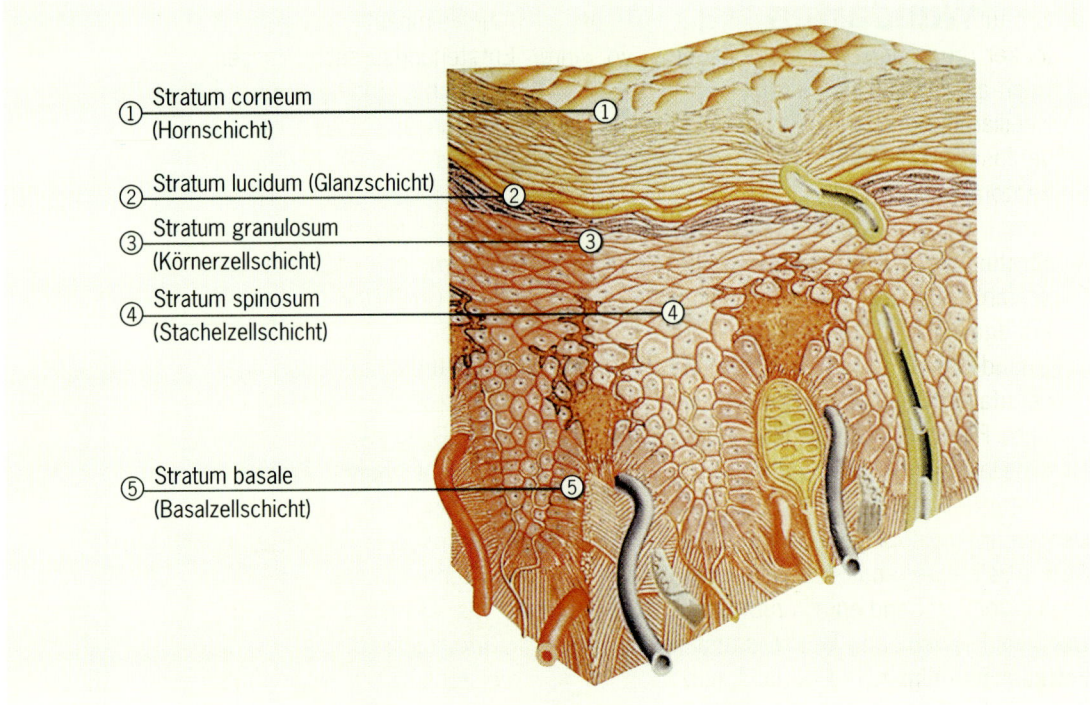

① Stratum corneum
(Hornschicht)

② Stratum lucidum (Glanzschicht)

③ Stratum granulosum
(Körnerzellschicht)

④ Stratum spinosum
(Stachelzellschicht)

⑤ Stratum basale
(Basalzellschicht)

Abb. 1.2: Schichten der Epidermis (Beiersdorf AG, Hamburg)

◼ Stratum granulosum (die Körnerzellschicht): mehrere Lagen abgeplatteter Zellen mit kleinen Körnchen (Granula); Absonderung von Glykolipiden sorgt dafür, Wasser abzuweisen und vor Austrocknung zu schützen,

◼ Stratum spinosum (die Stachelzellschicht): Schutz gegenüber der Basalzellschicht mit immunologischen Funktionen,

◼ Stratum basale (die Basalzellschicht): hier findet hauptsächlich die Regeneration der Epidermis statt; zudem wird das Hautpigment, das Melanin, synthetisiert und gespeichert (Sonnenschutz).

Die beiden unteren Zellschichten (die Keimzellschicht) bestehen aus lebenden Zellen und liefern Nachschub für die nach oben hin abgestoßenen Zellen der drei oberen Schichten. Die Epidermis erneuert sich auf diese Art und Weise innerhalb von 27 Tagen.
Die **Dermis** ist wesentlich dicker als die Epidermis, ist reich an Blutgefäßen, Nervenenden und Zellfasern. Weitere Bestandteile sind Haare, Nägel, Talg-, Schweiß- und Duftdrüsen. Als zelluläre Komponente enthält sie Fibroblasten. Die Dermis ragt zapfenartig in die Basalzellschicht der Epidermis hinein, wodurch diese in einen engen Kontakt mit den Blutgefäßen kommt. Auch bei der Dermis werden weitere Schichten unterschieden:

Stratum papillare (Papillarschicht): locker organisierte Kollagenbündel, reich an feinen Fibrillen, Zellen und Kapillaren; in den Papillen feine Nervenfasern mit entsprechenden Rezeptoren,

Stratum reticulare (die Geflechtschicht): zellarm, dicht gepackte, kräftige Kollagenfaserbündel, untereinander verflochten, dazwischen ebenfalls netzartig verknüpft elastische Fasern, die für die Elastizität der Haut sorgen.

Der Übergang von der Dermis zur **Subcutis** ist fließend, das Bindegewebe wird lockerer und enthält mehr oder weniger Fettgewebe. Das subkutane Fettgewebe dient z.B. als Kälteschutz. Knapp (1999) definiert die Wunde als „eine gewaltsame Durchtrennung oder umschriebene Schädigung der Haut oder Schleimhaut". Ausgehend von ihrer Entstehungsursache lassen sich **traumatische**, **iatrogene** und **chronische** Wunden unterscheiden (s. Tab. 1.1). Als Trauma kommen plötzliche mechanische Gewalteinwirkungen, Verbrennungen, Erfrierungen, elektrischer Strom, ionisierende Strahlen oder ätzende Chemikalien in Frage. Iatrogene Wunden sind Hautdefekte, die vom Arzt zu therapeutischen oder diagnostischen Zwecken gezielt gesetzt werden, z.B. OP-Wunden, Punktionen, Spalthautentnahmen.

Sind bei einer Wunde innerhalb mehrerer Wochen makroskopisch keine deutlichen Heilungstendenzen zu erkennen, so wird sie als **chronische Wunde** eingestuft. Chronische Wunden entwickeln sich meistens in Folge von Grunderkrankungen, wie Diabetes mellitus, venöse oder arterielle Insuffizienz oder durch Immobilisation.

Tab. 1.1: Wundarten (nach Knapp 1999, Lippert 2001)

Traumatische Wunden	Iatrogene Wunden	Chronische Wunden
Mechanische Verletzungen	Inzisionen	Dekubitus
Schürfwunden	Punktionen	Venöses Ulkus
Schnittwunden	Laserbehandlungen	Arterielles Ulkus
Stichwunden	Spalthautentnahmen	Diabetisches Fußsyndrom
Riss-, Kratzwunden	Amputationen	Ulzerierte Tumoren
Platz-, Quetschwunden		
Schusswunden		
Ablederungen		
Amputationen		
Bisswunden		
Blasen		
Thermische Verletzungen		
Erfrierungen		
Verbrennungen		
Stromverletzungen		
Chemische Verletzungen		
Verätzungen durch Säuren		
Verätzungen durch Laugen		
Strahlenschäden		

1.1 Traumatische Wunden

Das Spektrum der traumatischen, d.h. unfallbedingten Wunden ist groß. Sie variieren stark in Tiefe und Ausmaß der Wunde, Formen des Wundrandes, in eventueller Mitverletzung anderer Organe oder Gewebe. Wichtig für den Heilungsverlauf ist die Art des Verletzungshergangs, aber auch die Art der Primärversorgung und der Kontaminationsgrad der Wunde. Ein Schnitt mit dem Rasiermesser unterscheidet sich wesentlich von einer Bisswunde, die immer hochgradig bakteriell belastet ist und ganz anders versorgt werden muss.

1.1.1 Mechanische Verletzungen

Mechanische Einwirkungen führen zu Schürf-, Schnitt-, Stich-, Riss-, Quetsch-, Platz-, Schuss- und Bisswunden (s. Abb. 1.3 und 1.4). Weiter werden offene und geschlossene Wunden unterschieden. **Offene Wunden** können rein oberflächlich sein (z.B. Schürfwunden), aber auch mit Durchtrennung tiefer Hautschichten (penetrierend) einhergehen oder andere Organe mitbetreffen, wie Nerven, Muskeln, Sehnen und Knochen (komplexe Wunden). Auch von außen zunächst harmlos erscheinende Wunden bergen diese Gefahr. Bei **geschlossenen Wunden** bleibt die Haut intakt, darunter liegende Blutgefäße, Nerven und andere Gewebe können aber zerstört sein (Bluterguss, Prellungen, Quetschungen, geschlossene Frakturen). Werden tangential größere Hautlappen abgehoben, spricht man von einer Ablederung (Décollement, s. Abb. 1.5), bei Abtrennung von Körperteilen von einer traumatischen Amputation.

Schürfwunden

Bei Schürfwunden (s. Abb. 1.6) beschränkt sich der Defekt auf die oberste Hautschicht, die Epidermis; Dermis und Subcutis bleiben unversehrt.

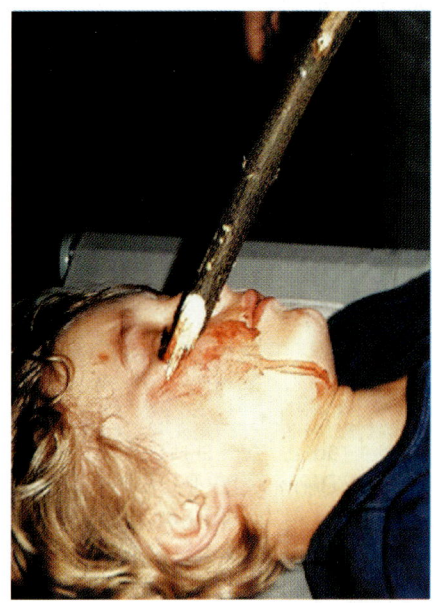

Abb. 1.3: Pfählungsverletzung am Auge: Fremdkörper wurde zunächst nicht entfernt

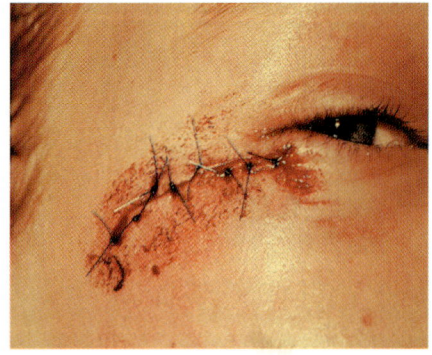

Abb. 1.4: Pfählungsverletzung nach Fremdkörperentfernung und primärer Wundnaht

Schürfwunden entstehen, wenn raues, hartes Material tangential an der Haut vorbeistreift. Es bilden sich punktförmige Blutungen durch Aufreißen von Blutkapillarschlingen des Stratum papillare, die in die Epidermis hineinreichen. Gleichzeitig werden zahlreiche Nervenendigungen freigelegt, die zu den starken Schmerzen führen, die mit derartigen Hautabschürfungen verbunden sind.

Eine Sonderform der Schürfwunde ist die Spalthautentnahmestelle (s. Abb. 1.7 und 10.6) bei der im Rahmen einer Hauttransplantation mit einem Skalpell oder Dermatom die obersten Epithelschichten (je nach Anteil der Dermis 0,2–0,5 mm dick) von großflächigen Körperstellen (Oberschenkel, Rücken, Gesäß, Bauch) abgetragen werden (Kap. 10.2.1).

Hautblasen

Durch Druck, Hitze und Reibung der Haut (Tragen unbequemer Schuhe, Rudern, Graben) kann sich die Epidermis von der Dermis abheben. In den Hohlraum sickert Lymphflüssigkeit – seltener Blut – und bildet eine „Wasserblase".

Schnitt-, Riss-, Quetsch- und Platzwunden

Die Einwirkung von z.B. Messern, Glasscherben, Scheren führt zu Schnittwunden. Sie zeichnen sich aus durch glatte auseinanderklaffende Wundränder, starke Blutung, meist aber nur geringfügigem Substanzverlust der Haut. Eine typische Schnittwunde ist auch die geplant gesetzte Operationswunde (Inzision). Sind die Wundränder zerfetzt, spricht man von einer Risswunde. Kratzwunden sind oberflächliche Risswunden. Wird durch Einwirkung stumpfer Gewalt die Gewebeelastizität

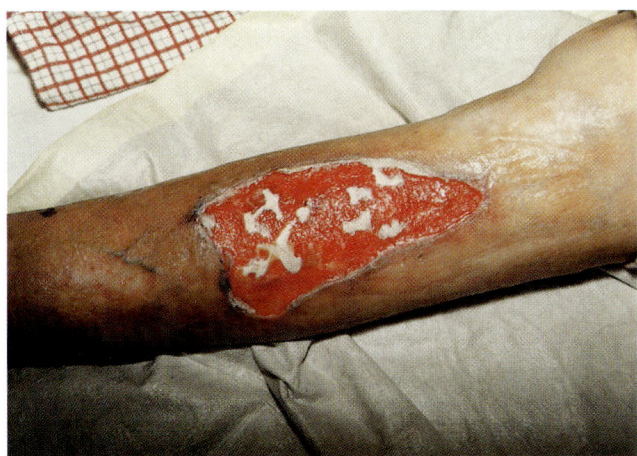

Abb. 1.5: Ablederung am Unterschenkel bei einer Patientin unter chronischer Einnahme von Corticoiden (Cortisonhaut). Hypergranulierende Stellen im Wundbett wurden mit Silbernitrat geätzt

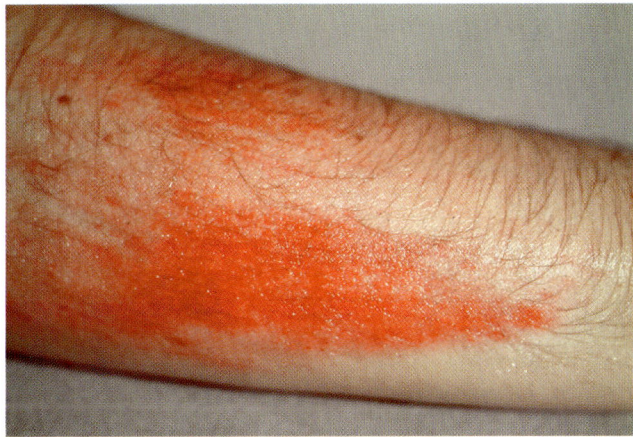

Abb. 1.6: Schürfwunde: Solche Läsionen sind ausgesprochen schmerzhaft (Foto: Paul Hartmann AG)

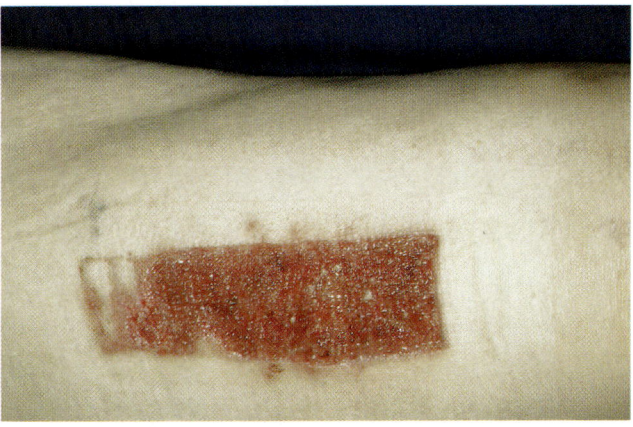

Abb. 1.7: Spalthautentnahmestelle

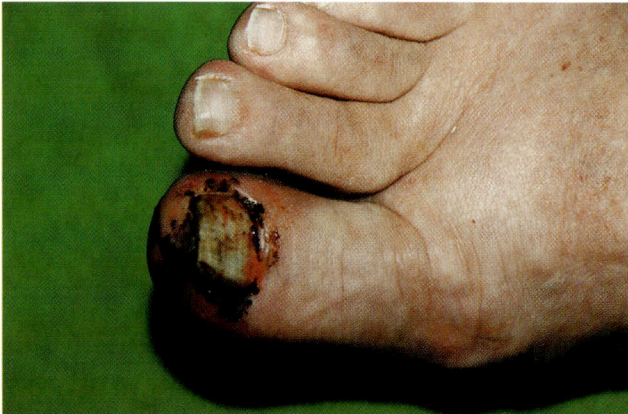

Abb. 1.8: Quetschwunde mit Fraktur

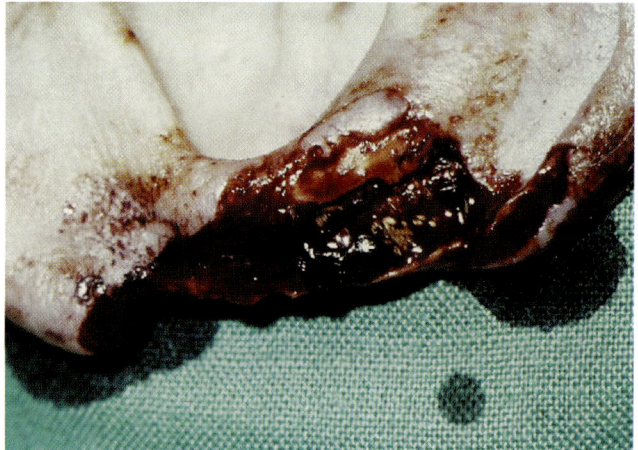

Abb. 1.9: Verletzung durch einen Hundebiss am Ohr

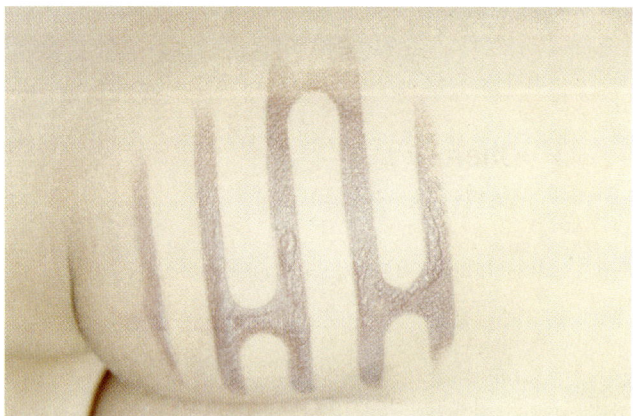

Abb. 1.10: Verbrennung vom Grad IIa, verursacht durch die längere Einwirkung eines Heizkörpers bei vorliegenden Sensibilitätsstörungen

überschritten, kommt es zu Quetsch- und Platzwunden (s. Abb. 1.8).

Bisswunden

Die Zähne von Tieren und Menschen können Verletzungen verursachen, die Riss- und Stichwunden gleichen (s. Abb. 1.9). Spitze Zähne lassen oft nur kleine Einstiche erkennen, unter denen sich aber größere Kavernen in der Tiefe verbergen können. Sind die Zähne weniger spitz (z.B. Mahlzähne von Pferden), kommt es zu Quetschwunden. Bisswunden sind immer problematisch, da der Speichel zahlreiche hoch virulente Keime enthalten kann. So besteht grundsätzlich die Gefahr der Kontamination auch tieferer Gewebeschichten, in denen sich die Keime schnell ausbreiten und vermehren können. Sonderfälle von Bisswunden sind Schlangenbisse und Insektenstiche. Typisch für die meist schlecht sichtbaren Schlangenbisse sind zwei feine Einstichstellen. Die Versorgung der Bisswunde ist bei Giftschlangen jedoch von untergeordneter Bedeutung, im Vordergrund steht die Behandlung der Vergiftung mit entsprechenden Antiseren.

1.1.2 Thermische Verletzungen

Thermische Verletzungen entstehen entweder unter extremer Hitze- oder Kälteeinwirkung (s. Abb. 1.10, 1.11 und 1.12). Bei Temperaturen über 56 °C beginnen Eiweiße zu denaturieren. Es kommt zu direkten Gewebeschädigungen. Tiefe Temperaturen führen zu massiven Durchblutungsstörungen und in Folge dessen zu Nekrosen. Intensität und Dauer der thermischen Einflüsse entscheiden über die Tiefe des geschädigten Gewebes. Entscheidend für die Heilungsprognose ist zudem, wie viel Prozent der Körperoberfläche durch die Verbrennung oder Erfrierung betroffen sind.

Hautschädigungen durch elektrischen Strom zählen ebenfalls zu den thermischen Verletzungen, da die elektrische Energie in Wärme umgewandelt wird. Sie können neben Funktionsstörungen von Herz und Muskeln tiefreichende Gewebezerstörungen zur Folge haben. Je nach Stromstärke und Spannung lassen sich die thermischen Verletzungen drei Gruppen zuordnen.

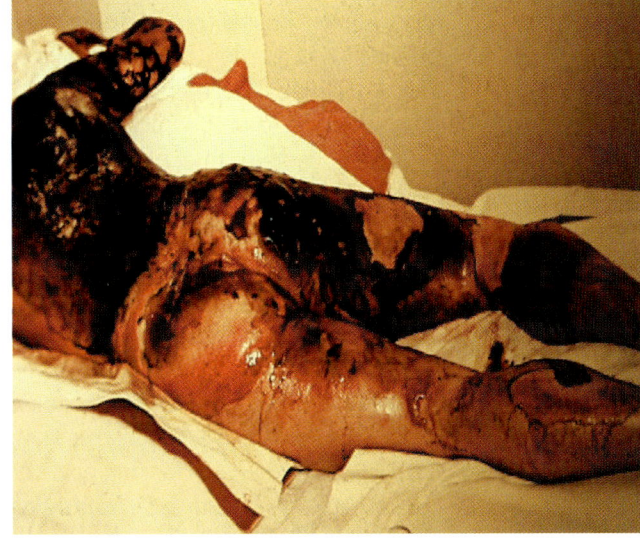

Abb. 1.11: Großflächige Verbrennung – Grad IIb und III

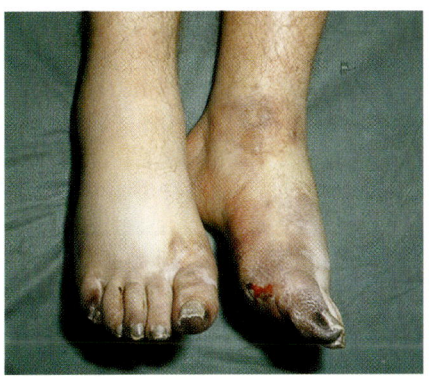

Abb. 1.12: Erfrierung an den Füßen, alle Stadien sind erkennbar: Erythem, Blasenbildung, Nekrosenbildung

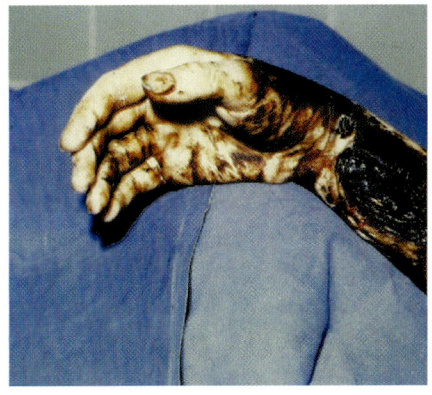

Abb. 1.13: Salpetersäureverätzung

■ Niederspannungsunfälle (bis 1000 Volt): kleine kreisrunde Verbrennungen (Strommarken) an der Ein- und Austrittsstelle des Stroms am Körper,

■ Hochspannungsunfälle (über tausend Volt): schwerste Verbrennungsschäden,

■ Blitzschlagverletzungen: Blitzfiguren auf der Haut, Verbrennungen Grad III, schwere Begleitverletzungen.

1.1.3 Chemische Verletzungen

Bei chemischen Verletzungen kommt es durch den ätzenden Einfluss von Säuren oder Laugen ebenfalls zu Schädigungen der Haut oder Schleimhaut, sie gleichen den Verbrennungen (chemische Verbrennung). Das Ausmaß der Schädigung ist abhängig von der Art des Agens, dessen pH-Wert, der Konzentration und der Dauer des Kontakts. Säuren (Salpetersäure, Schwefelsäure, Salzsäure, Flusssäure) führen zu einer festen, trockenen Koagulationsnekrose, die sich scharf von der Wundumgebung abgrenzt (s. Abb. 1.13). Problematischer sind in der Regel Wunden, die durch Laugen (Natronlauge, Phenol, weißer Phosphor, heißer Teer) verursacht werden. Hierbei kommt es zu einer Erweichung und Verflüssigung des Gewebes (Kolliquationsnekrose), die als weicher, schmierig-glasiger Schorf erscheint und unter dem sich häufig eine weit in die Tiefe reichende Gewebeschädigung verbirgt.

1.1.4 Strahlenschäden

Der Einfluss von ionisierenden Strahlen (Röntgenstrahlen, alpha-, beta-, gamma-Strahlen) führt zu Hautläsionen durch chemische Veränderungen und Untergang von Zellbestandteilen (Eiweiße, DNA, Enzyme). Die Dosis der Strahlen ist entscheidend für das Ausmaß der Schädigung. Klinisch wer-

den vier Schweregrade unterschieden (s. Tab. 1.2). Strahlenschäden zeigen Ähnlichkeiten mit Verbrennungen, sind aber grundsätzlich einer Therapie nur schwer zugänglich. Sekundär können sich Strahlenulzera oder maligne Tumore bilden.

1.2 Chronische Wunden

Zeigt eine Wunde trotz kausaler und sachgerechter lokaler Behandlung innerhalb von mehreren Wochen keine eindeutigen Heilungstendenzen, gilt die Wunde als chronisch. Der genaue Zeitrahmen, in dem eine Wunde chronifiziert, ist nur schwer zu definieren, da er von vielen verschiedenen Faktoren abhängt. Ursachen sind meist Grunderkrankungen, wie Diabetes mellitus, arterielle Verschlusskrankheit, venöse Insuffizienz, Tumorerkrankungen, aber auch Kachexie, Mangelernährung, Immundefekte oder eine Immobilisierung des Patienten (s. Tab. 1.3 u. s. Abb. 1.14 bis 1.17). Posttraumatische Wunden können ebenfalls chronifizieren als Folge von Komplikationen bzw. Störungen der Wundheilung (s. Kap. 4). Typisch für chronische Wunden sind eine schlaffe, blasse Wundgranulation, aufgeworfene Wundränder oder nekrotische Beläge.

Die Anzahl der Patienten mit chronischen Wunden wird in Deutschland auf ca. 2,5 Millionen geschätzt, in der Europäischen Union auf 8 bis 15 Millionen (Wollina 2000). Die Anteile gliedern sich auf in 60 % für Ulcus cruris, 16 % diabetisches Fußsyndrom und 24 % für Dekubitus (N.N. 2001). Aufgrund der

Tab. 1.2: Schweregrade von Strahlenschäden (aus Lippert 2001)

Grad I	Früherythem	Hautrötung, Schuppung, lokaler Haarausfall, voll reversibel
Grad II	Dermatitis erythematodes (Strahlendosen ab 6 Gy)	Akute Hautentzündung mit Ödemen, passagerer Haarausfall
Grad III	Dermatitis bullosa (Strahlendosen von 8–10 Gy)	Verbrennung II. Grades, Haare und Talgdrüsen nicht regenerierbar
Grad IV	Dermatitis gangraenosa	Schwer heilender Strahlenulkus, Gefahr der malignen Transformation

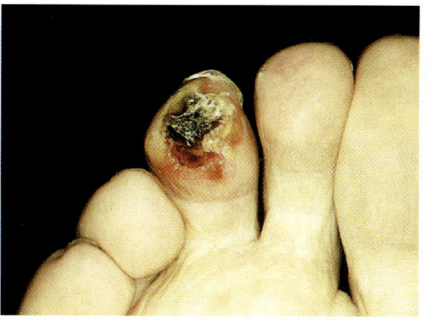

Abb. 1.14: Ulcus cruris arteriosum: typische Lokalisation arterieller Ulzera sind die Zehen

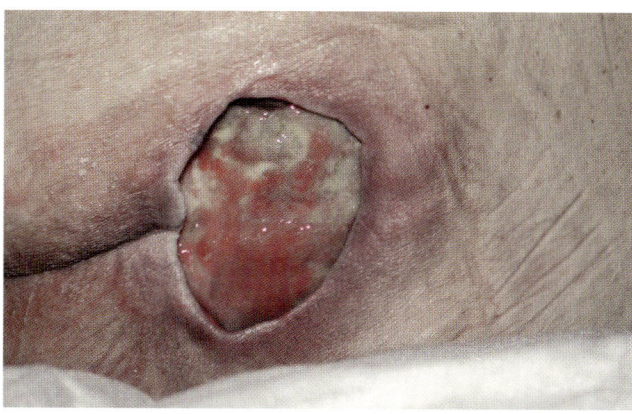

Abb. 1.16: Dekubitus im Sakralbereich

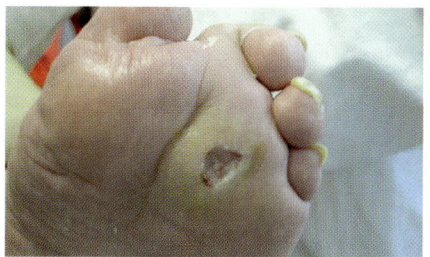

Abb. 1.15: Diabetisches Fußgeschwür: Kallusbildung (Hyperkeratose) über druckbelasteten Stellen wie dem Metatarsalköpfchen führt bei anhaltendem Druck zu einem Gewebedefekt in der Tiefe, der als Geschwür nach außen durchbricht

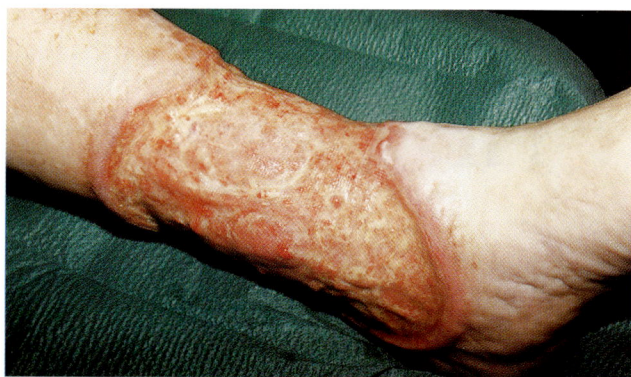

Abb. 1.17: Ulcus cruris venosum: ausgedehntes venöses Ulkus, das zirkulär den gesamten Unterschenkel erfasst (Gamaschenulkus)

Tab. 1.3: Beispiele chronischer Wunden: Ursachen und Folgen (nach Lang 1996)

Chronische Wunde	Ursachen	Folgen
Dekubitus	Lokale, anhaltende Druckeinwirkung	Störungen des kapillaren Blutflusses, Hyperämie, steigender Kapillardruck, Hypoxie, Nekrose, infizierte Geschwüre
Venöses Ulkus	Chronisch venöse Insuffizienz	Perfusionsstörungen der Haut, Gewebedefekt, Ödeme, starke Anfälligkeit gegenüber kleinen Verletzungen, atrophische Hautdefekte, Fibrosierungs-, Degenerations- und Entzündungsprozesse
Arterielles Ulkus	Arteriosklerotische Veränderungen peripherer Arterien	Gewebeischämie durch Stenosierung und Verschluss der Gefäße, Untergang eines Gewebebezirks, Infektionen
Diabetisches Ulkus	Stoffwechselentgleisungen, Neuropathische und angiopathische Störungen	Unterversorgung eines Gewebebezirks, Infektionen
Ulzerierte Tumoren	Gutartiges oder bößartiges Zellwachstum	Zerstörung der Gewebekontinuität, geschwüriger Zerfall

demographischen Überalterung ist die Tendenz steigend. Damit verbunden ist eine weitreichende medizinische, soziale und ökonomische Problematik.

Literatur

Knapp, U. (1999): Definition, Einteilung und Diagnose des Weichteilschadens. In: Knapp, U. (Hrsg.), Die Wunde – Pathophysiologie, Behandlung, Komplikationen, Thieme Verlag, Stuttgart, S.10–16

Lang, F., Lippert, H., Piatek, S., Vanscheidt, W., Winter, H. (1996): Häufige Probleme bei chronischen Wunden, Wundforum 1/96, 27–32

Lippert, H. (2001): Wundatlas – Wunde, Wundbehandlung und Wundheilung, J.A. Barth Verlag, Heidelberg, S. 7–21

N.N. (2001): Handlungsleitlinien für die ambulante Behandlung von Verbrennungen 1. und 2. Grades. In: Handlungsleitlinien für die ambulante Behandlung chronischer Wunden und Verbrennungen, Compliance Netzwerk Ärzte HFI e.V. (Hrsg.), Blackwell Wissenschafts-Verlag, Berlin

Wollina, U. (2000): Therapie chronischer Wunden – Stiefkind der modernen Medizin? Akt. Dermatol. 28 (Sonderheft 1), S20–S28

2 Physiologie der Wundheilung

2.1 Regeneration und Reparation

Der Organismus besitzt prinzipiell die Fähigkeit, entstandene Hautdefekte eigenständig wieder zu schließen. Dabei hat die Wundheilung das Ziel, Form und Funktion des geschädigten Gewebes wiederherzustellen. Eine echte **Regeneration**, d.h. einen vollwertigen Ersatz von Körperteilen und Organen (wozu der Regenwurm z.B. in der Lage ist) gibt es bei den Säugetieren nicht. Beim Menschen ist ein solcher gewebespezifischer Ersatz ganz ohne Narbenbildung und mit voller Funktionsfähigkeit beschränkt auf wenige spezielle Körperzellen (Leber-, Blutzellen) und auf oberflächliche Verletzungen, bei denen nur die Epidermis und die Schleimhäute beteiligt sind. Eine derartige **epitheliale** Wundheilung (regenerative Heilung) erfolgt beim Sonnenbrand, bei Schürfwunden, Spalthautentnahmestellen. Bei den meisten Wunden sind jedoch tiefere Haut- und Gewebeschichten mitbetroffen. Eine Wiederherstellung kann dann nur noch im Sinne einer **Reparation** erfolgen. Dabei wird der Gewebedefekt durch unspezifische Elemente des Binde- bzw. Stützgewebes (Narbengewebe) ersetzt. Wenn sich die Funktion der Haut auch weitgehend wieder herstellen lässt, so fehlen in derartigen Narbenbereichen jedoch z.B. Hautanhangsgebilde (Talg-, Schweißdrüsen, Haarfollikel) sowie Melanozyten. Es kommt zu einer Depigmentierung (Asmussen 1993, N.N. 1998).

Reparationsvorgänge erfolgen in Form einer primären oder sekundären Wundheilung (siehe Abb. 2.1). Diese Unterscheidung geht zurück auf den griechisch-römischen Arzt Galen (129–199 n. Chr.). Er beschrieb, dass das Ziel des Arztes sein sollte, jede Wunde wenn möglich einer Primärheilung zuzuführen, bei der sich die Wundränder lückenlos aneinanderlegen und verwachsen. Klaffen die Wundränder zu weit auseinander und ist der Gewebedefekt zu groß, bleibt nur die Sekundärheilung.

2.1.1 Primäre Wundheilung

Voraussetzung für eine primäre Wundheilung (Sanatio per primam intentionem, p.p.-Heilung) sind glatte, eng aneinanderliegende Wundränder, ein minimaler Gewebedefekt, ein gut durchblutetes Wundgebiet und die Abwesenheit von Fremdkörpern und Infektionen. Dies ist der Fall bei chirurgisch gesetzten Wunden sowie bei einigen Platz- und Schnittwunden, soweit sie innerhalb von 6 bis in Ausnahmefällen 12 Stunden versorgt werden. Sie lassen sich durch eine Naht, mit Klammern, Wundklebern oder Wundnahtstreifen verschließen. Die Wundränder wachsen innerhalb von 8 Tagen fest zusammen. Die endgültige Zugfestigkeit erhält die Wunde erst nach mehreren Wochen. Was bleibt, ist eine schmale strichförmige Narbe.

Primäre Wundheilung

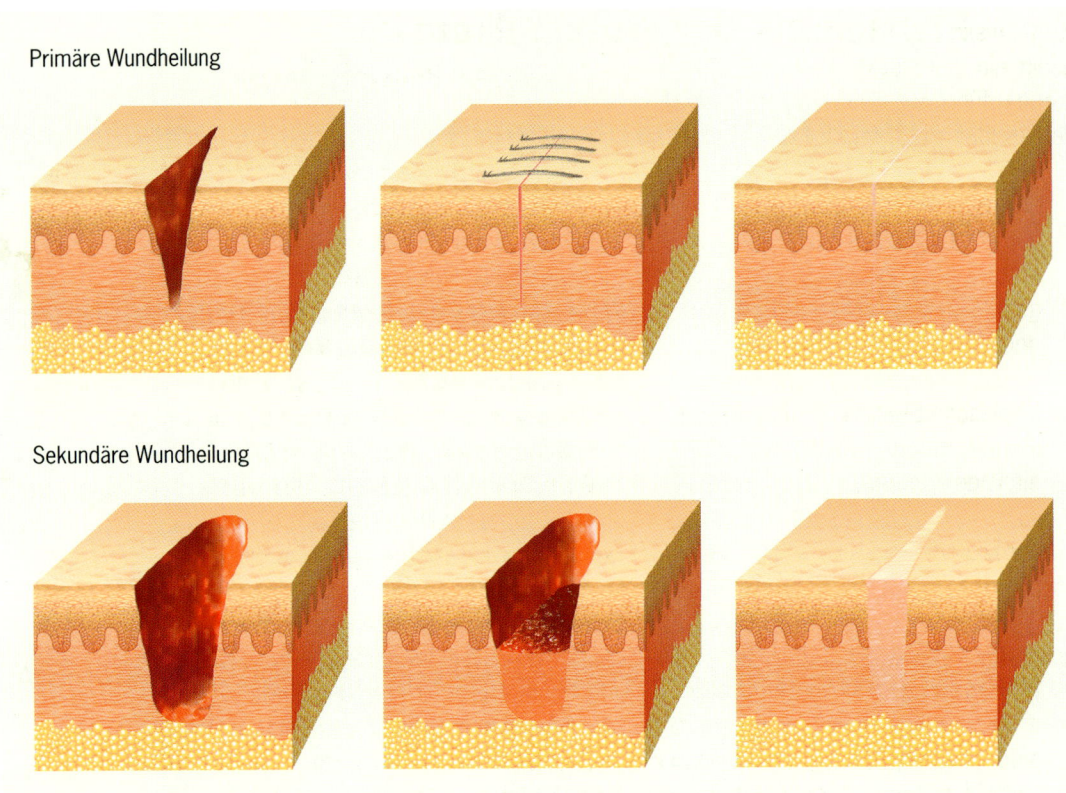

Sekundäre Wundheilung

Abb. 2.1: Primäre und sekundäre Wundheilung (Röthel 1997)

2.1.2 Sekundäre Wundheilung

Liegen größere Gewebedefekte vor, erfolgt eine sekundäre Wundheilung (Sanatio per secundam intentionem, p.s.-Heilung). Die Art und Weise der Reparationsvorgänge gleicht denen der primären Wundheilung. Das Ausmaß der einzelnen Prozesse ist jedoch ganz unterschiedlich, die Prozesse sind aufwendiger, störanfälliger und beanspruchen weitaus längere Zeiträume (s. Tab. 2.1). Wunden, die nicht primär verschlossen werden können, werden einer sekundären Wundheilung zugeführt, sie heilen offen. Bei diesen Wunden kann bei entsprechenden Wund-

Tab. 2.1: Wundheilungsformen (aus Lippert 2001)

Heilungsmechanismus	Heilungsart		
	Epitheliale Heilung	Primär-heilung	Sekundär-heilung
Granulationsgewebe	–	+	++
Kontraktion	–	+	+++
Epithelisation	+++	+	+

verhältnissen zu einem späteren Zeitpunkt ein sekundärer Wundverschluss durchgeführt werden. Folgende Wunden werden nicht primär verschlossen:

- zerfetzte Wundränder, die nicht anfrischbar sind,

- große, durch Transplantate nicht deckbare Defekte,

- trophische Störungen (Ulcus cruris),

- eiternde Wunden,

- mit Fremdkörpern verschmutzte Wunden,

- primär verschlossene, infizierte Wunden,

- sofern ein spannungsfreier Wundverschluss nicht möglich ist,

- bei unvollständigem Débridement der Wunde.

Der Gewebedefekt wird nach und nach mit Granulationsgewebe aufgefüllt und dieses zu Narbengewebe umgebaut. Eine wichtige Rolle spielt die Wundkontraktion. Der Durchmesser einer gut granulierenden Wunde kann pro Tag 1–2 mm abnehmen. Nach vollständigem Wundverschluss bleibt jedoch eine mehr oder weniger große Narbe, die kosmetisch und funktionell, insbesondere in der Nähe von Gelenken oft unbefriedigend ist. Chronische Wunden sind in der Regel sekundär heilende Wunden, bei denen einzelne Wundheilungsprozesse sich verzögern oder sistieren.

2.2 Prozesse der Wundheilung

Oberstes Ziel der Wundbehandlung ist ein schneller Wundverschluss unter Wiederherstellung einer möglichst optimalen Funktionalität bei kosmetisch befriedigender Narbenbildung. Methoden und Wege lehrt uns dabei die Natur, d.h. die natürlichen Vorgänge der Wundheilung. Mit Vertiefung der Erkenntnisse über die physiologische Wundheilung auf morphologischer und biochemischer Ebene haben sich in den letzten 40 Jahren auch die Prinzipien der Wundbehandlung grundlegend gewandelt. Das Verständnis und die Umsetzung einer phasengerechten Wundbehandlung gelingt nur mit dem Wissen über physiologische und pathophysiologische Abläufe. Diese sind äußerst komplex. Im Folgenden soll lediglich ein Überblick über die wichtigsten Prozesse gegeben werden. Nähere Einzelheiten finden sich bei Asmussen (1993), Sedlarik (1993), Hofstädter (1995), Schütz (1999), Singer (2001), Smola (2001). Die biochemischen Vorgänge beschreibt Eisele (1999).

Aufgrund der morphologischen Veränderungen können drei sich zeitlich überlappende Phasen unterschieden werden (s. Abb. 2.2 bis 2.6; Tab. 2.2):

- Reinigungsphase oder exsudative, inflammatorische Phase,

- Granulationsphase oder proliferative Phase,

- Epithelisierungsphase oder reparative Phase.

Tab. 2.2: Die physiologische Wundheilung in 3 Phasen

Zeitraum	Phase	Hauptakteure	Prozesse	Klinisches Bild
1–4 Tage	**Reinigungsphase** ① (exsudative, inflammatorische Phase)	Erythrozyten, Thrombozyten, Granulozyten, Monozyten/ Makrophagen	Blutgerinnung, Phagozytose, Immunabwehr, Proteolyse, Fibroblasten-einwanderung	Exsudation (Blut, Lymphe), Schorf, Fibrinbeläge, Rötung, Wärme, Schwellung/Ödem, Schmerz
2–14 Tage	**Granulationsphase** ② (proliferative Phase)	Fibroblasten	Zellproliferation	Tiefroter, feucht glänzender Granulationsrasen
3–21 Tage	**Epithelisierungsphase** ③ (reparative Phase)	Fibrozyten, Myofibroblasten	Wundkontraktion Gewebeumbau Epithelisierung	Feine, rosa Haut, langsame Umwandlung in weißes, glattes Narbengewebe

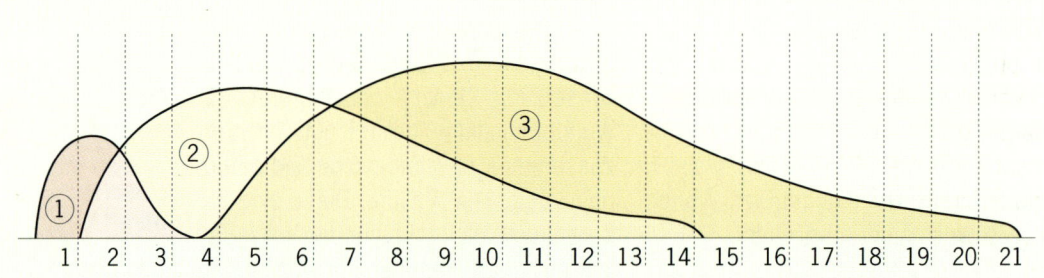

Abb. 2.2: Schematische Darstellung des Zeitablaufs der Wundheilungsphasen (aus N.N., Kompendium Wunde und Wundbehandlung 1998)

2.2.1 Reinigungsphase

Ziel der Reinigungs- bzw. Entzündungsphase (exsudative, inflammatorische Phase) ist es, vorhandene Bakterien, Zelltrümmer und Schmutzpartikel auszuschwemmen und das Wundbett optimal für den Aufbau neuer Zellen vorzubereiten. Diese Reinigungs- bzw. Entzündungsphase, die mit einer massiven Exsudatproduktion einhergeht, ist Voraussetzung für den Ablauf der weiteren gewebeaufbauenden Prozesse.

Kommt es zu einer Verletzung der Blutgefäße, beginnt umgehend die **Blutgerinnung** unter vorläufiger Engstellung der Gefäße. Durch die Thrombozytenaggregation werden provisorisch die Gefäße abgedichtet. Innerhalb von 24 Stunden wird ein Fibrinnetz gebildet, das als Matrix für das spätere Granulationsgewebe dient. Der nur wenige Minuten andauernden Vasokonstriktion folgt eine Vasodilatation, vermittelt durch Histamin, Serotonin und Kinin. Dadurch wird der Wundbereich stärker durchblutet und verstärkt mit Erythro-, Leuko- und Thrombozyten versorgt. Der erhöhte Stoffwechsel lässt die Hauttemperatur im Wundgebiet ansteigen, erkennbar sind Überwärmung (Calor) und Rötung (Rubor). Darüber hinaus tritt vermehrt Blutplasma ins Interstitium aus. Es kommt zu einer Stauung mit örtlicher Azidose (Erhöhung des CO_2-Drucks durch Sauerstoffmangel), Flüssigkeitsansammlung im Gewebe und so zur Ausbildung eines **Wundödems** (Schwellung = Tumor). Neben der Schwellung führen freigelegte Nervenendigungen und Entzündungsmediatoren (Bradykinin) zum Wundschmerz (Dolor). Diese Entzündungsreaktion beginnt bereits 2 bis 4 Stunden nach der Verletzung. Chemotaktisch angelockt wandern neutrophile Granulozyten und Monozyten in das Wundgebiet ein. Die zelluläre Abwehr beginnt. Detritus, körperfremdes Material und Keime werden phagozytiert. Als Mediatoren agieren vor allem die bei der Thrombozytenaggregation freigesetzten Wachstumsfaktoren PDGF (Platelet Derived Growth Factor) und TGF-beta (Transforming Growth Factor beta), die später auch die Gewebeneubildung stimulieren. Die Monozyten reifen zu **Makrophagen** (Fresszellen), den Hauptakteuren der Reinigungsphase, denen eine wichtige Schlüsselfunktion zukommt. Neben der Phagozytose setzen sie gewebeabbauende Enzyme frei und sind zudem Produktionsstätte wichtiger Mediatoren, wie Interleukin, Prostaglandine, Komplementfaktoren und weiterer Wachstumsfaktoren (s. Abb. 2.7).

Neben dieser unspezifischen Immunabwehr erfolgt eine spezifische Abwehr durch B-Lymphozyten und T-Lymphozyten unter Antikörperbildung.

Bei unproblematischen Wundverhältnissen sistiert die Entzündungsreaktion nach etwa 3 Tagen, das Wundexsudat lässt nach. Kommt es jedoch zu einer Infektion, verlängert sich die Entzündungsphase und es verzögert sich die Wundheilung.

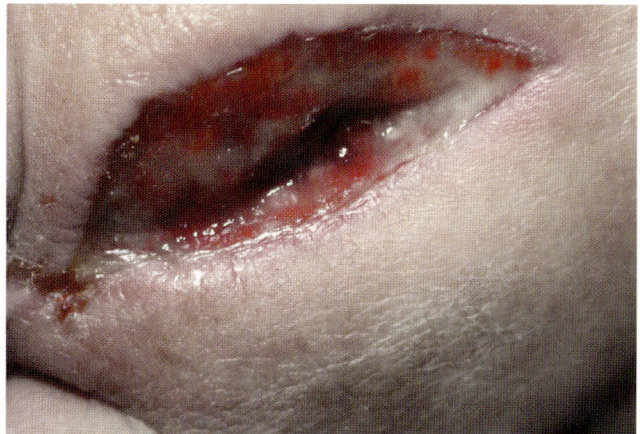

Abb. 2.3: In der Reinigungsphase werden große Mengen Exsudat gebildet

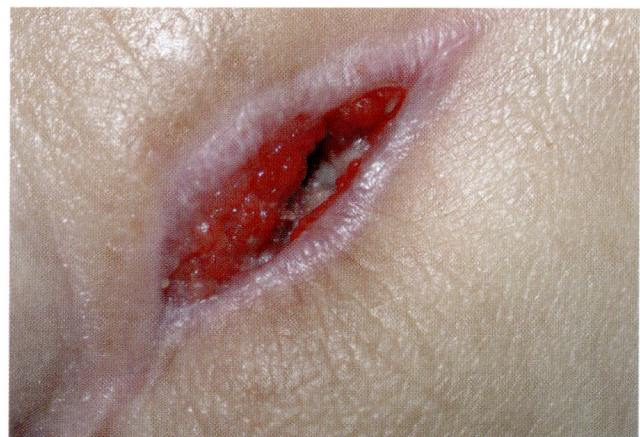

Abb. 2.4: Granulationsphase. Gesundes Granulationsgewebe füllt den Wundgrund auf

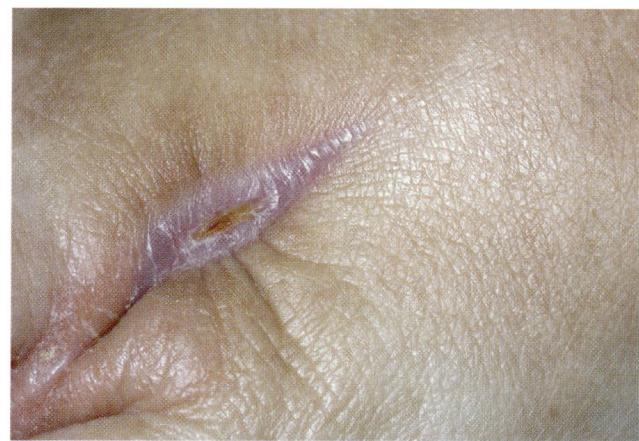

Abb. 2.5: Epithelisierungsphase. Vom Wundrand hat sich das Epithelgewebe über die Wunde geschoben. Unter Wundkontraktion verschließt sich die Wunde

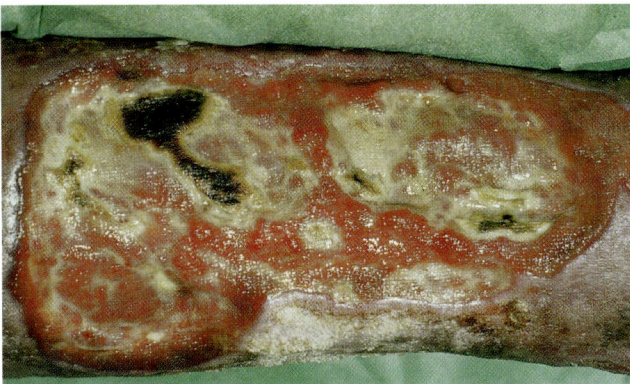

Abb. 2.6: Gemischter Wundzustand, der mehrere Wundheilungsphasen erkennen lässt: Epithelisierung am Wundrand, anschließend rotes Granulationsgewebe, in der Mitte schmierig belegte, nekrotische Bereiche

len zu Fasern ausreift und dem Gewebe seine Festigkeit verleiht. Zum anderen produzieren sie Proteoglykane, eine gallertartige Grundsubstanz des Bindegewebes. Entscheidend für die Kollagensynthese ist das Vorhandensein von Vitamin C als Coenzym. Weitere Cofaktoren sind Kupfer und Eisen. Es bildet sich das Granulationsgewebe, erkennbar an seiner typischen feuchtglänzenden und körnigen Oberfläche (Granula lat. = Körnchen). Die reichliche Ausstattung an Gefäßen verleiht ihm eine dunkelrosa Farbe (s. Abb. 2.4)

2.2.2 Granulationsphase

Etwa am 4. Tag nach der Wundentstehung beginnen proliferierende Prozesse (Granulationsphase, proliferative Phase), um Gefäße neu zu bilden und Gewebedefekte aufzufüllen. Es ist die Phase der **Vaskularisation** und der **Granulation**. Stimuliert durch verschiedene Mediatoren beginnen – ausgehend von Endothelzellen – neue Gefäße, ins Wundgebiet einzusprossen (Angiogenese); Voraussetzung hierfür ist ein sauberer Wundgrund. Die neuen Kapillaren sind noch wenig widerstandsfähig und durch mechanische Belastung leicht zu verletzen. Zeitlich abhängig von der Gefäßbildung setzt die Neubildung des Bindegewebes ein. Hauptakteure hierbei sind die **Fibroblasten**. Angelockt von den Wachstumsfaktoren wandern sie aus dem umliegenden Gewebe in die Wunde ein. Dabei benutzen sie das durch die Blutgerinnung entstandene Fibrinnetz zunächst als Matrix. Hat dies ausgedient, wird es mittels Plasmin abgebaut (Fibrinolyse). Die Fibroblasten produzieren zum einen **Kollagen**, das außerhalb der Zel-

2.2.3 Epithelisierungsphase

In der dritten Phase der Wundheilung (Epithelisierungsphase, reparative Phase) beginnt am 5. bis 10. Tag die Ausreifung der Kollagenfasern. Dabei wird das Granulationsgewebe wasser- und gefäßärmer und bildet sich in **Narbengewebe** um. Gleichzeitig erfolgt eine **Wundkontraktion**. Dabei beenden die Fibroblasten ihre Aufbauarbeit und wandeln sich in Fibrozyten und Myofibroblasten um, die sich ähnlich wie Muskelzellen zusammenziehen können. Diese Prozesse bahnen den Weg für die nun folgende **Epithelisierung**. Vorrangig vom Wundrand ausgehend überhäuten die sich neu bildenden Keratinozyten das Granulationsgewebe mit einem zunächst feinen Epithelrasen. Die Epithelzellen brauchen glatte, feuchte und gut durchblutete Kriechflächen, d.h. ein gut ausgebildetes, sauberes Granulationsgewebe, das Wundrandniveau erreicht haben muss. Nekrosen, Senken, Wundhöhlen oder

Hypergranulationen stellen unüberwindbare Hindernisse dar (s. Abb. 2.8). Die Epithelisierungsphase ist zwar nach etwa 3 Wochen beendet, die maximale Zugfestigkeit erhält die Wunde aber erst nach etwa 8 Wochen. Der endgültige Umbau des Narbengewebes kann Monate bis Jahre in Anspruch nehmen. Dabei sinkt die Narbe etwas ein und verblasst. Diese Umstrukturierung der Kollagenfasern wird auch als Remodelierungsphase oder auch vierte Wundheilungsphase bezeichnet.

Literatur

Asmussen, P.D., Söllner, B. (1993): Wundversorgung Band 1, Prinzipien der Wundheilung, Hippokrates Verlag, Stuttgart, S. 26–70

Eisele, K. (1999): Wundheilung – Biochemie. In: Knapp, U. (Hrsg.), Die Wunde – Pathophysiologie, Behandlung, Komplikationen, Thieme Verlag, Stuttgart, S. 22–41

Hofstädter, F (1995): Pathologie der Wundheilung, Chirurg 66, 174–181

Lippert, H. (2001): Wundatlas – Wunde, Wundbehandlung und Wundheilung, J.A. Barth Verlag, Heidelberg, S. 22–27

N.N. (1998): Kompendium Wunde und Wundbehandlung, Paul Hartmann AG (Hrsg.), CMC Medical Information, Heidenheim, S. 24–25, 35–37

Röthel, H., Vanscheidt, W. (1997): Basisinformationen zum Wundmanagement (I): Die Reinigung der Wunde, Wundforum 1/97, 24–28

Schütz, U. (2001): Die Wunde – Pathophysiologie und Management, Z. f. W. 6 (21), 23–28

Sedlarik, K.M., Klöcking, H.P., Weidenbach, H., Jorns, G., Audring, H. (1993): Wundheilung. In: Wundheilung, Sedlarik, K.M., Urban & Fischer Verlag, München, S. 61–119

Singer, A.J., Clark, R.A.F. (1999): Cutaneous wound healing, N. Engl. J. Med. 341(10), 738–746

Smola, H, Eming, S.A., Hess, S., Werner, S., Krieg, T. (2001): Wundheilung und Wundstörungen, Dtsch. Ärztebl. 98 (43), A 2802–A 2809

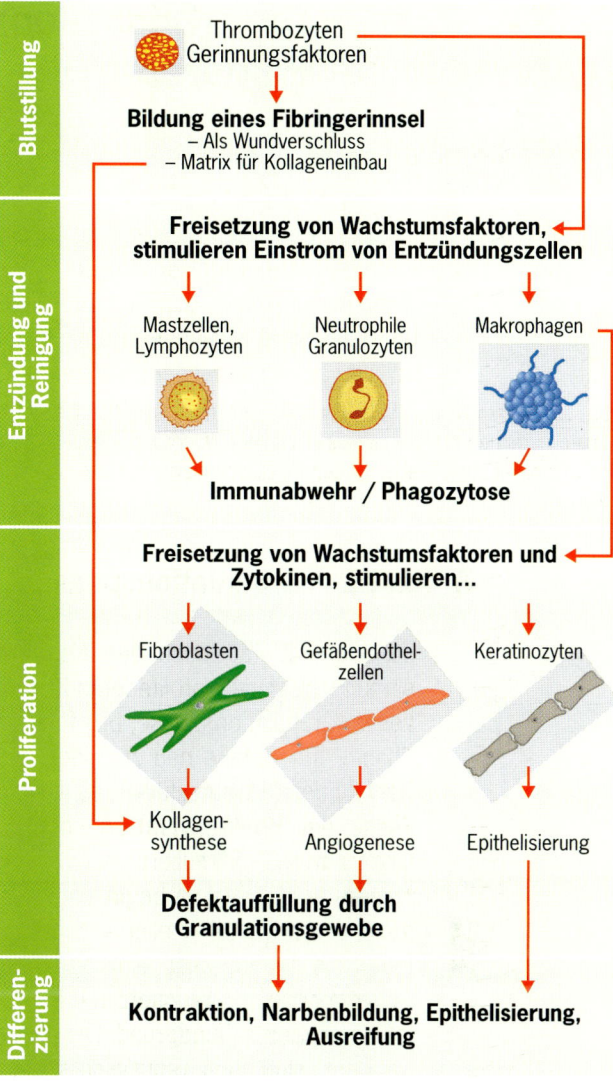

Abb. 2.7: Ablaufschema der physiologischen Wundheilung (aus N.N. 1998)

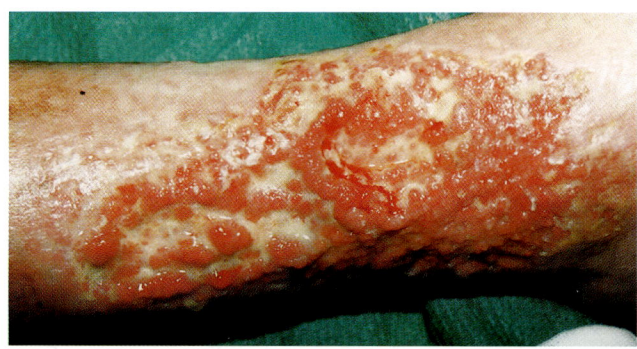

Abb. 2.8: Hypergranulation: Der Wundgrund granuliert über das Niveau des Wundrands hinaus und behindert damit die Epithelisierung

3 Die Wundheilung beeinflussende Faktoren

Primärziel der Wundbehandlung ist ein möglichst ungestörter Ablauf der Wundheilung, ohne den Anspruch, die physiologische Wundheilung zu beschleunigen. Vielmehr geht es darum, zu vermeiden, dass Wunden chronifizieren und darum, chronische Wunden zur Abheilung zu bringen.

Was sichert diese ungestörte Wundheilung, was schadet ihr, was verzögert sie?

Diese Fragen sind die Basis für den täglichen praktischen Umgang mit Wunden. Alle Personen, die in die Wundbehandlung einbezogen werden, sollten hiermit vertraut sein. Das Wissen über diese Einflussfaktoren ist zudem ein wichtiger Baustein zur Optimierung von Strategien zur Wundbehandlung sowie zur Entwicklung neuer Wundtherapeutika.

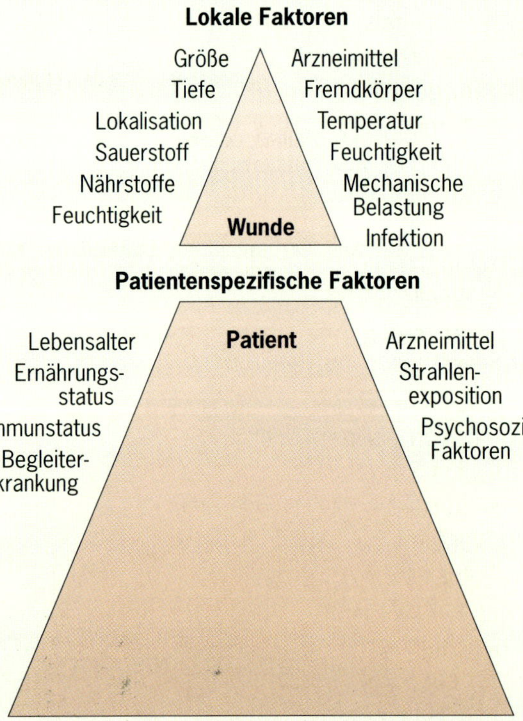

Die Komplexität des Wundheilungsgeschehens lässt bereits zahlreiche Einflussfaktoren erwarten. Von sehr großer Bedeutung, insbesondere bei chronischen Wunden ist dabei, den Blick über die Wunde hinaus auf den ganzen Patienten zu weiten. Ein Experte für Wundbehandlung hat es so formuliert: „Es darf nicht übersehen werden, dass an jeder Wunde ein Mensch hängt." Eine chronische Wunde erscheint daher ähnlich der Spitze eines Eisberges. Abbildung 3.1 gibt einen Überblick über die bis heute bekannten Einflussfaktoren auf die Wundheilung.

Grundsätzlich hängt der Wundheilungsverlauf von der Art, Größe und Tiefe einer Wunde ab. Darüber hinaus beeinflussen noch zahlreiche weitere Faktoren das Geschehen. Sie lassen sich unterscheiden in (Lippert 2001, Asmussen 1993):

- **patientenspezifische Faktoren** (endogen-systemische, intrinsische Einflüsse),

- **lokale Faktoren** (exogen-lokale, extrinsische Einflüsse).

Einige patientenbezogene Einflussfaktoren zeigen auf den ersten Blick kei-

Abb. 3.1: Die Wundheilung beeinflussende Faktoren

nen unmittelbaren Zusammenhang mit der Wunde, bergen dadurch aber die Gefahr, bei der Behandlung unberücksichtigt zu bleiben. Auch in der Beratung von Patienten ist es daher wichtig, auf entsprechende Zusammenhänge immer wieder hinzuweisen, z.B. Dekubitalulzera und Ernährung, diabetisches Fußsyndrom und Blutzuckerwert. Das Wundbehandlungsteam ist hier gefordert, Störungen bereits vorzubeugen, sie frühzeitig zu erkennen und Behandlungsfehler von Anfang an zu vermeiden.

3.1 Patientenspezifische Faktoren

3.1.1 Lebensalter

Mit zunehmendem Alter verlangsamt sich der Heilungsprozess bei Wunden. Die Qualität der Reparation kann gemindert sein, aber die Fähigkeit an sich bleibt auch im hohen Alter erhalten. Das Risiko von Wundheilungsstörungen ist bei Patienten über 60 Jahren dreimal höher als bei jüngeren Patienten. Die Ursachen liegen altersbedingt primär an der höheren Inzidenz an Grunderkrankungen, Multimorbidität, Mangelernährung und einer reduzierten Immunkompetenz, weniger am hohen Lebensalter selbst (Thomas 2001). So war bei älteren Patienten ohne chronische Erkrankungen die Wundheilung nur mäßig verzögert im Vergleich zu einer jüngeren Population (Sussmann 1998). Hautdefekte bei Kindern und Jugendlichen heilen bekanntermaßen schneller als bei älteren Menschen. Die jüngere Haut zeigt je-

doch eine höhere Neigung zur Bildung hypertropher Narben. Das Alter ist der Faktor, der sich am wenigsten beeinflussen lässt und bisher keiner Therapie zugänglich ist.

Altersbedingte Veränderungen der Haut schließen eine Abnahme der elastischen Fasern und eine Verlangsamung der Reepithelisierung ein. Die Hautalterung wird prinzipiell von zwei Prozessen beeinflusst: der genetisch bedingten Hautalterung und der durch übermäßige UV-Exposition bedingten vorzeitigen Alterung der Haut. Sie führen zu abnehmenden Zellfunktionsleistungen, reduzierter homöostatischer Regulation und eingeschränkter Barrierefunktion (Härtel 1999, Fergusson 1997). Die Epidermis wird dünner, die Dermis atrophiert, die Schweiß- und Talgdrüsenproduktion nimmt ab und infolge dessen die Funktion des Säureschutzmantels. Eine verminderte Mikrovaskularisierung schränkt das Abwehrsystem gegenüber eindringenden Mikroorganismen ein (Sedlarik 1995). Ältere Patienten zeigen ein vielfach höheres Risiko für Wundinfektionen als junge, zusätzlich fördert eine trockene Haut Ekzeme mit nachfolgender Superinfektion. Tabelle 3.1 fasst die Prozesse der Hautalterung zusammen sowie deren Einfluss auf die Wundheilung.

Seiler (2001) beschreibt die höhere Anfälligkeit, von einem anabolen in einen katabolen Stoffwechsel zu gleiten, als Hauptstörfaktor der Wundheilung im Alter. Veränderungen hierbei betreffen den Zytokinstoffwechsel, insbesondere Interleukin-1 (IL-1), Interleukin-6 (IL-6), den Tumornekrosefaktor (TNF-alpha) und das Cortisol. Gegenregulationsmechanismen werden schwächer, eine katabole Zytokinkaskade kommt in Gang.

Tab. 3.1: Prozesse der Hautalterung und deren Folgen für Wundentstehung und Wundheilung (nach Härtel 1999)

Prozesse der Hautalterung	Folgen für Wundentstehung und Wundheilung
Reduzierung der Hautdicke (Dermis und Epidermis)	Verminderte Widerstandsfähigkeit, z.B. gegenüber Scherkräften
Reduzierung der Bindegewebszellen Verminderte Fixierung zwischen dermaler und epidermaler Hautschicht	Verminderte Schutzfunktion
Abnahme des Kollagen- und Proteoglykangehalts	Verlust von Elastizität
Verminderte Talg- und Schweißdrüsensekretion	Reduzierte Immunabwehr
Abnahme von Langerhanszellen	Reduzierte entzündliche Antwort
Abnahme der proliferativen Kapazität der Epidermis	Langsamere Epithelisierung

Tab. 3.2: Einige Parameter zur Malnutritionsdiagnostik (nach Morley 1995)

1. Parameter: Anamnese

Appetitmangel; Essgewohnheiten; Gewichtsabnahme; Alkohol; Medikamente; Malignome; soziales Umfeld; Ösophagus-Magen-Darm-Symptome

2. Parameter: Anthropometrie

Körpergewicht (kg)
Körpergröße (m)
Hautfaltendicke über dem Trizeps (TSF) in mm
Mitte-Oberarm-Circumferenz in cm
Body-Mass-Index (BMI) = Körpergewicht (kg)/(Größe in m)^2

3. Parameter: Biochemische Parameter

Viszerale Proteinmasse

Proteine	Halbwertszeiten
Albumin	14–20 Tage
Transferrin	8–10 Tage
Präalbumin	ca. 2 Tage
Cholinesterase	ca. 2 Tage
Retinol Binding Protein	ca. 2 Tage

Vitaminversorgung

Vitamin B_{12}; Folsäure; Vitamin A und D;
Vitamin-B-Komplex (B_1; B_2; B_6); Vitamin C;
Beta-Carotin; Niacin

Spurenelemente

Zink; Eisen; Calcium; Magnesium; Kupfer; Phosphor; Selen

4. Parameter: Weitere Ernährungshinweise

C-reaktives Protein	Carnitin
Cholesterin	Absolute Lymphozytenzahl
Triglyceride	Immunologische Hauttests

3.1.2 Ernährungsstatus

Die Nahrung liefert essentielle Bausteine für die Wundheilung. Diese sind Proteine, Vitamine, Spurenelemente und essentielle Fettsäuren. Wundheilung bedeutet aber immer auch eine zusätzliche Stoffwechselleistung und erfordert entsprechend zusätzliche Energie. Defizite zwischen Angebot und Bedarf (Malnutrition) treten bei reduzierter Nahrungszufuhr, bei Diäten, inadäquater Absorption oder übermäßigem Bedarf (z.B. bei Verbrennungen) auf. Für Seiler ist die Malnutrition der häufigste, aber ein – wenn auch mit einigem Aufwand – positiv beeinflussbarer Störfaktor der Wundheilung. Die Zusammenhänge sind vielfach beschrieben. Insbesondere bei Patienten mit Dekubitalgeschwüren ist die Korrelation zu einem Protein-, Energie- und Zinkmangel gut belegt. Dies gilt gleichermaßen für die Entstehung wie für den Verlauf der Geschwüre (Seiler 2001, Dörr 2000, Lares 2001, Koch 1999, Strauss 1996). Das deutsche Institut für Ernährungsmedizin und Diätetik (N.N. 2000) geht davon aus, dass zurzeit in Deutschland etwa 80 % der älteren Patienten in Kliniken und

Pflegeheimen mangelernährt sind (La-res 2001). Die Zahlen erschrecken und deuten darauf hin, dass ein Großteil der Malnutritionen klinisch stumm verlaufen und unerkannt bleiben. Malnutrition ist nicht gleichzusetzen mit einem kachektischen Erscheinungsbild. Genauso wenig wie Übergewicht und Fettleibigkeit (Adipositas) gleichzusetzen sind mit einer ausreichenden Ernährung. Abgesehen davon zeigen adipöse Patienten durch die schlechtere Durchblutung des Fettgewebes sowie durch eine oft begleitende Polymorbidität eine höhere Inzidenz von Infektionen und Wunddehiszenzen (s. Kap. 4). Der Feststellung und Erhebung des Schweregrades einer Malnutrition kommen eine sehr große Bedeutung im Rahmen einer ganzheitlichen Wundbehandlung zu. Die Praxis zeigt, dass selbst bei Diagnosestellung oft keine adäquate Ernährungstherapie erfolgt. Aus diesem Grund soll im Folgenden näher darauf eingegangen werden. Die Tabellen 3.2 und 3.3 geben Hinweise zur Erhebung und möglichen Quan-

tifizierung einer Malnutrition (s. auch Kap. 17.1.3.2).
Den Nährstoffbedarf bei Krankheit und Katabolismus im Alter im Vergleich zu Gesunden zeigt Tabelle 3.4.
Nicht immer steht die große Palette an Laborwerten routinemäßig zur Verfügung. Bereits die beiden Parameter Serumalbumin und ideales Körpergewicht (IKG) können für eine erste Einschätzung des Ernährungsstatus herangezogen werden (s. Abb. 3.2). Nach Strauss besteht bei einem älteren Patienten ein erhöhtes Risiko für die Entwicklung eines Dekubitalgeschwürs, wenn der Serumalbuminwert unter 27 g/l (Norm: 45–35 g/l) und das Körpergewicht unter 8 % vom IKG liegt. Der Albuminwert gibt Auskunft über die Enzymproteinspeicher, die weiter durch folgende Parameter charakterisiert werden: Gesamtserumprotein, Transferrin und Gesamtlymphozytenzahl. Bei der Mehrheit der Dekubituspatienten liegt ein Protein- und damit auch ein Enzymmangel vor. Das ideale Körpergewicht beschreibt die Gewebe-

Tab. 3.3: Quantifizierung der Malnutrition anhand von Ernährungsparametern (aus Seiler 2001)

Malnutritionsgrad	Norm	Mild	Schwer	Sehr schwer
Albumin g/l	45–35	34–29	28–23	< 22
Transferrin g/l	4,0–2,5	2,4–1,8	1,7–1,0	< 1,0
Präalbumin mg/l	400–250	249–120	119–100	< 100
Retinol Binding Protein mg/l	60–50	49–39	38–30	<30
Cholinesterase E/ml	> 7,0	6,9–5,0	4,9–3,0	< 2,9
Serum-Eisen µmol/l	9,5–33	9,4–5,0	4,9–2,5	< 2,5
Serum-Zink µmol/l	10,7–22,9	10,6–9,0	8,9–6,0	< 6,0
Lymphozytenzahl/mm^3	5000–1800	1700–1500	1400–900	< 900
Trizepshautfalte mm (Männer) (Frauen)	12,0–9,5 23,0–18,5	9,4–7,0 18,4–14,0	2,5–6,9 13,9–4,0	< 2,5 < 3,9
Body-Mass-Index kg/m^2	20,0–25,0	17,5–19,9	17,4–14,0	< 14

Tab. 3.4: Vergleich des täglichen Nährstoffbedarfs von gesunden Erwachsenen und bei Erwachsenen bei Krankheit und Katabolismus im Alter (nach Empfehlung der Deutschen Gesellschaft für Ernährung (DGE) N.N. 2000 und Seiler 2001)

	Täglicher Nährstoffbedarf für Erwachsene (pro kg Körpergewicht)	
	Gesund (DGE)	Bei Krankheit und Katabolismus im Alter (nach Seiler 2001)
Kalorien	30 kcal	30–40 kcal
Proteine	0,8 g	1,5 g
Fette	1,0 g	1,0 g
Calcium	1000 mg absolut	15 mg
Zink	Männer: 10 mg, Frauen 7 mg absolut	0,5 mg
Vitamin C	100 mg absolut	10 mg
Vitamin B_{12}	3 µg absolut	0,15 mg/kg/Monat

Frauen:

Ideales Körpergewicht (IKG) [kg] = 45 + (Körpergröße [cm] - 152,4) x 0,89

Männer:

Ideales Körpergewicht (IKG) [kg] = 50 + (Körpergröße [cm] - 152,4) x 0,89

$$\text{Body-Mass-Index (BMI)} = \frac{\text{Körpergewicht [kg]}}{(\text{Körpergröße [m]})^2}$$

Abb. 3.2: Formeln zur Berechnung des idealen Körpergewichts und des Body-Mass-Index

proteinspeicher und kann ergänzt werden durch die Angaben zum Gesamtkörperfett, der Muskelmasse und des Kreatinin-Koeffizienten (Strauss 1999). Andere Autoren ziehen zur Bewertung des Gewichtsstatus eher den Body-Mass-Index heran (s. Abb. 3.2). Ein Hinweis auf eine signifikante Mangelernäh-

rung ist ein Albumin-Serumspiegel von unter 35 g/l, wenn er von einer Lymphozytenzahl unter $100/\text{mm}^3$ begleitet ist oder bei raschem unkontrollierten Gewichtsverlust in kurzem Zeitraum.

Fragen nach mangelndem Appetit, Kau- und Schluckstörungen, nach Problemen beim Besorgen und Zubereiten der Mahlzeiten können ebenso wertvolle Hinweise auf eine Mangelernährung geben (Lares 2001). Weiter gilt es, Erkrankungen als primäre Ursache eines Katabolismus und der daraus entstandenen Malnutrition zu identifizieren und soweit wie möglich zu beheben. Dies können sein: Infektionen, Herzinsuffizienz, Magenulkus, latente Malignome oder respiratorische Insuffizienz bei chronischer Bronchitis. Auch Vereinsamung, Depressionen und einige Arzneimittel (z.B. Parkinsonmittel, Antidepressiva, Opioide, Antiepileptika) haben eine anorektische Wirkung. Eine Verbesserung des Ernährungszustands bedarf meist einer gezielten Ernährungstherapie unter Ausschöpfung aller Möglichkeiten der Diätberatung, Ergänzung mit Supplementnahrung, Sondenkost oder gegebenenfalls auch einer parenteralen Ernährung. Die Normalisierung braucht selbst bei optimaler Ernährung Wochen und Monate, wobei die Verbesserung der Laborparameter dem klinischen Zustand einige Wochen vorauseilt (Seiler 2001).

Proteine

Eine ausreichende Protein- und Aminosäurenzufuhr ist eine Grundbedingung sämtlicher Proliferationsvorgänge, für die Bildung von Binde- und Granulationsgewebe sowie für die Produktion von Enzymen, Hormonen und Immunglobulinen. Proteinmangel behindert alle Wundheilungsphasen. Es resultiert ein geschwächtes Immunsystem mit verminderter Phagozytose sowie eine mangelnde Kollagensynthese, die sich durch eine verminderte Reißfestigkeit der Wunde zeigt. Bei Operationen unter Eiweißmangelzuständen muss mit mehr Wundödemen, einer verzögerten Wundheilung, Dehiszenzen bis zum Platzbauch und Anastomoseninsuffizienz sowie mit gehäuft auftretenden Wundinfektionen gerechnet werden (Breithaupt 1996). Bei geplanten Eingriffen sollte präoperativ der Eiweißmangel behoben werden.

Weitere Ursachen für Eiweißmangel sind beispielsweise großflächige Verbrennungen, Strahlenschäden mit ionisierenden Strahlen, Entero- und Nephropathien sowie schwere Leberzirrhose und Malignome.

Albumin stellt mit 50–60 % den größten Anteil des Gesamteiweißes im Organismus dar. Es trägt wesentlich zur Aufrechterhaltung des kolloidosmotischen Drucks im Gefäßsystem bei und ist eine wichtige Proteinreserve. Bei Mangel kommt es zu einer erhöhten Ödemneigung. Albumin besitzt zudem eine wichtige Transportfunktion für Aminosäuren, Zink und freie Fettsäuren. Bei Serumalbuminspiegeln unter 24 g/l und Serumeiweißspiegeln von unter 60 g/l nahm in einer Untersuchung von Wilde (1995) das Risiko von Wunddehiszenzen deutlich zu. Der Schweregrad von Dekubitalgeschwüren korreliert direkt mit dem Ausmaß einer Hypoalbuminämie. Sowohl bei akut erkrankten Patienten als auch bei Langzeitpatienten in Pflegeeinrichtungen konnte eine deutliche Korrelation zwischen niedrigen Albuminkonzentrationen und der Sterblichkeit gezeigt werden (Strauss 1996).

Energie

Energiesubstrate in Form von Adenosintriphosphat (ATP) müssen für die geforderte zusätzliche Stoffwechselleistung der Wundheilung in ausreichendem Maß zur Verfügung stehen. Sie werden in der Regel aus Kohlenhydraten oder Fetten über die Atmungskette geliefert. Reicht diese Quelle nicht aus, bedient sich der Organismus der dann anderweitig fehlenden Proteine (Glukoneogenese in der Leber). Ein erhöhter Energiebedarf besteht durch höhere Metabolisierungsraten und katabole Zustände bei Dekubituspatienten, Verbrennungspatienten oder nach schwerem Trauma.

Liegt der tägliche Kalorienbedarf eines Gesunden bei 30 kcal pro kg Körpergewicht, so steigt er im Fall von Krankheiten, z.B. Multimorbidität von geriatrischen Patienten und gleichzeitig bestehender Wunde (Ulzera, postoperative Phase, traumatische Läsion) auf 40–50 kcal pro kg Körpergewicht an (Seiler 2001, s. Tab. 3.4).

Vitamine

Alle Vitamine spielen im Sinne von Coenzymen bei den Wundheilungsprozessen eine wichtige Rolle. Eine mangelnde Versorgung führt zu Wundheilungsverzögerungen (Seiler 2001, Lippert 2001). In wieweit Vitamine im Serum kontrolliert werden sollten, wird unterschiedlich diskutiert. Liegen keine Resorptionsstörungen vor, so sind Hypo- bzw. Avitaminosen relativ schnell durch die Gabe entsprechender Vitaminpräparate zu beheben.

Das zentrale Vitamin für die Wundheilung ist das **Vitamin C**, das im Körper nicht gespeichert werden kann. Es ermöglicht (zusammen mit Sauerstoff, alpha-Ketogluterat und Eisen) die Hydroxylierung der Aminosäuren Prolin und Lysin, die wesentlichen Bausteine des Kollagens. Zudem ist es beteiligt an der Synthese von Interzellularsubstanzen in den Fibroblasten, an der Bildung der Gefäßbasalmembran sowie an der Synthese von Komplementfaktoren und Gammaglobulinen. Skorbut geht mit Wundheilungstörungen einher. Bei Vitamin C Mangel wird minderwertiges Kollagen synthetisiert, die Kapillaren sind fragil, die Migration von Makrophagen gestört, die Neutrophilenfunktion beeinträchtigt.

Vitamin C und **Vitamin E** spielen eine Rolle als Antioxidans. Antioxidanzien sind Radikalfänger. Die von Wunden und Ulzera kontinuierlich gebildeten freien Radikale sind für die neu gebildeten Epithelzellen schädlich. Vitamin E stabilisiert die Membranen, kann in hohen Dosen aber auch selbst durch Proliferationshemmung wundheilungsstörend wirken. In diesem Zusammenhang wird die lokale Anwendung von Vitamin E bei übermäßiger Narbenbildung diskutiert (Lippert 2001, Stadelmann 1998).

Vitamin A ist beteiligt an der Synthese von Glykoproteinen und Proteoglykanen, wichtigen Gewebebausteinen. Ein Mangel verzögert die Kollagensynthese und die Epithelisierung und führt schließlich zu einer verminderten Kollagenstabilität.

Von den Vitaminen des B-Komplexes spielt insbesondere **Vitamin B$_{12}$** für die Wundheilung eine Rolle (Kollagensynthese, Infektionsabwehr).

Vitamin K hat seinen Stellenwert in der Blutgerinnungskaskade. Eine verzögerte oder reduzierte Blutgerinnung durch Vitamin-K-Mangel oder -Antagonisierung, z.B. durch Phenprocoumon kann zu verstärkten Blutungen und infolge dessen zu Hämatomen führen. Ältere Hämatome stellen einen idealen Nährboden für Mikroorganismen dar.

Spurenelemente

Malnutrition zeigt sich meist auch in einem Mangel an Spurenelementen. Dies betrifft in 60 % der Fälle Zink, in 60 % Eisen und in 20 % der Fälle Kupfer. Das für die Wundheilung wichtigste Spurenelement ist das **Zink.** Es ist Bestandteil von etwa 300 Enzymen, so auch der Transkriptase, RNA- und DNA-Polymerase, die die Nukleinsäuresynthese katalysieren. Diese Enzyme spielen eine zentrale Rolle bei der Proteinsynthese und machen das Zink essentiell für die Proliferation von Fibroblasten und Epidermiszellen, außerdem ist es wichtig für die Albuminsynthese in der Leber. Der Zusammenhang zwischen Zinkmangel und Wundheilungsstörungen ist vielfach beschrieben. Im Tierexperiment drosselt Zinkmangel die Albuminsynthese sowie die Bildung von Granulationsgewebe und führt zu einem schlechten Wundverschluss. Seiler (2001) schreibt von einer Untersuchung, bei der alle Patienten mit einem Dekubitus Grad III oder IV einen Zink- und Albuminmangel vorweisen. Das Risiko eines Zinkmangels ist erhöht bei Patienten in Pflegeeinrichtungen sowie generell bei älteren Menschen, die eine geringe Protein-Energie-Zufuhr haben, außerdem bei Diabetikern, bei Patienten mit Verbrennungen, Trauma, Infektionen und bei gestörter gastrointestinaler Zinkresorption. Auch wenn die Ergebnisse früherer klinischer Studien lange sehr unterschiedlich bewertet wurden, ist inzwischen davon auszugehen, dass Patienten mit definiertem Zinkmangel von einer systemischen Gabe von Zink bezüglich der Wundheilung profitieren (Wilkinson 1998, Malone 2000). Die empfohlene Menge zur Substitution liegt beim dreifachen des üblichen Tagesbedarfs für Gesunde, und zwar bei 25–50 mg elementarem Zink/Tag. Von einer generellen Zink-Einnahme bei Wundheilungsstörungen muss jedoch abgeraten werden, da hierbei ein Nutzen nicht nachgewiesen ist und eine Überdosierung die Risiken von einer geschwächten Immunabwehr, Kupferdefizit und gastrointestinalen Beschwerden birgt. Die lokale Applikation von Zink in die Wunde, z.B. in Form von Zinkoxidsalben wird eher kritisch betrachtet (s. hierzu Kap 7.4.2).

Eisen als Bestandteil des Hämoglobins sorgt indirekt für eine adäquate Sauerstoffversorgung im Wundgebiet. Unterversorgung führt zu hypoxischen Schäden (s. Kap. 3.2.2). Kupfermangel führt zu Wunddehiszenzen.

3.1.3 Immunstatus

Nach Verletzung der Schutzbarriere Haut ist die Immunabwehr des Körpers aufs Äußerste gefordert. Dies gilt für die zellulären wie für die humoralen Faktoren. Besonders deutlich wird dies bei Patienten mit eingeschränkter Immunkompetenz, wie bei Tumorpatienten, Mangelernährten oder Drogensüchtigen, bei Patienten nach Entfernung der Milz (Splenektomie), in der postoperativen Phase oder bei Virusinfektionen. Hier besteht eine erhöhte Anfälligkeit gegenüber Wundheilungsstörungen und infektiösen Komplikationen.

3.1.4 Begleiterkrankungen

Sowohl akute als auch chronische Krankheiten können einen erheblichen Einfluss auf die Wundheilung haben.

Bei bestehendem **Diabetes mellitus** disponieren zahlreiche Folgeerscheinungen zu einer hohen Inzidenz von Fußläsionen und Ulzerationen mit nachfolgender problematischer Wundheilung. 16 % aller chronischen Wunden betreffen Diabetespatienten. Im Vordergrund steht die periphere sensomotorische Neuropathie und infolgedessen eine verminderte Empfindlichkeit gegenüber Verletzungen sowie eine verminderte Schweißproduktion. Die Haut wird trocken und rissig, die Immunabwehr ist herabgesetzt. Knöcherne Zehendeformationen und erhöhter plantarer Fußdruck bahnen den Weg für Hautdefekte. Durch eine häufig gleichzeitig vorliegende periphere arterielle Verschlusskrankheit kommt es zur Ischämie im Bereich der Extremitäten mit entsprechender Unterversorgung an Sauerstoff und Nährstoffen im Wundgebiet. Diese periphere arterielle Komponente stellt einen wesentlichen Risikofaktor für Amputationen dar. Weitere typische Störfaktoren für die Wundheilung bei Diabetikern sind eine hyperglykämische Stoffwechsellage, Ödembildung, Niereninsuffizienz, Adipositas. Bei schlecht eingestelltem Diabetes zeigt sich ein erhöhter Anteil an glykosyliertem Hämoglobin (HbA1c-Wert). Dieses Hämoglobin hat eine stärkere Affinität zum Sauerstoff. Eine Minderversorgung mit Sauerstoff in der Peripherie ist die Folge. Eine mangelnde Induzierung von Mediatorsystemen infolge hoher Blutzuckerwerte hat eine schwache Bildung von Granulationsgewebe zur Folge (Smola 2001). Im Fall von Wundinfektionen können bei Diabetikern die klassischen Infektionsanzeichen fehlen, was das rechtzeitige Aufspüren erschwert. Einzelheiten zum diabetischen Fußsyndrom und seiner Behandlung finden sich in Kap. 17.3.

Bindegewebeerkrankungen werden für eine Wundheilung problematisch, wenn die Wunde im Bereich des pathologisch veränderten Gewebes liegt.

Ausgedehnte **Leberschäden** (Leberzirrhose, Fettleber, Hepatitis) gehen einher mit schweren Gerinnungsstörungen. Gleichzeitiger Eisen- und Eiweißmangel fördern bei diesen Patienten die Ausbildung von Seromen und Hämatomen und infolgedessen von Wundinfektionen.

Postoperative Komplikationen, wie Thrombose, Thromboembolie, Pneumonie, Peritonitis, Urämie zeigen ebenfalls ein gehäuftes Auftreten von Wundheilungsstörungen, meist in Form von Dehiszenzen und Wundinfektionen.

3.1.5 Arzneistoffe

Eine Reihe von systemisch verabreichten Arzneistoffen greift in die Prozesse der Wundheilung ein. Dabei steht die wundheilungsverzögernde Wirkung durch Hemmung von Entzündungsprozessen des Immunsystems, der Blutgerinnung und der Zellproliferation im Vordergrund. Nicht immer können dabei die störenden Medikamente einfach abgesetzt werden. Ihre weitere Verabreichung muss unter strengen Nutzen-Risiko-Abwägungen erfolgen. In den Lehrbüchern und Präparate-Informationen werden Wundheilungsstörungen nur sehr selten als Nebenwirkung aufgeführt. Bekannt sind sie aber für Antiphlogistika, Zytostatika, Immunsup-

pressiva und Antikoagulanzien (Karukonda 2000, Stadelmann 1998, Blank 1997, Asmussen 1993).

Antiphlogistika und Thrombozytenaggregationshemmer

Ursache für die wundheilungshemmende Wirkung von **Glucocorticoiden** sind ihre antiphlogistischen und immunsuppressiven Eigenschaften. Besonders in der Entzündungsphase ist ihr hemmender Einfluss zu erkennen. Sie unterbinden die Freisetzung von Enzymen aus Lysosomen, indem sie die Wände dieser Sekretbläschen stabilisieren. Es werden weniger Mediatoren freigesetzt und der Entzündungsprozess kommt nicht in Gang. Darüber hinaus verzögern Glucocorticoide die Vermehrung der Fibroblasten und verändern ihre Form. Sie vermindern die Sulfataufnahme der Glykosaminglykane und wirken schädigend auf die Bindegewebezellen. Infolgedessen kommt es zu einer verminderten Kollagensynthese. Es bildet sich ungesundes Granulationsgewebe, das zu erkennen ist an einem wässrig-glasigen, schwach rosa Aussehen (Asmussen 1993, Blank 1997) (s. Abb. 3.3).

Aufgrund ihrer antiphlogistischen Eigenschaften besitzen auch die **nichtsteroidalen Antirheumatika** (NSAIDs) (Diclofenac, Ibuprofen, Acetylsalicylsäure) eine wundheilungsstörende Wirkung. Der exakte Mechanismus ist noch unbekannt, hängt aber möglicherweise mit einem verminderten Prostaglandin-Metabolismus zusammen (Stadelmann 1998). Die nichtsteroidalen Antirheumatika, und hier besonders die Acetylsalicylsäure, beeinflussen die Blutgerinnung durch Hemmung der Thrombozytenaggregation. Der irreversible Effekt der Acetylsalicylsäure auf die Cyclooxygenase hält über die gesamte Lebenszeit der Thrombozyten von 8 bis 12 Tage an. Aus diesem Grund wird das rechtzeitige Absetzen (mindestens 5 bis 7 Tage) von Acetylsalicylsäure vor geplanten Operationen empfohlen. Die Wirkung der neuen selektiven COX-II-Inhibitoren wie Rofecoxib und Celecoxib auf die Wundheilung ist noch nicht ganz klar. Studien weisen auf eine Behinderung der Angiogenese hin (Karukonda 2000).

Zytostatika

Zielzellen der Zytostatika sind die schnell wachsenden Tumorzellen. Die Wirkung betrifft aber auch schnell proliferierende Zellen anderer Gewebe, wie die Schleimhaut, die Haut, Haare und das blutbildende System. Auch die Wunde ist ein Ort erhöhter Zellteilung. Zytostatika verzögern folglich den Ablauf der Wundheilung in erheblichem Maß. Klinisch bedeutsame Wundheilungsstörungen werden eher bei hohen Zytostatikadosen gesehen und verlangen z.B. eine ausreichende Zeitspanne zwischen antineoplastischer Chemotherapie und operativem Eingriff (Wilde 1993). Es wird vermutet, dass der hemmende Einfluss auf die Wundheilung nur noch gering ist, wenn die Zytostatika 10 bis 14 Tage nachdem die Wunde verschlossen ist verabreicht werden (Stadelmann 1998).

Immunsuppressiva

Die Immunsuppressiva (z.B. Ciclosporin, Tacrolimus) finden Anwendung nach Organtransplantationen und bei Autoimmunkrankheiten (chronisch, entzündliche Darmerkrankungen, rheumatoide Arthritis, Psoriasis). Auch die Wirkung der Zytostatika Cyclophosphamid und Methotrexat sowie der Glucocorti-

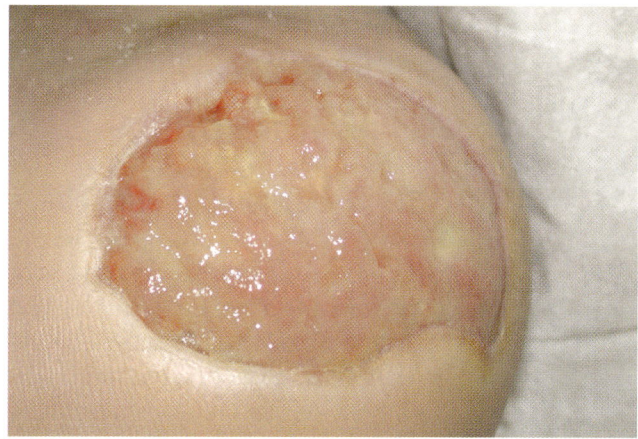

Abb. 3.3: Ungesundes Granulationsgewebe sieht glasig aus und blutet sehr leicht

coide wird als Immunsuppressivum therapeutisch genutzt. Ciclosporin und Tacrolimus (Schäffer 1998) unterdrücken durch Hemmung der Interleukin-Synthese die Immunreaktion des Organismus. Dies hat zum einen Auswirkungen auf den Entzündungsprozess bei der Wundheilung, zum anderen erhöht die geschwächte Erregerabwehr das Risiko von Wundinfektionen.

Antikoagulanzien

Arzneimittel mit hemmender Wirkung auf die Gerinnungskaskade sind Heparin und Coumarine (Phenprocoumon, Warfarin). Heparin bindet an Antithrombin III und beschleunigt dadurch die Inaktivierung von Thrombin. Dies verhindert die Umwandlung von Fibrinogen zu Fibrin und reduziert damit eine Thrombusbildung und Blutstillung. Coumarine antagonisieren Vitamin K, das Coenzym für die Prothrombinbildung. Es kommt zur Verlängerung der Blutungszeit. Unter Einfluss von Heparin und Coumarinen besteht bei größeren akuten Wunden primär die Gefahr einer ausbleibenden oder verzögerten Blutstillung mit einer nachfolgenden Ausbildung von Hämatomen und schließlich der Entstehung einer Wundinfektion (Asmussen 1993).

3.1.6 Strahlentherapie

Bei der Behandlung von Tumorgewebe mit ionisierenden Strahlen ist ein Einfluss auf das gesunde Gewebe unvermeidbar. Dies kann zu mehr oder weniger ausgeprägten Strahlenschäden führen, die nach der Exposition makroskopisch oft lange nicht erkennbar sind. Cutis und Subcutis werden nach Bestrahlung schlechter durchblutet bedingt durch ausgeprägte Gefäßschäden im Kapillarbereich. Die Haut atrophiert, wird dünner, das Unterhautfettgewebe verschwindet. Es kann zur Ausbildung von Ulzerationen kommen. Eine erneute Tumorbildung (Latenzzeit 4–40 Jahre) und zusätzliche toxischallergische Reize verkomplizieren derartige Wundsituationen (Howe 1995). Die Bedingungen für eine Wundheilung sind äußerst schlecht, die Schädigungen oft irreversibel. Die Besonderheit und Schwere derartiger Wunden machen deutlich, dass diese nicht einfach mit konservativen Maßnahmen zu behandeln sind. Sie gehören in die Hände von Strahlentherapeuten bzw. Dermatochirurgen (Winter 1996, Sussman 1998, Wollina 2002).

3.1.7 Psychosoziale Faktoren

Die Frage nach Drogenkonsum (Nikotin, Alkohol und Rauschgift) ist fester Bestandteil bei der Anamnese eines Patienten. Aufschluss über die Einsamkeit eines Patienten lässt sich nur indirekt aus den Angaben zu Familien- und Wohnverhältnissen ableiten. Doch was haben diese Dinge mit der Wundheilung zu tun?

Nikotin führt zur Vasokonstriktion und dem zufolge zu einer zeitweise andauernden Hypoxie im Wundgebiet nach jeder Zigarette (Rees 1984, Jensen 1991). Der Grad der Hypoxie steht im Zusammenhang mit einer schlechteren Wundheilung (s. Kap. 3.2.2). Raucher haben ein erhöhtes Risiko für die Ausbildung von Narben und peripheren Ulzera (Karukonda 2000). Es gibt plastische Chirurgen, die zur Erzielung kosmetisch befriedigender Narben eine strikte Nikotinabstinenz vor und einige Wochen nach der Operation empfehlen (Breithaupt 1996). Gleiches gilt für die orale oder transdermale Nikotinsubstitution. Darüber hinaus gibt es Hinweise, dass Rauchen den Vitamin-C-Spiegel erniedrigt.

Drogenmissbrauch und übermäßiger Alkoholkonsum sind oft assoziiert mit einer geschwächten Immunabwehr, unausgewogener Ernährung und einem schlechten Allgemeinzustand mit allen Konsequenzen für die Wundheilung.

Im Rahmen einer ganzheitlich orientierten Wundversorgung ist besonders bei älteren Patienten mit chronischen Wunden zu berücksichtigen, wie die Wunde vom Patienten erlebt wird und welche Auswirkungen sie auf sein Leben hat. Veränderungen des Selbstbewusstseins, der Mobilität, Probleme mit dem Äußeren können eine Rolle spielen und erhebliche Konsequenzen für den Lebensalltag haben. Bekannt ist auch, dass für einsame, allein lebende Patienten der tägliche Verbandwechsel durch eine Pflegekraft manchmal das einzige Gespräch, den einzigen regelmäßigen sozialen Kontakt darstellt.

Diese Patienten sind mitunter wenig an einer schnellen Ausheilung ihrer chronischen Wunde interessiert. In Deutschland leben zurzeit 27 % der geriatrischen Menschen alleine, 16 % ohne regelmäßige soziale Kontakte (Lares 2001).

Psychische Beeinträchtigungen, Unruhe, Verwirrtheit oder die Tendenz, sich selbst zu schädigen, können einen Patienten letztendlich dazu bringen, Wunden wieder aufzukratzen (Münchhausen-Syndrom). Epidemiologische Schätzungen gehen von 0,01 % aller Krankenhauspatienten aus, bei denen Selbstverletzungen vorliegen (Gieler 2001).

3.2 Lokale Faktoren

3.2.1 Lokalisation der Wunde

Die Heilung einer Wunde hängt entscheidend von der lokalen Durchblutungssituation ab. Eine Wunde im Gesicht heilt prinzipiell schneller ab als am Schienbein. Gut durchblutet sind z.B. Gesichts- und Genitalbereich, weniger gut dagegen Unterschenkel- und Fußbereich. Heilungsprozesse im Bereich gut durchbluteter Muskulatur verlaufen schneller als Reparationen im Bereich bradytropher Lokalisation (Sehnen, Faszien). Lokalisationsbedingt können Wunden auch extrem infektionsgefährdet sein, so z.B. im Anal- und Genitalbereich, in der Leistengegend oder im Bereich von anderen Hautfalten. Liegen Wunden Gelenk übergreifend, so kommt es häufiger zu einer gestörten Narbenbildung in Form von Narbenkontrakturen (s. Kap. 4.6). Der Grund liegt

vor allem in einer mangelnden Ruhigstellung. Eine Tendenz zur hypertrophen Narbenbildung besteht, wenn der Wunddefekt die Spaltlinien der Haut im rechten Winkel schneidet (s. Kap. 13, Abb. 13.1).

3.2.2 Lokale Versorgung des Wundgebiets

Nur eine ausreichende Blutversorgung des Wundgebiets kann zur Defektheilung führen. Dagegen ist eine mangelnde Durchblutung gleichzusetzen mit fehlender Infektionsabwehr, mangelnder Nährstofflieferung und inadäquater Sauerstoffversorgung. Den Hauptgrund für Extremitäten-Amputationen stellen periphere arterielle Durchblutungsstörungen dar. Dabei ist die **Sauerstoffversorgung** des Gewebes ein sensibles Regulationsmedium. Der Abbau von Nährstoffen zu Energiesubstraten in Form von Adenosintriphosphat (ATP) verläuft über Oxidation, d.h. Sauerstoff verzehrende Prozesse. Die Syntheseleistung der für die Wundheilung benötigten Enzyme ist abhängig von der Sauerstoffspannung im Gewebe. Eine mangelnde Sauerstoffspannung führt zu qualitativ minderwertigem, wenig quervernetztem Kollagen. Der Sauerstoffpartialdruck sollte im Wundgebiet über 35 mmHg liegen, chronische Wunden weisen oft Drücke von unter 20 mmHg aus. Der im Wundgebiet herrschende hypoxische Gewebegradient stößt die Bildung und das Wachstum von neuen Blutgefäßen (Angiogenese) an. Vermittelt durch einen gegenläufigen Laktatgradienten produzieren Makrophagen einen angiogenen Faktor, der auf die Endothelzellen wirkt (Asmussen 1993). Die entstehenden

Gefäßschleifen bilden die Granulationswärzchen und gewährleisten die Durchblutung und damit eine ausreichende Sauerstoffversorgung des Wundgrunds (tief dunkelrosa Farbe). Anhaltender Sauerstoffmangel an der Oberfläche (z.B. durch Okklusivverbände, wie Hydrokolloide) kann bei gutem Perfusionsverhalten zu Hypergranulation führen (s. Abb. 2.8). Bei längerfristiger systemischer Unterversorgung an Sauerstoff (z.B. durch periphere arterielle Verschlusskrankheit, Anämie, Rauchen, schmerzbedingte Vasokonstriktion) kann es dagegen zum Stillstand der Wundheilung und Untergang von Gewebe kommen.

Die Idee durch ein zusätzliches Sauerstoffangebot hypoxischen Zuständen entgegenzuwirken, ist Grundlage der hyperbaren Sauerstofftherapie (Tibbles 1996). Durch Inhalation von 10 % reinem Sauerstoff wird das Sauerstoffangebot im Wundbereich erhöht. Möglich ist dies durch gleichzeitige Erhöhung des Umgebungsdrucks. Die Applikation erfolgt über eine Maske oder eine Überdruckkammer (Zelt) mit 1,5 bis 3 bar. Die plasmatisch verfügbare Sauerstoffkonzentration wird gesteigert, erreicht minderperfundiertes Gewebe und soll dort Heilungsmechanismen anstoßen (Baer 2000, Gottrup 1996, Lippert 2001).

3.2.3 Feuchtigkeit Temperatur und mechanische Belastung

Das unmittelbare Mikroklima in der Wunde beeinflusst das Wundheilungsgeschehen außerordentlich. Auf den Erkenntnissen zu den wundheilungsfördernden Eigenschaften einer feuchten, warmen Wundumgebung beruht schließlich die gesamte Entwicklung zu den heute anerkannten Prinzipien der feuchten Wundbehandlung. Das physiologische Wundklima ist ein **feuchtes Milieu**. Austrocknen einer akuten wie auch chronischen Wunde bedeutet vermehrt Gewebenekrosen, Zelluntergang und verminderte Möglichkeit zur Migration von Zellen und Epithelisierung. Es konnte mehrfach nachgewiesen werden, dass ein feuchtes Wundmilieu Epithelisierung und Granulation fördert (s. Einleitung).

Die Prozesse der Wundheilung, sowie die Zell- und Enzymfunktionen benötigen Körpertemperatur. Eine Untersuchung an 420 Patienten konnte zeigen, dass bei erniedrigter **Temperatur** im Wundgebiet die Verfügbarkeit des Sauerstoffs, die Mitoserate und die Leukozytenaktivität herabgesetzt werden. Nach einer Wundspülung dauerte es bis zu 40 min, um die vorherige Wundtemperatur wieder zu erreichen (Myers 1982). Bereits ein Temperaturabfall um 2 °C im Wundgebiet beeinträchtigt die biologischen Prozesse (Fergusson 1997). Leichtes Anwärmen der Spüllösung auf 35 bis 37 °C (Neander 2002) und eine entsprechende Auswahl einer Wundauflage (Hydrokolloid) können die Wunde vor unnötigem Auskühlen schützen.

Übermäßige **mechanische Belastung** einer Wunde, z.B. in Form von anhaltendem Druck oder Fehlbelastung ist nicht nur ein störender Faktor für den Heilungsverlauf, sondern ist mitunter Ursache einer Chronifizierung von Wunden, so beim Dekubitus und diabetischen Fußsyndrom. Ohne Druckentlastung besteht keine Chance auf Heilung.

Umfangreiche **Ödeme** können die Perfusion stören und die Ausbildung von Granulationsgewebe behindern.

3.2.4 Inadäquate lokale Wundbehandlung

Gut praktiziertes Wundmanagement sowie optimierte Operationstechniken sind die besten Wegbereiter für eine schnelle und gute Wundheilung. Auf der anderen Seite werden oft vermeintlich wirksame therapeutische und pflegerische Maßnahmen angewandt, die die Wundheilung aber eher stören oder verzögern und heute als inadäquat zu bezeichnen sind. **Lokal applizierte Arzneimittel** und **Wundauflagen** können massive Störfaktoren sein. Hierzu zählt z.B. die Anwendung lokaler Wundtherapeutika mit schädigenden Einflüssen, wie etwa das Spülen einer granulierenden Wunde mit Wasserstoffperoxid-Lösung oder das Gerben einer chronischen Wunde mit Mercurochrom. Aggressives Desinfizieren einer chronischen Wunde mit dem Ziel, sie möglichst steril zu machen, kann zelltoxisch sein. Die Auswahl der Wundauflage entscheidet über die Güte des Mikroklimas in der Wunde und über den Schutz vor Austrocknung. Letzteres ist nicht gegeben, wenn eine trockene Wunde mit einem trockenen Alginatverband versorgt wird. Auch das wiederholte Abreißen von mit der Wunde verklebten Verbandmaterialien bedeutet eine erhebliche Störung der Wundheilung. Eine adäquate Wundruhe wird empfindlich gestört. Die Angemessenheit der Wundauflage hängt von der jeweils vorliegenden Wundheilungsphase ab (s. Kap. 8).

In die Betrachtungen mit einzubeziehen sind auch sämtliche chirurgischen Maßnahmen vor, während und nach einer Operation. Hierzu zählen Asepsis, Schnittführung, Naht- und Knotentechnik, Wundspannung, Sekretabfluss, Blutstillung, Ausmaß der Gewebeschädigung, die die postoperative Wundheilung wesentlich beeinflussen können.

3.2.5 Fremdkörper

Fremdkörper im Wundgebiet stören die Wundheilung. Sie können unterschiedlicher Natur sein: Nekrosen (abgestorbenes Gewebe), Reste von Verbandmaterial, Puderreste(!), fette Salbengrundlagen(!). Sie blockieren die Versorgung einzelner Bereiche mit Sauerstoff und Nährstoffen, stellen ein mechanisches Hindernis beim Abfließen von Wundsekret oder bei der Migration von Endothelzellen dar. Sie bilden Nischen und Nährböden für Mikroorganismen und bergen dadurch die Gefahr von Wundinfektionen. Darüber hinaus können Fremdkörper zur Granulom-, Abszess- oder Fistelbildung führen.

Literatur

Asmussen, P.D., Söllner, B. (1993): Wundversorgung (Bd. 1) – Prinzipien der Wundheilung, Hippokrates Verlag, Stuttgart, 108–119

Baer, W. (1996): Hyperbare Oxygenierung, Z. f. W. 15 (1), 34–35

Blank, I. (1997): Postoperative Wundheilungsstörungen und Komplikationen, Wundforum 4/97, 10–16

Breithaupt, H. (1996): Wundheilungsstörungen aus der Sicht des Internisten. In: Linder, R. (Hrsg.) Akute und chronische Wundbehandlung – Konzepte, Probleme, Perspektiven, Verlag für medizinische Publikationen, Hammah, S. 19–25

Dörr, B. (2000): Ernährung – ein wesentlicher Bestandteil in der Dekubitus-Therapie, Z. f. W. 6 (18), 27–28

Fergusson, J.A.E., MacLellan, D.G. (1997): Wound Management in older people, Aust. J. Hosp. Pharm. 27 (6), 461–467

Gieler, U., Brosig, B., Niemeier, V., Kupfer, J. (2001): Probleme der Wundheilung durch Selbstverletzungen (Artefakte), In: Hefte zur Wundbehandlung (DGfW-Kongress 2001) 5, 30

Gottrup, F. (1996): Die Bedeutung von Sauerstoff für die Wundheilung, Hartmann Wund-Forum (4), 14–17

Härtel, B. (1999): Molekulare und zelluläre Mechanismen der Hautalterung (1) und (2), Pharm. Ztg. 144 (24), 1957-59 und (36), 2823–2827

Howe, M., Germann, G. (1995): Die Behandlung von Strahlenschäden der Haut, Wundforum 4/95, 10–14

Jensen, J.A., Goodson, W.H., Hopf, H.W., Hunt, T.K. (1991): Cigarette smoking decreases tissue oxygen, Arch. Surg. 126, 1131–1134

Karukonda, S.R.K., Flynn, T.C., Boh, E.E., McBurney, E.I., Russo, G.G., Millikan, L.E. (2000): The effect of drugs on wound healing: part 1, Int. J. Dermatol. 39 (4), 250–257; The effect of drugs on wound healing – part II. Specific classes of drugs and their effect on healing wounds, Int. J. Dermatol. 39 (5), 321–333

Koch, W. (1999): Mangelernährung und Dekubitus, Die Schwester – Der Pfleger 11, 930–933

Lares, E. (2001): Verhungern im Schlaraffenland, Dtsch. Apoth. Ztg. 141 (8), 932–936

Lippert, H. (2001): Wundatlas – Wunde, Wundbehandlung und Wundheilung. J.A. Barth Verlag, Heidelberg, S. 28–33; S. 81–98

Malone, A.M. (2000): Supplemental zinc in wound healing: is it beneficial?, Nutrition in Clinical Practice 15 (5), 253–256

Morley, J.E., Silver, A.J. (1995): Nutritional issues in nursing home care, Ann. Intern. Med. 123, 850–859

Myers, J.A. (1982): Modern plastic surgical dressings, Hlth. Soc. Serv. J. 336–337

N.N. (2000): Referenzwerte für die Nährstoffzufuhr, Deutsche Gesellschaft für Ernährung (DGE) et al. (Hrsg.), Umschau Brauns Verlagsgesellschaft, Frankfurt

Neander, K.D., Hesse, F. (2002): Einfluss der Temperatur der Spülflüssigkeit auf die Wundheilung, Z. f. W. 7 (1), 9–12

Rees, T.D., Liverett D.M., Guy, G.L. (1984): The effect of cigarette smoking on skin flap survival in the face-lift patient, Plast. Reconstr. Surg. 73, 911–915

Schäffer, M.R., Fuchs, N., Proksch, B., Bongartz, M., Beiter, T., Becker, H.D. (1998): Tacrolimus impairs wound healing: a possible role of decreased nitric oxide synthesis, Transplantation 65 (6), 813–818

Sedlarik, K.M. (1995): Wundheilung und Alter, Wundforum 2/95, 21–23

Seiler, W.O. (1998): Ernährung und Wundheilung. Deutsches Wundjournal 2 (1), 3–6

Seiler, W.O., Seiler D.W. (2001): Katabolismus: Hauptstörfaktor der Wundheilung im Alter, Wundforum 1/2001, 9–15

Stadelmann, W.K., Digenis, A.G., Tabin, G.R. (1998): Impediments to wound healing, Am. J. Surg. 176 (Suppl. 2A), 39S–47S

Strauss, E.A., Margolis D.J. (1996): Malnutrition in patients with decubital ulcera: morbidity, mortality and clinically practical assessments, Adv. Wound Care 9 (5), 37–40, abgedruckt im Wundforum 2/99, 25–27 (1999)

Sussman, C. (1998): Wound healing biology and chronic wound healing. In: Wound care, Sussman, C., Bates-Jensen, B.M., An Aspen Publikation, Gaithersburt, S. 31–47

Thomas, D.R. (2001): Age-related changes in wound healing, Drugs Aging 18 (8), 607–620

Thomas, S. (1990): Wound Management and Dressings, The Pharmaceutical Press, London, S. 9–19

Tibbles, P.M., Edelsberg, J.S. (1996): Hyperbaric-oxygen therapy, N. Engl. J. Med. 334, 1642–1648

Wilde, H.J., Wilde jun., J. (1993): Wundheilungsstörungen. In: Sedlarik, K.M. (Hrsg.) Wundheilung: 2. Auflage Urban & Fischer Verlag, München, S. 189

Wilkinson, E.A.J., Hawke, C.I. (1998): Does oral zinc aid the healing of chronic leg ulcer?, Arch. Dermatol. 134, 1556–1560

Winter, H. (1996): Chirurgische Behandlung von Strahlenulzera, 2. Internationaler Hartmann Kongress Stuttgart 1996, Wundforum spezial-IHW, 42

Wollina, U., Christen, N., Köstler, E., Schorcht, J. (2002): Zur Prophylaxe und Therapie der Radiodermatitis und Radiomucositis, Z. Hautkr. 77, 418–423

4 Komplikationen der Wundheilung

Massive Wundheilungsstörungen, die als Komplikationen gelten, werden verursacht von:

- Wundinfektionen,

- Flüssigkeitsansammlungen in Hohlräumen (Serom, Hämatom),

- Untergang von Gewebe (Nekrosen),

- überschießende Gewebeneubildung (Hypergranulation, hypertrophe Narbenbildung, Keloide, Narbenkontrakturen).

In vielen Fällen handelt es sich dabei um postoperative Komplikationen, die den Heilungsverlauf oder auch die Kosmetik massiv stören und oft erneute chirurgische Maßnahmen verlangen. Ursachen liegen entweder an patientenindividuellen Gegebenheiten (Adipositas, Mangelernährung, Immunschwäche) oder an operationsbedingten Faktoren (Schnittführung, Gewebetraumatisierung, Nahttechnik) (Blank 1997, Lippert 2001, Wilde 1993).

4.1 Wundinfektionen

Die häufigste und schwerwiegendste Wundheilungsstörung ist die Wundinfektion (s. Abb. 4.1). Eine Wunde bedeutet immer das mehr oder weniger starke Fehlen der Schutzfunktion der Haut, bedeutet freien Zugang zum Or-

ganismus für Mikroorganismen. Dabei ist davon auszugehen, dass jede Wunde – auch die so genannte aseptische Operationswunde – mit Keimen besiedelt ist (Kontamination). Kommt es zum Ungleichgewicht zwischen dem Immunsystem und der mikrobiellen Invasion, reagiert der Körper in Form einer Wundinfektion. Hierüber entscheiden auf der einen Seite Art, Menge, Pathogenität und Virulenz der Mikroorganismen, auf der anderen Seite die aktuelle Kompetenz des Immunsystems des Patienten. Eine Wundinfektion wird in Zusammenhang gebracht mit einer kritischen Zahl an Bakterien, die bei 10^5 Keimen/g Gewebe liegt. Wird diese Menge überschritten, sinkt die Wahrscheinlichkeit eines erfolgreichen Wundschlusses von 94 auf 19 % (Krizek 1967). Die klinischen Anzeichen einer

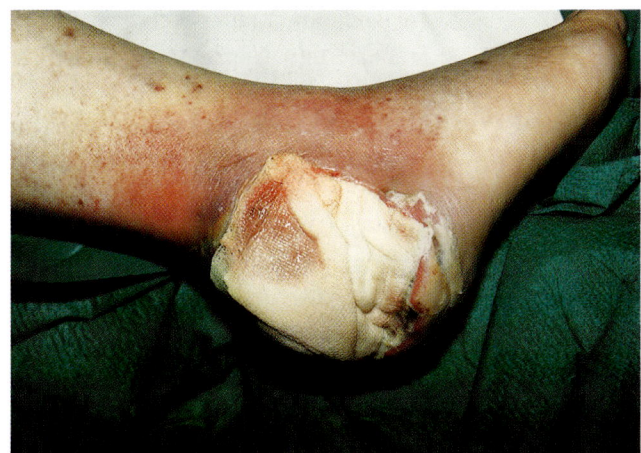

Abb. 4.1: Ausgeprägte Wundinfektion: Information zur Farbe und Ausmaß der Wundsekretion stecken besonders im Verband. Die grünliche Farbe deutet auf eine Infektion durch Pseudomonas aeruginosa hin

Wundinfektion sind lokale Entzündungszeichen im Wundgebiet in Form der 5 klassischen Kriterien: Rötung, Schwellung, Überwärmung, Schmerzen, Funktionseinschränkung. Systemisch reagiert der Körper mit Fieber und Schüttelfrost, laborchemisch mit einer Leukozytose, einem Anstieg des C-reaktiven Proteins (CRP) und der Blutsenkungsgeschwindigkeit (BSG). Günstige Lebensbedingungen finden die Keime beim Vorliegen von Nekrosen, Ansammlungen von älterem Blut oder Gewebeflüssigkeit, Fremdkörpern in der Wunde (s. a. Kap. 9.1).

4.2 Serome

Serome sind Ansammlungen von serösem Exsudat (Serum, Lymphe) in Hohlräumen im Wundbereich. Die Flüssigkeit erscheint klar bis trüb-serös, farblos bis leicht gelblich, eine mögliche Schwellung ist eher schmerzlos und nicht oder nur wenig gerötet. Die Ursachen von Seromen sind meist Reizzustände im Wundbereich, z.B. durch Fremdkörper (Implantate), Koaggulationsnekrosen, Fettgewebenekrosen, Massenligaturen, Spannungszustände oder ein behinderter Lymphabfluss. Eine erhöhte Neigung zu Seromen besteht bei großen Wunden und Störungen des Eiweißstoffwechsels. Serome stellen einen idealen Nährboden für Mikroorganismen dar und können sich sekundär infizieren. Kleinere Serome lassen sich mittels einer sterilen Kanüle abpunktieren, größere bedürfen z.T. einer Wundrevision und gegebenenfalls einer Wunddrainage.

4.3 Hämatome

Zu einer Ansammlung von Blut in Wundhöhlen kann es durch unzureichende Blutstillung, nicht ausreichender Drainagen, unversorgte Blutgefäße, Gerinnungsstörungen, gleichzeitige Therapie mit Antikoagulanzien oder postoperativem Blutdruckanstieg kommen. Es bildet sich ein Bluterguss, ein Hämatom, aus. Die klinischen Symptome können sich zeigen als: Pulsanstieg, Blutdruckabfall, Umfangszunahme, z.B. von Hals oder Extremitäten. Eine Sonderform sind Hämatome im tiefen Wundgebiet des Thorax, des Abdomens oder eines Gelenkes, bei denen Gefäßblutungen mit schwerwiegenden Folgen zunächst unbemerkt bleiben können. Mit Ultraschall lässt sich an der Körperoberfläche feststellen, ob es sich um ein organisiertes oder bereits verflüssigtes Hämatom handelt. Letztgenannte können gezielt punktiert werden. Hämatome stellen ebenfalls potentielle Infektionsherde dar, deshalb sind sie möglichst zu beseitigen.

4.4 Wunddehiszenzen

Bleibt bei einer primär durch eine Naht verschlossenen Wunde das Verkleben und bindegewebige Verbinden der Wundränder aus und weichen diese sekundär auseinander, so wird dies als Wunddehiszenz bezeichnet. Betroffen sind in der Regel nur bestimmte Abschnitte der Wunde oder Gewebepartien. Kommt es zu einer totalen Dehiszenz der gesamten Wunde bis in ihre Tiefe, spricht man von einer **Wundruptur**. Im abdominellen Bereich findet sich auch der Begriff „Platzbauch". Zu den vielfältigen Ursachen gehören Stoffwechselstörungen, lokale Spannungszustände durch Adipositas, Serome, Hämatome, Infektionen, aber auch die Einnahme von wundheilungshemmenden Arzneimitteln, abdominelle Druckerhöhungen (Meteorismus, Husten, Niesen, Pressen, Aszites) oder zu frühes Ziehen der Fäden. Durch vermehrtes Husten sind besonders chronische Raucher und Patienten mit chronisch obstruktiven Atemwegserkrankungen gefährdet, Wunddehiszenzen zu entwickeln. Die Wunde muss dann in jedem Fall chirurgisch revidiert und gegebenenfalls durch Entlastungsnähte spannungsfrei verschlossen werden.

4.5 Wundrandnekrosen

Oberflächlich kann es an den Wundrandzonen postoperativ mangels ausreichender Gefäßversorgung zum Gewebeuntergang und somit zu Nekrosen kommen wie (z.B. durch inadäquate Schnittführung, starke Traumatisierung, falsche Nahttechnik oder Stoffwechselstörungen, z.B. Diabetes mellitus). Die betroffenen Bereiche sind in den ersten Tagen der Wundheilung blass oder zyanotisch-kühl, demarkieren sich, werden dunkler und nekrotisieren. Wundrandnekrosen sollten möglichst trocken gehalten und erst nach ihrer spontanen Demarkierung abgetragen werden. Feuchte Nekrosen müssen hingegen wegen der Gefahr einer Wundinfektion sofort entfernt werden. Gleiche Vorgänge können sich auch in tieferen

Bereichen der Wunde abspielen. Hier wirken sie zum Teil entzündungsfördernd und unterliegen der Resorption (Weichteilnekrosen), zum Teil bedarf es aber auch einer chirurgischen Sanierung mit Durchführung einer ausgedehnten Nekrosektomie.

4.6 Gestörte Bindegewebeneubildung

Den Abschluss des Wundheilungsprozesses bildet die Narbe. Nur ausschließlich die Epidermis betreffende Hautdefekte (Verbrennungen 1. Grades, Schürfwunden, Spalthautentnahmestellen) heilen narbenfrei. Bei der Narbenbildung kann es zu Komplikationen kommen im Sinne einer überschießenden Gewebeneubildung. Dabei lassen sich unterscheiden:

- Hypertrophe Narben (s. Abb. 4.2),

- Keloide (s. Abb. 4.3),

- Narbenkontraktionen.

Auch wenn nicht alle pathophysiologischen Vorgänge bekannt sind, so ist davon auszugehen, dass das Gleichgewicht zwischen Gewebeaufbau und -abbau gestört ist und der Gewebeaufbau fehlerhaft, unvollständig und exzessiv verläuft. Bei der Regulation dieses Gleichgewichts spielen Bestandteile der extrazellulären Matrix sowie Zytokine und Wachstumsfaktoren eine Rolle. Auf den ersten Blick fällt die Unterscheidung zwischen einer hypertrophen Narbe und einem Keloid schwer.

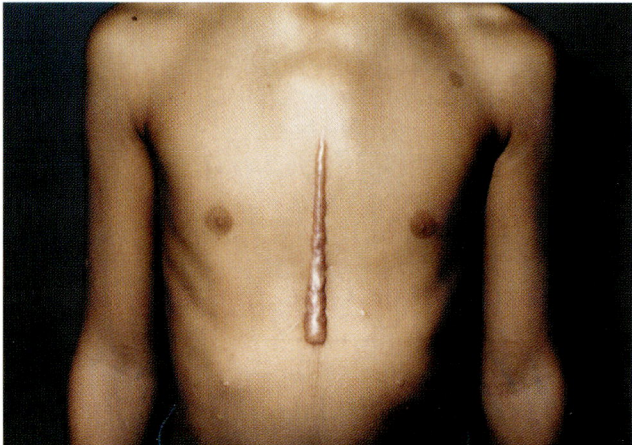

Abb. 4.2: Hypertrophe Narbe: Sie erhebt sich über das Hautniveau, beschränkt sich aber stets auf das Wundgebiet (Foto: Merz Pharma)

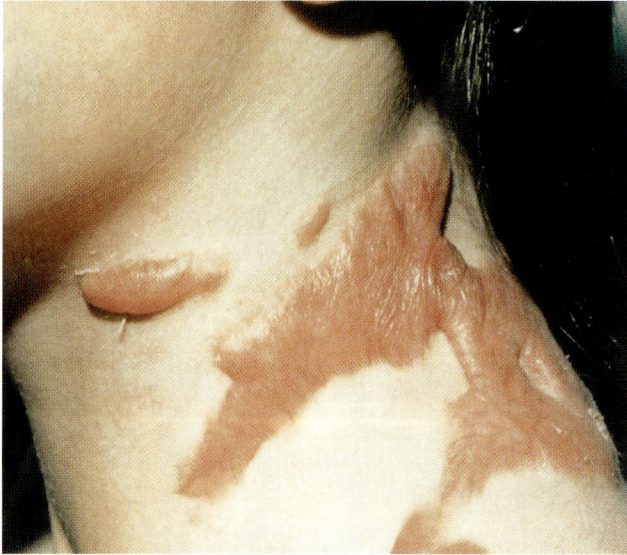

Abb. 4.3: Keloid: Es breitet sich charakteristisch über die ursprünglichen Wundgrenzen aus und wächst infiltrierend in das umliegende gesunde Gewebe (Foto: Merz Pharma)

Ein herausragendes Merkmal einer hypertrophen Narbe ist, dass sie sich immer auf den Bereich der eigentlichen abgeheilten Wunde beschränkt, während ein Keloid in das benachbarte gesunde Gewebe wuchert. Hypertrophe Narben bilden sich innerhalb von Monaten mehr oder weniger zurück. Dagegen zeigen Keloide in der Regel keine Rückbildungstendenzen und neigen nach chirurgischer Intervention zu Rezidiven. Es ist davon auszugehen, dass Narben im Zeitraum von 2 Wochen bis 2 Monaten nach einer Operation oder einem Trauma prominent auffällig sind (Kremer 1999).

Narben im Bereich von Gelenken neigen zu stärkeren Wundkontraktionen und sind großflächiger. Dies kann zu erheblichen Funktionseinschränkungen führen. Eine genauere Differenzierung zeigt Tabelle 13.1, Hinweise zur Therapie finden sich in Kapitel 13.

Literatur

Blank, I. (1997): Postoperative Wundheilungsstörungen und Komplikationen, Hartmann WundForum (4), 10–16

Kremer, M., Berger A. (1999): Wundheilungsstörungen nach plastischen Operationen – Wundmanagement und Auswirkungen für den Verletzten, In: von Hallern, B. (Hrsg.), Medizin & Praxis spezial – Wundheilungsstörungen, Verlag für Medizinsche Publikation, Stade, S. 20–29

Krizek, T.K., Robson, M.C, Jhim, E. (1967): Bacterial growth and skin graft survival, Surg. Forum. 18, 518–519

Lippert, H. (2001): Wundatlas – Wunde, Wundbehandlung und Wundheilung. J.A. Barth Verlag, Heidelberg, S. 34–44

Wilde, H.J., Wilde jun., J. (1993): Wundheilungsstörungen. In: Sedlarik, K.M. (Hrsg.) Wundheilung: 2. Auflage Urban & Fischer Verlag, München, S. 165–187

Teil 2 Prinzipien der aktuellen Wundversorgung

5 Wundmanagement

Die Wundbehandlung beinhaltet neben dem sachgerecht durchgeführten Verbandwechsel eine Reihe von Maßnahmen, die eine sinnvolle Therapie erst möglich und nachvollziehbar machen. Die genaue Beobachtung und Beschreibung der Wundverhältnisse erlauben eine Beurteilung des Heilungsstadiums und sind Grundlage für die Entscheidung über die nachfolgenden therapeutischen Schritte. Die zuverlässige Dokumentation der Beobachtungen und Therapiemaßnahmen ist Voraussetzung für eine rationale und kontinuierliche Arbeit aller an der Wundbehandlung beteiligten Personen.

5.1 Wundbeobachtung

Jede Wunde bietet eine Fülle von Informationen. Erst die genaue Beobachtung der Wundverhältnisse ermöglicht Rückschlüsse auf das Heilungsstadium. Neben der optischen Wahrnehmung spielen auch der Geruchssinn und der Tastsinn eine wichtige Rolle. Häufig macht es Schwierigkeiten, das Beobachtete in passende Worte zu fassen. Hilfreich ist es, bei der Wundanamnese bzw. -dokumentation (s. Kap. 5.6) systematisch vorzugehen und sich mit Kollegen über die eigenen Beobachtungen auszutauschen.

5.1.1 Lokalisation der Wunde

Die genaue Beschreibung derjenigen Stelle, an der sich die zu versorgende Wunde befindet, erspart häufiges Nachfragen. Meist sind Dokumentationsbögen mit Körper(teil)abbildungen versehen, in die die Wunden eingezeichnet werden können (s. Abb. 5.14). Diese Visualisierung stellt eine zeitsparende, effektive Informationsweitergabe dar. Zusätzlich ist eine stichwortartige Beschreibung der Lokalisation sinnvoll (s. Abb. 5.1). Prädilektionsstellen chronischer Wunden sind in Tabelle 5.1 zusammengefasst.

5.1.2 Bestimmung der Wundgröße

Zur exakten Bestimmung der Wundgröße stehen inzwischen EDV-gestützte Systeme zur Verfügung, die jedoch mit relativ hohen Kosten verbunden sind. Für den nicht wissenschaftlichen Alltag sind nach wie vor einfache Messmethoden akzeptabel, die den Vorteil ha-

FÜR DIE PRAXIS

Mess-Kit. Bei regelmäßigem Vermessen von Wunden ist es sinnvoll, sich ein Plastikkästchen mit den benötigten Utensilien herzurichten, das regelmäßig nach einer Inhaltsliste (s. Tab. 5.2) aufgefüllt wird.

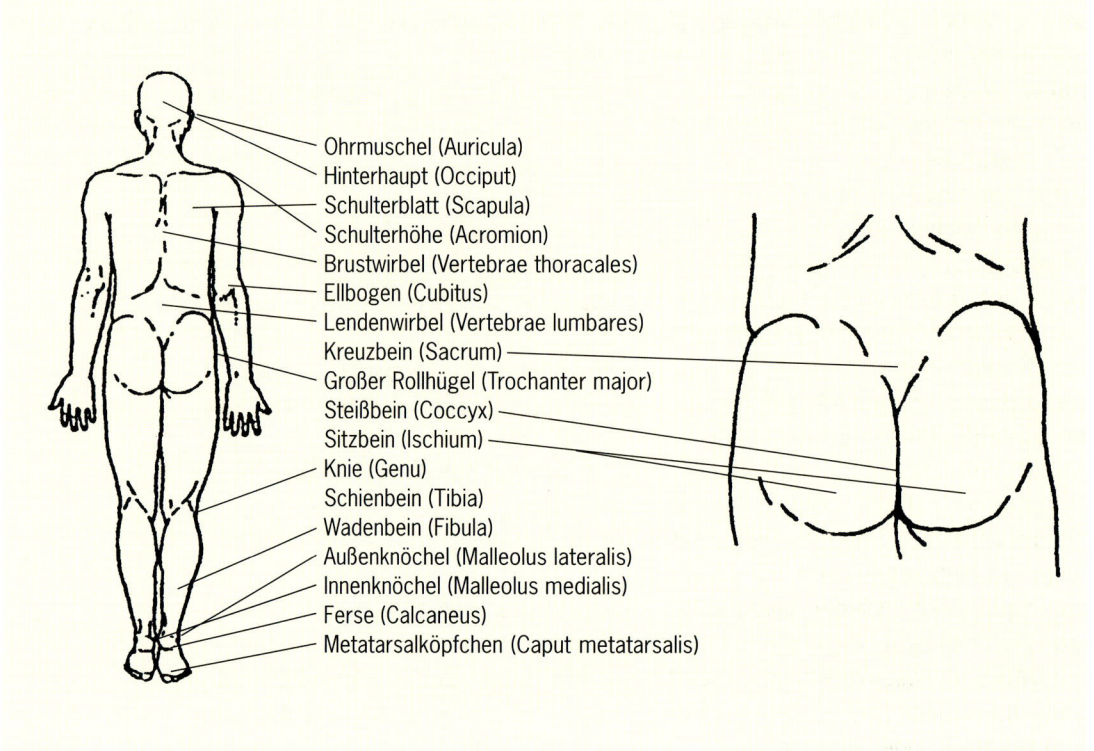

Abb. 5.1: Terminologie der Wundlokalisationen

Tab. 5.1: Häufige Lokalisation chronischer Wunden nach ihrer Ätiologie

Druck-geschwüre	Arterielle Geschwüre	Venöse Geschwüre	Neuropathische Geschwüre
Ohr	Fußrücken	Oberhalb des	Fußsohle
Hinterkopf	Zehen	Knöchels	Metatarsal-
Schulter	Knöchel	Unterschenkel	köpfchen
Schulterblatt	Äußere		Ferse
Ellbogen	Fußseiten		Äußere
Kreuzbein			Fußseiten
Steißbein			
Sitzbein			
Großer			
Rollhügel			
Knie			
Schienbein			
Knöchel			
Ferse			
Metatarsal-			
köpfchen			
Zehen			

ben, dass sie mit geringem finanziellen Aufwand durchgeführt werden können. Das Material, das für das Vermessen der Wundgröße benötigt wird, ist in Tabelle 5.2 zusammengestellt.

Bestimmung der Wundfläche

Während des Verbandwechsels wird die Messung durchgeführt. Die Wunde

---

MERKE

Messungen haben nur einen Sinn, wenn sie konsequent von allen Mitgliedern des Behandlungsteams nach der gleichen Methode in festgelegten Zeitabständen durchgeführt werden.

---

wird gründlich gereinigt, Wundgrund und Wundränder – sofern nötig – chirurgisch debridiert. Sehr praktisch zur Flächenmessung sind transparente Folienverbände, deren starre, abziehbare Trägerfolie mit einem zweidimensionalen Zentimeterraster bedruckt ist (s. Abb. 5.2).

Nach dem gründlichen Trockentupfen der Wundumgebung wird die Folie auf die Wunde aufgebracht. Mit einem wasserfesten Folienstift werden die Konturen der Wunde auf der Trägerfolie nachgezeichnet und zur räumlichen Orientierung mit den Uhrzeiten eines Ziffernblattes beschrieben. Die Rasterfolie wird abgezogen und kann mit Datum und Patientennamen versehen in der Patientenakte abgelegt werden. Die Wundfolie wird vorsichtig entfernt oder zur Volumenmessung (siehe unten) auf der Wunde belassen.

Tab. 5.2: Werkzeuge und Material für das einfache Vermessen von Wunden

Fläche	Länge und Breite: Plastiklineal Konturen: Sterile Folie (z.B. Opsite Flexigrid-Folie) Wasserfester Filzstift Berechnung: Taschenrechner
Tiefe	Steriler Watteträger (kleiner Kopf)
Wundtasche	Steriler Watteträger (kleiner Kopf)
Volumen	Sterile Folie (z.B. Opsite Flexigrid-Folie) Sterile Spritze und Kanüle Isotonische Kochsalz-Lösung oder Ringer-Lösung

Berechnung der Wundfläche

Zur Berechnung der Wundfläche gibt es zwei Möglichkeiten:

- Entweder werden Maße der beiden längsten senkrecht aufeinanderstehenden Durchmesserlinien bestimmt und miteinander multipliziert (s. Abb. 5.3a),

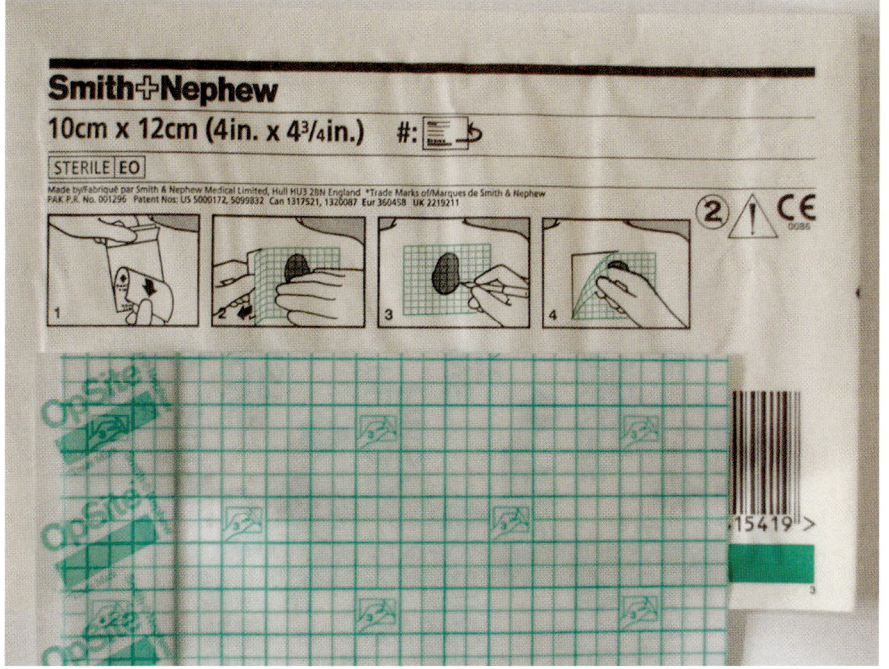

Abb. 5.2: Die mit einem Zentimeterraster bedruckte Trägerfolie von Opsite Flexigrid (Fa. Smith+Nephew) kann zur Dokumentation der Wundfläche benutzt und in der Patientenakte abgelegt werden.

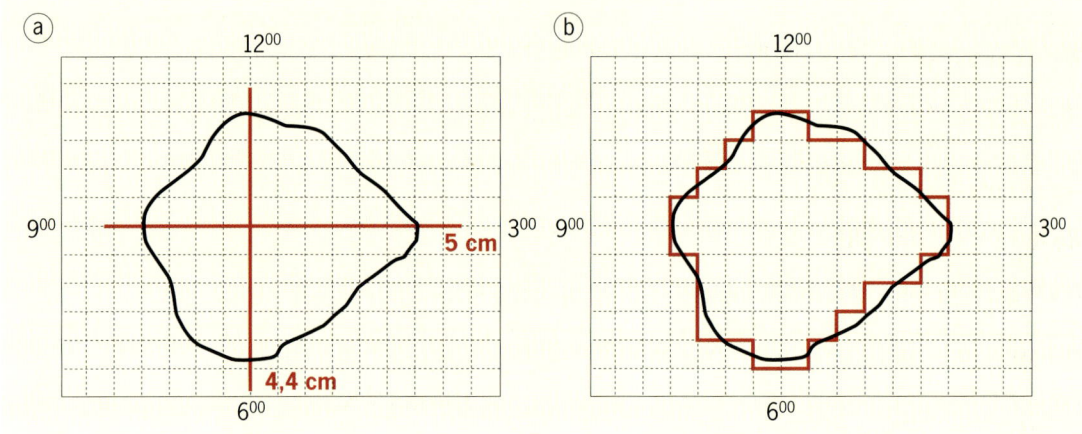

Abb. 5.3: Bestimmung der Wundfläche. a) Multiplikation der Senkrechten; b) Auszählen der cm²-Kästchen

oder die Kästchen, die die eingezeichnete Wundkontur einschließen, werden ausgezählt (s. Abb. 5.3b).

Beide Methoden ergeben Ergebnisse, die für den Alltag ausreichend genau sind. Die Multiplikation der Senkrechten macht weniger Mühe, lässt aber durch die Berechnung eines Rechteckes die zerklüfteten Konturen unberücksichtigt. Dadurch ergibt sich eine größere Fläche als beim Auszählen der Kästchen.

Berechnung der Änderung der Wundfläche

Zur Berechnung der Prozentzahl, um die sich die Wundfläche in einer bestimmten Zeit verändert hat, kann folgende einfache Formel verwendet werden:

$$\frac{F_A - F_t}{F_A} \times 100 = \text{Änderungsrate (\%)}$$

F_A = Wundfläche zu Therapiebeginn
F_t = Wundfläche zum Zeitpunkt t

Beispiel:
Fläche der Wunde
zu Therapiebeginn: 11 cm²
Fläche der Wunde
nach 7 Tagen: 10,5 cm²

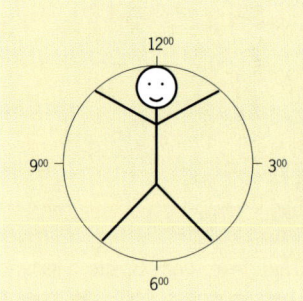

FÜR DIE PRAXIS

Zur räumlichen Beschreibung von Wundumrissen oder Wundtaschen verwendet man das Ziffernblatt einer Uhr. Üblicherweise wählt man für die 12.00-Uhr-Ausrichtung als markanten Körperteil den Kopf. Manchmal kann es auch sinnvoller sein, andere 12.00-Uhr-Punkte zu wählen, z.B. die Zehen bei Wunden auf der Fußsohle.

Rechnung:

$$\text{Änderungsrate} = \frac{11\ cm^2 - 10,5\ cm^2}{11\ cm^2}$$

Änderungsrate = 4,5 %

Die Wundfläche hat sich in 7 Tagen um 4,5 % verkleinert.

Bestimmung der Wundtiefe

Als Wundtiefe bezeichnet man den Abstand zwischen dem Niveau der intakten Haut und dem Wundbett. Da sich sekundär heilende Wunden vom Wundgrund her mit Granulationsgewebe füllen, ist die Abnahme der Wundtiefe ein guter Indikator für die Heilungstendenz einer Wunde. Als Messpunkt versucht man, die tiefste Stelle der Wunde ausfindig zu machen. Besonders bei tiefen, zerklüfteten Wunden kann das Schwierigkeiten bereiten. Die Genauigkeit und Reproduzierbarkeit der Messwerte wird durch die ungleichmäßige Proliferation des Wundgrundes erschwert, die es erforderlich macht, bei jeder Messung eine neue tiefste Stelle zu finden. Sehr oberflächliche Wunden sind nur schwer zu messen. Ihre Tiefe kann z.B. mit < 0,1 cm beschrieben werden.

Durchführung: Ein steriler Watteträger wird senkrecht zur Hautoberfläche bis zur tiefsten Stelle der Wunde eingeführt (s. Abb. 5.4). Mit den Fingern gleitet man an dem Wattestäbchen entlang bis auf Höhe des Hautniveaus und hält das Stäbchen an dieser Stelle fest. Nach dem Herausziehen wird der Watteträger an ein Lineal gehalten und der Abstand von Watteträgerkopf bis Fingerspitzen abgelesen.

Bestimmung von Wundtaschen

Wundtaschen können wie die Wundtiefe mit sterilen Watteträgern sondiert

werden. Der Watteträger sollte mit physiologischer Kochsalz-Lösung oder Ringer-Lösung angefeuchtet werden, um ihn gleitfähiger zu machen und ein Wundtrauma zu vermeiden. Wundtaschen werden vor der Flächenmessung (siehe oben) sondiert und mit einem Filzstift als gestrichelte Linie auf der Haut markiert. Diese Linien werden auch auf das Zentimeterraster der Folie übertragen und bei der Flächenberechnung mit berücksichtigt.

Durchführung: Der angefeuchtete sterile Watteträger wird vorsichtig in die Wundtasche eingeführt und bis zum Spüren eines Widerstandes vorwärtsgeschoben. Auf diese Weise wird die Tasche nach allen Richtungen son-

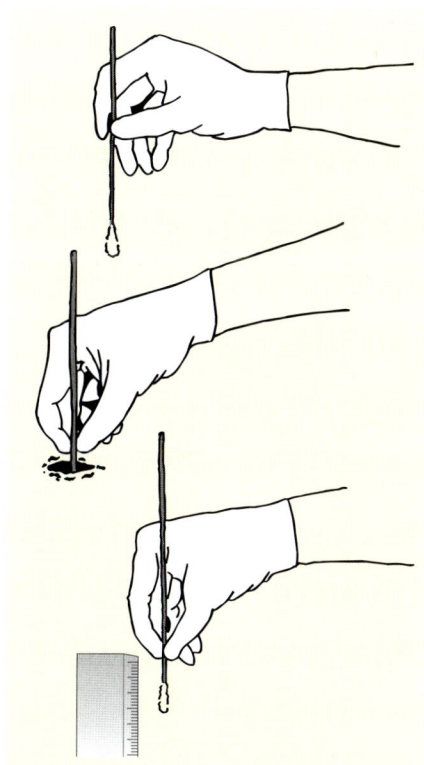

Abb. 5.4: Bestimmung der Wundtiefe (nach Hess 2002)

diert und die Anstoßpunkte jeweils auf der Hautoberfläche mit einem Stift markiert. An der tiefsten Stelle wird der Watteträger soweit als möglich eingeführt, die Finger am Stäbchen bis zum Taschenrand vorgeschoben und dort festgehalten. Nach dem Herausziehen wird der Watteträger an ein Lineal gehalten und der Abstand zwischen Watteträgerkopf bis Fingerspitzen abgelesen (s. Abb. 5.5). Das Messergebnis und die Lokalisation der Tasche (Ziffernblatt) werden notiert.

Bestimmung des Wundvolumens

Das Wundvolumen kann näherungsweise aus Wundfläche und Wundtiefe nach Kundin (1989) berechnet werden:

Wundvolumen (mm³) = Wundfläche (mm²) x maximale Tiefe (mm) x 0,327

Wenn der Patient sich so lagern lässt, dass die Wundoberfläche parallel zur Bettebene positioniert ist, kann das Volumen auch durch Auslitern der Wundhöhle bestimmt werden.

Durchführung: Die für die Flächenmessung (siehe oben) aufgebrachte

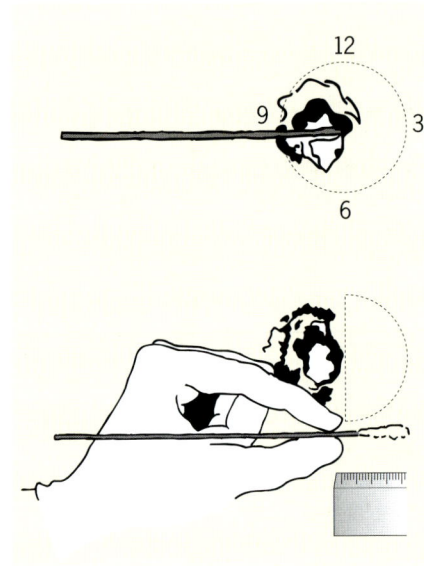

Abb. 5.5: Bestimmung der Größe von Wundtaschen (nach Hess 2002)

transparente Folie wird auf der Wunde belassen. Es ist darauf zu achten, dass die Folie die Wunde ausreichend überlappt und auf der umgebenden Haut gut haftet. Mit steriler Spritze und Kanüle wird eine definierte Menge steriler Spüllösung vorsichtig unter die Folie gespritzt. Die Millilitermenge an Lösung, die benötigt wird, um die Wunde bis zur Folienunterseite ohne Druck aufzufüllen, entspricht dem Wundvolumen und wird notiert.

5.1.3 Wundbeschreibung

Häufig bereitet es Schwierigkeiten, die beobachteten Wundverhältnisse in eigene Worte zu fassen. Es ist sinnvoll, sich an bestimmte Ausdrucksweisen bei der Wundbeschreibung zu gewöhnen, um sich innerhalb des Behandlungsteams auf einer Sprachebene zu bewegen.

FÜR DIE PRAXIS

Wundmessungen werden am besten zu zweit ausgeführt. Für folgende Hilfestellungen ist ein Assistent sehr nützlich:

- Lagerung des Patienten in die bequemste Position
- Festhalten des Patienten
- Straffen von Hautfalten zur Erleichterung genauer Längen- und Breitenmessung
- Anreichen von Material
- Notieren von Messergebnissen

MERKE

Das englische Verb „to urge" bedeutet: sich nachdrücklich einsetzen für. In diesem Fall für die systematische Beschreibung von Wund-**U**mgebung, -**R**and, -**G**rund und -**E**xsudat.

Es gibt vier Schlüsselbereiche der Wundbeobachtung, die man sich als **URGE**-Domänen einprägen kann:

Wund **U**mgebung

Wund **R**and

Wund **G**rund

Wund **E**xsudat

U – Wundumgebung

Das Gewebe, das eine Wunde umgibt, kann wichtige Hinweise auf die Intaktheit der Haut, auf die Heilungsphase der Wunde und generell auf den Gesundheitszustand des Patienten geben. Informationen über die Durchblutungsverhältnisse im Wundgebiet oder in dem betroffenen Körperteil können abgelesen werden, ebenso wie vorhandene oder entstehende Probleme, wie z.B. eine Wundinfektion oder Mazeration des Wundrandes. Auf folgende Eigenschaften der Wundumgebung ist zu achten.

Infektionszeichen: Die klassischen Infektionszeichen Rötung, Überwärmung, Schwellung und Schmerz sind Indikatoren für das Vorliegen einer Wundinfektion (s. Kap. 9.1).

Hautstruktur: Gesunde Haut hat einen straffen Hautturgor. Zwischen Daumen und Zeigefinger gedrückt fühlt sie sich prall und geschmeidig an und

kehrt nach dem Loslassen sofort in ihre Ausgangslage zurück. Mit zunehmendem Alter verliert die Haut durch das Dünnerwerden der Oberhaut, Lederhaut und dem Unterhautfettgewebe an Elastizität. Die Haut wird trocken und pergamentartig. Besonders betroffen vom Verlust des Unterhautfettgewebes sind die oberen und unteren Extremitäten. Die Gefahr für das Entstehen von Druckgeschwüren über Knochenvorsprüngen steigt. Bei Altershaut oft zu beobachten ist die Verschiebbarkeit von Epidermis und Dermis gegeneinander: Schon geringe Reibungs- oder Scherkräfte können zu Blasenbildung oder Ablösen der Oberhaut führen. Besonders empfindlich reagiert diese Haut auf stark klebende Fixiermaterialien, wie Pflaster oder Fixiermull, die beim Ablösen Hautläsionen verursachen können.

Die diabetische Neuropathie ist verknüpft mit einem Verlust der Funktion von Schweiß- und Talgdrüsen. Speziell die Haut an den Füßen von Diabetikern ist extrem trocken und neigt zu Kallus- und Rhagadenbildung (siehe unten). Zusammen mit dem veränderten pH-Wert

FÜR DIE PRAXIS

Veränderungen der Haut lassen sich durch Abtasten (Palpation) mit den Händen erspüren. Die Hände haben Zonen unterschiedlicher Empfindsamkeit, die bei der Untersuchung gezielt eingesetzt werden können.

Handrücken: Temperatur

Fingerspitzen: Oberflächenbeschaffenheit, Feuchtigkeit

Handinnenfläche: Ödeme, Verhärtungen

Daumen: Druckausübung zum Erfühlen der Gewebebeschaffenheit in der Tiefe

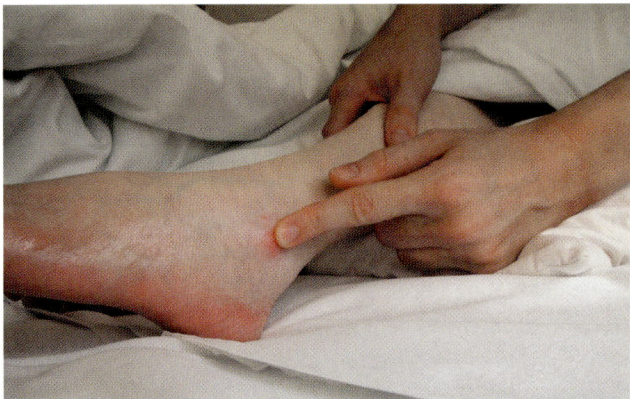

Abb. 5.6: Eine Rötung am Knöchel wird durch den Fingertest überprüft

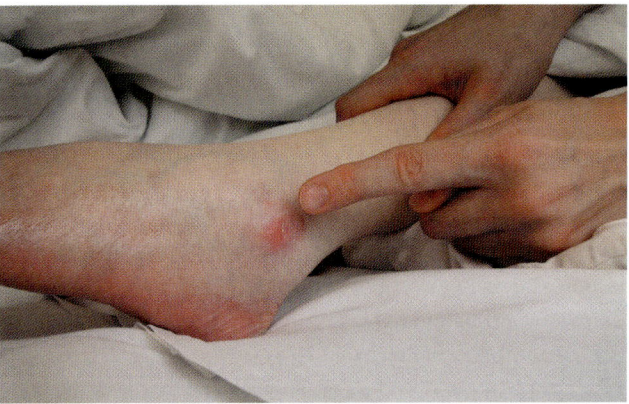

Abb. 5.7: Lässt sich die Rötung nicht wegdrücken, liegt bereits eine Druckläsion vor. Um weiteren Schaden zu vermeiden, muss sofort für absolute Druckentlastung gesorgt werden

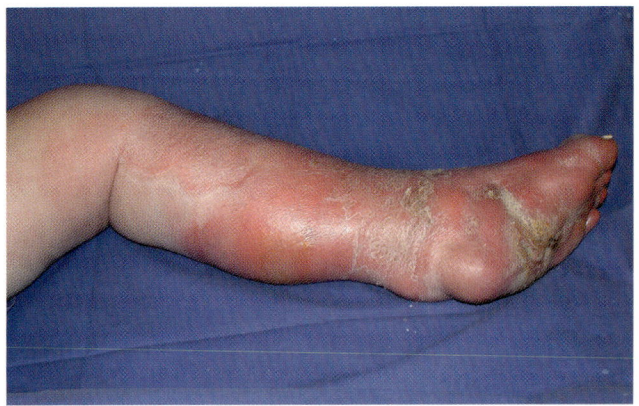

Abb. 5.8: Erysipel. Das flammend-rote Erythem breitet sich großflächig aus und ist scharf begrenzt

der schweißlosen Haut führt das zu erhöhter Keimpenetration und Infektionsgefährdung diabetischer Füße.

Hautfarbe: Die Färbung der Haut gibt Auskunft über die Durchblutungsverhältnisse im Wundgebiet. Störungen der Durchblutung können durch Druck, Trauma oder Infektion hervorgerufen werden. Kurzzeitiger Druck verschließt die Kapillargefäße und führt zu einem Abblassen der Haut. Bei Druckreduktion kehrt die normale Hauttönung sehr schnell zurück. Bei fortgesetztem Druck führt der Stau der roten Blutkörperchen zu Hämorrhagie und zu einem Erythem, das durch erneuten Druck (Fingertest) (s. Abb. 5.6 und 5.7) nicht abblasst, sondern erhalten bleibt (Parish 1983). Eine nicht wegdrückbare Rötung weist nach Schmid-Schönbein (2001) auf eine Rückflussstörung auf der Ebene der Venolen und des Lymphstroms hin. Nichtbeachtung der gestörten Mikrozirkulation und fortgesetzter Druck bedingen den Untergang des Gewebes, Nekrosen entstehen (s. Kap. 5.1.4).

Arterielle Durchblutungsstörungen der Beine erkennt man u.a. auch durch die Ratschow Lagerungsprobe: Anheben der Beine führt zu Abblassen der Füße, Absenken zu einer minutenlangen Verzögerung der normalerweise in Sekunden auftretenden reaktiven Hyperämie. Rötung und Überwärmung der wundumgebenden Haut, die durch Hyperämisierung entstehen, sind typische Zeichen einer Wundinfektion. Führen rote Streifen aus dem geröteten Bereich Richtung Körperstamm, kann das Zeichen einer Lymphangitis sein, die antibiotisch behandelt werden muss. Solche Beobachtungen werden sofort dem behandelnden Arzt mitgeteilt.

Das durch eine Streptokokkeninfektion hervorgerufene Erysipel ist leicht an der sich großflächig ausbreitenden, scharf begrenzten, purpurfarbenen Rötung der Haut zu erkennen. Die Infektion geht einher mit hohem Fieber und wird mit Penicillin i.v. therapiert (s. Abb. 5.8).

Allergien im Wundbereich werden häufig mit einer Infektion verwechselt. Verdächtig sind scharf begrenzte, eckige Rötungen (Wundauflagenform!) um eine Wunde herum.

Nicht selten werden auch Hämosiderin-Einlagerungen als Infektionszeichen missdeutet. Hämosiderin-Verfärbungen entstehen jedoch durch traumatische Einblutungen in das Subkutangewebe. Hämosiderin aus lysierten Erythrozyten wird in das Gewebe eingelagert und färbt es typisch rostbraun. Häufig sieht man diese Verfärbung als Ring um Dekubitalgeschwüre oder als großflächige Verfärbung der Unterschenkel bei Patienten mit chronisch venöser Insuffizienz oder postthrombotischem Syndrom (s. Abb. 5.9).

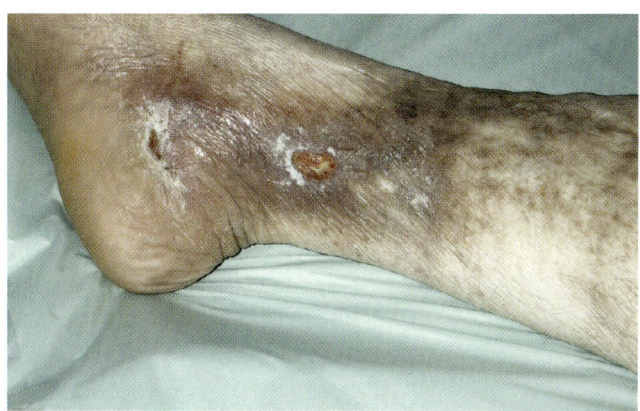

Abb. 5.9: Typisch bräunliche Verfärbung der Haut durch Hämosiderineinlagerung bei einem Patienten mit venösem Unterschenkelgeschwür

MERKE

Hautrötungen um eine Wunde sind nicht gleichzusetzen mit einer Wundinfektion! Es können folgende Ursachen unterschieden werden:

- Entzündungszeichen in der akuten Reinigungsphase
- Infektion bei Vorliegen lokaler und systemischer Infektionszeichen
- Druckläsion bei nicht wegdrückbarer Rötung
- Allergie bei eckig begrenzter Rötung (Wundauflagenform)
- Hämosiderin-Einlagerung bei bräunlich-roter Verfärbung

Kallusbildung: Dicke weiß- bis weißgelblich gefärbte Hornhautwälle bilden sich bevorzugt an den Fußsohlen. Besonders prädisponierte Stellen sind die Fersenränder, die Außenseiten der großen Zehen und die Zehenballen. Neuropathie bei Diabetikern führt zu Verformungen des Fußgewölbes, einer vergrößerten Druckbelastung der Metatarsalköpfchen und einer verstärkten Hornhautbildung an den Stellen des größten Drucks. Unbehandelt wächst der Kallus weiter und leitet den Druck auf das darunter liegende Gewebe. Als Folge entsteht aus der Tiefe ein Druckgeschwür, das Mal perforans (s. Kap. 17.3). Kallusbildung sollte ein Signal für erhöhte Aufmerksamkeit und weiterführende Untersuchungen sein.

Mazeration: Langdauernde Feuchtigkeitseinwirkung führt zum Aufquellen der oberen Hautschichten. Bei mazerierter Haut sind die Farbpigmente ausgewaschen, sie sieht opaleszent-weiß aus und fühlt sich weich und runzelig an. Mazerierte Haut ist sehr wenig widerstandsfähig und extrem gefährdet, Druckgeschwüre zu entwickeln.

Ursachen für Mazerationen sind Inkontinenz des Patienten, starkes Schwitzen in Kombination mit luftundurchlässigen Unterlagen oder Windeln.

Auch bei stark nässenden Wunden, die nicht mit einer ausreichend saugstarken Wundauflage versorgt werden, oder bei denen der Verbandwechsel nicht häufig genug durchgeführt wird, können Wundränder und Wundumgebung mazerieren.

Ödeme: Bei Wundinfektionen entwickelt sich ein **Ödem im Wundgebiet**. Zweck der extrazellulären Flüssigkeitsansammlung ist ein Abriegeln des Wundgebietes zur Verhinderung der Weiterverbreitung der Infektion. Die entstehende Schwellung ist sehr schmerzhaft.

Ödeme in den Beinen können viele Ursachen haben. Wichtig ist es, zuerst die Körpersymmetrie zu überprüfen. Beide Beine sollten ohne Kompressionsverbände oder -strümpfe betrachtet werden. Beidseitige Ödeme haben in der Regel eine systemische Ursache. Hier sind vor allem Herzinsuffizienz, Leberzirrhose, Mangelernährung oder Adipositas zu nennen. Auch Medikamente können beidseitige Ödeme hervorrufen, z.B. Cortisonderivate mit mineralocorticoider Eigenwirkung (Hydrocortison, Prednison, Prednisolon, Methylprednisolon), Sexualhormone, nichtsteroidale Antiphlogistika und Calciumantagonisten vom Nifedipintyp (z.B. Adalat®).

Die wichtigsten Ursachen für einseitige Ödeme sind die chronisch venöse Insuffizienz, das Lymphödem und die tiefe Beinvenenthrombose. Besondere Aufmerksamkeit ist geboten bei einer plötzlich auftretenden einseitigen Schwellung eines Beines: Sie kann An-

---

Mit folgenden Worten kann die Wundumgebung beschrieben werden:

Reizlos, glatt, unauffällig,

trocken, schuppig, glänzend, haarlos,

geschwollen, überwärmt, gerötet, schmerzhaft,

ekzematös, nässend, mazeriert,

livide verfärbt, bräunlich verfärbt, gerötet, blass

---

zeichen einer akuten Venenthrombose sein und muss umgehend dem behandelnden Arzt mitgeteilt werden.

R – Wundrand

Die direkte Wundumgebung geht in den Wundrand über. Da die Wunde kreisförmig vom Wundrand her zuwächst, gibt die Beschaffenheit des Wundrandes wichtige Informationen über die Heilungstendenz der Wunde. Vom Wundrand aus wandern die sich schnell teilenden Zellen der Epidermis – die Keratinozyten – über den Wundgrund und bilden ein neues Epithel. Der Wundrand muss glatt und flach in das Granulationsgewebe übergehen, bevor die Zellwanderung beginnen kann. Von einem leblosen Wundrand kann kein Wundverschluss ausgehen. Aus diesem

---

Wortwahl für die Beschreibung des Wundrandes, z.B.:

Vital (gesund): beginnende Epithelisation, rosa Saum, glatt, eben, flach

Avital (leblos): Kallusbildung, ausgetrocknet, rissig, pergamentartig, aufgeweicht, mazeriert

Sonstiges: zerklüftet, eingerollt, wulstig, aufgeworfen, erhaben, pustulös, unterminiert, Taschenbildung

---

Grund ist der Rand vor Austrocknung (z.B. durch Zinkpaste!), Mazeration (durch falsche Wundauflage!), Druck und Trauma unbedingt zu schützen! Einen gesunden Wundrand erkennt man an dem pinkfarbenen Epithelsaum, der sich an der Grenzfläche zum Wundgrund ausbildet (s. Abb. 5.10).

G – Wundgrund

Beschaffenheit und Farbe des Wundgrundes sind Kennzeichen der unterschiedlichen Wundheilungsphasen und -stadien (siehe Kap. 5.1.4). Tiefrotes, feuchtglänzendes, körniges Granulationsgewebe (siehe Abb. 5.10) ist Voraussetzung für eine zügig voranschreitende Wundheilung. Der Gewebedefekt wird aus der Tiefe aufgefüllt, bis er das Wundrandniveau erreicht. Der feuchte, gut durchblutete Granulationsrasen ist dann die ideale Kriechfläche für die Epithelzellen, die die Wunde am Ende überhäuten.

E – Wundexsudat

Ausmaß und Beschaffenheit der Wundsekretion geben wichtige Hinweise auf eventuell bestehende Probleme im Heilungsverlauf (s. Abb. 4.1). Auf keinen Fall darf man beim Verbandwechsel den alten Verband unbesehen entsorgen, denn im Wundverband stecken wichtige Informationen, die man unbedingt beachten sollte:

Exsudatmenge: Zu Beginn der Reinigungsphase ist es normal, dass die Wunde stark nässt. Lässt die Exsudatmenge nicht nach oder fängt eine Wunde wieder von neuem an, stark zu nässen, kann das Anzeichen von akutem bzw. weiterhin bestehendem Druck oder Trauma sein oder auf eine Infektion hindeuten.

Die bisher benutzte Wundauflage sollte sorgfältig daraufhin überprüft werden, ob ihr Exsudataufnahmevermögen ausreichend ist. Ist der Verband durchge-

---

Wortwahl für die Beschreibung des Wundgrundes, z.B.:

Farbe: schwarz, braun: nekrotisch belegt, trockene Nekrosen

gelb-braun: schmierig-nekrotisch belegt, feuchte, jauchig-zerfallende Nekrosen

hellgelb-glänzend: Retikularschicht der Dermis; rote Granulationspünktchen scheinen durch die netzartige Schicht (s. Abb. 17.12)

gelblich: fibrinöse Beläge, Eiter (wegwischbar)

gelb-weißlich: Faszien

blassrosa: ungesundes Granulationsgewebe (s. Abb. 3.3)

tiefrosa, pink: gesundes Granulationsgewebe

dunkel- bis hellrosa: Epithelisierungsgewebe

Konsistenz: Nekrosen: trocken, ledrig, hart, feucht, schmierig, jauchig-zerfallend (sumpfig, teigig, breiig), schorfig

Granulationsgewebe: schwammig, empfindlich, leicht-blutend, glasig, wässrig, fibrinös-belegt (Fäden ziehend), stumpf, trocken, gut durchblutet, fest, glänzend-feucht

---

Wortwahl für die Beschreibung des Wundexsudates, z.B.:

Menge: sehr wenig, wenig, mäßig, stark, sehr stark (nässend)

Beschaffenheit:
serös = klares, dünnflüssiges Plasma
blutig-serös = Plasma mit wenig Blut
blutig = frische Blutung
purulent = eitrig, dickflüssig (viskös)

Farbe: farblos, gelblich, rötlich, bräunlich, grünlich, blau-grün

Geruch: geruchlos, süßlich, fäkal, jauchig, extrem übel riechend

---

schlagen, wächst die Gefahr der Keimwanderung in die Wunde. Staut sich Feuchtigkeit unter dem Verband, mazerieren die Wundränder. In beiden Fällen muss der Verband gegen einen saugfähigeren ausgetauscht werden und/oder häufiger gewechselt werden.

Exsudatbeschaffenheit: Dickflüssig eitrige (purulente) Sekretion deutet auf eine Wundinfektion hin. Zusammen mit dem Geruch und der Färbung des Exsudats kann man Rückschlüsse auf die Bakterienart ziehen, die für die Infektion verantwortlich ist (s. Kap. 9.1).

5.1.4 Wundklassifikation

Wundklassifikationssysteme ermöglichen es, den Schweregrad einer Wunde festzulegen. Das Farbklassifikationssystem beurteilt die Wunde nach dem Aussehen des Wundbettes, die Klassifikation nach der Wundtiefe bemisst den Schweregrad entsprechend der betroffenen Gewebeschichten.

Klassifikation nach der anatomischen Wundtiefe

Chronische Wunden können unabhän-

gig von ihrer Ätiologie in 4 Schweregrade eingeteilt werden. Die Schadenserhebung zu Beginn der Therapie beschreibt, welcher Funktionsverlust durch die Zerstörung der Haut- und Gewebeschichten vorliegt. Ab Grad II heilen die Wunden sekundär, das bedeutet, dass das untergegangene Gewebe durch Narbengewebe ersetzt wird und dass die ursprüngliche Funktion nicht mehr wiederhergestellt werden kann. Aus diesem Grund können sich heilende Wunden nicht z.B. von Grad III zu Grad II „verbessern", da der funktionale Schaden nicht mehr rückgängig zu machen ist.

Zu beachten ist, dass bei Vorhandensein von Nekrosen der Schweregrad erst bestimmt werden kann, wenn Beläge und Nekrosen abgetragen sind und der Wundgrund sichtbar geworden ist.

Zusätzlich zu der allgemein gültigen Gradeinteilung existieren für unterschiedliche Erkrankungsbilder eigene Klassifizierungssysteme, die die besonderen Gegebenheiten genauer beschreiben. Beispiele sind die Wagner-Klassifikation für diabetische Füße, die Fontaine-Stadieneinteilung bei arterieller Verschlusskrankheit, die Dekubitus-Klassifikation nach NPUAP (s. Kap. 17) oder die eigene Klassifikation für Verbrennungen (s. Kap. 16.3.1).

Klassifikation nach dem Farbsystem

Das Dreifarbensystem klassifiziert Wunden nach den im Wundbett vorherrschenden Farben Rot, Gelb und Schwarz. Es wird gerne von Herstellerfirmen als Wegweiser zum Einsatz ihrer Wundauflagen verwendet.

Grad I Oberflächlicher Defekt der Epidermis und Dermis, der sich als Blase, Abschürfung oder flacher Krater von 0,5–1 mm Tiefe zeigt.

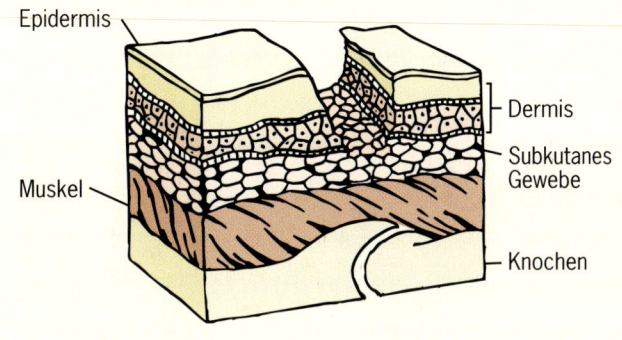

Grad II Der Defekt reicht bis in das subkutane Gewebe hinein. Der Wundkrater ist etwa 1–4 mm tief.

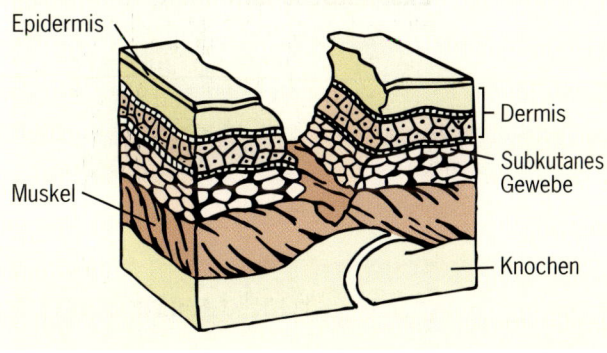

Grad III Tiefer Defekt mit weitreichender Zerstörung der Gewebeschichten einschließlich Faszien und Muskelgewebe; Taschenbildung kommt häufig vor.

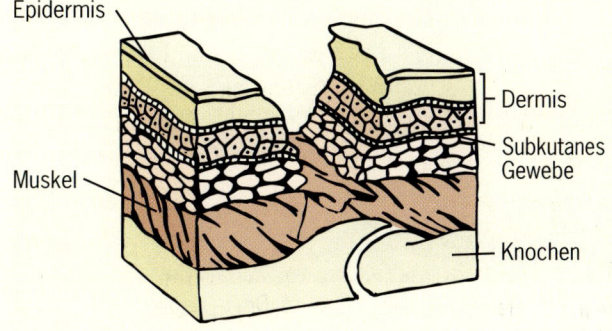

Grad IV Weitreichender Defekt durch alle Gewebeschichten mit zusätzlicher Beteiligung von Knochen, Sehnen und Gelenken

Abbildungen nach Hess 2002

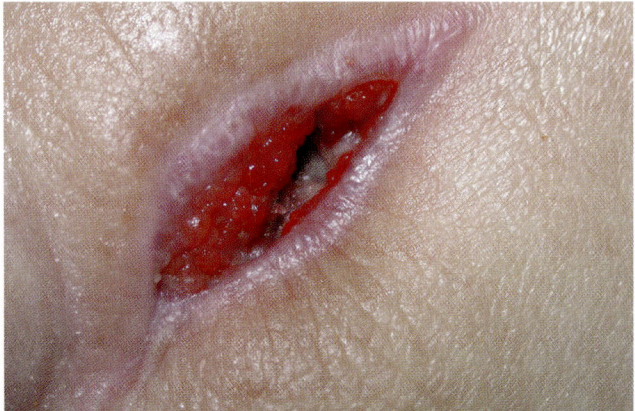

Abb. 5.10: Der rosafarbene Epithelsaum geht über in körniges, tiefrot glänzendes Granulationsgewebe, das die Wunde auszufüllen beginnt

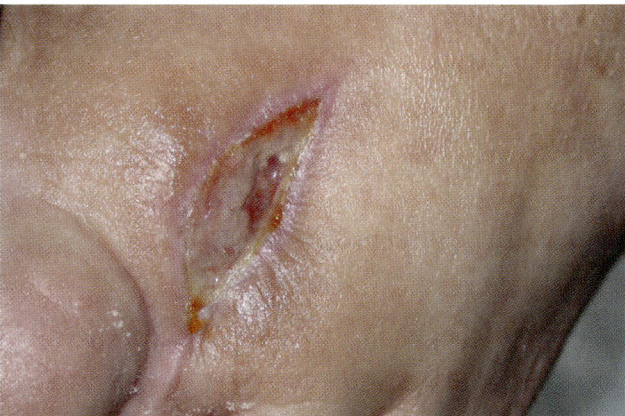

Abb. 5.11: Schmierig belegte Wunde

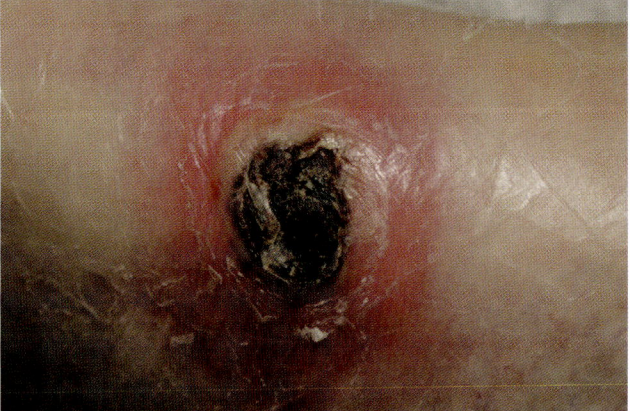

Abb. 5.12: Nekrosedeckel auf einem Druckgeschwür mit starker Rötung der wundumgebenden Haut. Die Wundsituation kann erst nach Entfernen der Nekrose vollständig beurteilt werden

■ Rot steht für gesundes, sauberes Granulationsgewebe bzw. für dunkel- bis hellrosafarbenes Epithelisierungsgewebe. Therapiestrategie für den Wundtyp „Rot" ist das Feuchthalten und der Schutz der Wundoberfläche (s. Abb. 5.10).

■ Gelb ist der Indikator für schmierig belegte Wunden oder Wunden in der Reinigungsphase. Therapiestrategie für den Wundtyp „Gelb" ist die Unterstützung der Wundreinigung (s. Abb. 5.11).

■ Schwarz ist das Kennzeichen für nekrotisch belegte Wunden. Die Nekrosen können schwarz und trocken, aber auch ledrig braun oder feucht gelb oder gelbbraun sein. Therapiestrategie für den Wundtyp „Schwarz" ist das aktive Wunddébridement (s. Abb. 5.12).

Bei Vorhandensein von zwei oder allen drei Farben in einer Wunde richtet sich die Strategie nach der ungünstigsten Farbe, z.B. wird das Ziel bei Vorliegen der Farbtypen Gelb plus Schwarz das Entfernen der Nekrosen sein.

5.2 Wundbeurteilung

Die Wundbeurteilung erfordert Kenntnisse und Erfahrung darüber, wie die gesammelten Informationen über Aussehen und Beschaffenheit der Wunde in Ihrer Bedeutung für den Heilungsverlauf zu bewerten sind.
Die Informationen ermöglichen die Zuordnung der Wundverhältnisse zu einem vorherrschenden Heilungsstadium.

Tab. 5.3: Prognose der akuten, chronischen und fehlenden Heilungsphasen (nach Sussman 1998)

	Akute Phase	Chronische Phase	Fehlende Phase
Prognose	Durchlaufen der Heilungsphasen	Wunde muss in die akute Phase überführt werden, dann Durchlaufen der Heilungsphasen wahrscheinlich. Nahziel: Überführen der Wunde in einen sauberen, stabilen Zustand	Wenn möglich, muss die Wunde in die akute Phase überführt werden, dann Durchlaufen der Heilungsphasen möglich. Nahziel: Überführen der Wunde in einen sauberen, stabilen Zustand. Wenn akute Phase nicht angestoßen werden kann, Patient zu Spezialisten überweisen (z.B. Dermatologe, Orthopäde, plastischer Chirurg, Gefäßchirurg)

Die Reinigungs-, Granulations- und Epithelisierungsphase lassen sich jeweils wieder in drei Heilungsverläufe unterteilen, die sich als akut, chronisch oder fehlend beschreiben lassen (s. Tab. 5.3).
Das akute Heilungsstadium: Normalerweise durchläuft die Wunde die drei Heilungsphasen (s. Kap. 2.2) ohne zeitliche Verzögerung. Die akuten Stadien sind die gesunde Antwort auf ein Trauma und Voraussetzung für eine normale Heilung.

Das chronische Heilungsstadium: Wenn der normale Heilungsverlauf gestört ist, entsteht eine chronische Wunde. Die Wunde kann in jeder Phase chronisch werden. Der Übergang zur nächsten Phase bleibt aus, die Wunde verharrt über längere Zeit in der gleichen Heilungsphase.

- Chronische Reinigungsphase: die Wunde hört nicht auf stark zu nässen.

- Chronische Granulationsphase: Bildung von Hypergranulation.

- Chronische Epithelisierungsphase: Bildung von hypertrophen Narben, Kelloiden.

Fehlendes Heilungsstadium: Hier ist die Wunde nicht in der Lage, die typischen Kennzeichen einer Heilungsphase auszubilden. Der physiologische Ablauf ist gestört, die Wunde heilt nicht. Solche Wunden müssen meist durch chirurgische Intervention in ein akutes Stadium überführt werden (z.B. Wundgrundauffrischung) oder durch einen Spezialisten in ihrer Ätiologie geklärt und entsprechend ursächlich behandelt werden.
Den je drei Heilungsphasen und Heilungsstadien lassen sich Eigenschaften zuordnen, die für jede Phase mehr oder weniger typisch sind. Ausgehend von der URGE-Wundbeobachtung führt die Sammlung und Beschreibung der Eigenschaften von Wunde und Wundumgebung zu einer Beurteilung der Wundverhältnisse, die für die folgende Therapieentscheidung ausschlaggebend ist. In den Tabellen 5.4 bis 5.6 sind die Wundcharakteristika der einzelnen Heilungsphasen und -stadien zusammengestellt.
Sind die typischen Merkmale der drei akuten Heilungsphasen zu erkennen, kann man davon ausgehen, dass die Wunde gute Chancen hat, in absehbarer Zeit abzuheilen. Die pflegerisch/therapeutische Strategie wird in die-

Tab. 5.4: Wundcharakteristika der Heilungsstadien in der **Reinigungsphase** (nach Sussman 1998)

URGE	Akute Reinigungsphase	Chronische Reinigungsphase	Fehlende Reinigungsphase
WundUmgebung Farbe	■ Rote Druckstellen, die auch nach Entlastung nicht abblassen ■ Ekchymose (blau-lila Flecken) ■ Hämosiderin-Einlagerung (bräunlich)	■ Geröteter Hof um die Wunde ■ Ekchymose (blau-lila Flecken) ■ Hämosiderin-Einlagerung (bräunlich)	■ Blass oder aschfahle Farbe ■ Fehlende Rötung ■ Ekchymose (blau-lila Flecken) ■ Hämosiderin-Einlagerung (bräunlich)
Schwellung	Gespannte, glänzende Haut Lokale Schwellung (festes, hartes Gewebe)	Fehlende Schwellung	Fehlende Schwellung
Temperatur	Anfangs erhöht	Normal bis kühl	Normal bis kühl
Schmerz	Schmerzend, empfindlich (nicht bei Neuropathie)	Gering schmerzend, außer bei Vorliegen einer Infektion oder AVK, dann starke Schmerzen	Keine oder geringe Schmerzen, außer bei AVK – dann starke Schmerzen
WundRand	■ Unscharf, undeutlich abgegrenzt vom gesunden Gewebe	■ Abgegrenzt ■ Verdickt oder eingerollt	■ Deutlich abgegrenzt ■ Ist verbunden mit nekrotischem Gewebe
WundGrund	■ Blasen, serös oder blutig-serös gefüllt ■ Flache oder tiefe Krater, rot oder rosa ■ Rotes Muskelgewebe ■ Weißlich glänzende Faszien ■ Gelbe Retikularschicht der Dermis mit durchscheinenden Granulationswärzchen	■ Gelbes, braunes oder schwarzes nekrotisches Gewebe ■ Nekrosen bedecken ganz oder teilweise den Wundgrund ■ Weiche oder harte Nekrosen ■ Dicke gelbe Fibrinbeläge oder schmierige Nekrosen aus Unterhautfettgewebe und Faszien ■ Teilweise Granulationsgewebe vorhanden ■ Kann auch sauber, aber blassrosa aussehen	■ Bedeckt mit hartem Nekrosedeckel ■ Gelbes, braunes oder schwarzes nekrotisches Gewebe ■ Schorf
WundExsudat	Stark bis sehr stark Serös oder blutig-serös	Mäßig bis stark Bei Infektion: ■ Viskös ■ Übelriechend ■ Eitrig	Schwach bis trocken

sem Fall darauf abzielen, diese Phasen nicht zu stören, sondern soweit als möglich zu unterstützen. Stellt man fest, dass eine Wunde in einer chronischen oder fehlenden Heilungsphase steckengeblieben ist, wird man Maßnahmen ergreifen, um diesen Zustand zu ändern (s. Kap. 9)

Tab. 5.5: Wundcharakteristika der Heilungsstadien in der **Granulationsphase** (nach Sussman 1998)

URGE	Akute Granulationsphase	Chronische Granulationsphase	Fehlende Granulationsphase
WundUmgebung Farbe	■ Unauffällig ■ Hämosiderin-Einlagerung (bräunlich), wenn die Wunde schon länger besteht	■ Unauffällig ■ Blasser als die umliegende Haut ■ Ekchymose (blau-lila Flecken) ■ Hämosiderin-Einlagerung (bräunlich)	■ Ekchymose (blau-lila Flecken) ■ Hämosiderin-Einlagerung (bräunlich) ■ Geröteter Hof um die Wunde, wenn chronische Reinigungsphase vorliegt
Schwellung	Fehlt	Gelee-artige Schwellung möglich als Anzeichen eines Wundtraumas	Minimal
Temperatur	Leicht erhöht bei guten Durchblutungsverhältnissen	Normal bis kühl	Normal bis kühl
Schmerz	Schmerzfrei	Schmerzend als Indikator für eine Entzündung; bei starken Schmerzen an Infektion denken	Schmerzfrei, bei Infektion starke Schmerzen möglich
WundRand	■ Weich bis fest ■ Elastisch ■ Übergang von zerklüfteter Form in ebenmäßigere Form ■ Konzentrisches Zusammenwachsen ■ Verringerung der Wundoberfläche	■ Wundrand liegt tiefer als das Granulationsgewebe ■ Starke Kontraktion ■ Eingerollt ■ Fibrotisch	■ Gleichbleibende Wundgröße ■ Eingerollt oder zerklüftet ■ Abgehoben vom Wundgrund
WundGrund	■ Leuchtend hellrotes oder pink-farbenes, feucht-glänzendes Granulationsgewebe ■ Laufende Abnahme der Wundtiefe ■ Fortschreitende Wundkontraktion, Größenabnahme ■ Dünne gelbe Fibrinmembran kann das Granulationsgewebe bedecken	■ Livide Färbung ■ Hypergranulation ■ Austrocknung (dunkelrote Färbung) ■ Schlechte Durchblutung (blassrosa Färbung) ■ Ekchymose auf dem Granulationsgewebe	■ Nekrotisch, siehe chronische Reinigungsphase ■ Mattrote Färbung des ausgetrockneten Granulationsgewebes ■ Blassrosa Granulation ■ Keine Änderung in der Wundgröße und -tiefe
WundExsudat	Wenig bis mäßig Serös oder blutig-serös	Stark Bei Infektion: ■ Viskös ■ Übel riechend ■ Eitrig	Sehr wenig Trocken

Tab. 5.6: Wundcharakteristika der Heilungsstadien in der **Epithelisierungsphase** (nach Sussman 1998)

URGE	Akute Epithelisierungsphase	Chronische Epithelisierungsphase	Fehlende Epithelisierungsphase
WundUmgebung	■ Frühe Phase gleicht der akuten Exsudationsphase ■ Hämosiderin-Einlagerung (bräunlich), wenn die Wunde schon länger besteht	■ Gleicht der chronischen bzw. fehlenden Exsudationsphase ■ Kann ischämisch blass oder aschfahl aussehen ■ Eventuell auch rotlila Färbung ■ Trockene, schuppende Haut ■ Bei Mazeration: weißlich aufgequollen, schrumpelig ■ Hämosiderin-Einlagerung (bräunlich)	■ Narbengewebe ■ Gleicht der chronischen bzw. fehlenden Reinigungsphase ■ Trocken mit Hyperkeratose oder Lipodermatosklerose
WundRand	■ Dünne, neue Haut schiebt sich vom Wundrand aus über das Granulationsgewebe ■ Hellrosa Epithelisierungssaum	■ Epithelwall ■ Nach innen eingerollt oder verdickt ■ Trockene, schuppende Haut	■ Fibrotisch ■ Mazeriert ■ Trocken, schuppend
WundGrund	■ Leuchtend hellrotes oder pink-farbenes, feucht-glänzendes Granulationsgewebe ■ Auf gleichem Niveau mit dem Wundrand ■ Stete Abnahme der Wundoberfläche	■ Nicht auf gleichem Niveau mit dem Wundrand ■ Hypergranulation	■ Fehlendes Zuwachsen vom Wundrand aus ■ Hypogranulation ■ Nekrosen oder Schorf vorhanden
Narbengewebe	■ Dünnes Narbengewebe, das sich mit der Zeit verdickt ■ Anfangs tiefrosa gefärbt, später abblassend	■ Hypertrophes Narbengewebe ■ Kelloidbildung ■ Hyperkeratotisches Narbengewebe	■ Schwaches, brüchiges Narbengewebe ■ Unfähig zur Ausreifung
WundExsudat	Wenig bis sehr wenig Serös oder blutig-serös	Fehlt, trocken	Fehlt, trocken

5.3 Einbeziehung psychosozialer Faktoren

Natürlich darf eine Wunde nicht isoliert betrachtet werden. Zu dem körperlichen Defekt, der sich in Kubikzentimetern, Farbe, Erscheinen und Geruch beschreiben lässt, gehört auch immer ein Patient. Ob eine Wunde abheilt oder nicht, hängt entscheidend von den Grundvoraussetzungen ab, die der Patient mitbringt oder auch nicht (s. Kap. 3).

Aus dem aktuellen Problem des Vorhandenseins einer ganz bestimmten Wunde ergeben sich weitere mögliche oder tatsächliche Problemfelder, die in die Wundbeurteilung miteinbezogen werden und die Therapiestrategie mitbestimmen (s. Tab. 5.7).

Aktuelle (tatsächliche) Probleme

Offensichtliches, vorherrschendes Problem ist das Vorhandensein einer Wunde. Diese Wunde kann den Patienten in seinen Aktivitäten des täglichen Lebens stark einschränken: Andauernde Schmerzen behindern Tagesaktivitäten und Nachtschlaf. Duschen, Baden oder Schwimmen sind wegen des Verbandes nicht oder nur eingeschränkt möglich. Massiver Wundgeruch schließt den Patient vom gesellschaftlichen Leben aus.

Potentielle (wahrscheinliche) Probleme

Fachliches Wissen, Erfahrung oder eigene Überlegungen befähigen das Wundbehandlungsteam, drohende Gefährdungen zu erkennen und – meistens durch prophylaktische Maßnahmen – zu vermeiden. Beispielsweise wird einem Einschleppen von Keimen in das Wundgebiet mit einer hygienisch einwandfreien Verbandtechnik vorgebeugt. Potentielle Probleme erfordern erhöhte Aufmerksamkeit und laufende Beobachtung der aktuellen Wundsituation.

Individuelle Probleme

Diese Probleme ergeben sich aus persönlichen Verhaltensweisen oder Vorgaben des einzelnen Patienten. Ein mangelernährter Patient etwa, der die Nahrungsaufnahme verweigert, hat denkbar schlechte Vorraussetzungen für die Abheilung seines Dekubitalgeschwürs.

Tab. 5.7: Beispiele für patientenbezogene Probleme bei chronischen Wunden

Aktuelle Probleme	Potentielle Probleme	Generelle Probleme	Individuelle Probleme
Ulcus cruris bei AVK	Drohende Amputation	Schlechte Durchblutungssituation	Patient raucht weiter
Druckgeschwür plantar am Großzehengrundgelenk bei Diabetes	Infektion von Gewebe und Knochen, drohende Zehenresektion	Patient spürt keinen Druckschmerz	Mangelnde Einsicht für die Notwendigkeit des Tragens eines Vorfußentlastungsschuhs
Dekubitus Grad II im Sakralbereich	Fortschreiten der Gewebeschädigung	Patient ist immobil	Patient ist nicht ansprechbar, inkontinent, mangelernährt

Tab. 5.8: Differenzierung wundspezifischer Probleme

Aktuelles Problem	Potentielles Problem	Generelles Problem	Individuelles Problem
Wunde ist von einem schwarzen Nekrosedeckel bedeckt	Entwicklung einer feuchten Gangrän unter der Nekrose	Wundsituation schwer beurteilbar, solange der Nekrosedeckel vorhanden ist	Nekrosedeckel sitzt auf dem Fersenulkus eines Patienten mit arterieller Verschlusskrankheit
Granulationsgewebe ist blassrosa und schwammig	Wundheilungsverzögerung, Infektionsgefährdung	Ungesundes Granulationsgewebe blutet sehr leicht bei Berührung; das sich bildende Narbengewebe ist wenig belastungsfähig	Patient nimmt wegen rheumatoider Arthritis seit langer Zeit Cortison ein. Dadurch werden die typischen Wundheilungsstörungen verursacht
Ulcus cruris nässt sehr stark	Möglicherweise liegt eine Wundinfektion vor	Mazerationen von Wundrand und Wundumgebung können entstehen	Patient hat aufgrund einer dekompensierten Herzinsuffizienz massive Beinödeme. Erst die erfolgreiche Behandlung der kardialen Erkrankung wird die Wundsituation verbessern

Verdeckte (vermutete) Probleme

Diese Probleme werden von Patienten nicht direkt geäußert. Verhaltensweisen, Reaktionen und Stimmungslagen geben Hinweise auf versteckte Probleme, die dem Patienten möglicherweise selbst gar nicht bewusst sind. Erfährt z.B. ein Patient durch das Verbinden seines Unterschenkelgeschwürs seit Jahren positive soziale Zuwendung, könnte die Abheilung des Geschwürs Verlust von Aufmerksamkeit bedeuten und unterbewusst nicht im Interesse des Patienten sein. In einem anderen Fall führt der Verlust der körperlichen Unversehrtheit zu einer negativen Körperwahrnehmung, aus der sich eine Depression entwickeln kann, die wiederum Ursache für die Vereinsamung des Patienten ist.

Aktuelle, potentielle, generelle und individuelle Probleme lassen sich auch für wundspezifische Situationen beschreiben (s. Tab. 5.8).

Die Möglichkeiten und Fähigkeiten, die einem Patienten zur Verfügung stehen, um seine Situation zu bewältigen und zu seiner Gesundung beizutragen, nennt man auch Ressourcen (franz. Quelle). Patienten mit chronischen Wunden lehnen eine aktive Auseinandersetzung mit ihrem Defekt häufig bewusst oder unbewusst ab. Die meisten Patienten mit einem Dekubitalgeschwür, z.B. im Sakralbereich, möchten diese Wunden nicht mit Hilfe eines Spiegels gezeigt bekommen. Verdrängung ersetzt die Akzeptanz der Wunde und behindert damit die Auseinandersetzung mit einem grundlegend gestörtem Bild von der Unversehrtheit des eigenen Körpers. Bei extrem nässenden und übel riechenden Wunden erfährt der Patient zusätzlich Gefühle von Scham und Schuld gegenüber den Angehörigen und denjenigen Personen, denen die Pflege „zugemutet" wird. Es erfordert Geduld, Einfühlungsvermögen und Gesprächsbereitschaft,

Tab. 5.9: Beispiele für aktive Beiträge des Patienten zur Situationsverbesserung und mögliche professionelle Unterstützung bei chronischen Wunden

Wundproblem	Aktiver Beitrag des Patienten	Professionelle Unterstützung
Venöses Unterschenkelgeschwür	Fußgymnastik, Aktivierung der Muskelpumpe, konsequentes Anlegen von Kompressionsverband oder -strumpf	Zeigen von Wickeltechniken, Anpassen eines Kompressions-strumpfes, Üben des Anziehens, Unterstützung der Cormpliance
Diabetisches Fußgeschwür	Konsequentes Entlasten des Geschwürs: Rollstuhl, Entlastungs-schuh, Orthese	Erläutern der Wichtigkeit der Entlastung, Schulung in Fußbeobachtung und Fußpflege
Druckgeschwür	Aktive Druckentlastung nach Möglichkeit des Patienten	Erklären der Zusammenhänge zwischen Druck und Geschwür; Ermunterung zur Mitarbeit
Stark nässende oder übel riechende Wunde	Aussprechen der Ängste und Gefühle gegenüber Pflegenden und Angehörigen	Auswahl saugstarker/geruchs-reduzierender, dicht abschließender Verbandmaterialien, Verbesserung der Lebensqualität

den Patienten aus seiner Haltung des „Mitsichgeschehenlassens" hin zu einem aktiven Beitrag zur Situationsverbesserung zu bewegen. Werden beispielsweise dem Patienten die Zusammenhänge zwischen Druck und Wunde erklärt und wird er regelmäßig zur aktiven Mitarbeit bei der Druckentlastung ermuntert, fördert das seine Selbstständigkeit. Durch Erklären von Therapie- und Pflegemaßnahmen und verständlichen Beschreibungen des Heilfortschrittes vermindert sich bei dem Patient das Gefühl der Entmündigung (s. Tab. 5.9).

Inwieweit Ressourcen vorhanden und aktivierbar sind, hängt von der körperlichen, geistigen und psychosozialen Verfassung des Patienten ab. Je nach Fortschreiten der Erkrankung kann sich die Situation des Patienten auf allen Ebenen verbessern oder auch verschlechtern. Wichtig ist es, die Möglichkeiten des Patienten in jedem Krankheitsstadium zu erkennen und soweit als möglich zu fördern.

5.4 Nahziel-Formulierung in der Wundbehandlung

Das Fernziel bei der Wundbehandlung ist natürlich die vollständig abgeheilte Wunde. Der oft langwierige Weg dorthin führt über eine Kette von kleinen Schritten – den Nahzielen. Nahziele sollten realistisch und in einer festgelegten Zeit erreichbar sein. Sind die Nahziele nicht in angemessener Zeit realisierbar, müssen die Maßnahmen zum Erreichen des Ziels überdacht und eventuell geändert werden. Erweisen sich die Maßnahmen trotzdem als sinnvoll, war vielleicht das Ziel falsch formuliert und muss neu definiert werden. Kennt man sich mit den Heilungsphasen gut aus und kann deren akute, chronische oder fehlende Stadien erkennen, ist das Festlegen von Nahzielen relativ einfach. Als Faustregel gilt, dass alle akuten Heilungsstadien unterstützt werden und vor allen Störungen

Tab. 5.10: Nahziele für die Heilungsstadien der Wundheilungssphasen

Reinigungsphase	Ziel	Aktion
Akut	Saubere Wundverhältnisse Intakte Blasen Intakte Wundränder und Wundumgebung Infektionsfreie Wunde Erträgliche Schmerzen	Wundreinigung unterstützen Blasen schützen Mazerationen vermeiden Infektion verhindern Schmerzbehandlung
Chronisch	Saubere Wundverhältnisse Infektionsfreie Wunde Überführung in die akute Reinigungsphase	Wundreinigung unterstützen Vorhandene Infektion bekämpfen Nekrosen, Beläge entfernen
Fehlend	Nekrose-freie Wunde Überführung in die akute Reinigungsphase	Nekrosen entfernen
Granulationsphase		
Akut	Gesundes Granulationsgewebe unterstützen Verkleinerung der Wunde	Idealfeuchte Wundbehandlung Schutz vor Trauma: Druckentlastung, mechanischer Schutz, atraumatischer Verbandwechsel Schutz vor Infektion Wundruhe erhalten: seltener Verbandwechsel, keine Wundspülung
Chronisch	Gesundes Granulationsgewebe erreichen Überführung in die akute Granulationsphase	Hypergranulation entfernen Austrocknung verhindern Druck und Trauma beseitigen Infektion bekämpfen Durchblutung verbessern
Fehlend	Saubere Wundverhältnisse Überführung in die akute Granulations- oder Reinigungsphase	Nekrosen, Beläge entfernen Austrocknung verhindern
Epithelisierungsphase		
Akut	Geschlossene Wunde	Idealfeuchte Wundbehandlung Schutz vor Trauma: Druckentlastung, mechanischer Schutz, atraumatischer Verbandwechsel Schutz vor Infektion Wundruhe erhalten: seltener Verbandwechsel, keine Wundspülung
Chronisch	Saubere Wundverhältnisse Infektionsfreie Wunde Narbenreduktion Überführung in die akute Epithelisierungsphase	Infektion beseitigen Beläge entfernen Hyperkeratosen beseitigen Narbentherapie
Fehlend	Überführung in die akute Epithelisierungsphase, akute Granulations- bzw. Reinigungsphase	Hyperkeratosen beseitigen Wundgrund, Wundrand auffrischen Nekrosen, Beläge beseitigen

geschützt werden müssen, die das rasche Durchlaufen dieses Stadiums behindern könnten. Das Nahziel, z.B. für chronische bzw. fehlende Heilungsstadien ist das Überführen in ein akutes Stadium (s. Tab. 5.10).

In der Wundbehandlung sind die Pflegeziele von den therapeutischen Zielen praktisch nicht zu trennen. „Saubere Wundverhältnisse" sind sowohl das pflegerische als auch das therapeutische Ziel. Ärztliche und pflegerische Maßnahmen greifen ineinander, um dieses Ziel zu erreichen.

Auch der Patient wird in die Zielsetzung miteinbezogen, Ziele für den Patienten sind: Wissen über Ursachen und Zusammenhänge seiner Wunde, Eigenleistungen zur Förderung der Wundheilung, Wiedererlangung körperlicher Fähigkeiten, Vermeiden von Traumen und Noxen (z.B. Rauchen).

5.5 Verbandwechsel

5.5.1 Planung

Effiziente Verbandwechsel sind gut vorbereitet. Die vier wichtigen Bereiche, die in dessen Planung einbezogen werden, sind der zeitliche Aufwand, der personelle Aufwand, die hygienischen Notwendigkeiten und das bereitzustellende Material.

Zeitlicher Aufwand

Die Zeit, die für einen Verbandwechsel eingeplant werden muss, hängt davon ab, wie groß die Wunde ist und wie aufwendig der Verband ist, ob es sich um einen pflegerischen Verbandwechsel handelt oder um einen mit therapeutischen Maßnahmen. Muss Zeit eingeplant werden für Ausmessen und Fotodokumentation der Wunde? Ist Anlegen von Schutzkleidung notwendig? Wann ist der günstigste Zeitpunkt für den Verbandwechsel, wie häufig (pro Tag, pro Woche) soll er stattfinden? Die Verbandwechselhäufigkeit sollte regelmäßig hinterfragt werden. Der angeordnete Wechsel alle 3 Tage erübrigt nicht die tägliche Kontrolle von Sitz und Beschaffenheit des Verbandes. Eventuell ist ein früherer Wechsel notwendig oder es macht Sinn, das Intervall nach Rücksprache mit dem Arzt zu verlängern. Sind Schmerzmittel für den Patienten verordnet, muss die Verabreichung rechtzeitig vor dem Verbandwechsel eingeplant werden!

Personeller Aufwand

Wie viel Personen benötigt werden, hängt davon ab, wie aufwendig der Verbandwechsel ist. Bei großen Verbänden ist auf jeden Fall wenigstens eine zweite Person notwendig, um z.B. den Patienten sicher zu lagern, die Dokumentation zu unterstützen und Materialien anzureichen.

Hygienische Anforderungen

Bei mehreren Verbänden auf einer Station muss die Reihenfolge – zuerst aseptischer, dann septischer Verbandwechsel – nicht zwingend eingehalten werden, weil jeder einzelne Verbandwechsel so ausgeführt wird, dass eine Keimübertragung nicht stattfindet (Assenheimer 2000). Hierfür ist es sinnvoll, den Verbandwagen nicht mit in das Patientenzimmer zu nehmen. Stattdessen wird das notwendige Material auf ein Tablett oder einen Rollwagen bereitgelegt, deren Flächen frisch mit 70 %igem Isopropylalkohol desinfiziert

werden. Die Platzierung der Materialien erfolgt hygienisch sinnvoll getrennt nach sterilen und nichtsterilen Produkten. Generell ist das Set-System, bei dem die benötigten sterilen Materialien und Instrumente zusammen verpackt sind, zu bevorzugen.

Im Patientenzimmer werden die nichtsterilisierten Materialien patientennah, die sterilisierten Materialien patientenfern plaziert. Auf diese Weise „wandern" die sterilen Produkte über die unsterilen und nicht umgekehrt. Vom hygienischen Standpunkt unbedingt wünschenswert ist der Verbandwechsel mit zwei Personen. Eine Person führt die Arbeiten am Patienten aus, ein Assistent reicht alle benötigten Instrumente und Materialien an, ohne mit dem Patient in Kontakt zu kommen. Gebrauchtes Material und alte Verbände werden vom Verbindenden direkt in den Abwurf entsorgt, gebrauchte Instrumente in Behälter mit Desinfektionsmittel gelegt. Auf diese Weise wird verhindert, dass eine Keimverschleppung vom Patienten auf das Verbandtablett oder den Wagen erfolgt. Nicht gebrauchtes Material kann so aus dem Patientenzimmer mitgenommen und anderweitig weiterverwendet werden. Vorraussetzung ist, dass der Assistent nach Patientenkontakt, z.B. nach Lagern oder Halten einer Extremität die Hände desinfiziert, bevor er

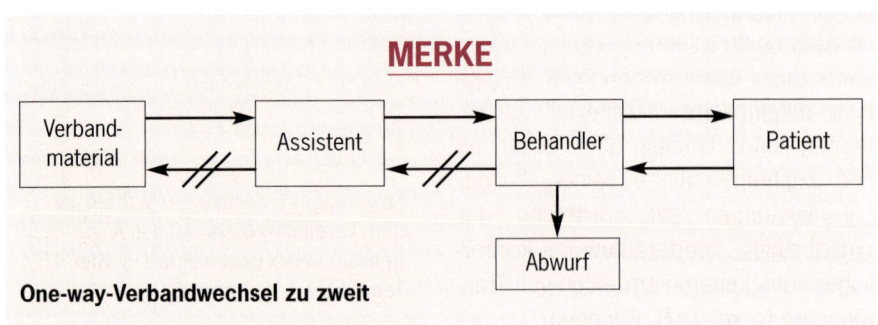

MERKE

One-way-Verbandwechsel zu zweit

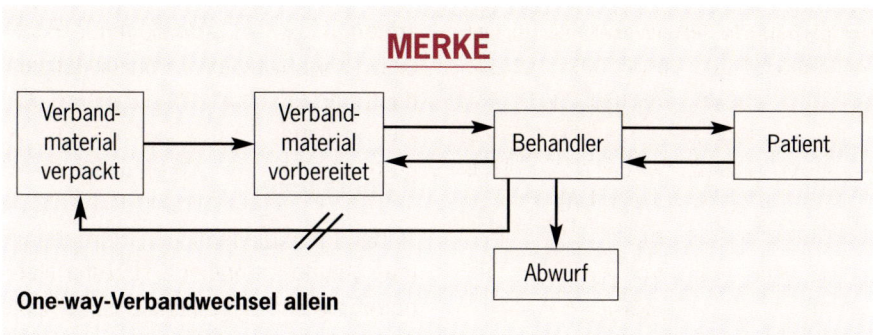

MERKE

One-way-Verbandwechsel allein

wieder seine Rolle als „Anreicher" übernimmt.

Ein hygienisch einwandfreier Verbandwechsel ohne Assistenten erfordert viel planende Routine vonseiten des Ausführenden. Alle benötigten Materialien müssen auf einer sterilen Unterlage vorbereitet werden. Instrumente werden auf einem sterilen Tuch vorbereitet, Kompressen wenn nötig schon vorab mit Reinigungslösung bzw. Antiseptikum getränkt, Salben eventuell auf sterile Spatel oder Kompressen aufgetragen. Bei Kompressen, Wundauflagen und sterilen Einmalartikeln wird die Innenseite der sterilen Verpackung nach dem Aufreißen als Unterlage benutzt. Erst wenn alles bereit liegt, wird der Verbandwechsel durchgeführt. Es versteht sich von selbst, dass der Wechsel ohne große Unterbrechung zu erfolgen hat, um die Kontamination der offen liegenden Instrumente und Materialien durch Luftkeime so gering wie möglich zu halten. Wurde bei der Vorbereitung etwas vergessen, muss der Behandelnde seine Handschuhe wechseln, bevor er das Versäumnis nachholen kann.

Bei großen infizierten Wunden oder bei isolierten Patienten (MRSA) ist für ausreichend frische Schutzkleidung, Mund-Nasenschutz, Haarschutz und entsprechende Abwurfbehälter vor dem Patientenzimmer zu sorgen. Da die Gefahr der Keimübertragung auf Mitpatienten sehr groß ist, sollen Patienten mit infizierten Wunden und solche mit aseptischen Wunden in getrennten Zimmern untergebracht werden. Große Verbände sollen in einem Einzelzimmer oder separaten Verbandzimmer durchgeführt werden (Bundesgesundheitsblatt 1985).

Bereitzustellendes Material

Besonders sorgfältige Planung erfordert die Zusammenstellung des für den Verbandwechsel notwendigen Materials (s. Tab. 5.11). Nichts ist lästiger als aus dem Patientenzimmer laufen zu müssen, um noch etwas zu holen! Diagnostisch/therapeutische Verbandwechsel durch den Arzt haben in der Regel einen größeren Bedarf an sterilen Instrumenten (Skalpell, scharfer Löffel, anatomische Pinzetten, Scheren). Hier ergeben sich auch häufig Therapieänderungen, die nicht vor-

MERKE

Bei Planung und Durchführung von Verbandwechseln in der Klinik sind in jedem Fall die hausinternen Hygienepläne bzw. Standards und Vorgaben der Hygieneabteilung zu beachten.

Tab. 5.11: Zusammenstellung steriler und unsteriler Instrumente und Materialien für den Verbandwechsel

Steril		Unsteril
Instrumente	**Sonstiges**	**Wundbehandlung**
Anatomische Pinzetten Chirurgische Pinzetten Scheren Scharfer Löffel Skalpell Knopfkanüle und -sonden Klammerentferner	Einmalhandschuhe Abdecktuch	Enzympräparate, Salben, Gele, Puder Notwendigkeit und Sinn hinterfragen! Weniger ist mehr! (siehe Kap. 7)
Wundreinigung		**Verbandfixierung**
Spüllösungen Antiseptika (strenge Indikation) Watteträger Kompressen, Tupfer		Binden Fixierpflaster (Rolle, Vlies) Netz-Schlauch- verband
Wundabdeckung		**Sonstiges**
Wundauflagen Saugkompressen Tamponaden Wund- schnellverbände		Hände- desinfektionsmittel Einmalhandschuhe Verbandschere Abwurfbeutel

her planbar sind. Auch bei der Tablett-methode hält sich der zeitliche Beschaffungsaufwand für fehlende Dinge in Grenzen, wenn der gut gefüllte(!) Verbandwagen direkt vor der Zimmertür platziert ist. Für Verbandwechsel bei isolierten Patienten ist in oben genannten Fällen ein „Stand-by-Kollege" vor der Türe hilfreich, um den Umkleideaufwand in Grenzen zu halten.

5.5.2 Durchführung des Verbandwechsels

Jede Wunde hat ihre Besonderheit und stellt eigene Ansprüche an die Verbandtechnik des Behandlungsteams.

Trotzdem gibt es grundlegende Prinzipien im Ablauf des Verbandwechsels, die für praktisch alle Wundtypen Gültigkeit besitzen.

Vorbereitung

Neben den planerischen Vorbereitungen von Personalbedarf, Materialvorbereitung und Hygienemaßnahmen wie sie im vorigen Kapitel besprochen wurden, sind die patientennahen Vorbereitungen von Wichtigkeit. Während des Verbandwechsels sollen nicht unnötig Keime verwirbelt werden. Aus diesem Grund werden Türen und Fenster geschlossen, das Betten von Nachbarpatienten unterlassen. Reinigungsdienst und Personen, die nichts mit dem Verbandwechsel zu tun haben, verlassen nach Möglichkeit das Zimmer. Der Patient wird auf den bevorstehenden Verbandwechsel vorbereitet und soweit er dazu bereit und in der Lage ist, über die Gründe und die Vorgehensweise informiert. Das Persönlichkeitsrecht des Patienten sollte gewahrt und die Wunde mit Wandschirm oder Bettvorhang vor Blicken geschützt werden. Das Bett wird auf bequeme Arbeitshöhe gebracht und der Patient bequem und schmerzfrei gelagert. Die Wunde soll dabei gut zugänglich und der stärksten vorhandenen Lichtquelle (Fenster, künstliches Licht) zugewandt sein. Eine wasserdichte Unterlage schützt das Bett vor Nässe und Verunreinigungen.

Durchführung

Oberstes Gebot bei allen Verbänden ist das „Non-touch"-Prinzip (Bundesgesundheitsblatt 1985). Das bedeutet, dass alle Instrumente und Materialien, die in direkten Kontakt mit der Wunde kommen, steril sein müssen. Häufig ergeben sich Kontroversen zwischen Hygiene und Praktikern bei der Frage, ob und zu welchem Zeitpunkt des Verbandwechsels sterile bzw. unsterile Handschuhe getragen werden müssen. Unter Anwendung des „Nontouch"-Prinzips könnte man sich auf die folgende Vorgehensweise einigen: Zu Beginn und nach Abschluss des Verbandwechsels wird eine hygienische Händesdesinfektion durchgeführt. Die richtige Kleidung ist kurzärmelig (Schmuck ablegen) oder hat geschlossene Ärmelbündchen.

Zum Eigenschutz werden während aller Tätigkeiten unsterile Handschuhe getragen. Die unsterilen Handschuhe werden nach dem Lösen und Abwerfen des alten Verbandes gewechselt, wenn die Arbeit am Patienten unterbrochen wird oder wenn eine Kontamination aus der Wunde stattgefunden hat. Sterile Handschuhe werden bei Palpation der Wunde getragen oder wenn das Auf- oder Einbringen der primären Wundauflage direkt mit den Fingern geschieht. Wird mit sterilen Instrumenten gearbeitet, sind sterile Handschuhe nicht zwingend erforderlich.

Spüllösungen (NaCl 0,9 %, Ringer-Lösung) sind nicht konserviert. Die Größe der geöffneten Flasche sollte dem tatsächlichem Bedarf angepasst sein, da die Lösungen nicht aufbewahrt werden dürfen. Aseptische Wunden werden von innen nach außen gereinigt, septische Wunden von außen nach innen. Für jeden Wischvorgang wird eine

neue sterile Kompresse bzw. neuer Watteträger benutzt. Hat der Patient mehr als eine Wunde, werden bei Reinigungsmaßnahmen für jede Läsion eigene Instrumente benutzt. Sollen Wundbehandlungsmittel (z.B. Enzympräparate, Hydrogele) aufgetragen werden, geschieht das mit sterilen Spateln entweder direkt in die Wunde (jede Portion ein neuer Spatel!) oder indirekt auf eine sterile Kompresse, die danach auf die Wunde aufgebracht wird. Die primäre Wundauflage, die in unmittelbarem Kontakt zur Wundoberfläche steht, wird mit sterilen Pinzetten eintamponiert (z.B. Alginate) bzw. aufgelegt. Die Fixierung mit Pflastern, Fixiervlies oder Binden kann ohne Handschuhe erfolgen, da das den Umgang mit dem Klebematerial erleichtert. Bei selbstklebenden Wundauflagen ist zu beachten, dass sie nur auf trockener, fettfreier Haut richtig gut haften können. Wundauflagen werden – sofern das von Herstellerseite überhaupt möglich ist – mit einer sterilen Schere zerschnitten. Die Reste müssen, wenn sie nicht sofort mitverbraucht werden können, verworfen werden, da die Sterilität nicht mehr gewährleistet ist.

Die Beurteilung der Wundverhältnisse beginnt nach dem vorsichtigen (!) Entfernen des alten Verbandes von der Wunde. Auf keinen Fall darf der alte Verband unbesehen weggeworfen werden! Exsudatmenge, -farbe und -geruch geben wichtige Hinweise auf Heilungsstadium, vorhandene Infektionen und Eignung der bisher benutzten Wundauflage. Die Beobachtungen werden zur Therapieentscheidung herangezogen und dokumentiert. Die endgültige Wundbeurteilung erfolgt nach Beendigung der Wundreinigung.

MERKE

Hygienische Händedesinfektion heißt:
3 ml Desinfektionsmittel etwa 30 Sekunden lang einreiben, bis die Hände trocken sind.

Medizinproduktegesetz § 4

(1) Es ist verboten, Medizinprodukte ... anzuwenden, wenn

1. der begründete Verdacht besteht, dass sie die Sicherheit und die Gesundheit der Patienten, der Anwender oder Dritter bei sachgemäßer Anwendung, Instandhaltung und ihrer Zweckbestimmung entsprechender Verwendung über ein nach den Erkenntnissen der medizinischen Wissenschaften vertretbares Maß hinausgehend gefährden oder ...

(Zuwiderhandeln: Geldstrafe oder Freiheitsstrafe bis zu 5 Jahren)

2. ihr Verfalldatum abgelaufen ist.

(Nichtbeachtung: Ordnungswidrigkeit, Geldstrafe bis zu 25.000 Euro)

Lagerungshilfen, Wundversorgungssysteme, steriles Einmalmaterial, Wundauflagen, Instrumente sind Medizinprodukte. Die Verantwortung für ihre einwandfreie Beschaffenheit und Unbedenklichkeit liegt beim Anwender.

Abschluss

Nach dem Verschließen des Abwurfbeutels wird der eigentliche Verbandwechsel mit der hygienischen Händedesinfektion abgeschlossen. Bei Bedarf werden fettende Pflegeprodukte auf die Verband-umgebende Haut aufgetragen, danach wird der Patient bequem gebettet und zugedeckt. Die abschließenden Arbeiten beinhalten die Desinfektion der Ablageflächen und bei Bedarf das Lüften des Zimmers. Der Abfall wird aus dem Zimmer gebracht und die gebrauchten Instrumente der Aufbereitung zugeführt. Die Dokumentation der Wundverhältnisse und der pflegerischen bzw. therapeutischen Maßnahmen erfolgt zeitnah im Anschluss an die Wundvisite (s. Tab. 5.12).

5.6 Dokumentation der Wundversorgung

Die Heilung speziell von chronischen Wunden ist oft eine sehr langwierige Angelegenheit, die sich über Wochen und Monate hinziehen kann. Fortschritte lassen sich daher natürlich nicht von einem Tag auf den anderen erkennen. Man sollte bei stabilen Wundverhältnissen dem einmal ausgewähltem Therapieprinzip genügend Zeit lassen, bevor über seinen Erfolg oder Misserfolg geurteilt wird. Eine ausführliche Befunderhebung mit Ausmessen der Wunde alle 7 Tage reicht in der Regel aus, um Heilungstendenzen erkennen zu können und bei Bedarf die Therapie beizubehalten oder zu ändern. Bei akuten Veränderungen (z.B. starker Geruch des Exsudats) werden zu jedem Zeitpunkt die Therapiemaßnahmen neu überdacht. Die Dokumentation der Befunde erfolgt übersichtlich, damit alle an der Behandlung beteiligten Personen die Informationen rasch erfassen und bewerten können. Die in regelmäßigen zeitlichen Abständen festgehaltenen Daten definierter Parameter, wie Wundgröße, Exsudatmenge oder Infektionszeichen verhindern subjektive Aussagen, wie: die Wunde sieht „besser" oder „schlechter" aus. Neben der rechtlichen Verpflichtung ist eine sorgfältige Dokumentation der Befunde und der eingeleiteten und durchgeführten Therapie- und Pflegemaßnahmen unabdingbare Vorraussetzung für eine nachvollziehbare und kontinuierliche Arbeit des Wundbehandlungteams, das sich in seiner personellen Zusammensetzung häufig verändert. Eine transparente und lückenlose Dokumentation

Tab. 5.12: Chronologische Abfolge von Vorbereitung, Durchführung und Abschluss des Verbandwechsels (Standard „Verbandwechsel Wunde" des Diakonie Klinikums, Stuttgart)

Vorbereitung	Durchführung	Abschluss
■ Bei Bedarf: rechtzeitige Schmerzmedikation	1. Hygienische Händedesinfektion (Cave: Kittelärmel, Armbanduhren!)	■ Abwurfbeutel verschließen
■ Sorgfältige Materialplanung, Richten der benötigten Materialien	2. Unsterile Handschuhe anziehen	■ Hygienische Händedesinfektion
■ Personalplanung (wenn möglich, zu zweit)	3. Verband lösen, vorsichtiges Entfernen der Wundauflage (wenn nötig, mit NaCl 0,9 % anweichen)	■ Pflege der umgebenden Haut nicht vergessen
■ Hygienemaßnahmen planen (Schutzkittel, Mundschutz notwendig? Anforderungen siehe Hygienehandbuch)	4. Kontrolle des Verbandes: Exsudatmenge, -farbe, -geruch? Beurteilung der Wundverhältnisse <u>vor</u> der Reinigung (Beurteilung siehe Dokumentationsblatt Wunde)	■ Patient lagern und zudecken
		■ Bei Bedarf Ablagefläche desinfizierend reinigen
■ Ablagefläche für Verbandmaterialien desinfizierend reinigen	5. Verband zusammen mit den unsterilen Handschuhen entsorgen	■ Bei Bedarf Zimmer lüften
■ Zweckmäßiges Platzieren der Verbandmaterialien: – Patientennah: Abwurfbeutel, Abwurfbehälter, nicht sterilisiertes Material – Patientenfern: sterilisiertes Material – Für sterile Ablagefläche sorgen (z.B. geöffnete Sterilverpackung)	6. Weiteres Arbeiten mit (ggf. sterilen) Handschuhen bzw. sterilen Instrumenten	■ Abfall entsorgen (aus dem Zimmer entfernen)
		■ Gebrauchte Instrumente der Aufbereitung zuführen
	7. Bei Bedarf Wundreinigung durch chirurgisches Débridement. Spülen mit NaCl 0,9 % oder Ringer-Lösung mittels Spritzen bzw. Miniplasco-Flaschen; Austupfen mit sterilen Kompressen oder sterilen Watteträgern (pro Arbeitsgang frischen Träger/Kompresse benutzen)	■ Dokumentation der Behandlung (siehe Dokumentationsbogen)
		■ Bei Bedarf den Verbandwagen auffüllen
■ Patientenumgebung beachten: – Fenster und Türen schließen – Kein Reinigungsdienst im Zimmer – Kein Betten von Nachbarpatienten – Für entspannte Arbeitshöhe sorgen – Für gute Beleuchtung sorgen	8. Wundumgebung gut trockentupfen (Wundauflagen haften besser auf trockener Haut)	
	9. Wundbeurteilung <u>nach</u> der Reinigung (siehe Dokumentationsblatt Wunde)	
■ Einbeziehen des Patienten: – Patient informieren – Persönlichkeitsrecht wahren, Patient bzw. Wunde vor Blicken schützen – Patient bequem lagern	10. Eventuell aseptisches Auftragen von Wundbehandlungsmitteln (sterile Spatel)	
	11. Auflegen der sterilen Wundauflage gemäß Gebrauchsanweisung	
	12. Handschuhe bzw. Instrumente abwerfen	
	13. Fixierung der Wundauflage	

erhöht die Sicherheit des Patienten und gilt als Qualitätsnachweis für die Behandlung. Erreichen der Pflegeziele und Therapieerfolg lassen sich leicht feststellen, notwendige Änderungen in Zielformulierung und Maßnahmen schneller einleiten.

5.6.1 Rechtliche Aspekte

Der Patient hat einen Rechtsanspruch auf eine sichere Versorgung nach den aktuellen Erkenntnissen der Medizin und Medizintechnik. Auch auf dem Gebiet der Wundbehandlung wird vorausgesetzt, dass die für die Behandlung Verantwortlichen in der Lage sind, eine sichere Versorgung nach den Regeln der Kunst zu gewährleisten. Das Grundverständnis über das, was eine gute Wundversorgung ausmacht, hat sich in den letzten 10 Jahren grundlegend gewandelt, die Therapiemöglichkeiten haben erheblich zugenommen und entwickeln sich rasant weiter. Die Prinzipien der modernen Wundbehandlung sind inzwischen allgemein anerkannter Stand des Wissens und in Fachzeitschriften und Lehrbüchern nachzulesen. Alle für Gesundheit und Leben eines Menschen verantwortlichen Berufsgruppen sind verpflichtet, sich laufend fortzubilden, um dem Patienten eine Behandlungsqualität bieten zu können, die den wissenschaftlich anerkannten Regeln entspricht und auf die der Patient einen rechtlichen Anspruch hat. Schulungen, Aus- und Fortbildungen auf dem Gebiet der modernen Wundbehandlung sind daher selbstverständliche Pflicht. Tritt ein Gesundheitsschaden, wie Wundinfektion oder Dekubitus ein, hat im Streitfall jeder mit rechtlichen Konsequenzen zu rechnen, der die erforderliche Sorgfaltspflicht vernachlässigt, d.h. nicht eine den aktuellen wissenschaftlichen Erkenntnissen entsprechende Versorgung geleistet hat. Strafrechtliche Konsequenzen wegen Körperverletzung oder im Extremfall fahrlässiger Tötung sind nur zu befürchten, wenn zweifelsfrei nachgewiesen werden kann, dass der Körperschaden durch ärztliche oder pflegerische Fehlleistung eingetreten ist. Dieser Nachweis ist in der Regel nur sehr schwer zu führen. Zivilrechtliche Klagen auf Schmerzensgeld oder Schadensersatz dagegen haben gute Aussicht auf Erfolg, wenn der Behandelnde nicht nachweisen kann, dass er seiner Sorgfaltspflicht nachgekommen ist, um den Schaden zu verhindern. Fehlt eine lückenlose und aussagekräftige Dokumentation, die die Behandlungsqualität belegt, greift die Beweislastumkehr. Dem Angeklagten muss nicht nachgewiesen werden, dass er etwas falsch gemacht hat, sondern der Angeklagte muss beweisen, dass er alles richtig gemacht hat. Kann er dies aufgrund fehlender schriftlicher Dokumentation nicht, muss er für den Schadensfall haften, auch wenn ihm selbst kein Behandlungs- oder Pflegefehler nachgewiesen werden kann. Dokumentation ist demnach eine rechtliche und therapeutische Pflicht. In Tabelle 5.13 sind Beispiele für Mängel in der Dokumentation, die haftungsrechtliche Konsequenzen haben können (Röhlig 1997) und Beispiele für deren Vermeidung zusammengestellt.

Tab. 5.13: Beispiele haftungsrechtlich relevanter Versäumnisse in der Dokumentation und ihre Vermeidung

Versäumnisse in der Dokumentation, die haftungs-rechtliche Folgen haben können (Röhlig 1997)	Mögliche Maßnahmen zur Vermeidung von Dokumentationsmängeln
Drohende Dekubitusgefährdung bei Risikopatienten wird nicht von Beginn an in den Patientenunterlagen vermerkt	■ Bewertung des Dekubitusrisikos wird mit Risiko-skala (z.B. Braden-Skala, s. Kap. 17.1) zu Beginn und in erforderlichen Abständen durchgeführt ■ Erhebung des Ernährungszustandes
Erste Wahrnehmung eines beginnenden Dekubitus wird nicht dokumentiert	■ Regelmäßige Kontrolle und Beurteilung gefährdeter Prädelektionsstellen (Fingertest s. Kap. 5.1.1); Dokumentation sowohl auffälliger, als auch unauffälliger Befunde ■ Dokumentation durchgeführter prophylaktischer Maßnahmen ■ Ersterhebung des „Ist-Zustandes" einer schon vorhandenen Wunde sofort nach der Aufnahme des Patienten (Fotodokumentation)
Die Prophylaxe und Behandlung entspricht nicht dem anerkannten und aktuellen Stand der Wissenschaft	■ Durchführungen und Nachweis von Schulungen, Fort- und Weiterbildungen ■ Dokumentation der durchgeführten Maßnahmen und angewandten Wundversorgungssysteme ■ Dokumentation von Lagerungssystemen und Bewegungsförderungsmaßnahmen
Die angeordneten und getroffenen Maßnahmen zur Prophylaxe und Behandlung sind nicht dokumentiert	■ Zeitlich lückenlose und transparente Dokumentation aller therapeutischen und pflegerischen Maßnahmen ■ Beachtung der Anordnungskompetenz des Arztes ■ Telefonische Anordnungen dokumentieren und kennzeichnen
Dokumentation erfolgt nicht zeitnah (spätestens bei Schichtende) seitens des verantwortlich zeichnenden Mitarbeiters	■ Zeitnahe Dokumentation nach Verbandwechselende ■ Dokumentation der Durchführungsnachweise mit Datum und Uhrzeit ■ Persönliche (nicht übertragbar!) Dokumentation mit Handzeichen versehen ■ Eintragungen nicht mit Bleistift vornehmen ■ Eintragungen leserlich und nachvollziehbar machen ■ Nachträge als Nachträge kennzeichnen und mit Handzeichen versehen
Gründe für nicht durchgeführte Prophylaxe oder Therapie- bzw. Pflegemaßnahmen sind nicht erläutert	■ Gründe für die Unterlassung dokumentieren. „Überlastung" als Hinderungsgrund für nicht durchgeführte Maßnahmen gilt nur bei vorrangiger Versorgung von Notfällen

Wunddokumentation

® ConvaTec
WUNDVERSORGUNG

Name _____ Vorname _____ Wundart _____ Datum _____ Uhrzeit _____

Informationssammlung	Problemstellung	Zielvorgabe	Planung	Beurteilung Zielvorgabe
Entstehungsursache _____	Lokalisation (siehe Diagramm)_____	○ Wundreinigung unterstützen	Behandlung (n. Anordnung Arzt) _____	○ Wundheilung abgeschlossen

Entstehungsursache _____

Heilungsverlauf (nach Robert-Koch-Institut)
○ Aseptische Wunde
○ Kontaminierte Wunde
○ Infizierte Wunde

Wundheilung beeinflussende Faktoren
○ Alter _____
○ Adipositas
○ Kachexie

○ Anämie
○ Diabetes mellitus
○ maligner Tumor

○ Vitaminmangel
○ Infektionserkrankung
○ Cortison-, Zytostatika-, Antibiotikagabe
○ Allergie
○ Arteriosklerose / AVK
○ herabgesetzte Immunitätslage

○ _____
○ _____

Problemstellung

Lokalisation (siehe Diagramm)_____

Klassifikation/Dekubitus (siehe Rückseite)
Stadium: _____
Wundgröße (cm)   Länge _____
                 Breite _____
                 Tiefe _____
Wundbeschaffenheit _____

Wundheilungsphasen (vorherrschende Phase ankreuzen)
○ Exsudationsphase
○ Granulationsphase
○ Epithelisierungsphase

Exsudat	Granulation	Epithelisierung
○ serös	○ blaß	○ beginnend, rosa
○ blutig	○ zyanotisch	
○ eitrig	○ frisch - rot	○ abgeschlossen

○ Nekrose
○ Fibrinbeläge
Infektionszeichen:
(Rötung – Schwellung – Überwärmung – Schmerz – Funktionseinschränkung)
Wundränder:
○ Taschenbildung
○ Unterminierung der Wundränder
○ _____
Wundumgebung:
○ unauffällig   ○ ödematös geschwollen
○ gerötet   ○ _____
○ mazeriert   ○ _____

Zielvorgabe

○ Wundreinigung unterstützen
○ Sekretaufnahme gewährleisten
○ Granulationsgewebe schützen
○ Atraumatischer Verbandwechsel
○ Epithelisierung fördern
○ Verringerung des Narbenausmaßes

Planung

Behandlung (n. Anordnung Arzt) _____
Name Arzt _____
Wundreinigung _____
Verband _____
Sonstiges _____
Pflege der Wundumgebung

Erfassung der Pflegezeitminuten für Vorbereitung
Zimmer _____ min.
Patient _____ min.
Materialien _____ min.
gesamt _____ min.
Anzahl der Pflegekräfte _____
Unterschrift der Pflegekraft _____

Notieren Sie in der Pflegedokumentation das Anfangsdatum der Wunddokumentation.

Beurteilung Zielvorgabe

○ Wundheilung abgeschlossen
Datum: _____
Pflegezeitminuten für die Vorbereitung
gesamt: _____ min.
Pflegezeitminuten für die Durchführung der VW x Anzahl der Pflegekräfte: _____ min.
Materialverbrauch:
_____

○ Anlage einer neuen Wunddokumentation
Datum: _____
Bemerkungen:
_____

Lokalisation der Wunde

Wundlokalisationsdiagramm

Benutzen Sie das Diagramm zur genauen Beschreibung der Wundlokalisation (bitte ankreuzen).

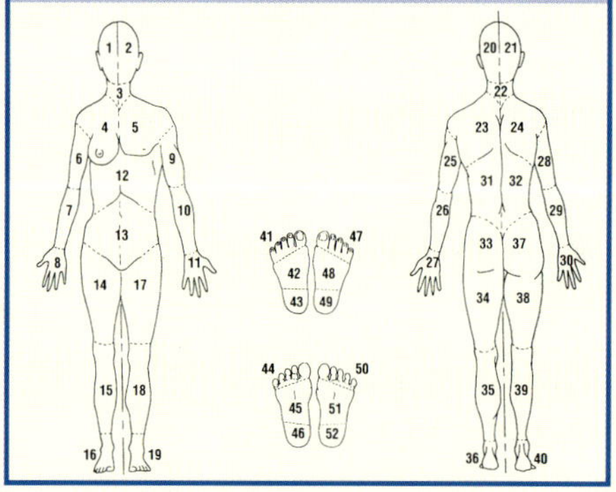

Fotodokumentation

Hier können Sie Fotos von der Wunde einkleben.

Wundlokalisation / Diagramm

Datum _____ Uhrzeit _____ Unterschrift der Pflegekraft _____

Spezielles Wundmanagement _____
_____
_____

Abb. 5.13: Wunddokumentationsbogen der Fa. ConvaTec

5.6.2 Dokumentations- systeme

Dokumentationsbogen

Nach wie vor ist das handschriftliche Festhalten von Informationen die einfachste und preiswerteste Form der Dokumentation. Natürlich bedeutet die Schreibarbeit einen großen zeitlichen Aufwand, der sich jedoch reduzieren lässt, wenn man von der freien Beschreibung auf ein standardisiertes Ankreuzsystem übergeht. Wundzustand und Behandlungsverlauf werden nicht wörtlich ausformuliert, sondern in definierten Größen vorgegeben und je nach Wundgegebenheiten ausgewählt bzw. eingetragen. Vorteil dieser Methode ist, dass alle wichtigen Informationen über Heilungsverlauf und durchzuführender Pflegemaßnahmen rasch aufzufinden sind und dass oft wenig aussagekräftige subjektive Wundbeschreibungen vermieden werden.

Beispiele standardisierter Dokumentationsbogen sind in der Literatur zu finden (Deutschle 1996), werden aber auch von Firmen zur Verfügung gestellt (s. Abb. 5.13).

Sinnvoll kann es sein, selbst einen Dokumentationsbogen zu entwerfen, der dem Bedarf und den Gegebenheiten im eigenen Umfeld angepasst ist. Dabei ist zu überlegen, ob man speziell eine Dekubitusdokumentation verfassen möchte oder ob die Dokumentation generell bei allen sekundär heilenden Wundtypen einsetzbar sein soll. Um die Anzahl der Formulare in Grenzen zu halten, sollte man versuchen, Wundanamnese, Heilungsverlauf, Pflegeplan und Durchführungsnachweise auf einem Bogen unterzubringen. Bei Dekubitusdokumentationen erweitert sich

das Spektrum der zu erfassenden Daten um Risikoskalen (s. Kap. 17.1) und um die Planung und die Durchführungsnachweise von Dekubitusprophylaxe bzw. Bewegungsförderungsmaßnahmen. Erfahrungsgemäß bieten Lösungen auf gefalteten DIN-A3-Blättern genügend Raum für alle Erfordernisse. Sie lassen sich auch problemlos in die gängigen Patientenaktensysteme einfügen. Wichtig ist, dass die zu erfassenden Daten übersichtlich gegliedert sind und dass der Bogen sich selbst erklärt, d.h. dass zum Ausfüllen keine Anleitung notwendig wird. Die Dokumentation des Wundzustandes kann unterschiedlich ausführlich gestaltet sein, sollte aber auf jeden Fall folgende Parameter enthalten: Wundlokalisation, Wundgröße, Kurzbeschreibung von Wundgrund und Exsudatmenge und vorhandene Infektionszeichen (s. Abb. 5.14).

Fotodokumentation

Fotos ergänzen die schriftliche Dokumentation, können sie aber auf keinen Fall ersetzen! Trotzdem gibt es gute Gründe, Zeit und Mühe in eine gute Fotodokumentation zu investieren:

- „Ein Bild sagt mehr als 1000 Worte": Auf einem detailscharfen Foto erkennt man Feinheiten, die einem während des Verbandwechsels entgehen können.

- Das menschliche Gedächtnis ist kurz. Erst wenn man die Aufnahmen eines über Wochen dokumentierten Heilungsverlaufs vergleicht, stellt man erstaunt fest, welche Fortschritte bei einer Wunde zu erkennen sind, von der man glaubte, sie würde stagnieren.

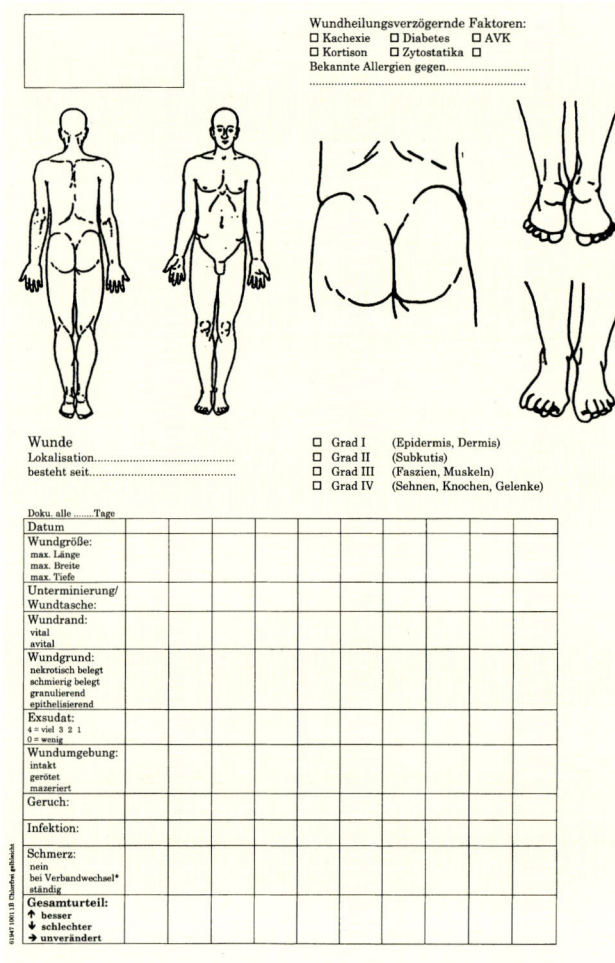

Wundheilungsverzögernde Faktoren:
☐ Kachexie ☐ Diabetes ☐ AVK
☐ Kortison ☐ Zytostatika ☐
Bekannte Allergien gegen.........................
....

Wunde
Lokalisation...
besteht seit...

☐ Grad I (Epidermis, Dermis)
☐ Grad II (Subkutis)
☐ Grad III (Faszien, Muskeln)
☐ Grad IV (Sehnen, Knochen, Gelenke)

Doku. alle ....Tage

Datum						
Wundgröße: max. Länge max. Breite max. Tiefe						
Unterminierung/ Wundtasche:						
Wundrand: vital avital						
Wundgrund: nekrotisch belegt schmierig belegt granulierend epithelisierend						
Exsudat: 4 = viel 3 2 1 0 = wenig						
Wundumgebung: intakt gerötet mazeriert						
Geruch:						
Infektion:						
Schmerz: nein bei Verbandwechsel* ständig						
Gesamturteil: ↑ besser ↓ schlechter → unverändert						

©1997 1993 18 Chlurfer geföscht

Abb. 5.14-1

Abb. 5.14: Wunddokumentationsbogen des Diakonie Klinikums Stuttgart

Wird ein Patient mit einer bestehenden Wunde aufgenommen, ist zur Absicherung eine exakte Dokumentation der Ausgangssituation unbedingt notwendig. Ein mit Datum versehenes Foto untermauert den Eingangsbefund.

Vorzeigbare Wundverbesserungen ermutigen Patienten und motivieren die Behandelnden.

Fotografisch dokumentierte Heilungsverläufe sind wertvolles Schulungsmaterial in Arbeitskreisen und Fortbildungen.

Sofortbildkameras sind zur Wunddokumentation eher ungeeignet. Ihr einziger Vorteil liegt darin, dass die Aufnahmen sofort in der Patientenakte abgelegt werden können, die Bildqualität ist jedoch in der Regel unbefriedigend. Eine geeignete Kamera muss vor allem bei Nahaufnahmen eine sehr gute Auflösungsqualität besitzen. Digitalkameras mit einer Auflösung von mindestens 3 Megapixel eignen sich sehr gut zur Wundfotografie. Die Bildqualität ist hervorragend, die Bilder lassen sich zeitnah ausdrucken und der Wunddokumentation beifügen oder im Computer archivieren.
Generell sollten bei der Wundfotografie einige Dinge beachtet werden:

Aufnahmen sollten nur mit dem – möglichst schriftlichen – Einverständnis des Patienten gemacht werden.

Lage der Wunde, Abstand zur Wunde und Lichtverhältnisse sollten im Verlauf immer gleich sein.

Es wird empfohlen, generell Blitzlichtaufnahmen zu machen.

Ein Kennungsstreifen mit Zentimetereinteilung wird an die Wunde gehalten oder geklebt. Er gibt Auskunft über die Größenrelation der Wunde und trägt außerdem das Datum und die Initialen des Patienten.

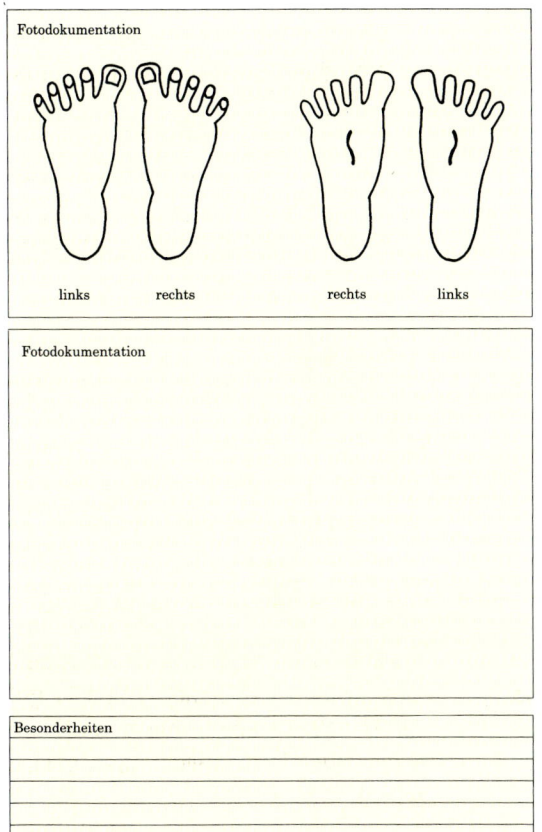

Abb. 5.14-2

*Prämedikation (Schmerzen beim Verbandswechsel) ....

Datum	geplante Pflegemaßnahmen	Häufig-keit	Hz

Durchführungsnachweise

Datum	Hz	Datum	Hz	Datum	Hz	Datum	Hz	Datum	Hz	Datum	Hz	Datum	Hz

Abb. 5.14-3

EDV-gestützte Wunddokumentation

Der Anwendungsbereich von EDV-Programmen zur Wunddokumentation (s. Tab. 5.14) beschränkt sich bislang hauptsächlich auf forschende Wundbehandlungszentren und Wundambulanzen. Ob Computerdokumentationsprogramme flächendeckend die schriftliche Wunddokumentation verdrängen werden, hängt von der EDV-Ausstattung der Stationen ab, von dem Angebot preiswerter Netzwerkversionen der Programme und der Möglichkeit, einen Dienst zu organisieren, der die notwendigen digitalen Fotos erstellt.

Literatur

Assenheimer, B., Schröder, G. Sitzmann, F. (2000): Prinzipien der Wundbehandlung. In: Thiemes Pflege. 9. Aufl., Thieme Verlag, Stuttgart. 1528–1546

Bundesgesundheitsblatt 28 (1985): Richtlinie für die Erkennung, Verhütung und Bekämpfung von Krankenhausinfektionen, 5.1 Wundverband, Verbandwechsel. 278–279

Deutschle, G., Coerper, S., Gottwald, T., Flesch, I., Becker, D., Köveker, G. (1996): Chronische Wunden: Qualitätssicherung durch standardisierte Wunddokumentation, Wundforum 2, 4–7

Hess, C.T. (2002): Clinical Guide Wound Care. 4th ed., Springhouse, Pennsylvania

Kundin, J. J. (1989): A new way to size up wounds. Am. J. Nurs. 2, 206–207

Tab. 5.14: Anbieter von Computerprogrammen zur Wunddokumentation (Auswahl)

Anbieter	Voraussetzungen	Zielgruppe
Dekubit Armbrust – Organisations-Systeme für das Gesundheitswesen Flughafenstr. 17 64546 Mörfelden Walldorf Tel. 06105/717712 www.armbrust.org	Windows 95, 20 MB RAM, Einzelplatzversion, netzwerkfähig	Ambulanter Pflegedienst, Pflegeheime, Klinik
DocuMedis PharmaMedConcept Heinrich-Dauer-Str. 18 52351 Düren Tel. 02421/591331 www.PharmaMedConcept.com	Ab Pentium-I-90 MHz-Prozessor, 16-64 MB RAM, Windows 95/98/2000/ME/NT 4.0 Einzelplatzversion, Client-Serverversion	Ambulanter Pflegedienst, Pflegeheime, Klinik
Hartmann Wundmaster Paul Hartmann AG Postfach 1420 89504 Heidenheim Tel.: 07321/360 www.hartmann-online.com	Pentium-II-400 MHz-Prozessor, 128 MB RAM Windows 98/NT/2000/XP Einzelplatzversion, Mehrplatzlizenz, Client-Serverversion	Ambulanter Pflegedienst
Akestes WundManager Akestes bisher MedicoTec Justus-Liebig-Str. 5 36100 Petersberg Tel.: 0661/38004138 www.akestes.de	Ab Pentium-I-Prozessor, ab 32 MB RAM, Windows 95/98/2000/ME/ NT 4.0/XP Einzelplatzversion, Mehrplatzlizenz, Client-Serverversion	Ambulanter Pflegedienst, Pflegeheime, Klinik
Wundnetz Coloplast GmbH Stefan Weidenauer 040/669807-337 E-mail: dewei@coloplast.com	Windows 98/2000 Digitalkamera Digitizer Pad mit Stift Smart Media Card Reader als USB- oder PCMCIA-Version	Wundnetzpartner
ZWM – WDS I = avoCare Avalon Landwehrstr. 70 A 80336 München Tel.: 089/548440 www.avalon.de	Ab Pentium-II-200 MHz-Prozessor, 64 MB RAM, Windows 95/98/NT/2000/XP Einzelplatzversion, Mehrplatzversion, Client-Serverversion	Ambulanter Pflegedienst, Pflegeheime, Klinik

Parish, C.P., Witowski, J. A. (1983): Decubitus ulcers: how to intervene effectively, Drug Therapy

Röhlig, H.W. (1997): Juristische Aspekte. In: Bienstein, C., Schröder, G., Braun, M., Neander K.-D. Neander: Dekubitus. Die Herausforderung für Pflegende, Thieme Verlag, Stuttgart

Schmidt-Schönbein, H. (2001): Compartment-Syndrom. Ein Erklärungsmodell. Heilberufe spezial – Dekubitus. Urban & Vogel, München

Sussman C., Bates-Jensen, B. M. (1998): Wound Care. A collaborative Practice Manual for Physical Therapists and Nurses, Aspen Publishers, Gaithersburg, Maryland

6   Wundauflagen

6.1   Anforderungen an Wundauflagen

Die Rolle der Wundauflagen hat sich mit den Erkenntnissen zur modernen Wundbehandlung deutlich verändert. Traditionell sollte eine Kompresse die Wunde nach außen schützen, Sekret aufsaugen und als Trägermaterial für die lokal anzuwendenden Arzneimittel dienen. Inzwischen ist eine Wundauflage nicht mehr nur Hilfsmittel, sondern sie stellt selbst das therapeutische Prinzip dar, das in jeder Heilungsphase für optimale Bedingungen sorgen soll:

- In der Reinigungsphase werden Gewebetrümmer, Bakterien, Blut und Exsudat rasch aufgenommen und gebunden. Die starke Saugkapazität verhindert die Mazeration von Wundrand und Wundumgebung.
Trotzdem wird die Wunde nicht trockengelegt. Das Wundexsudat ist reich an Antikörpern, Interferon und Wachstumsfaktoren. Deren Kontakt zur Wundoberfläche ist wünschenswert und soll erhalten bleiben.

- Während der Granulationsphase steht die Wundruhe im Vordergrund. Der Verband verhindert, dass die Wunde austrocknet. Überschüssiges Sekret wird aufgesaugt, die Wundoberfläche aber trotzdem feuchtgehalten. Bei sauber granulierenden Wunden ist der tägliche Verbandwechsel unnötig.

Je länger der Verband auf der Wunde bleiben kann, umso ungestörter heilt die Wunde ab.

- In der Epithelisierungsphase schützt die Wundabdeckung das empfindliche neu gebildete Gewebe und schirmt es gegenüber äußeren Einflüssen ab.

Wichtigste Aufgabe der Wundauflage ist es, für ein warmes, ideal feuchtes Mikroklima auf der Wundoberfläche zu sorgen. Optimale Bedingungen für die Zellteilungsrate aller Zellen und für die Phagozytoseaktivität von Leukozyten und Makrophagen herrschen bei Körpertemperatur und einem feucht-warmen Wundmilieu (s. Kap. 3.2.3). Bei Temperaturen unter 28 °C nehmen Mitose- und Phagozytoseaktivität drastisch ab (Thomas 1990), das Austrocknen der Wunde bedeutet einen unnötigen Verlust lebender Zellen und eine deutliche Verzögerung der Heilungsrate (s. Tab. 6.1).
Die Anforderungen, die heute an Wundauflagen gestellt werden, damit sie ih-

Tab. 6.1: Temperaturen unter Wundauflagen (nach Thomas 1990)

Wundauflagen-Material	Temperatur auf der Wundoberfläche
Unbedeckte Wunde	21 °C
Baumwollgaze	25–27 °C
Polyurethan-Film	30–32 °C
Polyurethan-Schaum	33–35 °C
Hydrokolloid	32–35 °C

rer Aufgabe, eine optimale Heilung zu unterstützen, gerecht werden, sind vielfältig:

Wirksamkeit

- Schutz vor Fremdkörpern, Schmutz,
- Schutz vor Infektion (undurchlässig für Bakterien nach innen und außen),
- Schutz vor Druck und Reibung,
- Schutz vor Wärmeverlust,
- Schutz vor Austrocknung durch Schaffung eines ideal feuchten Klimas,
- Aufrechterhaltung des Gasaustausches (Sauerstoff, Wasserdampf, Kohlendioxid),
- Unterstützung der autolytischen Wundreinigung,
- ausreichende Saugkapazität zum Aufnehmen von Blut, Exsudat, Gewebetrümmern, Bakterien.

Verträglichkeit

- Kein Abgeben von Fasern, Partikeln oder zytotoxischen Substanzen in die Wunde,
- schmerzlos in der Anwendung,
- kein Anhaften an den Wundgrund; atraumatische Verbandwechsel,
- gute Gewebeverträglichkeit,
- geringes allergenes Potential,
- Unterstützung der Wundruhe durch seltene Verbandwechsel in der Granulations- und Epithelisierungsphase,
- gute Akzeptanz beim Patient (Tragekomfort, Kosmetik, Anpassung an Körperformen),
- gute Akzeptanz beim Anwender (leichte Handhabung, kein Reinigungsaufwand nach dem Entfernen),
- sterilisierbar.

MERKE

Der Begriff der **„ideal feuchten"** Wundbehandlung ist nicht mit dem Begriff der **„feuchten Kammer"** zu verwechseln. Eine feuchte Kammer entsteht, wenn sich unter Luftabschluss Wärme staut und Sekret ansammelt, das nicht aus der Wunde abfließen kann. Dadurch wird die Vermehrung von Keimen begünstigt, die Wunde ist hochgradig infektionsgefährdet. Feuchte Kammern bilden sich beispielsweise unter dicken Salbenschichten. Bei der ideal feuchten Wundbehandlung ist ein Gasaustausch gewährleistet. Sauerstoff gelangt durch die Wundauflagen an die Wunde, Wasserdampf kann abdunsten. Überschüssiges Sekret wird aufgesaugt, ohne dass die Wundoberfläche austrocknet. Ein warmes, feuchtes Wundmilieu ist die beste Voraussetzung für Zellteilung und Zellwanderung – d.h. für rasche Granulation und Epithelisierung.

Wirtschaftlichkeit

- Kosteneffektiv,
- in unterschiedlichen Größen lieferbar,
- einfache, sichere Handhabung,
- Vereinfachung der Therapie durch seltene Verbandwechsel,
- möglichst wenig Bedarf an Sekundärverbandstoffen,
- stationär und ambulant in angemessenen Packungsgrößen verfügbar.

Moderne Wundauflagen erfüllen die Aufgabe einer ideal feuchten Wundbehandlung auf unterschiedlichste Weise. Von Naturfasern, die aus Algen gewonnen werden, bis zu synthetischen Superabsorbern reicht das Spektrum der Möglichkeiten. In den letzten Jahren hat sich das Angebot der Wundversorgungssysteme vervielfacht. Inzwischen drängelt sich eine Fülle von Produkten auf dem deutschen Markt, die den Anforderungen an eine ideale Wundauflage zum Teil sehr nahe kommen (s. Übersicht Tab. 6.12). Ein Ende der Entwicklung ist nicht in Sicht: Auch in Zukunft ist mit einer Reihe von tatsächlichen Innovationen und mit einer Menge von „Me-too"-Produkten zu rechnen. Für den Anwender ist es unmöglich geworden, bei dieser Vielfalt den Überblick zu behalten. Um trotzdem eine sinnvolle Auswahl treffen zu können, ist es notwendig, Eigenschaften und Einsatzgebiete der verschiedenen Wundauflagen-Gruppen zu kennen. Nur mit ausreichender Kenntnis der Charakteristika moderner Wundauflagen ist eine optimale Therapie möglich und außerdem der wirtschaftliche Einsatz einer an sich sehr teuren Produktgruppe gewährleistet. Je besser die ausgewählte Wundauflage zur Wundsituation passt, je länger sie auf der Wunde belassen werden kann und je rascher ein Defekt abheilt, umso geringer sind die Therapie- und Pflegekosten.

Um eine Einteilung der Wundauflagentypen zu erleichtern, ist es sinnvoll, zunächst zwischen den konventionellen und den modernen Wundauflagen zu unterscheiden (s. Tab. 6.2). Zu den konventionellen Wundauflagen, die häufig auch passive Wundauflagen genannt werden, zählen z.B. Mullkompressen. Wundauflagen, die ein feuchtes Wundmilieu aufrecht erhalten, werden als interaktive – oder besser – hydroaktive Auflagen bezeichnet. Die hydroaktiven Verbände klassifiziert man nach ihrem Hauptbestandteil (z.B. Alginat, Hydrogel) oder ihrem Wirkprinzip (Nasstherapeutikum).

Tab. 6.2: Einteilung der Wundauflagen-Gruppen

Konventionelle Wundauflagen

Mullkompressen
Vliesstoff-Kompressen
Kombinierte Saugkompressen
Wundschnellverbände
Imprägnierte Wundgazen

Antibakterielle und geruchsbindende Wundauflagen

Aktivkohle-Kompressen
Silberhaltige Kompressen

Hydroaktive Wundauflagen

Alginate
Hydrofasern
Hydrogele
Hydrokolloide
Kollagene
Polyurethan-Schaumstoffe
Offenporige Polyurethan-Schaumstoffe
Semipermeable Wundfolien

Verschiedene

Hyaluronsäure-haltige Wundauflagen
Nasstherapeutika

6.2 Konventionelle Wundauflagen

6.2.1 Mullkompressen

Beschreibung

Mull ist ein Gewebe aus Baumwolle, das je nach Fadendichte eine grobe oder feinere Gitterstruktur aufweist. Aus dem Mull werden die Kompressen so gefaltet, dass die Schnittkanten nach innen gelegt sind und auch beim Auseinanderfalten verdeckt bleiben (s. Abb. 6.1). Damit wird verhindert, dass sich Fäden vom Rand lösen und in die Wunde gelangen. Die Saugkapazität wird von der Dicke der Kompresse bestimmt. Je mehr Lagen die Kompresse aufweist, umso größer sind das

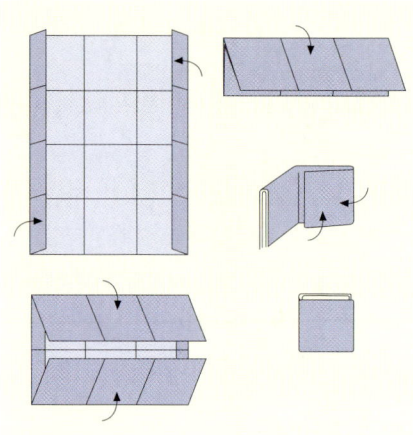

Abb. 6.1: ES-Faltung (ES = **e**ingeschlagene **S**chnittkanten) einer 12-lagigen Mullkompresse (aus Riedel 1995)

Wasseraufnahmevermögen interkapillar (in den Gewebezwischenräumen) und intrakapillar (in den Baumwollfäden selbst). Erst bei 16 oder mehr Lagen wird das Wundsekret nicht mehr nur zweidimensional auf der Wundoberfläche verteilt, sondern dreidimensional in die oberen Kompressenlagen abgeleitet (Riedel 1995). Für die Saugwirkung ist der Kontakt zum Wundgrund erforderlich.

Vorteile

- Die Qualitätsmerkmale von Verbandmull und dessen Produkten sind standardisiert. Anforderungen an die Rohstoffqualität, an Reinheit und Saugfähigkeit des fertigen Produktes sind in den Arzneibüchern verbindlich festgeschrieben.
- Die raue Gitterstruktur bedingt gute reinigende Wirkung beim Auswischen/Austupfen von schmierig belegten Wunden.
- Hohe Saugkraft. Ableiten von Exsudat, Gewebetrümmern, Bakterien (Löschblatteffekt).
- Niedriger Preis.

Nachteile

- Durch die flächige Sekretaufnahme kann es zu Mazerationen von Wundrand und umgebender Haut kommen.
- Häufige Verbandwechsel sind notwendig.
- Durchgeschlagene Kompressen stellen keine Keimbarriere mehr dar.
- Bei schwächer sezernierenden Wunden führt die starke Saugwirkung zum Austrocknen der Wunde.
- Mullkompressen haften in der Granulationsphase an den Wundgrund an durch:
  - Verkleben mit eingetrocknetem Wundsekret, die Kompresse wird starr;
  - Einsprossen von Kapillarschlingen des Granulationsgewebes in die offene Gitterstruktur der Mullkompresse. Beim Entfernen des Verbandes wird frisches Granulationsgewebe mitgerissen, die Wunde blutet stark;
  - Einwachsen von jungem Epithelgewebe.

Der Verbandwechsel ist schmerzhaft und verursacht neue Läsionen!

- Mullkompressen geben Cellulosepartikel und -fasern ab, die zu Wundheilungsstörungen führen können (Wood 1976).
- Geringe Polsterwirkung.
- Material zur Fixierung notwendig.

Indikationen

- Primärversorgung von Akutwunden (postoperativ, Blutungen, traumatische Wunden),
- Wundreinigung (wie Wischen/Tupfen) trocken oder getränkt mit Spül-

lösungen (NaCl 0,9 %, Ringer-Lösung); Reinigung der Wundumgebung,

- Arzneimittelträger: z.B. für feuchte Wundumschläge, Antiseptika, Externa,
- Primärverband: nur bei stark nässenden Wunden in der Reinigungsphase (häufiger Verbandwechsel!),
- Sekundärverband: als Saugkörper in Kombination mit imprägnierten Wundgazen.

Kontraindikationen

- Als Primärverband bei allen sekundär heilenden, granulierenden, epithelisierenden oder schwach sezernierenden Wunden.

Anwendungsweise

- Tiefere Wunden werden locker mit Kompressen austamponiert, oberflächlich mindestens zwei 8-lagige Kompressen (besserer Saugeffekt) auflegen, mit Mullbinde oder Fixiermull befestigen.

Verbandwechsel

Sobald der Verband durchgeschlagen ist; meistens mehrmals täglich.
Eine Produktauswahl zu Mullkompressen findet sich in Tabelle 6.3.

6.2.2 Vliesstoff-Kompressen

Beschreibung

Vliesstoffe sind nicht gewebte (nonwoven) Textilien, die durch Verfestigung von Faservliesen hergestellt werden. Die Vliese können aus Baumwolle oder Zellwolle (Viskose), aus synthetischen Fasern, wie Polyamid, Polyester und Polypropylen oder auch aus Fasermischungen bestehen.

Vorteile

- Preiswerter als Mullkompressen,
- weich und anschmiegsam, gute Drapierfähigkeit.

Nachteile, Indikationen, Kontraindikationen, Anwendungsweise und Verbandwechselhäufigkeit der Vliesstoff-Kompressen entsprechen weitgehend denen von Mullkompressen.
Eine Produktauswahl zu Vliesstoff-Kompressen findet sich in Tabelle 6.4.

Tab. 6.3: Mullkompressen (Produktauswahl)

Handelsname®	Hersteller	Eigenschaften
Askina Mullkompressen	B BRAUN	17-fädig, 8-lagig, steril und unsteril verpackt
ES Kompressen	Paul Hartmann	17-fädig, 8,12,16-lagig, steril und unsteril verpackt
Gazin Kompressen	Lohman & Rauscher	17-fädig, 8,12,16-lagig, unsteril verpackt
Gazomull	BSN Medical	17-fädig, 8-lagig, steril und unsteril verpackt
Noba Kompressen	Noba	17-fädig, 8,12,16-lagig, steril und unsteril verpackt
Urgo Mullkompressen	URGO	17-fädig, 8-lagig, steril und unsteril verpackt

Tab. 6.4: Vliesstoff-Kompressen (Produktauswahl)

Handelsname®	Hersteller	Eigenschaften
Cutisoft	BSN medical	70 % Viskose + 30 % Polyester; 4-lagig, steril und unsteril verpackt
Medicomp	Paul Hartmann	70 % Zellwolle + 30 % Polyester in Mullstruktur; 4-lagig, steril und unsteril verpackt
Nobatop	Noba	100 % Viskose: 4,6,8-lagig, steril und unsteril verpackt
Topper	Johnson & Johnson	65 % Viskose + 35 % Polyester; 4,6-lagig, steril und unsteril verpackt
Urgo Vlieskompressen	URGO	70 % Viskose + 30 % Polyethylen; 4-lagig, steril und unsteril verpackt

6.2.3 Kombinierte Saugkompressen

Beschreibung

Saugkompressen bestehen aus mehreren Materialschichten. Ein hochsaugfähiger Kern aus Zellstoff-Flocken oder Watte ist von einem Tissuezellstoff umhüllt, der die Faserstäube der Flocken fest einschließt und gleichzeitig Wundsekret zweidimensional zur besseren Ausnutzung der Saugkapazität in den Kern weiterleitet. Die äußere Hüllschicht besteht aus einem glatten, wundfreundlichen Vliesstoff, der bei vielen Produkten aus hydrophoben synthetischen Fasern hergestellt wird. Ziel ist eine möglichst geringe Verklebungsneigung mit der Wunde bei raschem Sekretdurchtritt in den Saugkörper. Einige Produkte sind auf der Rückseite mit einer feuchtigkeitsabweisenden Schicht ausgestattet, um ein Durchschlagen zu vermeiden.

Vorteile

- Große Saugkapazität,
- gute Polstereigenschaften,
- sind weich und schmiegen sich gut den Körperformen an,
- geringes Verkleben mit der Wunde.

Nachteile

- Schwächer nässende Wunden werden trockengelegt, Antrocknen der Kompresse ist möglich.
- Fixiermaterial notwendig.

Indikationen

- Standardabdeckung von primären Wundverschlüssen in der postoperativen Phase.

- Primärverband: Preiswerte Alternative zu modernen Wundauflagen bei sehr stark nässenden Wunden in der Reinigungsphase, wenn häufige Verbandwechsel in jedem Fall notwendig werden und ein Anhaften nicht zu befürchten ist.

- Sekundärverband: Saugstarke Abdeckung von Primärverbänden (z.B. Alginate) oder als gutpolsternde Saugkomponente in Kombination mit imprägnierten Wundgazen bei stärker sezernierenden Wunden.

Kontraindikationen

- Alle mäßig bis schwach sezernierenden Wunden, vor allem in der Granulations- und Epithelisierungsphase.

Anwendungsweise

- Kompresse plan auf die Wunde auflegen. Darauf achten, dass die feuchtigkeitsabweisende Seite der Kompresse nach außen zeigt. Die Fixierung erfolgt mit Binden, Pflasterstreifen oder Klebevlies.

Verbandwechsel

- Sobald die Kompresse durchgeschlagen ist, muss sie gewechselt werden. Bei extrem nässenden Wunden kann das mehrmals täglich notwendig werden.

Eine Übersicht zu kombinierten Saugkompressen zeigt Tabelle 6.5.

6.2.4 Wundschnellverbände

Beschreibung

Wundschnellverbände bestehen aus einem einseitig klebenden Trägermaterial, auf dessen Klebeseite eine saugende Wundauflage aufgebracht ist. Die Wundauflagen können Kompressen aus Mull, Vliesstoff, umhülltem Verbandzellstoff, Geweben oder Gewirken sein. Um ein Verkleben mit der Wunde zu vermeiden, ist die Saugschicht bei einigen Produkten mit einer perforierten Polyethylen- oder Polypropylenfolie überdeckt; bei anderen Verbänden hebt sich die Saugschicht beim Feuchtwerden von der Wundoberfläche ab. Als Trägermaterialien finden neben Baumwollgeweben, synthetischen Geweben, synthetischen Vliesen auch wasserfeste PVC- und Polyethylenfolien und Polyurethanfilme Verwendung. Wundschnellverbände werden als unsterile Meterware in unterschiedlicher

Breite oder als fertiggeschnittene, unsterile oder einzeln steril verpackte „Strips" angeboten. Guten Schutz vor eindringendem Schmutz und Bakterien bieten Wundschnellverbände, bei denen die Saugschicht zentral auf dem Trägermaterial aufgebracht ist und somit ein zuverlässiger Rundumverschluss der Wunde gewährleistet wird (s. Tab. 6.6 und 6.7). Für Verletzungen an der Hand werden besonders zugeschnittene Pflaster oder extralange Pflasterstreifen mit dezentralem Wundkissen als Fingerverbände angeboten.

Vorteile

- Zeit- und Materialersparnis durch einfaches Aufbringen von Wundabdeckung und Fixierung in einem Arbeitsgang,
- Blutstillung durch Ausüben leichter Kompression.

Nachteile

- Beschränkte Saugkapazität,
- lösen sich durch mechanische Beanspruchung oder Nässe leicht ab (z.B. bei Fingerverletzungen),
- Ansammeln von Schmutz unter den beidseitig offenen Wundschnellverbänden (z.B. Sand bei verbundenen Kinderknien),
- je nach Produkt kann es zum Austrocknen der Wundoberfläche oder zum Aufweichen der umgebenden Haut kommen.

Indikationen

- Erstversorgung kleinerer Wunden,
- Abdeckung von Schnitt- und Schürfwunden,
- sterile Verbände mit zentralem Wundkissen: Abdeckung von Operationsnähten,
- Schutzverband bei Hautkrankheiten.

Tab. 6.5: Kombinierte Saugkompressen (Produktauswahl)

Handelsnamen®	Hersteller	Eigenschaften
Askina Pad	B BRAUN	Extrem saugfähiges Baumwoll-/Acrylfaserpolster mit wundseitig aufgebrachter mikroporöser Polyesterfolie, die nicht mit der Wunde verklebt.
Comprigel	Paul Hartmann	Saugkörper aus weichem Vliesstoff, wundseitig nicht verklebende Gelbeschichtung auf Baumwoll-Gittertüll.
Cutisorb	Smith+Nephew	Verbandwatte als Saugkern, Verbandzellstoff als Sekretverteilschicht, wundabgewandt hydrophober Wäscheschutz, Hüllvlies aus Polyamid-Zellwoll-Vlies.
Ete	Mölnlycke	Saugkörper aus Rayonwatte, wundseitig Kunstseidenbeschichtung, dadurch sehr geringe Verklebungsneigung.
Melolin	Smith+Nephew	Hochsaugfähige Lage aus Baumwoll- und Acrylfasern. Wundseitig ist eine sehr dünne perforierte Polyesterfolie aufgeschweißt, die ein Verkleben mit der Wunde weitgehend verhindert.
Mesorb	Mölnlycke	Saugkörper aus hochsaugfähigem Zellstoff-Fluff, Wundseite ungebleichter Mull, wundabgewandt hydrophober Vliesstoff als Wäscheschutz.
Metalline	Lohmann & Rauscher	Voluminöser Vliesstoff als Saugschicht; wundseitig feiner Vliesstoffschleier, der mit Aluminium bedampft ist. Die glatte Oberfläche verklebt nicht mit der Wunde.
Solvaline N	Lohmann & Rauscher	Hochsaugfähige Baumwollwatte, die beidseitig mit einer fein perforierten, mit der Watte thermisch verbundenen Polyesterfolie bedeckt ist. Ein Verkleben mit der Wunde wird dadurch verhindert.
Surgipad	Johnson & Johnson	Vliesstoff-Kompresse mit Wattefüllung.
Vliwazell	Lohmann & Rauscher	Saugkörper aus Cellulose-Flocken, Sekretverteilschicht, wundabgewandt hydrophobes, blaues Spezialvlies als Wäscheschutz, Umhüllung aus Vliesstoff.
Vliwin	Lohmann & Rauscher	Wie Vliwazell, wundseitig ist jedoch ein Polypropylennetz aufgebracht, das nicht mit der Wunde verklebt.
Zetuvit	Paul Hartmann	Saugkörper aus Zellstoff-Flocken, Sekretverteilschicht, wundabgewandt hydrophobe Zellstofflage als Wäscheschutz, Umhüllung aus kaum verklebendem Zweischicht-Vlies.

Kontraindikationen

Als Primärverband bei tiefreichenden, sekundär heilenden Wunden.

Anwendungsweise

Die Wundschnellverbände werden auf die trockene, fettfreie Haut unter leichtem Druck aufgeklebt.

Verbandwechsel

Sobald der Verband durchgeschlagen oder verschmutzt ist.

Eine Übersicht für die verschiedenen Wundschnellverbände sowie Fingerverbände zeigen die Tabellen 6.6, 6.7 und 6.8.

Tab. 6.6: Wundschnellverbände mit zentralem Wundkissen, steril verpackt (Produktauswahl)

Handelsname®	Hersteller	Wundkissen	Trägermaterial	Kleber	Bemerkungen
Alldress	Mölnlycke	Viskose/Polyester-Wundkissen mit Copolymer-Netz überzogen	Polyester-Vlies mit PU-Film beschichtet	Polyacrylat	Wasserfest, atmungsaktiv
Askina Soft steril	B BRAUN	Mit mikrofeinem Copolymernetz abgedeckt	Vlies	Polyacrylat	Atmungsaktiv
Cosmopor steril	Paul Hartmann	Baumwollkissen mit Polyethylen-Mikronetz abgedeckt	Polyester-Vlies	Polyacrylat	Atmungsaktiv
Cosmopor E steril	Paul Hartmann	Viskosekissen mit Polyethylen-Mikronetz abgedeckt	Polyester-Vlies	Polyacrylat	Atmungsaktiv
Curapor steril	Lohmann & Rauscher	100 % Viskose, mit netzartigem Polyethylen-Trennfilm kombiniert	Polyester-Vlies	Polyacrylat	Atmungsaktiv
Cutiplast steril	Smith+Nephew	Zellwoll/Polyester-Vlies mit Copolyester beschichtet	Polyester-Vlies	Polyacrylat	Atmungsaktiv
Hansapor steril	Smith+Nephew	Zellwollgewirk	Polyamid-Vlies	Polyacrylat	Gewirk entspannt sich bei Kontakt mit Sekret: kein Verkleben mit der Wunde
Mepore steril	Mölnlycke	Viskose/Vliesstoff	Polyester-Vlies	Polyacrylat	Atmungsaktiv
Mepore pro	Mölnlycke	Viskose/Vliesstoff	Polyester-Vlies mit PU-Film abgedeckt	Polyacrylat	Wasserfest, atmungsaktiv
Opsite Post-Op	Smith+Nephew	Baumwolle/Acrylfasermischung mit perforierter Polyesterfolie bedeckt	Polyurethan-Film	Polyacrylat	Wasserfest, atmungsaktiv
Optiskin	URGO	Vlies abgedeckt mit Copolymernetz	Polyurethan-Film	Polyacrylat	Wasserfest, atmungsaktiv
Primapore steril	Smith+Nephew	Baumwolle/Acrylfasermischung mit perforierter Polyesterfolie bedeckt	Polyester-Vlies	Polyacrylat	Atmungsaktiv

Tab. 6.6: Wundschnellverbände mit zentralem Wundkissen, steril verpackt (Produktauswahl) (Fortsetzung)

Handelsname®	Hersteller	Wundkissen	Trägermaterial	Kleber	Bemerkungen
Rudavlies steril	Noba	Nicht verklebendes Vlies	Vliesstoff	Polyacrylat	Atmungsaktiv
Rudafilm steril	Noba	Nicht verklebendes Vlies	Polyurethan-Film	Polyacrylat	Wasserfest, atmungsaktiv
Steripad	Johnson & Johnson	Wundkissen aus Viskose/Polyester	PVC-Film	Polyacrylat	Wasserfest, atmungsaktiv
Tegaderm+ Pad	3M Medica	Zellstoffmull	Polyurethan-Film	Polyacrylat	Wasserfest, atmungsaktiv
Urgosteril	URGO	Vlies abgedeckt mit Copolymernetz	Polyester-Vlies	Polyacrylat	Atmungsaktiv

Bei Wundkissen mit Polymer-Abdeckungen wird ein Verkleben mit der Wunde weitgehend verhindert.

Tab. 6.7: Wundschnellverbände mit zentralem Wundkissen für den Handverkauf (Produktauswahl)

Handelsname®	Hersteller	Wundkissen	Trägermaterial	Kleber	Bemerkungen
Dermaplast Film	Paul Hartmann	Gepresster Zellstoff aus Viskose mit Polypropylennetz abgedeckt	Polyurethan-Film	Polyacrylat	Wasserdicht, atmungsaktiv, 20 Strips in 2 Größen
Hansaplast Aqua Protect	BSN medical	Viskose-Polymervlies	Polyurethan-Film	Polyacrylat	Wasserdicht, atmungsaktiv, 20 Strips in 2 Größen
3M Protect Strips	3M Medica	Zellstoffmull	Polyurethan-Film	Polyacrylat	Wasserdicht, atmungsaktiv, 14 Strips in 3 Größen, 5 Strips in 2 Größen, Kindermotive
Urgo Aquafilm	URGO	Viskose mit Copolymernetz abgedeckt	Polyurethan-Film	Polyacrylat	Wasserdicht, atmungsaktiv, 15 Strips in 3 Größen

Bei Wundkissen mit Polymer-Abdeckungen wird ein Verkleben mit der Wunde weitgehend verhindert.

Tab. 6.8: Fingerverbände mit dezentralem Wundkissen (Produktauswahl)

Handelsname®	Hersteller	Größe	Stück/Packung	PZN
Curaplast-Fingerverband	Lohmann & Rauscher	2 cm x 18 cm	10	7366827
Hansaplast Fingerstrips	Beiersdorf	2 cm x 12 cm	16	8818214
Urgowund Fingerstreifenverband	URGO	2 cm x 12 cm	100	7237811
		3 cm x 18 cm	100	8489420

6.2.5 Imprägnierte Wundgazen

Beschreibung

Wundgazen sind grobmaschige Gewirke aus Cellulose oder Kunstfasern, die mit hydrophoben Fettsalben (meist Vaseline bzw. dickflüssiges Paraffin) oder Öl-in-Wasser-Emulsionen (Adaptic, Atrauman) imprägniert sind (s. Abb. 6.2). Die Maschenweite des Gittertülls erlaubt ein ungehindertes Abfließen von Exsudat, die Salbenimprägnierung verhindert das Verkleben der Wundoberfläche mit der hinter der Gaze aufgebrachten Mull- oder Saugkompresse.

Besonderheiten stellen einige Gazen dar: Mepitel® (Mölnlycke) ist ein Polyamidnetz, das mit Silikon beschichtet ist, Tegapore® (3M Medica) ist ein mikroporöses Polyamidgewebe ohne Imprägnierung. Beide verkleben nicht mit der Wunde (s. Kap. 6.3.9). Urgotül® (Urgo) ist ein Gittertüll, das mit einer Hydrokolloidschicht versehen ist, die bei Kontakt mit Wundfeuchtigkeit eine gelartige Konsistenz annimmt (s. Kap. 6.3.4).

Wirkstoffhaltige Wundgazen (z.B. mit Perubalsam, Antibiotika, Antiseptika) sind wegen der Gefahr von Allergisierung, Resistenzbildung oder einer verzögerten Wundheilung von fraglichem Nutzen (s. Tab. 6.11).

Imprägnierte Gazen werden liegend und nicht über 25 °C gelagert.

Vorteile

- Das Verkleben der Wundoberfläche mit dem Saugmaterial wird weitgehend verhindert.
- Preiswerte Alternative zu hydroaktiven Wundauflagen zur Versorgung oberflächlicher Schürfwunden.

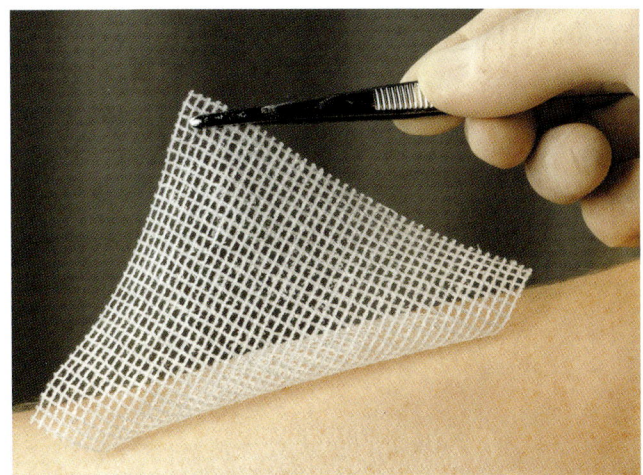

Abb. 6.2: Hydrophob imprägnierter Gittertüll (Foto: Lohmann & Rauscher)

Nachteile

- Verband ist zeitaufwendig, da zusätzlich Saugkompressen aufgebracht werden und eine Fixierung erfolgen muss.
- Paraffin/Vaseline getränkte Kompressen können bei nachlassendem Exsudat selbst mit der Wunde verkleben und lassen sich durch ihre wasserabstoßende Eigenschaft nicht mit Kochsalz-Lösung ablösen. Das Entfernen anhaftender Fettgazen ist sehr schmerzhaft.

Indikationen

- Oberflächliche, mäßig bis stark sezernierende Wunden zur Verhinderung des Verklebens der Wundoberfläche mit Verbandmaterial.

Kontraindikationen

Vorsicht bei wenig Exsudat: Hydrophob beschichtete Gazen können mit dem Wundgrund verkleben.

Anwendungsweise

Gaze plan auf die Wunde legen, mit Saugkompressen abdecken, mit Bin-

Tab. 6.9: Imprägnierte Wundgazen, wirkstofffrei, hydrophob (Produktauswahl)

Handelsname®	Hersteller	Material	Größen	Stück/ Packung	Artikel nummer	PZN
Branolind	Paul Hartmann	Baumwollgittertüll, imprägniert mit 100 % Vaseline	7,5 cm x 7,5 cm 7,5 cm x 7,5 cm 10 cm x 20 cm	10 30 30	4923240 4923440 4923470	4074892 4074900 4074917
Cuticerin	Smith+ Nephew	Acetatgewebe mit hydrophober Beschichtung aus Vaseline, Paraffin und Wollwachsalkohol	7,5 cm x 7,5 cm 7,5 cm x 7,5 cm 7,5 cm x 20 cm 7,5 cm x 20 cm 20 cm x 40 cm	10 50 10 50 25	66045562 66045560 66045563 66045561 66045502	3332010 3182384 3332027 3182390 8706892
Grassolind neutral	Paul Hartmann	Weitmaschige Baumwollgaze als Träger für hydrophobe, neutrale Salbenmasse aus weißer Vaseline, Wollwachs und dickflüssigem Paraffin	5 cm x 5 cm 5 cm x 5 cm 7,5 cm x 10 cm 7,5 cm x 10 cm 10 cm x 10 cm 10 cm x 20 cm 17 cm x 24 cm in Alu-Dose	10 50 10 50 10 30 30	499310/9 499350/0 499313/6 499353/3 499314/5 499336/6 499460/7	6996437 6996443 1945694 6347905 2799438 1945719 3218047
Jelonet	Smith+ Nephew	Weitmaschige Baumwollträgergaze, imprägniert mit Weichparaffin	5 cm x 5 cm 10 cm x 10 cm 10 cm x 10 cm 10 cm x 40 cm 10 cm x 700 cm (Rolle) 15 cm x 200 cm	50 10 100 10 1 12	7403 7404 7409 7459 7477 7415	3039534 2782432 2782449 2782426 2782389 3039540
Lomatuell H	Lohmann & Rauscher	Weitmaschiger Baumwolltüll, imprägniert mit weißer Vaseline	5 cm x 5 cm 10 cm x 10 cm 10 cm x 10 cm 10 cm x 20 cm 10 cm x 30 cm	10 10 50 10 10	23314 23315 23318 23316 23317	8534913 3275602 3275631 3275619 3275625
Nobacerin	Noba	Vliesstoffgitter, getränkt mit einer Mischung aus Paraffin, Paraffinwachs und Paraffinöl	5 cm x 7,5 cm 10 cm x 10 cm 10 cm x 20 cm 10 cm x 30 cm	50 50 50 50	780107 780111 780112 780113	0032997 0033005 0033011 0033028
Oleo-Tüll	Aventis	Baumwoll-Gittertüll imprägniert mit 100 % Vaseline	10 cm x 10 cm 10 cm x 10 cm 10 cm x 30 cm	10 50 12	127251 127252 127254	1888973 1888996 3636891
Sofra-Tüll SINE	Aventis	Baumwoll-Gittertüll imprägniert mit 90 % Vaseline und 10 % Lanolin	10 cm x 10 cm 10 cm x 10 cm 10 cm x 30 cm	10 50 12	149906 149907 149968	3134652 3134669 3134735

Tab. 6.10: Imprägnierte Wundgazen, wirkstofffrei, Fettemulsionen (Produktauswahl)

Handelsname®	Hersteller	Material	Größen	Stück/ Packung	Artikel nummer	PZN
Adaptic	Johnson & Johnson	Gewirk aus Viskose, imprägniert mit Öl-in-Wasser-Emulsion aus weißer Vaseline und Aqua purificata mit den Emulga-toren ArlacelC/83 und Tween 80	7,6 cm x 7,6 cm	10	2012 Z	1228159
			7,6 cm x 7,6 cm	50	2012	4589188
			7,6 cm x 20,3 cm	108	2013	3135309
			7,6 cm x 40,6 cm	36	2014	1231339
			7,6 cm x 20,3 cm	10	2015 Z	1228165
			7,6 cm x 20,3 cm	24	2015	2252562
			12,6 cm x 12,75 cm	12	2019	6641036
Atrauman	Paul Hartmann	Hydrophober Poly-estertüll, imprägniert mit einer selbstemulgieren-den Salbenmasse aus Fettsäure-Triglyceriden und Neutralfetten	5 cm x 5 cm	10	499510/7	4889826
			5 cm x 5 cm	50	499550/8	4889832
			7,5 cm x 10 cm	10	499513/5	3829302
			7,5 cm x 10 cm	50	499553/5	4889849
			10 cm x 20 cm	30	499536/8	3829331

Tab. 6.11: Imprägnierte Wundgazen, wirkstoffhaltig (Produktauswahl)

Handelsname®	Hersteller	Wirkstoff	Beschreibung
Antibiotulle Lumiere	Sanavita	Antibiotika	Wundgaze, die mit weißer Vaseline getränkt ist und die die Antibiotika Neomycinsulfat und Polymyxin-B-sulfat enthält.
Bactigras	Smith+Nephew	Antiseptikum	Weitmaschige Baumwollgaze, imprägniert mit weichem Paraffin, das 0,5 % Chlorhexidin enthält.
Betaisodona Wundgaze	Mundi Pharma	Antiseptikum	Baumwollgaze, getränkt mit einer Macrogol/Wasser-Emulsion, die PVP-Iod enthält.
Branolind N (außer Handel seit Juli 2003)	Paul Hartmann	Perubalsam	Weitmaschiges Baumwollgewebe, imprägniert mit einer wasserfreien Salbenmasse aus weißer Vaseline, Cetomacrogol 1000, Hartfett, mittelkettigen Tri-glyceriden und 5% Perubalsam. Perubalsam gilt als granulationsfördernd, ist aber auch als starkes Allergen bekannt.
Corticotulle Lumiere	Sanavita	Antibiotika, Corticoid	Wundgaze, getränkt mit weißer Vaseline, die neben den Antibiotika Neomycinsulfat und Polymyxin-B-sulfat das Corticoid Triamcinolonacetat enthält.
Inadine	Johnson & Johnson	Antiseptikum	Gewirk aus Viskose, imprägniert mit PVP-Iod Salbe. Die Maschenweite von 1x1 mm verhindert das Ein-sprossen von Granulationsgewebe.
Sofra-Tüll (außer Handel seit Dezember 2002)	Aventis	Antibiotikum	Weitmaschiges Baumwollgewebe, getränkt mit Salbenemulsion aus Wollwachs und weißer Vaseline, die das Antibiotikum Framycetin enthält.

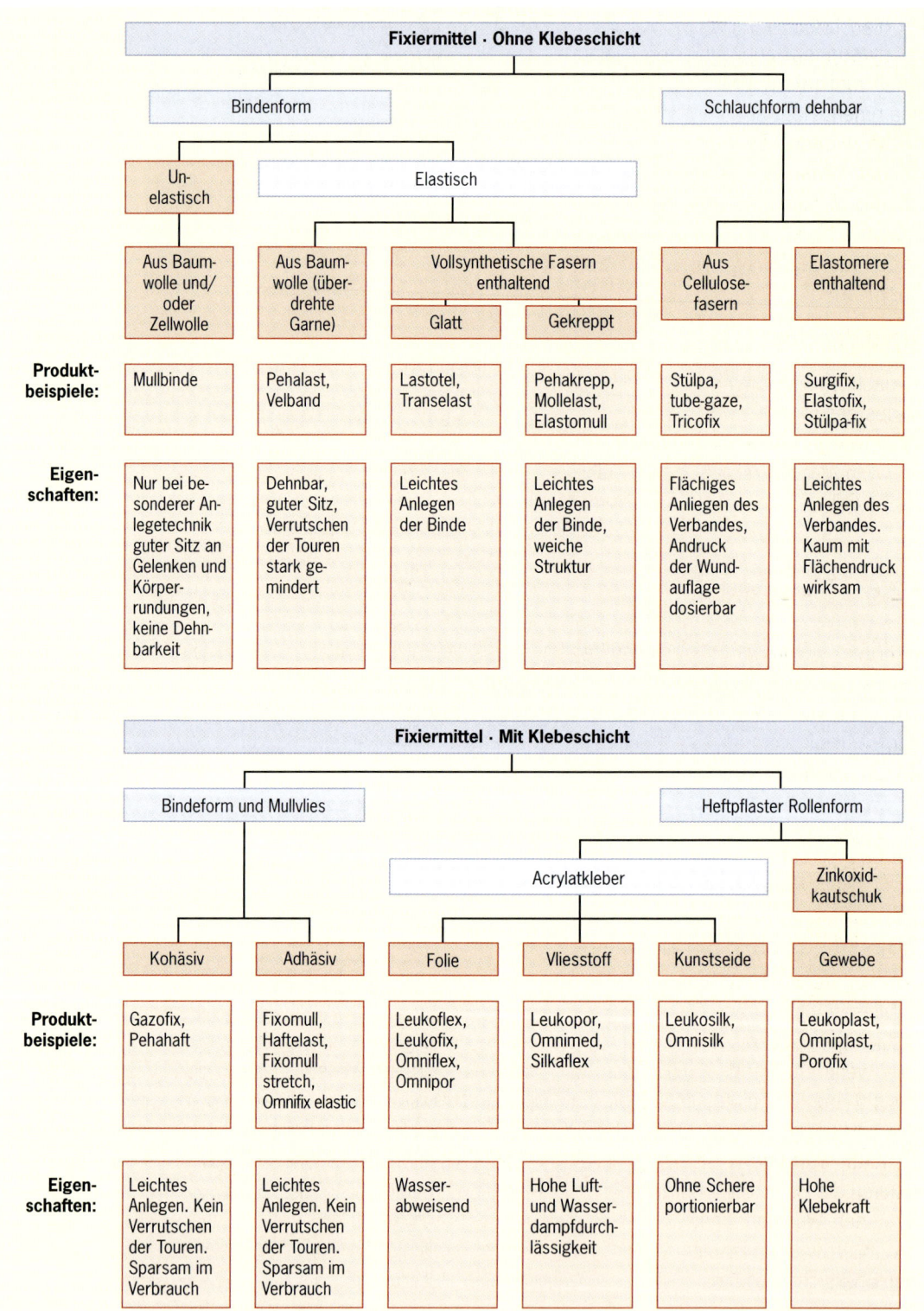

Abb. 6.3: Übersicht über Fixiermittel (aus Riedel 1995)

den oder Fixiervlies fixieren. Vor allem die hydrophob imprägnierten Gazen dürfen **niemals** doppelt oder dreifach zusammengelegt auf die Wunde aufgebracht werden. Die dichte Paraffinpackung verhindert den Sekretabfluss aus der Wunde und den Sauerstofftransport hinein. Die dadurch entstehende feuchte Kammer bedeutet Infektionsgefahr!

Verbandwechsel

Je nach Exsudatmenge bei Bedarf, mindestens jedoch einmal täglich.
Eine jeweilige Übersicht zu verschiedenen Wundgazen zeigen die Tabellen 6.9 bis 6.11.

6.2.6 Fixiermittel

Zur Fixierung von Kompressen und Verbänden stehen unterschiedliche Hilfsmittel zur Verfügung. Binden werden hauptsächlich zum Anlegen von Verbänden an den Extremitäten verwendet. Schlauchverbände passen sich allen Körperformen an. Bei geschickter Anlegetechnik lassen sich auch Verbände an schwierigen Körperstellen materialsparend und Klebemittel-frei fixieren. Rutschfeste Verbände erhält man bei Verwendung von klebenden Mullvliesen, die den Primärverband vollflächig abdecken. Fixiervliese sollten – wenn überhaupt – mit äußerster Vorsicht bei brüchiger, empfindlicher Haut eingesetzt werden. Unterschiedliche Klebekraft und Hautverträglichkeit besitzen die Heftpflaster in Rollenform, mit denen Wundauflagen an den Rändern fixiert werden können.
Eine Übersicht der Fixiermittel und ihrer Eigenschaften findet sich in Abbildung 6.3.

6.3 Hydroaktive Wundauflagen

In Tabelle 6.12 findet sich nach Produktgruppen geordnet eine Übersicht über das aktuelle Angebot moderner Wundauflagen.

6.3.1 Alginate

Beschreibung

Der Rohstoff, aus dem Alginate gewonnen werden, sind Seealgen. Vor allem Braunalgen werden zur industriellen Gewinnung der Alginsäure genutzt. Alginsäure ist ein celluloseähnliches Polysaccharid, das aus linearen Ketten der Monomere D-Mannuronsäure und L-Guluronsäure besteht. Die Salze und Ester dieses Polysaccharides werden als Alginate bezeichnet. Alginate sind in der Lage, unter Wasseraufnahme Gele zu bilden, wobei Anteil und Verteilung der Monomere maßgeblich die Geleigenschaften bestimmen. Alginate, die reich an Guluronat sind, bilden feste, starre Gele, Mannurat-reiche Alginatgele zeichnen sich durch weichere, elastischere Konsistenz aus. Die Monomere bilden Ketten, die in ihrer dreidimensionalen Struktur an Eierschachteln erinnern (s. Abb. 6.4) und in deren Vertiefungen Kationen eingelagert sind. Natriumalginat ist wasserlöslich und bildet rasch ein Gel mit relativ niedriger Viskosität. Einlagerung von Calciumionen macht das Alginat wasserunlöslich. Es bindet zwar Wasser, verflüssigt sich jedoch nicht.
Zur Herstellung von Alginat-Wundauflagen benutzt man vorwiegend Calciumalginatfasern. Sie werden gewonnen, indem zähflüssige Natriumalginatlö-

Tab. 6.12: Übersicht moderne Wundauflagen

Imprägnierte Gazen	Alginate	Hydrofasern	Hydrogele	Hydrokolloide	Sonstige
neutral	Algisite M (S+N)	Aquacel (Con)	**Verbände**	Algoplaque (Urgo)	Alione (Coloplast)
Adaptic (J & J)	Comfeel Alginat	Versiva (Con)	Aquaflo (Tyco)	Askina Biofilm	CaviCare (S+N)
Atrauman (PH)	(Col)		Curagel (Tyco)	(BB)	Exu-Dry (S+N)
Branolind (PH)	Curasorb (Tyco)		Elasto-Gel (Velo)	Askina Hydro (BB)	Hyalofill (Con)
Cuticerin (S+N)	Kaltostat (Con)		Geliperm (Yam)	CombiDerm (Con)	Hyalogran (Con)
Grassolind (S+N)	Melgisorb (Möl)		Hydrosorb (PH)	Comfeel Plus	Hypergel (Möl)
Jelonet (S+N)	Nobaalgin (Noba)		Intrasite Con-	(Col)	Mepitel (Möl)
Lomatuell H	Seasorb Soft		formable (S+N)	Hydrocoll (PH)	Mesalt (Möl)
(L & R)	(Col)		Mothermates (Tyco)	Nobacolloid	Primamed
Nobacerin (Noba)	Sorbalgon (PH)		Nobagel (Noba)	(Noba)	(Sanofi)
Oleo-Tüll (Aventis)	Sorbsan (BB)		Suprasorb G (L & R)	Restore (Holl)	Suprasorb M
Sofra-Tüll Sine	Suprasorb A		Textus Hydro	Suprasorb H	(L & R)
(Aventis)	(L & R)		(BioCell)	(L & R)	Tegapore (3M)
wirkstoffhaltig	Tegagen (3M)		**Tuben**	SureSkin II	TenderWet (PH)
Antibiotulle	Trionic (J & J)		Askina Gel (BB)	(MediB)	Textus bioactiv
Lumiere (San)	URGOsorb (Urgo)		Curafil (Tyco)	Tegasorb (3M)	(BioCell)
Bactigras (S+N)			IntraSite Gel (S+N)	Traumasive	Tissupor
Betaisodona			Normlgel (Möl)	(Hexal)	(Tissupor AG)
Gaze (Mundi)			Nu-Gel (J & J)	Ultec pro (Tyco)	XCell (XCell)
Corticotulle			Purilon Gel (Col)	Urgotül (Urgo)	
Lumiere (San)			Suprasorb G Gel	Varihesive (Con)	
Inadine (J & J)			(L & R)		
			URGO hydrogel		
			(Urgo)		
			Varihesive Hydro-		
			gel (Con)		

Kollagen-Wund- auflagen	Schaumstoff- verbände/ Hydropolymere	Offenporige Schaumstoff- verbände	Semipermeable Wundfolien	Aktivkohle- verbände	Silberhaltige Verbände
Nobakoll (Noba)	Allevyn (S+N)	Coldex (Velo)	Askina Derm (BB)	Askina Carbosorb	Acticoat (S+N)
Promogran (J & J)	Askina Tran-	Epigard	Bioclusive (J & J)	(BB)	Actisorb Silver
Suprasorb C	sorbent (BB)	(Centerpulse)	Hydrofilm (PH)	CarboFlex (Con)	220 (J&J)
(L & R)	Biatain (Col)	Syspur-derm	Mefilm (Möl)	Carbonet (S+N)	Aquacel Ag (Con)
	Cellosorb (Urgo)	(PH)	Opsite Flexigrid	InCare (Holl)	Contreet-H (Col)
	Curafoam (Tyco)		(S+N)	Nobacarbon	Contreet
	Cutinova Hydro		Optiskin (Urgo)	(Noba)	Schaumverband
	(S+N)		Polyskin (Tyco)	Vliwaktiv (L & R)	(Col)
	Hydrafoam (Tyco)		Suprasorb F		Silvercel (J & J)
	Mepilex (Möl)		(L & R)		
	PermaFoam (PH)		Tegaderm (3M)		
	Sterisorb (MediB)				
	Suprasorb P				
	(L & R)				
	Tielle (J & J)				

BB	B BRAUN	MediB	Medi Bayreuth
Col	Coloplast	Möl	Mölnlycke
Con	ConvaTec	PH	Paul Hartmann
Holl	Hollister	San	Sanavita
J & J	Johnson & Johnson	S+N	Smith+Nephew
L & R	Lohmann & Rauscher	Yam	Yamanouchi
3M	3M Medica		

sung durch feine Düsen in ein Calcium-chloridbad geleitet wird. Die Natriumio-nen werden gegen Calciumionen aus-getauscht, unlösliches Calciumalginat fällt aus. Das Präzipitat wird zu Textil-fasern versponnen und zu vliesartigen Kompressen oder Fassersträngen weiterverarbeitet. Auf der Wunde fin-det der umgekehrte Ionenaustausch statt: Die trockene Calciumalginatfaser saugt Natrium-reiches Exsudat auf und wandelt sich unter Abgabe von Calci-umionen in lösliches Natriumalginat um, das auf der Wundoberfläche ein feuchtes Gel bildet. Die freiwerdenden Calciumionen wirken blutstillend. Das entstehende Gel ist sehr hydrophil, bin-det große Mengen Flüssigkeit, schließt aufgenommene Bakterien und Zell-trümmer fest ein und unterstützt damit die Wundreinigung. Ausmaß und Ge-schwindigkeit der Gelbildung hängt von mehreren Faktoren ab:

- Exsudatmenge: Je mehr Exsudat vorhanden ist, umso schneller und vollständiger läuft die Umwandlung ab.

- Textiltechnisches Herstellungsver-fahren: Voluminöse, lockere Vliese gelieren langsamer, verfügen dafür über eine länger anhaltende Saug-kapazität und größere Formstabi-lität. Dichtere Faserverbände wei-sen dagegen eine schnellere Durch-feuchtungs- und Gelierungsrate auf.

- Anteil von Calcium- und Natriumalgi-nat: Ein gewisser Anteil (2–20 %) an Natriumalginat beschleunigt die Gelbildung.

- Verhältnis von Guluronsäure zu Man-nuronsäure: Ein hoher Guluronsäu-

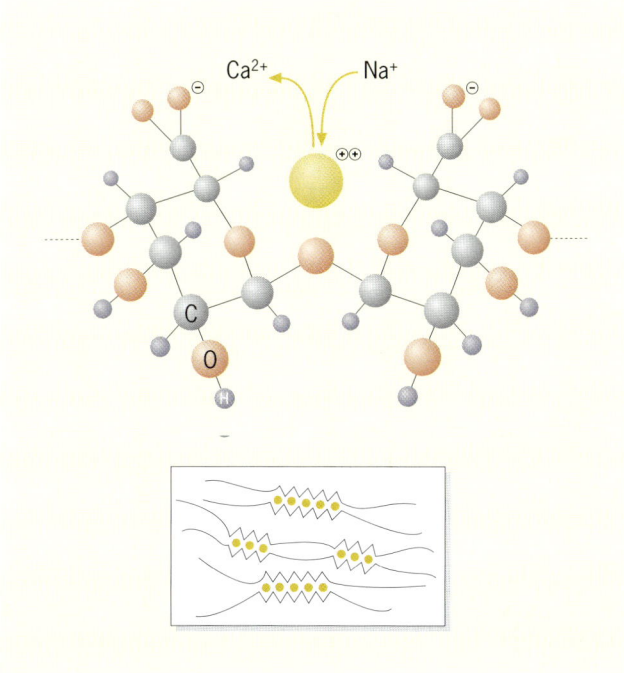

Abb. 6.4: Molekülstruktur der Alginate. Die kleine Zeichnung zeigt Molekülketten aus Mannuronat und Guluronat, die in ihrer Anordnung an Eierschachteln erinnern. In die Vertiefungen sind Calciumionen (gelb) eingelagert. Die große Grafik gibt den grau hinterlegten Aus-schnitt vergrößert wieder. Bei Wundexsudataufnahme werden die Cal-ciumionen gegen Natriumionen ausgetauscht, es entsteht ein Gel (Schenk 1994)

Einteilung der Alginat-Kompressen

Calciumalginate	Calcium-Natriumalginate	Zusatz von CMC
AlgiSite M	Comfeel Alginat-Tamponade	Comfeel Alginat-Tamponade
Nobaalgin	Curasorb	SeaSorb Soft
Sorbalgon	Curasorb Zn (+ Zink)	Urgosorb
Sorbsan	Kaltostat	
Suprasorb A	Melgisorb	
Tegagen		
Trionic		
(+ Zink, + Mangan)		
Urgosorb		

CMC: Carboxymethylcellulose

reanteil erhöht die Formstabilität der Kompresse, ein höherer Anteil von Mannuronsäure ergibt ein sich schnell bildendes, weiches Gel.

- Zusatz von Carboxymethylcellulose: Carboxymethylcellulose hat ein sehr starkes, rasches Ansaugvermögen und bildet ein formstabiles Gel. Die Gelbildung findet verstärkt über dem Wundbereich statt, die laterale Ausbreitung des Exsudats über den Wundrand hinaus und damit die Gefahr der Mazeration wird vermindert.

Durch den Aufarbeitungsprozess der Braunalgen ist gewährleistet, dass Alginate **kein Iod** mehr enthalten.

Vorteile

- Alginate sind in der Lage, etwa das 20fache ihres Eigengewichtes an Wasser aufzusaugen.
- Die Gelbildung führt zu einem feuchten Mikroklima auf der Wundoberfläche.
- Der lockere Faserverbund ist sehr weich und flexibel und lässt sich gut drapieren und auch eintamponieren. Durch Quellung passt sich der Verband zerklüfteten und tiefen Wundformen an.
- Durch die Freisetzung von Calciumionen wirken Alginate blutstillend.
- Alginate sind besonders gut zur Behandlung von infizierten Wunden geeignet.

Nachteile

- Zur Gelbildung ist eine ausreichende Exsudatmenge notwendig.
- Bei zu wenig Exsudat besteht die Gefahr, dass das Wundbett austrocknet.

- Bei nässenden Wunden können die Wundränder mazerieren. Die Kompressen sollten daher möglichst nicht Wundrand-überlappend aufgelegt, sondern auf Wundgröße zurechtgefaltet oder geschnitten werden.
- Das Aussehen des Gels ist gewöhnungsbedürftig. Je nach Sekreteigenschaften verfärbt es sich gelblich, bräunlich oder grünlich.
- Sekundärabdeckung ist notwendig.

Indikationen

- Mäßig bis stark nässende Wunden,
- tiefe Wunden, Wundhöhlen, Wundtaschen,
- infizierte und nicht infizierte chronische Wunden,
- oberflächliche Wunden in der stark nässenden Reinigungsphase,
- blutende Wunden,
- Verbrennungen 2. Grades.

Kontraindikationen

- Trockene, nekrotische Wunden,
- Verbrennungen 3. Grades.

Anwendungsweise

Bei flachen Wunden werden die Kompressen möglichst passend auf die Wundgröße zurechtgefaltet, locker aufgelegt und je nach anfallender Sekretmenge mit passenden Sekundärverbänden (z.B. Saugkompresse) hinterlegt und fixiert. Tiefe Wunden oder Wundtaschen werden mit mehrfach gefalteten Kompressen ausgelegt oder locker austamponiert (s. Abb. 6.5). Von den Vlieskompressen lassen sich zum Tamponieren kleinerer Höhlungen auch gut Teilmengen mit der Pinzette abzupfen. Für größere Kavitäten werden Tamponadestränge angeboten. Zur Sekundärabdeckung bieten sich je nach

anfallendem Exsudat unterschiedliche
Möglichkeiten an:

- **Stark nässende Wunden**: Saugkompressen (preiswert! z.B. Zetu-
vit), Wechsel 1x täglich.

- **Mäßig nässende Wunden**: Saugkompressen, Wechsel nach Bedarf
alle 2–3 Tage.

- **Schwach sezernierend**: z.B. Folienverband, Hydrokolloid, Wechsel
nach Bedarf, spätestens nach 7 Tagen.

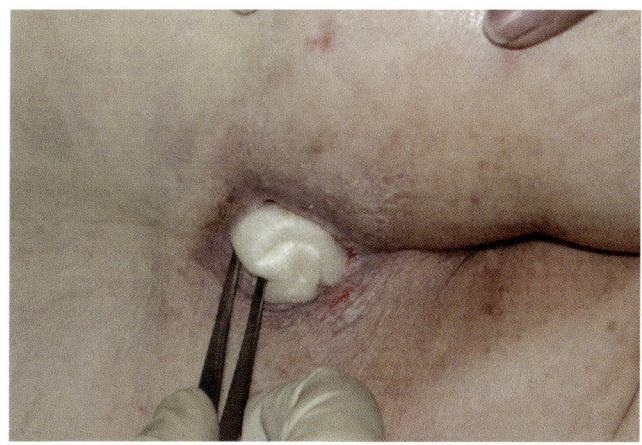

Abb. 6.5: Die Alginatkompresse wird locker in die Wundhöhle eintamponiert

Sind Teile des Alginats beim Wechsel
nicht durchfeuchtet, produziert die
Wunde zu wenig Sekret. In diesem Fall
sollte man das Wechselintervall verlängern oder zu einem anderen Wundauflagentyp übergehen. Bei schwach sezernierenden Wunden besteht auch die
Möglichkeit, die Alginate mit Kochsalz-
oder Ringer-Lösung zu befeuchten und
in die Wunde einzubringen. Alginat-
Wundauflagen sehen voll gesogen wie
feuchte Watte aus und lassen sich mit
der Pinzette in der Regel in einem
Stück entfernen (s. Abb. 6.6 und 6.7).
Gelreste und Fasern, die am Wundrand
festkleben, lösen sich in physiologischer Kochsalz-Lösung und können
leicht weggespült werden. Zurückblei-
bende Fasern sind biologisch abbau-
bar und daher unbedenklich.
Eine Produktübersicht der Alginat-
Wundauflagen gibt Tabelle 6.13.

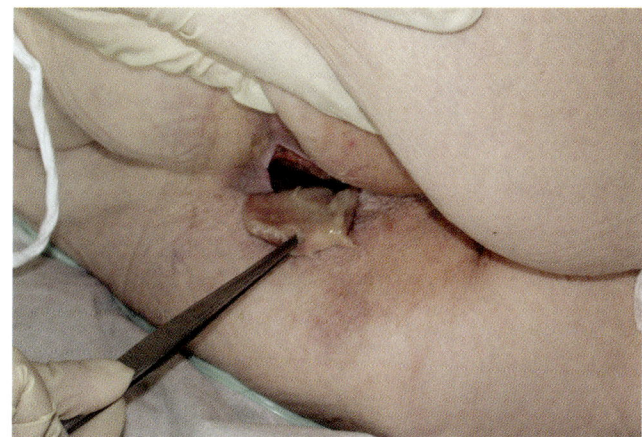

Abb. 6.6: Die voll gesogene Alginatkompresse lässt sich in einem
Stück entfernen

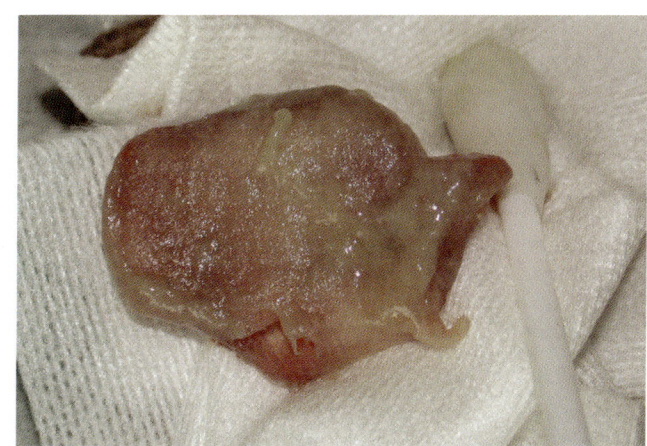

Abb. 6.7: Das Alginat nimmt die Farbe des Exsudats an. An der
Oberfläche ist die Gelbildung zu erkennen

Tab. 6.13: Produktübersicht Alginate

Handelsname®	Hersteller	Material	Größen	Stück/ Pck.	Artikel- nummer	PZN
Algisite M	Smith+ Nephew	Calciumalginat	5 cm x 5 cm	10	66000519	8798664
			10 cm x 10 cm	10	66000520	8798670
			15 cm x 20 cm	10	66000521	8818533
			Tamponadestreifen 2 cm x 30 cm	5	66000522	8818556
Comfeel Alginat- Tamponade	Coloplast	Calcium-Natriumalginat, Natriumcarboxy- methylcellulose	40 cm/2 g	6	3740	8444274
Curasorb	Tyco	Calcium-Natriumalginat	5 cm x 5 cm	10	9232	2298593
			10 cm x 10 cm	10	9233	2298601
			10 cm x 14 cm	10	9240	2299865
			10 cm x 20 cm	5	9238	2299871
			15 cm x 25 cm	10	9239	2299948
			30 cm x 60 cm	5	9242	2304572
			Tamponade 30 cm	5	9231	2298386
			Tamponade 60 cm	5	9243	2298475
			Tamponade 90 cm	5	9244	2298587
			10 cm x 10 cm	10	9236	2299109
Curasorb Zn	Tyco	Calcium-Natrium- Zink-Alginat	5 cm x 5 cm	10	9354	1893968
			10 cm x 10 cm	10	9355	1893980
			10 cm x 20 cm	5	9356	1894011
			Tamponade 30 cm	10	9351	1894034
Kaltostat	ConvaTec	Calcium-Natriumalginat	5 cm x 5 cm	10	962621	6965365
			7,5 cm x 12 cm	10	962622	6965313
			10 cm x 20 cm	10	962623	6965336
			15 cm x 25 cm	10	962624	7511318
			30 cm x 60 cm	5	962625	7511324
			Tamponade 2 g	5	962626	6965359
Melgisorb	Mölnlycke	Calcium-Natriumalginat	5 cm x 5 cm	1	250600	8655717
				10	256000	8655700
			10 cm x 10 cm	1	251100	8655746
				10	251100	8655723
			10 cm x 20 cm	1	251500	8655769
				10	251500	8655752
			Cavity: 32 cm (2g) Tamponade	1	253000	8655781
				5	253000	8655775
Nobaalgin Tamponade **Nobaalgin-plus** Kompresse	Noba	Tamponade: Calcium- alginat Kompresse: Calcium- alginat mit Baumwoll- trägermaterial verbunden	5 cm x 5 cm	20	795105	7386362
			7,5 cm x 7,5 cm	20	795107	7386379
			10 cm x 10 cm	20	795110	7386385
			10 cm x 20 cm	20	795112	7386391
			20 cm x 25 cm	20	795120	7386416
			Tamponade 2 g	20	795200	7386422
SeaSorb Soft Alginat- kompresse	Coloplast	Calcium-Natrium- alginat, Natrium- carboxymethylcellulose	5 cm x 5 cm	30	3705	2480263
			10 cm x 10 cm	10	3710	2480286
			15 cm x 15 cm	10	3715	2480292

Tab. 6.13: Produktübersicht Alginate (Fortsetzung)

Handelsname®	Hersteller	Material	Größen	Stück/ Pck.	Artikel- nummer	PZN
Sorbalgon	Paul Hartmann	Calciumalginat	5 cm x 5 cm	10	999598/1	3318955
			10 cm x 10 cm	10	999595/4	3318949
			10 cm x 20 cm	5	999589/1	0884915
			Sorbalgon T Tamponadestreifen			
			1 g/30 cm	3	999590/1	0884909
			2 g/30 cm	3	999592/1	7355574
Sorbsan	B BRAUN	Calciumalginat- Kompresse	5 cm x 5 cm	10	1400 N	7511519
			10 cm x 10 cm	10	1410 N	7511525
			10 cm x 20 cm	5	1415 N	7511531
			Packing Tamponade- strang 30 cm	5	1411 N	7446733
			Ribbon Tamponadeband 40 cm plus Applikationshilfe steril 12,5 cm	5	1412 N	7511548
Sorbsan SA	B BRAUN	Selbsthaftende Calciumalginat-Kom- presse mit einer semi- permeablen, adhäsiven Schaumstoffauflage	9 cm x 11 cm	5	2000 N	7511554
Sorbsan Plus	B BRAUN	Calciumalginat-Kom- presse mit einer ab- sorbierenden sekun- dären Viskoseauflage	7,5 cm x 10 cm	5	1420 N	7446710
			10 cm x 15 cm	5	1421 N	7446727
Suprasorb A Alginat	Lohmann & Rauscher	Calciumalginat	5 cm x 5 cm	10	20440	0432917
			10 cm x 10 cm	10	20441	0432923
			10 cm x 20 cm	10	20442	0432946
			Tamponade 2 g	5	20445	0432952
Tegagen	3M Medica	Calciumalginat	5 cm x 5 cm	10	90110	7683717
			10 cm x 10 cm	10	90112	7683723
			15 cm x 20 cm	5	90114	7683746
			Tamponadestreifen 30,4 cm x 2 cm	5	90120	7683752
Trionic Algosteril	Johnson & Johnson	Calcium-Zink-Mangan- Alginat, Chlorophyll	5 cm x 5 cm	10	TRI300	0600869
			9,5 cm x 9,5 cm	10	TRI301	0600875
			10 cm x 20 cm	10	TRI302	0600881
			Tamponade 2 g	5	TRI303	0600898
URGOsorb	URGO	Calciumalginat, Natriumcarboxymethyl- cellulose	5 cm x 5 cm	10	4095	7626754
			10 cm x 10 cm	10	4096	7626760
			10 cm x 20 cm	10	4097	1602847
			Tamponade- streifen 30 cm	5	4098	7626777

6.3.2 Hydrofaserverbände

Beschreibung

Natriumcarboxymethylcellulose ist ein Hauptbestandteil unterschiedlicher hydroaktiver Wundauflagen (s. Kap. 6.3.3 und 6.3.4). Es wird durch Veretherung von Alkalicellulose mit Chloressigsäure gewonnen. Der entstehende Celluloseether ist sehr hydrophil und bildet mit Wasser ein glasklares, stabiles Gel. Bei Hydrofaser-Verbänden werden Natriumcarboxymethylcellulose-Fasern zu drapierfähigen, weichen Vlieskompressen und Tamponadestreifen verarbeitet, die den Alginatprodukten sehr ähnlich sehen. Während die Alginate nach Flüssigkeitsaufnahme wie feuchte Watte aussehen, könnte man die Hydrofaser-Verbände als „Instant-Gele" bezeichnen. Sie werden trocken auf die Wunde aufgebracht, saugen rasch Feuchtigkeit auf und werden dabei in ein glasklares, durchscheinendes Gel umgewandelt (s. Abb. 6.8). Das Gel bleibt formstabil, der Verband kann in einem Stück entfernt werden. Das Wundexsudat wird in vertikaler Richtung angesaugt, das bedeutet, dass – im Gegensatz zu den Alginatverbänden – nur im Bereich der feuchten Wunde ein Gel entsteht, Wundrand und Wundumgebung bleiben trocken.

Die Hydrofasern nehmen Wundsekret und Zelltrümmer direkt in sich auf, die Flüssigkeit wird auch unter Kompression fest in das Gel eingeschlossen.

Von den beiden auf dem Markt befindlichen Hydrofaser-Verbänden (s. Tab. 6.14) ist Aquacel der typisch vliesartige Vertreter. Versiva ist ein mehrschichtig aufgebauter, selbstklebender Verband, der das Hydrofaser-Vlies als Saugkomponente enthält.

Vorteile

- Große Saug- und Speicherkapazität für Flüssigkeiten,
- rasches Ansaugvermögen,
- minimale laterale Flüssigkeitsausbreitung,
- die Wunde kann durch das durchsichtige Gel beobachtet werden,
- Aufrechterhalten eines ideal feuchten Mikroklimas,
- der Verband lässt sich rückstandsfrei und schmerzarm am Stück entfernen,
- unter Kompressionsverbänden einsetzbar

Nachteile

- Zur Gelbildung ist eine ausreichende Exsudatmenge notwendig.
- Bei zu wenig Exsudat könnte die Gefahr bestehen, dass das Wundbett austrocknet.
- Sekundäre Fixierung notwendig (nicht bei Versiva).

Indikationen

- Versorgung von nässenden akuten und chronischen Wunden.

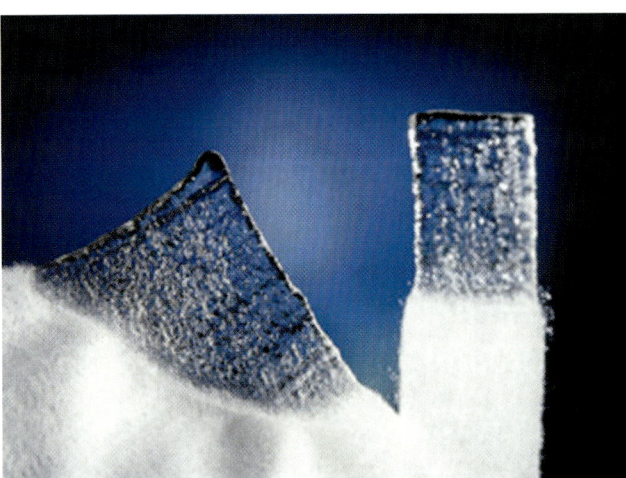

Abb. 6.8: Aquacel® halbgeliert. Unter Flüssigkeitsaufnahme bilden die Hydrofasern ein glasklares, formstabiles Gel (Foto: ConvaTec)

Tab. 6.14: Produktübersicht Hydrofaserverbände

Handelsname®	Hersteller	Material	Größen	Stück/ Packung	Artikel- nummer	PZN
Aquacel	ConvaTec	Natriumcarboxy- methylcellulose- Vlies	5 cm x 5 cm	10	961121	7252259
			10 cm x 10 cm	10	961122	7252265
			15 cm x 15 cm	5	961123	7252271
			Tamponadestreifen 2 x 45 cm	5	961124	7252288
Versiva	ConvaTec	Polyurethanfilm, dünner Polyurethan- schaum, Natrium- carboxymethyl- cellulose, Hydro- kolloidklebeschicht	9 cm x 9cm	10	1494872	1494872
			14 cm x 14 cm	10	1494889	1494889
			19 cm x 19 cm	5	1494895	1494895
			19 cm x 24 cm	5	1494903	1494903
			19,5 cm x 18,5 cm (Ferse)	5	2286147	2286147
			21 cm x 22,5 cm (Sakral)	5	2286130	2286130

Anwendungsweise

- Nach Wundreinigung mit physiologischer Kochsalz- oder Ringer-Lösung wird die wundumgebende Haut getrocknet.
- Die Kompresse mindestens 1 cm den Wundrand überlappend auflegen.
- Je nach Exsudatmenge wird der Hydrofaserverband mit einer Saugkompresse oder einem Hydrokolloidverband abgedeckt.

Verbandwechsel

Je nach Exsudatmenge und Sekundärverband können Hydrofaserverbände bis zu sieben Tage auf der Wunde bleiben.

6.3.3 Hydrogele

Beschreibung

Die Produkte aus der Gruppe der Hydrogele zeichnen sich durch einen hohen Wassergehalt aus. Zwischen 60 und 95 % kann der Anteil des enthaltenen Wassers betragen. Dadurch sind Hydrogele besonders zum Feuchthalten schwächer sezernierender Wunden geeignet. Sie sind in der Lage, Feuchtigkeit abzugeben und dadurch Schorf und Beläge aufzuweichen und das autolytische Débridement zu unterstützen. Angeboten werden Hydrogele in Form von durchsichtigen Kompressen oder als Gel in der Tube bzw. Applikationssystemen zum Einbringen in tiefere Wunden.

Die **Gelkompressen** bestehen aus synthetischen, hydrophilen Polymeren (z.B. Polyacrylamid oder Polyurethan), die dreidimensionale Netzwerke ausbilden, unterschiedliche Mengen Wasser enthalten, selber aber unlöslich in Wasser sind. Dadurch erhalten die Kompressen ihre glasklare, durchsichtige Konsistenz („Schaufenster") und gleichzeitig ihre Formstabilität (s. Abb 6.9). Obwohl die Gelplatten bereits einen hohen Wassergehalt besitzen, sind sie in der Lage, unter Quellung zusätzliche Feuchtigkeit aufzunehmen. Wundsekret und Detritus werden aufgenommen und in der Gelstruktur

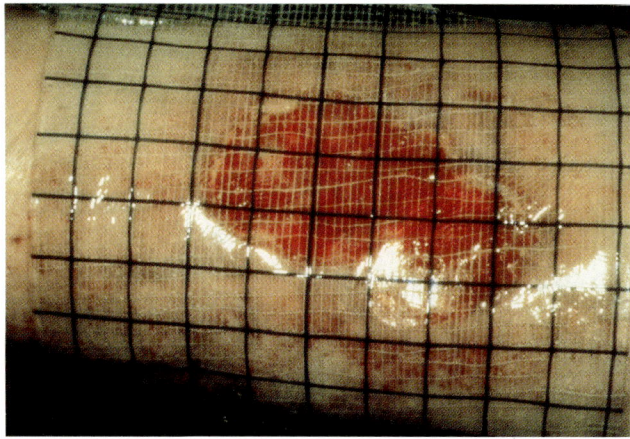

Abb. 6.9: Die glasklaren Hydrogelkompressen erlauben eine Wundbeobachtung durch den Verband hindurch (Foto: Paul Hartmann AG)

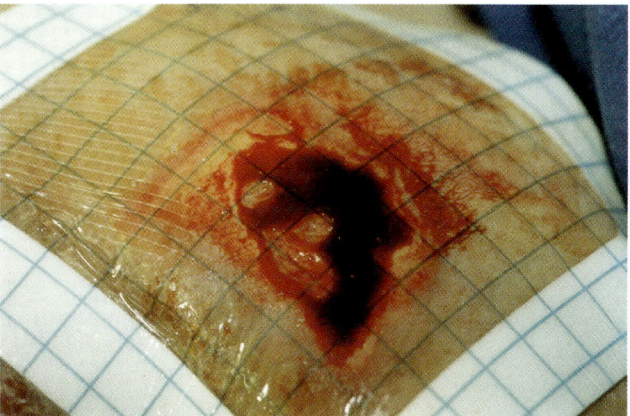

Abb. 6.10: Hydrogele besitzen eine begrenzte Saugkapazität. Bei stark nässenden bzw. blutenden Wunden kann es zu einem Flüssigkeitsstau kommen

festgehalten. Die Quellung erfolgt langsam, aber kontinuierlich über einen längeren Zeitraum. Bei schwach sezernierenden Wunden kann die Gelkompresse bis zu 7 Tage auf der Wunde bleiben, ohne dass ein Sekretstau zu befürchten ist. Stark nässende oder blutende Wunden sollten dagegen nicht mit Hydrogelen versorgt werden, da größere Flüssigkeitsmengen nicht rasch genug aufgenommen werden können (s. Abb. 6.10).

Im Gegensatz zu den Gelkompressen enthalten die **Tubengele** hauptsächlich natürliche oder halbsynthetische Gelbildner pflanzlichen Ursprungs. Natriumcarboxymethylcellulose, Hydroxyethylcellulose, Pektin oder Guargum werden mit Wasser zu Gelen verarbeitet, die ein glasklares Aussehen haben und eine weiche, flexible Konsistenz besitzen. Manchen Gelen sind zur Erhöhung des Absorptionsvermögens Alginate zugefügt. In der Regel enthalten Gele als Hilfsstoff Polypropylen, das als Feuchthaltemittel ein Eintrocknen der Gele verhindert. Die Gele sind nicht konserviert und zur einmaligen Anwendung vorgesehen.

Vorteile

- Feuchthalten der Wundoberfläche; Schaffung eines ideal feuchten Mikroklimas, besonders bei schwach bis mäßig sezernierenden Wunden,
- Unterstützung der Autolyse bei Wunden mit schmierigen oder nekrotischen Belägen,
- schmerzfreier Verbandwechsel, ohne Traumatisierung der Wunde,
- Schmerzreduktion bei oberflächlichen Wunden (epidermale Läsionen mit freiliegenden Nervenendigungen),
- kühlender Effekt bei Verbrennungswunden 1. und 2. Grades.

Zusätzliche Vorteile der Gele in Kompressenform:

- Transparenz der Kompresse ermöglicht Wundbeobachtung, dadurch verminderte Verbandwechselhäufigkeit, verlängerte Wundruhe,
- Polsterwirkung der elastischen Gelplatte,

- bei Ulcus cruris unter Kompressionsverbänden problemlos einsetzbar,
- rückstandsfreie Entfernung als vollständige Gelplatte.

Nachteile

- Eingeschränkte Saugkapazität, dadurch Mazeration der Wundränder möglich.
- Nicht alle Produkte sind zur Behandlung infizierter Wunden geeignet.
- Der anfänglich kühlende Effekt wird von Patienten mit Beingeschwüren arterieller Herkunft als schmerzhaft empfunden.
- Transparenz der Gelplatten ist für manche Patienten unangenehm (Mullbinde als Sichtschutz einsetzen).
- Sekundärverband notwendig (Ausnahme: Kompressen mit Fixierrand).

Indikationen

- Zum Aufweichen von Nekrosen und Abtragen von Belägen,
- schwach bis mäßig sezernierende Wunden in der Granulations- und Epithelisierungsphase, z.B.:
  - oberflächliche Wunden (Schürfwunden, Spalthautentnahmestellen),
  - Verbrennungen 1. und 2. Grades,
  - wenig nässende, chronische Wunden (Dekubitalgeschwüre, Beingeschwüre).

Kontraindikationen

- Für stark nässende oder akut blutende Wunden ungeeignet.
- Manche Produkte sind bei infizierten Wunden kontraindiziert.

Anwendung

Die Gelkompresse wird so aufgebracht, dass sie die Wundränder ringsherum um etwa 2 cm überlappt. Auflagen ohne integrierten Fixierrand werden mit Pflasterstreifen oder elastischen Mullbinden fixiert.

Gel aus der Tube wird mit Hilfe eines sterilen Spatels in einer Schichtdicke von etwa 5 mm auf die Wunde aufgetragen. Kleinere, tiefe Wunden können ganz mit Gel aufgefüllt werden. Die Wahl des Sekundärverbands hängt vom Wundzustand und Exsudatmenge ab:

- Trockene Nekrosen: semipermeable Wundfolie,
- Beläge, stärkeres Exsudat: Wundgaze plus Saugkompresse,
- Granulation, wenig Exsudat: (dünnes) Hydrokolloid oder Wundfolie.

Der Sekundärverband ist so auszuwählen, dass einerseits das Gel nicht austrocknet, andererseits die Wundränder und die wundumgebende Haut nicht mazerieren.

Verbandwechsel

Die **Kompressen** werden je nach Exsudatmenge täglich oder im Abstand von bis zu sieben Tagen gewechselt. Die Transparenz des Verbandes erlaubt eine ständige Wundbeobachtung; unnötig häufige Verbandwechsel können so vermieden werden. Die Aufnahme des Wundsekrets zeigt sich in einer blasenförmigen Verformung. Hat die Blase die Ausdehnung der Wundfläche erreicht, sollte die Kompresse gewechselt werden. Der Verband lässt sich rückstandsfrei von der Wunde entfernen.

Gel aus der Tube kann zwei bis drei Tage auf der Wunde verbleiben. Ein täglicher Verbandwechsel wird bei stärker

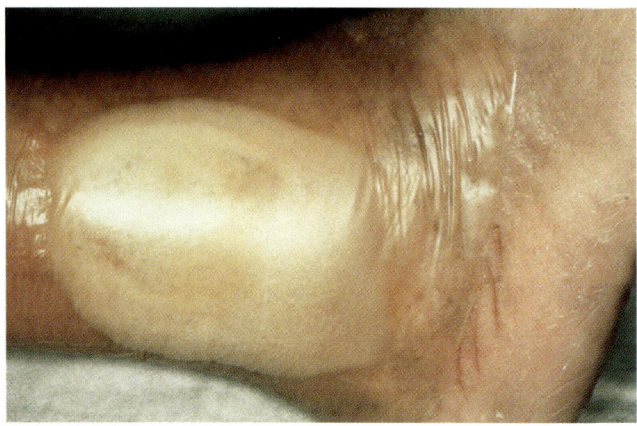

Abb. 6.11: Unter Aufnahme von Wundsekret quillt die Hydrokolloid-masse und bildet ein visköses Gel, das durch den Verband als „Blase" sichtbar wird (Foto: Paul Hartmann AG)

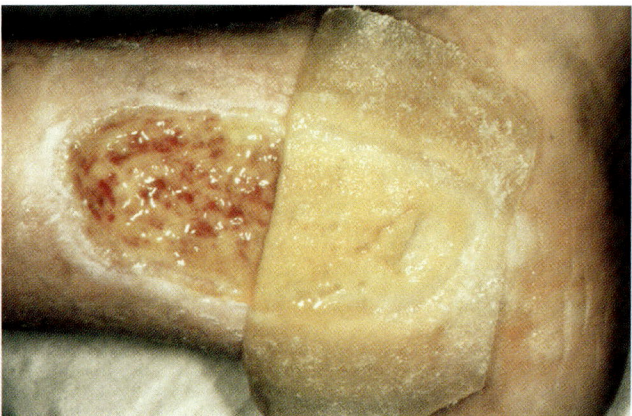

Abb. 6.12: Hydrokolloidverband: Auf der Wunde verbliebene Gel-reste werden mit Spüllösung entfernt (Foto: Paul Hartmann AG)

nässenden Wunden oder zur Aufwei-chung von Nekrosen und Belägen emp-fohlen. Gelreste lassen sich mit physio-logischer Kochsalz-Lösung oder Rin-ger-Lösung entfernen.

Die verschiedenen Hydrogelprodukte in Kompressen- bzw. Tubenform finden sich in Tabelle 6.15.

6.3.4 Hydrokolloide

Beschreibung

Hydrokolloid-Verbände bestehen aus einem dünnen Polyurethanfilm oder ei-nem Schaumstoff, auf dem eine selbst-klebende Masse aufgebracht ist. Diese enthält stark quellende Partikel: meist Carboxymethylcellulose, Pektin, Karaja-Gummi oder Gelatine, eingebettet in ei-ne Trägersubstanz aus synthetischen Kautschukarten wie Polyisobutylen, die der Masse Elastizität und Klebrigkeit verleihen. Durch die Haftkraft dieser Elastomere können Hydrokolloide ohne zusätzliche Fixierung direkt auf die Wunde geklebt werden. Unter Aufnah-me von Exsudat quillt die Hydrokolloid-masse über dem Wundgebiet und bil-det ein feuchtes, zähflüssiges Gel, das dort keine Haftkraft mehr besitzt. Je nach Produkt werden die quellenden Partikel mehr oder weniger stark aus der Trägersubstanz herausgelöst und verflüssigen sich zu einer viskösen Masse. Dieses Gel, das die Wundober-fläche feucht hält, dabei aber Wundse-kret und Zelltrümmer fest einschließt, bleibt beim Abnehmen des Verbandes auf der Wunde zurück (s. Abb. 6.11 und 6.12). Je nach Wundbedingungen kann es gelb, grünlich bis bräunlich aussehen und einen charakteristischen unangenehmen Geruch annehmen. Far-be und Geruch des Gels sollten auf keinen Fall mit Eiter verwechselt wer-den. Eine Beurteilung der Wundverhält-nisse kann erst nach gründlichem Ab-spülen des Gels mit physiologischer Kochsalz-Lösung oder Ringer-Lösung erfolgen.

Hydrokolloide zählen zu den Okklusiv-Verbänden. Die besondere Eigenschaft eines Okklusionsverbandes besteht darin, dass durch dessen kompakte

Tab. 6.15: Produktübersicht Hydrogele

Handelsname®	Hersteller	Material	Größen	Stück/ Pck.	Artikel-nummer	PZN
Aquaflo	Tyco	Polyurethan, Glykol, Wasser-anteil >40 %	3,8 cm rund	5	8884476105	1893477
			7,6 cm rund	5	8884476139	1893520
			12,1 cm rund	5	8884476154	1893566
			Mothermates Stilleinlagen 7,6 cm rund	1 Paar	9404	1590713
Curagel	Tyco	Polyurethan 19 %, Glykol 8 %, Wasseranteil 73 %, Trägermaterial: Polyurethanfolie	**Nicht haftend:**			
			5 cm x 7,5 cm	10	9900	1893632
			10 cm x 10 cm	10	9901	1893684
			20 cm x 20 cm	3	9902	2318551
			Mit Haftrand (Island)			
			7,5 cm x 10 cm	10	9903	1893750
			12,5 cm x 12,5 cm	10	9904	1893804
			22 cm x 24 cm	3	9905	2325717
Elasto-Gel	Southwest techno-logies Vertrieb: Velo Medizin-produkte GmbH	Gel: Glycerin 65,0 %, Poly-acrylamid 17,5 % Wasser-anteil 17,5 % Textiles Trägermaterial	5 cm x 7,5 cm	5	DR-8200	1796490
			10 cm x 10 cm	5	DR-8000	1796509
			15 cm x 20 cm	5	DR-8600	1796515
			30 cm x 30 cm	5	DR-8700	1796521
			20 cm x 40 cm	5	DR-8800	1796538
			20 cm x 20 cm Sacrum	5	DR-9051	–
			Comfort Aid (selbstklebend) 7,5 cm x 10 cm	3	DR-8175	1796544
			Toe-Aid (T-förmig, selbstklebend) 3 cm x 3 cm	3	DR-8450	1796550
Geliperm Feucht-Gel Platten **Geliperm perforiert** Feucht-Gel Platten	Yama-nouchi	Agar, Poly-acrylamid, Wasseranteil etwa 95 %	**Feucht-Gel Platten**			
			10 cm x 10 cm	20	9241	3450459
			26 cm x 12 cm	10	9243	3450407
			Feucht-Gel Platten perforiert			
			10 cm x 10 cm	20	9246	3450465
			26 cm x 12 cm	10	9248	3450413
Hydrosorb Gel-Verband **Hydrosorb comfort** Gel-Verband mit Fixierfolie	Paul Hartmann	Polyurethan-Gel, Wasseranteil etwa 60 % Träger: Polyurethan-Folie	**Hydrosorb**			
			5 cm x 7,5 cm	5	900850/1	4426629
			10 cm x 10 cm	5	900851/1	426635
			20 cm x 20 cm	3	900852/1	4426641
			Hydrosorb comfort mit Fixierfolie			
			4,5cm x 6,5 cm	5	900708/6	0256509
			7,5 cm x 10 cm	5	900704/1	7721197
			12,5 cm x 12,5 cm	5	900705/9	7721205
			21,5 cm x 24 cm	3	900707/7	0256515

Tab. 6.15: Produktübersicht Hydrogele (Fortsetzung)

Handelsname®	Hersteller	Material	Größen	Stück/ Pck.	Artikel- nummer	PZN
IntraSite Conformable	Smith+ Nephew	Polyester-/Viskose- Gaze mit IntraSite Gel beschichtet	10 cm x 10 cm 10 cm x 20 cm 10 cm x 40 cm	10 10 10	66000324 66000325 66000326	8653115 8653121 8653138
Nobagel Hydrogel-Wund- auflage	Noba	Polymermatrix Wasseranteil etwa 30 % Träger: Polyurethan-Folie	6,5 cm x 6,5 cm 9,5 cm x 9,5 cm 9,5 cm x 15 cm 19 cm x 19 cm	5 5 5 5	775065 775095 775150 775190	7386310 7386327 7386333 7386356
Suprasorb G Gelkompressen	Lohmann & Rauscher	Polyurethan-Gel, Wasseranteil etwa 60 % Träger: Polyurethanfolie	5 cm x 7,5 cm 10 cm x 10 cm 20 cm x 20 cm	5 5 3	20470 20471 20472	0433064 0433070 0433087
Textus Hydro	Southwest Techno- logies (siehe Elasto-Gel) Lizenz: BioCell GmbH	Gel: Glycerin 65,0 %, Poly- acrylamid 17,5 % Wasser- anteil 17,5 % Textiles Träger- material	5 cm x 7,5 cm 10 cm x 10 cm 15 cm x 20 cm 20 cm x 20 cm Sacrum 30 cm x 30 cm Comfort Aid (selbstklebend) 7,5 cm x 10 cm	5 5 5 5 5 3	8925016 8925022 8925039 0913752 8925045 1609068	8925016 8925022 8925039 0913752 8925045 1609068

Hydrogele aus Tuben

Handelsname®	Hersteller	Material	Größen	Stück/ Pck.	Artikel- nummer	PZN
Askina Gel	B BRAUN	Modifiziertes Stärkepolymer, Propylenglykol, Glycerin, Wasser- anteil 75,5 %	Tube 15 g Tube 15 g	5 10	1419 S 1419 N	0755129 0638665
Curafil Gel	Tyco	Glycerin 45 %, Glycerylpolymetha- crylat, Konser- vierungsmittel: Germaben II, Wasseranteil 53 %	Tube 14 g Tube 28 g Tube 84 g	24 12 12	9250 9251 9252	1893827 1893833 2325781
IntraSite Gel Applipak- Spender	Smith+ Nephew	Carboxymethyl- cellulose 2,3 %, Propylenglycol 2 %, Wasser- anteil 77,7 %	Applipak 8 g 15 g 25 g	 10 10 10	 7308 7311 7313	 7537252 7537269 7537275
Normlgel	Mölnlycke	Xanthan Gummi, Wasser, NaCl 0,9 %	Tube 5g Tube 15g	1 10 1 10	370500 370500 371500 371500	8445859 8445836 8445836 8445859

Tab. 6.15: Produktübersicht Hydrogele (Fortsetzung)

Handelsname®	Hersteller	Material	Größen	Stück/ Pck.	Artikel- nummer	PZN
NU-GEL Spender	Johnson & Johnson	Carboxymethyl- cellulose, Hydroxy- ethylcellulose, Natriumalginat, Natriumchlorid (0,3 %), Wasser- anteil 70 %	Faltenbalg-Spender 15 g 25 g	10 6	MNG415 MNG425	7222554 7222560
Purilon Gel	Coloplast	Carboxymethyl- cellulose, Calcium- alginat, Wasser- anteil 90 %	Tube 8 g Tube 15 g Tube 25 g	10 10 10	3906 3900 3903	0951356 8753555 8753549
Suprasorb G Amorphes Gel	Lohmann & Rauscher	Carboxymethyl- cellulose-Polymer, Propylenglykol, Natriumcitratpuffer, Wasseranteil 96 %	Applikationsspritze 6 g 20 g	10 10	20478 20479	1600593 1600630
URGO hydrogel	URGO	Guargummi, Propylenglykol, Wasseranteil über 80 %	Tube 15 g	10	4102	0300015
Varihesive Hydrogel	ConvaTec	Pektin, Natrium- carboxymethyl- cellulose, Propylen- glykol, Wasser	Tube 15 g	5 10	967717 967718	0040689 0040672

Struktur nach dem Auflegen ein Sauerstoffmangel auf der Wundoberfläche
entsteht. Dieser Mangel reduziert sich,
sobald der Verband unter Sekretaufnahme gelockert und dadurch gas-
durchlässiger wird (Riedel 1995).
Durch die vorübergehende Hypoxie werden Makrophagen angeregt, Wachstumsfaktoren freizusetzen, die zu verstärkter Neubildung von Kapillaren im
Wundbett führen. Diese Angiogenese
beschleunigt die Bildung von Granulationsgewebe und damit die Wundheilung. Zu beachten ist, dass bei überschießender Granulation, wie sie nicht
selten unter Hydrokolloidverbänden beobachtet werden kann, auf einen Sauer-
stoff-durchlässigeren Verbandtyp übergegangen werden sollte (z.B. Wundfolie). Wegen des Okklusiveffektes werden Hydrokolloide bei klinisch infizierten oder ischämischen Wunden vor-
sichtshalber nicht eingesetzt.
Neuere Hydrokolloid-Wundauflagen enthalten als Hauptquellkomponente Carboxymethylcellulose. Dadurch sind sie
weniger kompakt, verflüssigen sich
weit weniger als ältere Produkte und
hinterlassen praktisch keine Rückstände auf der Wunde. Manche Hydrokolloide enthalten zusätzlich Alginatpartikel,
um die Saugkapazität der Kompressen
zu erhöhen. Auf Gelatine als Inhalts-
stoff wird zunehmend verzichtet.
Eine Übersicht über Hydrokolloid-
Wundauflagen gibt die Tabelle 6.16.

Tab. 6.16: Produktübersicht Hydrokolloide

Handelsname®	Hersteller	Material	Größen	Stück/ Packung	Artikel- nummer	PZN
Algoplaque	URGO	Carboxymethyl-	**Algoplaque**			
Algoplaque		cellulose,	10 cm x 10 cm	5	5768	7278075
Film		Polyisobutylen,	10 cm x 10 cm	10	5769	8589966
		Polyurethanfilm	10 cm x 10 cm	16	5772	8764783
			15 cm x 15 cm	5	5770	7278081
			20 cm x 20 cm	5	5771	7278098
			10 cm x 10 cm (Algoplaque Border)	5	5138	7626731
			12 cm x 14 cm (Algoplaque Sacrum)	5	5139	7626748
			Algoplaque Film			
			5 cm x 10 cm	10	5718	7278135
			5 cm x 20 cm	10	5726	1602830
			10 cm x 10 cm	10	5719	7278106
			15 cm x 15 cm	5	5721	7278112
			20 cm x 20 cm	5	5722	7278129
Askina Biofilm	B BRAUN	Carboxymethyl-	10 cm x 10 cm	10	F72090	7281048
Transparent		cellulose, Gelatine,	15 cm x 15 cm	5	F72091	7281054
		Polyisobutylen,	20 cm x 20 cm	5	F72092	7281060
		Polyurethanfilm	5 cm x 20 cm	10	F72095	7281077
Askina Hydro	B BRAUN	Psyllium Husk,	10 cm x 10 cm	5	F72048	0574356
		Carboxymethyl-	10 cm x 10 cm	10	F72041	0574362
		cellulose,	15 cm x 15 cm	5	F72044	0574385
		Polyisobutylen,	20 cm x 20 cm	5	F72046	0574391
		Polyurethanschaum				
CombiDERM	ConvaTec	Hydrokolloid-	**CombiDERM**			
		Adhäsivschicht aus	5 cm x 5 cm	10	964786	7538777
		Gelatine, Pektin,	7,4 cm x 7,4 cm	10	964785	7538760
		Carboxymethyl-	12,7 cm x 12,7 cm	5	964783	8817628
		cellulose, elasto-	8,2 cm x 10,8 cm	5	964787	7538783
		mere Polymere;	Tropfenform			
		Polyurethanfilm als	12,7 cm x 15,2 cm	5	964784	8817634
		Trägerfolie; Wund-	Tropfenform			
		kissen mit einer	**CombiDERM N**			
		Polypropylen-	(ohne Kleberand)			
		auflage, Hydro-	7,5 cm x 7,5 cm	10	969198	0044457
		granulat aus	14 cm x 14 cm	10	969200	8643536
		Cellulose-Poly-				
		acrylat				

Tab. 6.16: Produktübersicht Hydrokolloide (Fortsetzung)

Handelsname®	Hersteller	Material	Größen	Stück/ Packung	Artikel- nummer	PZN
Comfeel Plus	Coloplast	Calciumalginat, Carboxymethyl- cellulose, synthe- tisches Block- polymer, Haftmittel, Plastifizierer Trägermaterial: Polyurethanfolie (Transparenter Verband: <u>ohne</u> Calciumalginat)	**Flexibler Wundverband**			
			10 cm x 10 cm	15	31105	–
			10 cm x 10 cm	10	3110	7210315
			15 cm x 15 cm	5	3115	7210321
			20 cm x 20 cm	5	3120	7210338
			Transparenter Verband			
			5 cm x 7 cm	10	35300	8532305
			5 cm x 7 cm	50	35301	6183421
			9 cm x 14 cm	30	3536	6183438
			15 cm x 20 cm	10	3542	6183444
			5 cm x 15 cm	10	3547	7453354
			5 cm x 25 cm	10	3548	6183450
			Contourierter Verband			
			6 cm x 8 cm	5	3280	7210290
			9 cm x 11 cm	5	3283	7210309
			Druckentlastender Verband			
			10 cm rund	10	3353	7210278
			15 cm rund	10	3356	7210284
			7 cm Schmetterlingsform	10	3350	7210261
Comfeel Paste (steril)	Coloplast	Natriumcarboxy- methycellulose, synth. Blockpoly- mer, Guar Gum, Cetystearylalkohol, Vaseline, Paraffin	Tube à 50 g	1	4701	3965465
			Portionspackungen à 12 g	8	47081	7155906
Comfeel Puder (steril)	Coloplast	Natriumcarboxy- methycellulose, Guar/Xanthan Gum	Blisterkapseln à 6 g	10	4706	3965519
Hydrocoll	Paul Hartmann	Natriumcarboxy- methycellulose, synthetisches Elastomer, Kleb- kraftvermittler auf pflanzlicher Basis, Paraffinöl Trägermaterial: Polyurethanfolie	**Hydrocoll**			
			5 cm x 5 cm	10	900740	1690633
			7,5 cm x 7,5 cm	10	900742	1690656
			10 cm x 10 cm	10	900744	4419865
			15 cm x 15 cm	5	900748	4419871
			20 cm x 20 cm	5	900749	7547658
			8 cm x 12 cm (Hydrocoll concave)	10	900756	1690745
			12 cm x 18 cm (Hydrocoll sacral)	5	900755	7547664
			Hydrocoll thin			
			7,5 cm x 7,5 cm	10	900757	1690751
			10 cm x 10 cm	10	900758	7547670
			15 cm x 15 cm	5	900760	7547687

Tab. 6.16: Produktübersicht Hydrokolloide (Fortsetzung)

Handelsname®	Hersteller	Material	Größen	Stück/Packung	Artikel-nummer	PZN
Nobacolloid **Nobacolloid** transparent	Noba	Carboxymethyl-cellulose, Polyiso-butylenmatrix, Polyurethan-, Polyester-Vlies transparent: Carboxymethyl-cellulose, Poly-isobutylenmatrix, Gelatine, Poly-urethanträgerfolie	**Nobacolloid** 10 cm x 10 cm 15 cm x 15 cm 20 cm x 20 cm **Nobacolloid** transparent 10 cm x 10 cm 15 cm x 15 cm 20 cm x 20 cm	5 5 5 5 5 5	790110 790115 790120 791110 791115 791120	0985711 0985728 0985740 0985757 0985763 0985786
Restore	Hollister	Gelatine, Cellulose, Pektin, Faser-material (Baum-wolle), Polyiso-butylen	**Restore** 10 cm x 10 cm 20 cm x 20 cm **Restore CX spezial** 10 cm x 10 cm 20 cm x 20 cm	5 3 5 3	9930 9935 9931 9936	– – – –
Suprasorb H Hydrokolloid	Lohmann & Rauscher	Carboxymethyl-cellulose u.a., Polyisobutylen-Elastomernetzwerk Polyurethanträger-folie	**Suprasorb H standard** 10 cm x 10 cm 15 cm x 15 cm 20 cm x 20 cm 14 cm x 16 cm (Sacrum) 14 cm x 14 cm (Border) **Suprasorb H dünn** 5 cm x 10 cm 5 cm x 20 cm 10 cm x 10 cm 15 cm x 15 cm 20 cm x 20 cm	5 5 5 5 5 10 10 10 5 5	20400 20401 20402 20430 20420 20410 20411 20412 20413 20414	0432656 0432679 0432828 0432900 0432892 0432834 0432840 0432857 0432863 0432886
SureSkin II	Medi Bayreuth	Natriumcarboxy-methylcellulose, synthetisches Harz, Silikon u.a. Trägermaterial: Polyurethanfolie, bzw. Polyurethan-schaum	**Border** 5 cm x 5 cm 10 cm x 10 cm 15 cm x 15 cm 20 cm x 20 cm Sakral Ferse/Ellbogen **Thin** 5 cm x 5 cm 10 cm x 10 cm 15 cm x 15 cm **Standard** 10 cm x 10 cm 20 cm x 20 cm	20 10 5 5 5 5 20 10 5 5 5	8950001 8950002 8950003 8950004 8950005 8950006 8951001 8951002 8951003 8952002 8952004	2430673 2430733 2430756 2430762 2430779 2430785 2430791 2430816 2430822 2430839 2430845

Tab. 6.16: Produktübersicht Hydrokolloide (Fortsetzung)

Handelsname®	Hersteller	Material	Größen	Stück/ Packung	Artikel- nummer	PZN
Tegasorb	3M Medica	Carboxymethyl-cellulose, Polymer-matrix aus Poly-isobutylen, Poly-isopren Trägermaterial: Polyurethanfolie	**Tegasorb**			
			7 cm x 9 cm (oval)	5	90001	7428126
			10 cm x 10 cm (quadratisch)	5	90002	7428155
			10 cm x 12 cm (oval)	5	90003	7428132
			17 cm x 14 cm (oval)	3	90004	7428149
			15 cm x 15 cm (quadratisch)	3	90005	7128161
			Tegasorb THIN			
			7 cm x 9 cm (oval)	10	90021	4999880
			10 cm x 12 cm (oval)	10	90023	4999905
			17 cm x 14 cm (oval)	6	90024	4999911
			10 cm x 10 cm (quadratisch)	5	90022	4999897
			15 cm x 15 cm (quadratisch)	3	90025	4999928
Traumasive	Hexal	Carboxymethyl-cellulose, Polyiso-butylen, Poly-urethanträgerfolie	**Traumasive plus**			
			10 cm x 10 cm	5	8455354	8455354
			10 cm x 10 cm	10	8704278	8704278
			15 cm x 15 cm	5	8545360	8545360
			20 cm x 20 cm	5	8601058	8601058
			14 cm x 14 cm (Border)	5	1797006	1797006
			14 cm x 16 cm (Sacrum)	5	1797012	1797012
			Traumasive Film			
			5 cm x 10 cm	10	1796969	1796969
			10 cm x 10 cm	10	1796975	1796975
			15 cm x 15 cm	5	1796981	1796981
			20 cm x 20 cm	5	1796998	1796998
Ultec pro	Tyco	Absorbierende, gelierende Polymere mit 30 % Calciumalginat in Suspension mit Adhäsionsmitteln, Polyurethanträger-folie	10 cm x 10 cm	5	9801	1893276
			15 cm x 15 cm	5	9802	1893299
			20 cm x 20 cm	5	9804	1893336
			10 cm x 12,5 cm (Sakral)	5	9805	1893359
			15 cm x 18 cm (Sakral)	5	9806	1893371
			Border:			
			6 cm x 6 cm	5	9807	2325893
			10 cm x 10 cm	5	9808	2325901
			15 cm x 15 cm	5	9809	2325918

Tab. 6.16: Produktübersicht Hydrokolloide (Fortsetzung)

Handelsname®	Hersteller	Material	Größen	Stück/ Packung	Artikel- nummer	PZN
Urgotül	URGO	Polyestergitter getränkt mit Carboxymethyl- cellulose und Vaseline	5 cm x 5 cm 10 cm x 10 cm 10 cm x 10 cm 15 cm x 20 cm 10 cm x 40 cm	10 5 10 5 10	7918 5821 5822 1261 1304	1259326 0879498 0879506 1303010 2859726
Urgotül Ag	URGO	wie Urgotül, enthält 3,7 % Silbersulfadiazin	10 cm x 12 cm	10	507706	1595538
Varihesive	ConvaTec	Carboxymethyl- cellulose, Pektin, Gelatine, Elastomere Polymere, Poly- urethanträgerfolie	**Varihesive E** 10 cm x 10 cm 15 cm x 15 cm 20 cm x 20 cm 20 cm x 30 cm **Varihesive E Border** 6 cm x 6 cm 10 cm x 10 cm 15 cm x 15 cm 10 cm x 18 cm 15 cm x 18 cm **Varihesive Extra dünn** 7,5 cm x 7,5 cm 10 cm x 10 cm 15 cm x 15 cm 5 cm x 10 cm 10 cm x 20 cm 10 cm x 15 cm	 10 5 3 3 5 5 5 5 5 5 5 5 10 10 5	 965246 965243 965244 965245 965251 965253 965254 965255 965257 967651 967653 967655 967657 967658 960034	 7522807 3817701 3817718 3817724 4474700 4474717 4474746 4474723 4474752 389264 3892654 3892660 3892677 3892683 6869928

Vorteile

- Geben Feuchtigkeit ab und unterstützen das autolytische Débridement.
- Aufrechterhalten eines ideal feuchten Wundklimas.
- Schmerzarme Verbandwechsel.
- Selbstklebende Wundauflagen, Sekundärabdeckung nicht notwendig.
- Undurchlässig für Schmutz und Bakterien.
- Duschen ist mit dem Verband möglich.
- Hydrokolloide können bis zu 7 Tagen auf der Wunde bleiben.

Nachteile

- Irritationen oder Allergien der wundumgebenden Haut sind nicht selten.
- Starke Haftung auf trockener Haut. Vorsichtige Ablösung bei empfindlicher Haut!
- Haften schlecht auf feuchter Haut (Schwitzen, Inkontinenz).
- Dickere Kompressen rollen sich vom Rand her auf.
- Geruchsentstehung unter dem Verband möglich.
- Das entstandene Gel kann leicht mit Eiter verwechselt werden.

Indikationen

Hydrokolloid-Verbände werden in unterschiedlichen Schichtdicken von etwa 0,5–2,5 mm angeboten. Entsprechend ihres Exsudataufsaugevermögens sind sie daher für leicht bis stark sezernierende Wunden geeignet. Durch ihre hydroaktiven Eigenschaften sind sie auch in der Lage, fibrinöse, schmierige Beläge aufzuweichen und abzulösen. Hydrokolloide können in allen Wundheilungsphasen eingesetzt werden.

Kontraindikationen

Hydrokolloide dürfen wegen der relativen Hypoxie unter dem Verband sicherheitshalber nicht bei klinisch infizierten Wunden, Wunden mit freiliegenden Muskeln, Sehnen oder Knochen und bei ischämischen Ulzera eingesetzt werden.

Anwendungsweise

Der selbsthaftende Verband wird nach dem Entfernen der Schutzfolie vorsichtig der Form der Wunde entsprechend angedrückt. Da Körperwärme die Haftkraft des Verbandes erhöht, wird manchmal empfohlen, ihn durch sanftes Andrücken mit flach aufgelegten Händen zu fixieren. Um ein Undichtwerden zu vermeiden, sollte er möglichst faltenfrei aufgebracht, und wo nötig (z.B. Gesäßfalte) den Körperformen sorgfältig anmodeliert werden. Für eine ausreichende Haftung sollte der Verband die Wundränder wenigstens 3 cm überlappen und die wundumgebende Haut trocken und fettfrei sein. Bei Bedarf können auch mehrere Verbände überlappend aufgeklebt werden. Eine eventuell notwendige Pflasterfixierung sollte nur an den Rändern der Wundauflage erfolgen.

Verbandwechsel

Das sich auf der Wunde bildende Gel ist durch das Verbandmaterial hindurch als Blase sichtbar (s. Abb. 6.11 und 6.12). Erreicht die Blase Wundgröße oder läuft das Exsudat aus, muss der Verband gewechselt werden. Bei stärker sezernierenden Wunden kann dies einmal pro Tag notwendig werden, bei mäßig sezernierenden Wunden erfolgt der Wechsel in mehrtägigem (bis zu sieben Tagen) Abstand.

6.3.5 Kollagen-Wundauflagen

Beschreibung

Durch Gefriertrocknung von wässrigen Kollagendispersionen entstehen poröse, schwammartige Wundauflagen. Die offenporige Struktur bewirkt eine ausgeprägte Kapillaraktivität, dadurch werden Exsudat und Zelltrümmer aufgesaugt. Neben der rein physikalischen Wirkung werden den Kollagenen in der Behandlung chronischer Wunden Eigenschaften zugesprochen, die sich aus theoretischen Überlegungen und In-vitro-Untersuchungen ableiten: Das von außen zugeführte Kollagen kann nicht zum Aufbau der Extrazellularmatrix verwertet werden, sondern wird durch die in der Wunde vorhandenen Proteasen abgebaut. Die entstehenden Eiweißbruchstücke wirken chemotaktisch auf die Fibroblasten, die dadurch ihrerseits zu vermehrter Kollagensynthese angeregt werden. Granulation und Epithelisierung werden beschleunigt, das neugebildete Narbengewebe weist eine höhere Belastbarkeit und bessere kosmetische Ergebnisse auf.

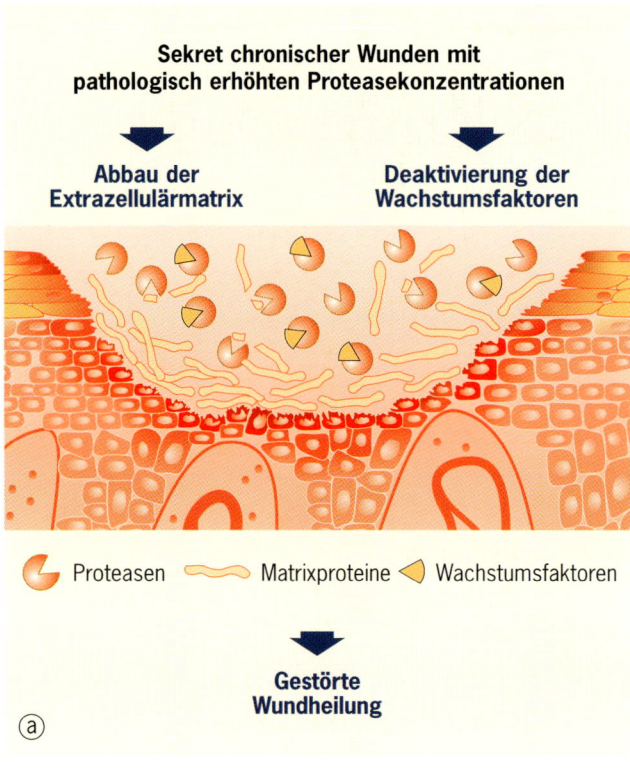

Sekret chronischer Wunden mit pathologisch erhöhten Proteasekonzentrationen

Abbau der Extrazellulärmatrix

Deaktivierung der Wachstumsfaktoren

Proteasen — Matrixproteine — Wachstumsfaktoren

Gestörte Wundheilung

(a)

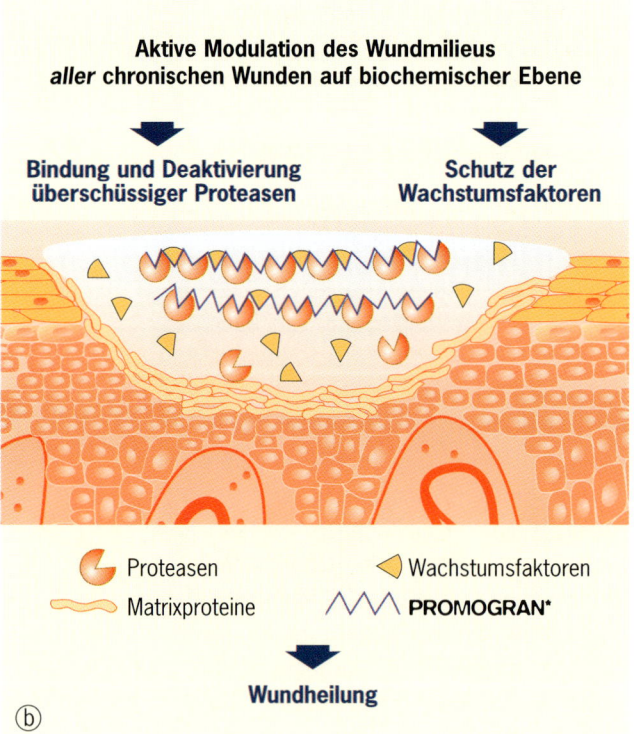

Aktive Modulation des Wundmilieus *aller* chronischen Wunden auf biochemischer Ebene

Bindung und Deaktivierung überschüssiger Proteasen

Schutz der Wachstumsfaktoren

Proteasen — Wachstumsfaktoren

Matrixproteine — PROMOGRAN*

Wundheilung

(b)

Weiterreichende Wirkungen soll die Mischung von Kollagen und oxidierter regenerierter Cellulose (OCR) haben (Promogran®, Johnson&Johnson). In-vitro-Untersuchungen haben gezeigt, dass das durch die Gefriertrocknung der beiden Substanzen entstehende Gerüst selektiv Matrixmetalloproteasen (MMP) bindet, die in chronischen Wunden im Übermaß vorhanden sind und deren Wirkung die Wundheilung stagnieren lassen (s. Kap. 9.4). Die MMP's werden festgehalten und inaktiviert. Gleichzeitig bindet das Gerüst auch endogene Wachstumsfaktoren, die dadurch vor ihrer Zerstörung geschützt werden. Bei der langsamen Auflösung der Kollagen/OCR-Wundauflage in der Wunde sollen die nach wie vor aktiven Wachstumsfaktoren wieder frei gesetzt werden (s. Abb. 6.13).

Aufgrund der experimentellen Daten wird die Hypothese aufgestellt, dass das Kollagen/OCR-Gerüst in der Lage ist, auf physikalischem Wege das Mikro-Milieu der chronischen Wunde so zu verändern, dass Granulation und Wundheilung gefördert werden (Cullen 2001).

Vorteile

- Hohe Saugkapazität, reinigender Effekt,
- vollständige Resorption.

Abb. 6.13: Modell des Wirkungsmechanismus von Promogran® (Abb.: Johnson & Johnson):
a) Die in chronischen Wunden in großer Menge vorhandenen Matrixmetalloproteinasen (MMP's) bauen Matrixproteine ab und deaktivieren Wachstumsfaktoren;
b) Promogran® bindet Proteasen unter Schutz der Wachstumsfaktoren.

Nachteile

- Müssen bei schwach sezernieren-den Wunden mit physiologischer Kochsalz-Lösung angefeuchtet werden.
- Das Kollagen wird aus tierischem Material gewonnen. Die Hersteller sind für die Sicherheit der Produkte verantwortlich.
- Benötigen einen Sekundärverband.

Indikationen

- Chronische, sekundär heilende Wunden, z.B. Ulcus cruris, diabetische Ulzera, Dekubitalgeschwüre.
- Zur Blutstillung geeignet (s. Kap. 7.5).

Kontraindikationen

- Infizierte Wunden,
- für trockene Nekrosen ungeeignet.

Anwendungsweise

- Die porösen Kollagenschwämme werden mit steriler Schere auf die erforderliche Größe zurechtgeschnitten bzw. zusammengefaltet. Die feuchte Wunde wird mit den Kompressen abgedeckt bzw. bei tieferen Defekten aufgefüllt.

- Für eine optimale Wirkung sollte das Kollagen durch leichtes Andrücken in engen Kontakt mit dem Wundgrund gebracht werden.
- Bei geringer oder fehlender Sekretion werden die Kollagenschwämme vor der Anwendung mit physiologischer Kochsalz- oder Ringer-Lösung angefeuchtet.
- Je nach Exsudatmenge wird als Sekundärverband eine Wundauflage gewählt, die die Aufrechterhaltung eines feuchten Wundmilieus gewährleistet und verhindert, dass das Kollagenprodukt austrocknet, z.B. Saugkompresse, Hydrokolloidverband, Schaumstoffkompresse, semipermeable Wundfolie.

Verbandwechsel

- Kollagenprodukte werden nicht gewechselt, sondern bleiben bis zur vollständigen Resorption auf der Wunde. Je nach Exsudatmenge kann das mehrere Tage in Anspruch nehmen. Noch nicht resorbiertes Kollagen wird bei Wechsel des Sekundärverbandes auf der Wunde belassen.

Kollagen-Wundauflagen sind in Tabelle 6.17 zusammengestellt.

Tab. 6.17: Produktübersicht Kollagen-Wundauflagen

Handelsname®	Hersteller	Material	Größen	Stück/ Packung	Artikel-nummer	PZN
Nobacoll Natives Kollagen	Noba	Kollagen aus Schweine-korium	5 cm x 5 cm 5 cm x 10 cm 10 cm x 10 cm	10 10 5	781055 781105 781110	7572082 0273608 0558742
Promogran Protease modulierende Matrix	Johnson & Johnson	Kollagen (Rind) 55 %, oxidierte regenerierte Cellulose 45 %	28 cm² 123 cm²	10 10	M772028 M772123	1532354 1532360
Suprasorb C Natives Kollagen	Lohmann & Rauscher	Kollagen aus Rinderkorium	4 cm x 6 cm x 0,8 cm 6 cm x 8 cm x 0,8 cm 8 cm x 12 cm x 0,8 cm	5 5 5	20481 20482 20483	0433130 0433147 0433153

6.3.6 Schaumstoff-kompressen/ Hydropolymere

Beschreibung

Polyurethane (PU) sind ideale Ausgangsstoffe zur Herstellung von Wundauflagen. Sie entstehen durch Addition von mehrwertigen Alkoholen oder Polyestern und Polyethern, die freie Hydroxylgruppen besitzen, an Isocyanate. Je nach Produktionstechnik entstehen hochelastische Fäden, Folien (s. Kap. 6.3.8) oder Schaumstoffe, die biologisch reizlos sind. Die porenreichen Schäume saugen wie Schwämme mittels Kapillarkraft große Mengen Flüssigkeit auf, die sie auf Druck in der Regel auch wieder abgeben.

Polyurethan-Weichschaumkompressen sind Wundauflagen, die Exsudat aufnehmen, ohne dabei ihre Größe und Form zu verändern (z.B. Allevyn®, Sterisorb®). Als **Hydropolymere** werden Polyurethanschäume bezeichnet, die unter Flüssigkeitsaufnahme expandieren und der Wundoberfläche entgegen quellen (z.B. Tielle®). Die Flüssigkeitsaufnahme

erfolgt bevorzugt vertikal, eine Mazeration des Wundrandes wird dadurch weitgehend vermieden. Ein besonderes Hydropolymer ist Cutinova-Hydro® (Smith+Nephew): Es besteht aus einer Polyetherpolyurethan-Grundsubstanz in Gelform, in die Superabsorber-Partikel aus Polyacrylat eingelagert sind. Diese Partikel halten nach dem „Pampers-Prinzip" auch unter Druck die aufgenommene Flüssigkeitsmenge fest (s. Abb. 6.14).

Wundseitig sind die Schäume sehr feinporig oder thermisch geglättet, damit die Kompressen nicht mit dem Wundgrund verkleben können. Ausnahmen sind die offenporigen Schäume, die zur Wundkonditionierung eingesetzt werden (s. Kap. 6.3.7).

Vorteile

- Schaumstoffkompressen können das bis zu 20 bis 30fache ihres Eigengewichtes an Exsudat aufnehmen.
- Aufrechterhalten eines ideal feuchten Wundklimas durch Feuchthalten der Wundoberfläche sowie optimaler Thermoisolation und freiem Gas- und Wasserdampfaustausch.
- Sehr einfache Handhabung.
- Kein Anhaften an den Wundgrund, dadurch atraumatischer Verbandwechsel möglich.
- Lassen sich rückstandsfrei von der Wunde entfernen.
- Können unter Kompressionsverbänden eingesetzt werden.
- Besitzen gute polsternde Eigenschaften.

Nachteile

- Geben selbst keine Feuchtigkeit ab. Zum Feuchthalten der Wundoberfläche ist ausreichend Exsudat notwendig.

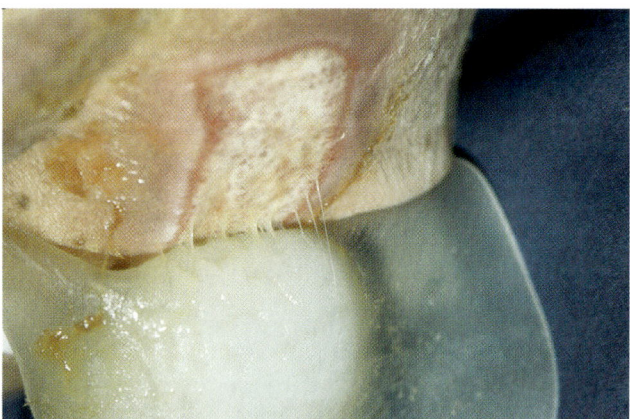

Abb. 6.14: Hydropolymer Cutinova hydro®: Unter Sekretaufnahme nimmt der Verband eine weißliche Farbe an und quillt stark auf. Fibrinfäden werden festgehalten

Bei gesättigten Weichschaumverbänden kann Mazeration der Wundumgebung auftreten.

Zähflüssiges Exsudat kann von manchen feinporigen Produkten nicht ausreichend aufgesaugt werden (Poren verstopfen).

Bei Anwendung in Wundhöhlen muss das von der Exsudatmenge abhängige Ausmaß des Quellvorgangs berücksichtigt werden. Wird die Wundauflage zu groß gewählt, besteht die Gefahr von zu großem Druck im Wundgebiet.

Indikationen

Mäßig bis stark sezernierende Wunden.

Kontraindikationen

Trockene, nekrotische Wunden.

Tiefe Wunden mit freiliegenden Knochen, Sehnen oder Muskeln.

Anwendungsweise

Die Kompressen werden etwa 3 cm die Wundränder überlappend aufgelegt, können bei Bedarf aber auch der Wundform entsprechend zugeschnitten und eingelegt werden. Spezielle ,Cavity'-Formen einzelner Hersteller sind zum Einlegen in tiefe Wundhöhlen gedacht. Fixiert werden die Schaumstoffkompressen – sofern sie nicht über einen adhäsiven Kleberand verfügen – mit Pflasterstreifen an den Rändern oder mit Mullbinden.

Verbandwechsel

Je nach Exsudatmenge erfolgt der Wechsel einmal täglich oder im mehrtägigem Abstand.

Tab. 6.18: Produktübersicht Polyurethan-Schaumstoffwundauflagen

Handelsname®	Hersteller	Material	Größen	Stück/ Packung	Artikel- nummer	PZN
Allevyn Standard	Smith+ Nephew	PU-Weichschaum- kompresse aus 3 Schichten Außen: rosa- farbener Poly- urethan-Film Mitte: 4 mm dicker Polyurethan-Schaum Wundseitig: perforierter Polyurethanfilm	5 cm x 5 cm	3	66000351	8776533
			5 cm x 5 cm	10	66007643	7478213
			10 cm x 10 cm	3	66000352	8776556
			10 cm x 10 cm	10	66007637	3556301
			10 cm x 20 cm	3	66000516	8776562
			10 cm x 20 cm	10	66007335	7478236
			15 cm x 15 cm	10	66000093	0177566
			20 cm x 20 cm	3	66000092	8776579
			20 cm x 20 cm	10	66007638	3556318
			40 cm x 70 cm	2	66000663	1412710
			Heel Fersenverband	5	66007630	0276363
			Tracheostomy 9 cm x 9 cm	10	66007640	7524640
Allevyn Adhesive mit Kleberand	Smith+ Nephew	Wie Allevyn Standard Wundseitig: perforierter Poly- urethanfilm mit Polyacrylat-Kleber beschichtet	7,5 cm x 7,5 cm	3	66000348	8776473
			7,5 cm x 7,5 cm	10	66000043	7537200
			12,5 cm x 12,5 cm	3	66000349	8776496
			12,5 cm x 12,5 cm	10	66000044	7537217
			12,5 cm x 22,5 cm	10	66000744	1406626
			17,5 cm x 17,5 cm	10	66000045	7537223
			22,5 cm x 22,5 cm	10	66000046	7537246
			Sacrum 17 cm x 17 cm	10	66000700	1313221
			Sacrum 22,5 cm x 22,1 cm	10	66000451	8891607
Allevyn Cavity	Smith+ Nephew	Polyurethan- Granulat, umhüllt von einer perforier- ten Wabenhülle	5 cm rund	10	66007326	4537010
			10 cm rund	5	66007327	4537027
			9 cm x 2,5 cm oval	10	66007328	4537023
			12 cm x 4 cm oval	5	66007329	4537056
Allevyn Compression Bisher: Cutinova Foam	Smith+ Nephew	Polyetherpoly- urethan-Gel leicht geschäumt, Poly- acrylat-Super- absorber, Poly- urethanfolie	5 cm x 6 cm	10	66047581	3126948
			10 cm x 10 cm	5	66047583	3127304
			15 cm x 20 cm	3	66047584	3126954
Allevyn Plus Cavity Bisher: Cutinova cavity	Smith+ Nephew	Polyetherpoly- urethan-Gel stark geschäumt, Poly- acrylat-Super- absorber, Poly- urethanfolie	5 cm x 6 cm	10	66047571	3126977
			10 cm x 10 cm	10	66047573	3127089
			15 cm x 20 cm	10	66047574	3127132
			20 cm x 1,5 cm Tamponadestreifen	5	66009114	3127267
Allevyn Thin Bisher: Cutinova Thin	Smith+ Nephew	Polyetherpoly- urethan-Gel unge- schäumt, Poly- acrylat-Super- absorber, Poly- urethanfolie	5 cm x 6 cm	10	66047576	3126902
			10 cm x 10 cm	5	66047578	3126919
			15 cm x 20 cm	3	66047579	3126925

Tab. 6.18: Produktübersicht Polyurethan-Schaumstoffwundauflagen (Fortsetzung)

Handelsname®	Hersteller	Material	Größen	Stück/ Packung	Artikel- nummer	PZN
Askina Transorbent	B BRAUN	Polyurethanschaum abgedeckt mit Polyurethanfolie, wundseitig Hydro-gelbeschichtung, die mit Acrylat-kleber überzogen ist.	**Askina Transorbent** 10 cm x 10 cm 15 cm x 15 cm 20 cm x 20 cm **Askina Tran-sorbent Border** Wundpadgröße: 5 cm x 10 cm 10 cm x 10 cm 13 cm x 13 cm 20 cm x 20 cm 15 cm x 16,5 cm (Sacrum)	5 5 5 5 5 5 5 5	0072789U 0072790V 0072791W 0072705B 0072710C 0072715D 0072720E 0072792X	7331183 7331208 7331214 0045818 0045824 0045830 0045847 8911698
Biatain	Coloplast	Polyurethanschaum, Polyurethanträger-folie; Bei selbsthaftend: Hydrokolloidhaft-rand aus Natrium-carboxymethyl-cellulose, Block-polymer, Haftmittel, Plastifizierer; Bei Cavity: keine Deckschicht	**Biatain** nicht haftend 10 cm x 10 cm 15 cm x 15 cm 20 cm x 20 cm 5 cm (rund) 8 cm (rund) **Biatain** selbst-haftend 12 cm x 12 cm 18 cm x 18 cm 19 cm x 20 cm (Ferse) 17 cm x 17 cm (Sakrum) 23 cm x 23 cm (Sakrum) **Biatain Cavity** 5 cm x 8 cm 8 cm x 12 cm	10 5 5 10 10 10 5 5 5 5 10 10	3410 3413 3416 3465 3467 3420 3423 3488 3483 3485 3451 3452	0568232 0568249 0975546 0975523 0975517 0568255 0568261 1532006 1883355 1360373 4032014 4032020
Cellosorb	URGO	3 Schichten – wundseitig: Urgotül (Polyester-gitter getränkt mit Carboxymethylcellu-lose und Vaseline) – super-absor-bierende Polymer-kompresse aus Polyester- und Polyacrylatfasern – semiokklusiver Vliesstoffträger aus 10 % Polyurethan	11 cm x 11 cm	10	2810	2253596

Tab. 6.18: Produktübersicht Polyurethan-Schaumstoffwundauflagen (Fortsetzung)

Handelsname®	Hersteller	Material	Größen	Stück/ Packung	Artikel- nummer	PZN
Curafoam	Tyco	Polyurethanschaum ohne Deckschicht; Bei Curafoam Plus: Polyurethanträger- folie; Bei Island: Träger- vliesstoff aus Poly- ethylen, wasserfest beschichtet mit Haftrand; Poly- acrylatkleber	**Curafoam**			
			5 cm x 5 cm	25	9390	4119465
			10 cm x 10 cm	25	9391	4119471
			10 cm x 10 cm T	10	9392	4119488
			10 cm x 20 cm	25	9393	4119494
			15 cm x 20 cm	25	9394	2298268
			20 cm x 25 cm	25	9395	4119502
			10 cm x 13 cm	25	9396	4119519
			Curafoam Plus			
			6 cm x 6 cm	25	9080	4119554
			10 cm x 10 cm	25	9081	4119560
			10 cm x 13 cm	25	9282	4119577
			10 cm x 20 cm	25	9083	4119583
			15 cm x 15 cm	25	9084	4119608
			20 cm x 20 cm	25	9085	4119614
			Curafoam Island			
			10 cm x 10 cm	10	9090	4119525
			15 cm x 15 cm	10	9091	4119531
			20 cm x 20 cm	10	9092	4119548
Cutinova Hydro	Smith+ Nephew	Polyether- polyurethan-Gel ungeschäumt, Poly- acrylat-Super- absorber, Poly- urethanfolie	5 cm x 6 cm	10	66009108	0293491
			10 cm x 10 cm	5	66009109	0293516
			15 cm x 20 cm	3	66009110	0293522
Cutinova Hydro Border	Smith+ Nephew	Polyether- polyurethan-Gel ungeschäumt, Poly- acrylat-Super- absorber, Poly- urethanträgerfolie mit breitem Klebe- rand	10 cm x 11 cm	10	66007430	3117292
			15 cm x 15 cm	5	66007431	3117369
			17 cm x 20 cm	3	66007432	3117464
Hydrafoam	Tyco	Polyurethan- schaumstoff ohne Deckschicht	9 cm x 8 cm T	10	16933	1893879
			10 cm x 10 cm	10	16944	1893856
			10 cm x 20 cm	10	16948	1893862
			15 cm x 15 cm	10	16966	1893891
			20 cm x 20 cm	10	16988	1893939
Mepilex safetac	Mölnlycke	Polyurethan- schaumstoff, wundseitig Silikon- beschichtung, an der Oberseite mit Polyurethanfilm beschichtet	10 cm x 10 cm	1	294100	0047823
				5	294100	0047817
			10 cm x 20 cm	1	294200	0047852
				5	294200	0047846
			15 cm x 15 cm	1	294300	0246422
				5	294300	0246416
			20 cm x 20 cm	1	294400	0047875
				5	294400	0047869

Tab. 6.18: Produktübersicht Polyurethan-Schaumstoffwundauflagen (Fortsetzung)

Handelsname®	Hersteller	Material	Größen	Stück/ Packung	Artikel- nummer	PZN
Mepilex transfer safetac	Mölnlycke	Extra dünner Poly- urethanschaumstoff, wundseitig Silikon- beschichtung, keine Deckschicht	15 cm x 20 cm	1	294800	2523529
				5	294800	2523541
			20 cm x 50 cm	1	294502	2523558
				2	294502	2523624
Mepilex border safetac	Mölnlycke	Polyurethan- schaumstoff, Poly- urethanträgerfolie mit Kleberand, Kleber: über die gesamte Wund- auflage perforiert aufgebrachte Silikonklebeschicht	7,5 cm x 7,5 cm	1	295200	0598687
				5	295200	0598629
			10 cm x 10 cm	1	295300	0598693
				5	295300	0598658
			15 cm x 15 cm	1	295400	0598701
				5	295400	0598664
			15 cm x 20 cm	1	295600	0963738
				5	295600	0963721
PermaFoam	Paul Hartmann	Polyurethanschaum, Polyurethandeck- schicht; Bei PermaFoam comfort: Poly- urethandeckschicht mit breitem Poly- acrylat-beschichte- tem Kleberand	**PermaFoam** nicht haftend			
			10 cm x 10 cm	10	4094011	4094328
			10 cm x 20 cm	5	4094031	4094357
			15 cm x 15 cm	5	4094051	4094334
			20 cm x 20 cm	3	4094061	4094363
			PermaFoam **comfort** haftend			
			11 cm x 11 cm	10	4094081	4094392
			10 cm x 20 cm	5	4094101	4094423
			15 cm x 15 cm	5	4094121	4094400
			20 cm x 20 cm	3	4094131	4094446
Sterisorb	Medi Bayreuth	Polyurethanschaum ohne Deckschicht	**Sterisorb**			
			7,6 cm x 7,6 cm	10	8900012	4606604
			10,2 cm x 10,2 cm	10	8900022	4606610
			10,2 cm x 20,4 cm	10	8900032	4606627
			10,2 cm x 30,6 cm	10	8900042	4606633
			20,4 cm x 25,4 cm	10	8900062	4606656
			15,2 cm x 15,2 cm	10	8900092	6981157
			Sterisorb T			
			9,2 cm x 7,9 cm	10	8900052	4606662
Suprasorb P **PU-Schaum-** **verband**	Lohmann & Rauscher	Polyurethanschaum, abgedeckt mit Polyurethan- membran, Poly- acrylat-Kleber	**selbstklebend**			
			7,5 cm x 7,5 cm	10	20416	1876148
			10 cm x 10 cm	10	20417	1876266
			15 cm x 15 cm	5	20418	1876289
			15 cm x 20 cm	5	20419	1876303
			nicht klebend			
			5 cm x 5 cm	10	20405	1876355
			7,5 cm x 7,5 cm	10	20406	1876332
			10 cm x 10 cm	10	29407	1876415
			15 cm x 15 cm	5	20408	1876421
			5 cm x 5 cm	5	20409	1876438

Tab. 6.18: Produktübersicht Polyurethan-Schaumstoffwundauflagen (Fortsetzung)

Handelsname®	Hersteller	Material	Größen	Stück/ Packung	Artikel- nummer	PZN
Tielle	Johnson & Johnson	Polyurethan- schaum, zusätzlich Verteilervlies, Deckschicht: Polyurethanadhäsiv- kleberbeschichtete Polyurethan- membran	7 cm x 9 cm 11 cm x 11 cm 15 cm x 15 cm 15 cm x 20 cm 18 cm x 18 cm 18 cm x 18 cm (Sacrum) 9,5 cm x 9,5 cm (Packing)	10 10 10 5 5 5 10	MTL100 MTL101 MTL105 MTL102 MTL103 MTL104 MT2450	7478265 4876137 8513839 4876166 7193433 7193456 8697590
Tielle Lite	Johnson & Johnson	Polyurethan schaum, umhüllt von perforierter EMA (Ethylmethyl- acrylat)-Folie Deckschicht: PU-Adhäsivkleber- beschichtete Poly- urethanmembran	7 cm x 9 cm 11 cm x 11 cm 8 cm x 15 cm 8 cm x 20 cm	10 10 10 10	MTL300 MTL301 MTL308 MTL309	0880225 0880231 0880248 0880254
Tielle Plus	Johnson & Johnson	Polyurethan- schaum, zusätzliche Saug- schicht aus Kunstseide/ Acrylfaser-Super- absorber, Deckschicht: PU-Adhäsivkleber- beschichtete Poly- urethanmembran	11 cm x 11 cm 15 cm x 15 cm 15 cm x 20 cm 11 cm x 11 cm (Borderless)	10 10 5 10	MPT501 MPT505 MPT502 MPT601	1217457 1217434 1219752 1246335

6.3.7 Offenporige Schaumstoff- kompressen

Beschreibung

Verbände aus Polyurethan- oder Polyvinylalkohol-Schaumstoff mit offenporiger Oberfläche (s. Tab. 6.19) werden zur Wundkonditionierung eingesetzt. Die Schaumstoffkompressen haften in der Granulationsphase – je nach Produkt mehr oder weniger – an den Wundgrund an, indem Kapillaren in die Poren einsprossen und im Extremfall mit dem Schaumstoff verwachsen (s. Abb. 6.15).

Beim schmerzhaften Verbandwechsel wird frisches Granulationsgewebe mitgerissen, die Wunde blutet stark (s. Abb. 6.16). Der erwünschte Effekt bei diesem Vorgehen ist, einen gut durchbluteten Granulationsrasen zu erhalten und damit die Wundoberfläche für eine Hauttransplantation vorzubereiten.

Weitere Anwendungsbereiche sind der Einsatz als temporärer Hautersatz und die Wundreinigung bei infizierten, sekundär heilenden Wunden.

Dickere Platten aus offenporigem Polyurethan-Schaum sowie Polyvinylalkoholschaumstoffe werden auch bei der Vakuumversiegelung verwendet (s. Kap. 10.1).

Vorteile

- Der Schaumstoff kann Sekret und Zelltrümmer aufnehmen.
- Die Sauerstoff- und Wasserdampfdurchlässigkeit ist gewährleistet.
- Das Einwachsen von Kapillaren bewirkt, dass bei jedem Verbandwechsel ein mechanisches Débridement erfolgt, dadurch rasche Wundreinigung und -konditionierung.

Nachteile

- Schmerzhafter Verbandwechsel.
- Durch Wundkonditionierung entsteht Wundtrauma.
- Begrenzte Applikationsdauer. Wechsel ist spätestens nach 24–48 Stunden erforderlich, da sonst die Auflage eventuell nur noch chirurgisch entfernt werden kann.
- Schaumstofffragmente können auf der Wunde zurückbleiben.
- Neugebildetes Epithelgewebe kann einwachsen und wird beim Wechsel mitgerissen (s. Abb. 6.16).
- Die Polyurethan-Produkte besitzen ein begrenztes Saugvermögen, da der Schaum relativ dünn ist.

Indikationen

- Konditionierung von Wundflächen vor Hauttransplantationen.
- Temporäre Wunddeckung bei offenen Frakturen, nach Faszienspaltung bei Kompartmentsyndrom.

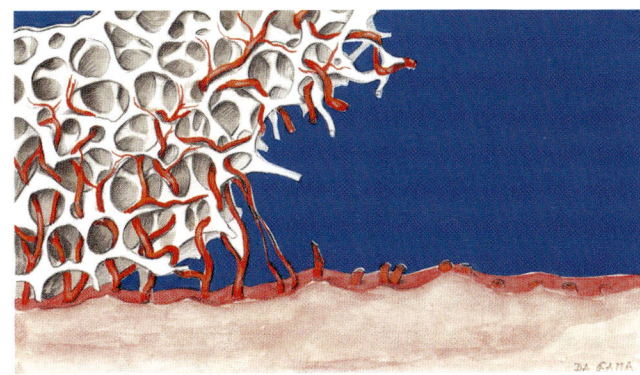

Abb. 6.15: Kapillaren sprossen in den offenporigen Schaumstoff ein und werden beim Verbandwechsel mitgerissen (Abb.: Centerpulse)

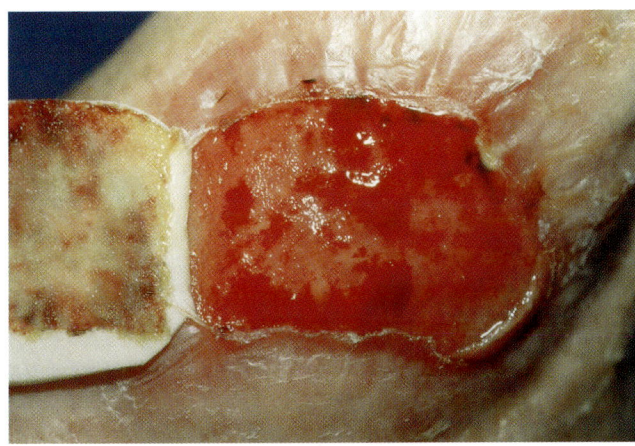

Abb. 6.16: Beim Entfernen von offenporigen Schaumstoffkompressen werden die in den Verband eingewachsenen Kapillaren mitgerissen: Der Wundgrund blutet stark. Die Kompresse muss genau auf Wundgröße zugeschnitten werden, um eine Beschädigung der Epithelschicht am Wundrand (links unten als feines Häutchen zu erkennen) zu vermeiden

- Konditionierung infizierter Defektwunden verschiedener Genese.

Kontraindikationen

- Tiefe, zerklüftete Wunden. Zur ausreichenden Haftung ist eine plane Wundfläche erforderlich.
- Trockene, nekrotische Wundflächen.
- Gleichzeitige Applikation von Salben beeinträchtigt die Wundhaftung.

Tab. 6.19: Produktübersicht offenporige Schaumstoffkompressen

Handelsname®	Hersteller	Material	Größen	Stück/ Packung	Artikel- nummer	PZN
Coldex	Mondomed Vertrieb: Velo Medizin- produkte GmbH	Offenporiger Poly- vinylalkohol (PVA)-Schaum	5 cm x 5 cm x 0,9 cm 7,5 cm x 10 cm x 0,9 cm 10 cm x 15 cm x 0,9 cm	10 10 10	1255887 1255889 1255890	1256291 0075699 1442705
Epigard	Center- pulse (bisher SULZER Ortho- pedics)	Offenporige Poly- urethan-Weich- schaumkompresse	8 cm x 5 cm 8 cm x 10 cm 8 cm x 23 cm 12 cm x 30 cm 12 cm x 45 cm	10 10 10 10	04.02003.200 04.02003.201 04.02003.202 04.02003.203 04.02003.204	2452077 2251048 2251060 2251083 2251114
Syspur-derm	Paul Hartmann	Offenporige Poly- urethan-Weich- schaumkompresse	7,5 cm x 10 cm 10 cm x 20 cm	10 10	999585/7 999588/4	2177808 2177814

Anwendungsweise

Offenporige Schaumstoffkompressen müssen der Wundform entsprechend genau zugeschnitten werden. Hierfür wird die Kompresse kurz auf die feuchte Wunde gedrückt, um einen Abdruck der Wundform zu erhalten. Mit einer sterilen Schere wird der Schaumstoff entlang der Umrisse ausgeschnitten und in die Wunde eingelegt, er darf den Wundrand nicht überlappen. Die Auflage muss einen innigen Kontakt zur möglichst planen Wundoberfläche haben. Um eine leichte Kompression zu erreichen, können als Polstermaterial Kompressen über den Schaumstoff gelegt werden. Die Fixierung erfolgt mit Fixiervlies oder einer elastischen Binde.

Verbandwechsel

Der Wechsel erfolgt spätestens nach 24–48 Stunden, bei infizierten oder stark nässenden Wunden alle 12 Stunden.

6.3.8 Semipermeable Wundfolien

Beschreibung

Folienverbände sind hauchdünne, transparente Membranen aus Polyurethan. Die Semipermeabilität der Membranen verhindert das Eindringen von Bakterien und Nässe, gestattet jedoch einen weitreichenden Sauerstoff- und Wasserdampfaustausch. Die Wasserdampfdurchlässigkeit der Folie ist so ausbalanciert, dass zwar eine gewisse Menge Exsudat verdunsten kann, gleichzeitig aber ein Austrocknen der Wundoberfläche verhindert wird. Wundseitig sind die Folien mit hypoallergenen Acrylatklebern beschichtet, die nur auf trockener Haut haften und über dem feuchten Wundgebiet ihre Adhäsivkraft verlieren. Die Folienprodukte der verschiedenen Hersteller (s. Tab. 6.20) unterscheiden sich zum Teil erheblich in Elastizität, Schichtdicke, Wasserdampfdurchlässigkeit und Applikationstechnik.

Tab. 6.20: Produktübersicht Semipermeable Wundfolien

Handelsname®	Hersteller	Material	Größen	Stück/ Packung	Artikel- nummer	PZN
Askina Derm	B BRAUN	Polyurethanfolie, Polyacrylat-Kleber	4,4 cm x 4,4 cm	5	9023100	0156222
			6 cm x 7 cm	5	9023119	0156239
			10 cm x 12 cm	5	9023127	0156245
			4,4 cm x 4,4 cm	100	9023003	7430086
			6 cm x 7 cm	100	9023011	7430092
			10 cm x 12 cm	50	9023020	7430100
			10 cm x 25 cm	20	9023038	7430117
			15 cm x 20 cm	10	9023046	7430123
			20 cm x 30 cm	10	9023054	7430146
Bioclusive Select	Johnson & Johnson	Polyurethanfolie, Polyacrylat-Kleber	4,4 cm x 7 cm	100	2474	4885900
			7,6 cm x 10,2 cm	50	2475	4885923
			10,2 cm x 25,4 cm	20	2467	3106437
Hydrofilm	Paul Hartmann	Polyurethanfolie, Polyacrylat-Kleber	6 cm x 9 cm	10	900860/0	4892722
			6 cm x 9 cm	100	900860/0	4892739
			10 cm x 15 cm	10	900862/8	4892745
			10 cm x 15 cm	50	900862/8	4892751
			12 cm x 25 cm	10	900864/6	4892768
			12 cm x 25 cm	30	900864/6	4892774
Mefilm	Mölnlycke	Polyurethanfolie, Polyacrylat-Kleber	6 cm x 7 cm	1	270670	8655663
				10	270670	8655611
			10 cm x 12,7 cm	1	271570	8655686
				5	271570	8655634
				1	272570	8655692
			10 cm x 25 cm	5	272570	8655657
				1	273000	8693149
			15 cm x 21,5 cm	10	273000	8672012
OpSite Flexigrid	Smith+ Nephew	Polyurethanfolie, Polyacrylat-Kleber	6 cm x 7 cm (Mini-Display)	5		0081725
			6 cm x 7 cm	100	4628	3833539
			10 cm x 8 cm	100	4633	3575729
			10 cm x 12 cm	10	4629	3722283
			10 cm x 12 cm	50	4630	3722308
			15 cm x 20 cm	10	4631	3722314
			12 cm x 25 cm	20	4632	3722320
Optiskin Film	Urgo	Polyurethanfolie, Polyacrylat-Kleber	5,3 cm x 7,2 cm	50	2630	0662959
			8,2 cm x 7,3 cm	50	2631	0662971
			10 cm x 12 cm	50	2632	0662994
			9 cm x 25 cm	20	2633	0663019
			15 cm x 20 cm	20	2634	0663025
Polyskin II	Tyco	Polyurethanfolie, Polyacrylat-Kleber	3,8 cm x 3,8 cm	100	6651	2297808
			5 cm x 7 cm	100	6640	2297814
			10 cm x 12 cm	50	6641	2297872
			10 cm x 20 cm	20	6647	2297903
			15 cm x 20 cm	10	6642	2298038
			20 cm x 25 cm	10	6648	2298044

Tab. 6.20: Produktübersicht Semipermeable Wundfolien (Fortsetzung)

Handelsname®	Hersteller	Material	Größen	Stück/ Packung	Artikel- nummer	PZN
Polyskin MR	Tyco	Polyurethanfolie, Polyacrylat-Kleber punktförmig aufgebracht	5 cm x 7 cm	100	6652	1894040
			10 cm x 12 cm	50	6654	1894100
			15 cm x 20 cm	10	6655	1894146
Suprasorb F Folienverband	Lohmann & Rauscher	Polyurethanfolie, Acrylat-Copolymer und Abietinsäure-derivat-Gemisch als Kleber	5 cm x 7 cm	10	20460	0432998
			5 cm x 7 cm	100	20461	0433006
			10 cm x 12 cm	10	20462	0433012
			10 cm x 12 cm	50	20463	0433029
			10 cm x 25 cm	10	20464	0433035
			15 cm x 20 cm	10	20465	0433041
			20 cm x 30 cm	10	20466	0433058
Tegaderm	3M Medica	Polyurethanfolie, Acrylatkleber (PSA-Technologie: pressure sensitive adhesion)	**Tegaderm W**			
			4,4 cm x 4,4 cm	100	1622W	7333584
			6 cm x 7 cm (nierenförmig)	100	1623W	–
			6 cm x 7 cm	100	1624W	7479023
			10 cm x 12 cm	50	1626W	7333609
			10 cm x 11,5 cm (oval)	50	1630W	–
			Tegaderm			
			10 cm x 25 cm	20	1627	2719468
			15 cm x 20 cm	10	1628	2400011
			20 cm x 30 cm	10	1629	2719474
			4,4 cm x 4,4 cm	5	1622P	3991126
			6 cm x 7 cm	5	1624P	7453058
			10 cm x 12 cm	5	1626P	7453064
			Tegaderm HP			
			6 cm x 7 cm	100	9534HP	8805766
			10 cm x 12 cm	50	9536HP	–
			5,4 cm x 6,4 cm (oval)	50	9545HP	–
			10 cm x 11,5 cm (oval)	50	9546HP	–
			14 cm x 16,5 cm (oval)	10	9548HP	–
			11,5 cm x 12 cm (nierenförmig)	12	9543HP	8805766

Vorteile

Aufrechterhaltung eines ideal feuchten Wundklimas.
Wundbeobachtung durch die Transparenz des Verbandes möglich.
Selbstklebend, keine Sekundärfixierung notwendig.
Wasserfest, Patient kann baden oder duschen.

Nachteile

Keine Saugkapazität vorhanden.
Folien haften auf einer trockenen Haut sehr stark. Achtung bei tro-

ckener, brüchiger Altershaut: Auch sachgerechtes Entfernen kann zu Läsionen führen!

- Folien haften nicht auf feuchter Haut z.B. bei Schwitzen oder Inkontinenz.
- Je nach Produkt erfordert das Aufkleben Geschicklichkeit.

Indikationen

- Als primäre Wundauflage bei oberflächlichen, nicht nässenden Wunden (trocken bis schwach sezernierend), epithelisierenden Wunden, Operationsnähten.
- Als sekundäre Wundauflage zur Fixierung anderer Produkte.
- Abdeckung des Wundgebietes im Rahmen der Vakuumversiegelung.
- Fixierung von i.v.-Kathetern.
- Schutz dekubitusgefährdeter Hautgebiete. **Achtung:** Anwendung umstritten! Folien ersetzen unter keinen Umständen Lagerungs- bzw. Bewegungsförderungsmaßnahmen!

Kontraindikationen

- Nässende Wunden,
- klinisch infizierte Wunden.

Anwendungsweise

Vor dem Aufbringen muss die wundumgebende Haut für eine gute Haftung trocken und fettfrei sein. Auf behaarter Haut halten Folien schlecht und schmerzen beim Entfernen. Der Folienverband sollte etwa 2 cm den Wundrand überlappend faltenfrei appliziert werden. Er darf während des Anlegens nicht gedehnt werden, da das Aufbringen unter Zug zu Hautverletzungen führen kann. Polyurethanfolien vertragen sich nicht mit Polyethylenglykol-haltigen Salben, die Festigkeit der Folie wird dadurch beeinträchtigt. Die Anweisungen zur

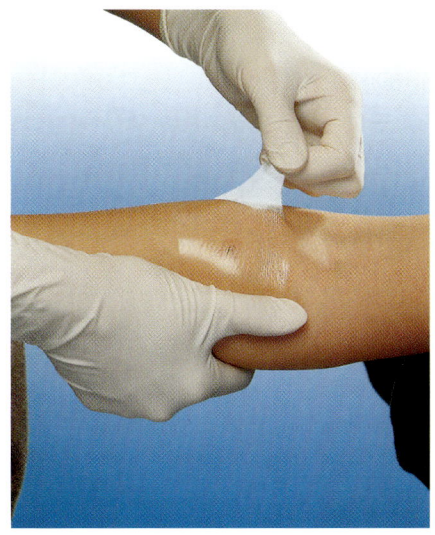

Abb. 6.17: Sachgerechtes Entfernen von Folienverbänden: Der Verband wird vorsichtig an einer Ecke gelöst und angehoben, die Folie parallel zum Körper überdehnt. Dadurch verliert die Klebeschicht ihre Haftkraft, der Verband kann nach und nach abgehoben werden (Foto: 3M Medica)

Applikationstechnik der einzelnen Hersteller sind zu beachten (s. Abb. 6.17).

Verbandwechsel

Folienverbände können bis zu sieben Tage auf der Wunde bleiben. Vorsicht bei dem Entfernen des Verbandes: Folien dürfen nicht abgerissen werden! Man hebt die Folie vorsichtig an einer Ecke an und zieht sie parallel zur Hautoberfläche lang. Durch die Dehnung verliert der Adhäsivkleber seine Haftfähigkeit, die Folie hebt sich durch weiteren Zug nach und nach ab.

6.3.9 Verschiedene

Unter „Verschiedene" sind Wundauflagen zusammengefasst, die keiner der vorangegangenen Gruppen eindeutig zugeordnet werden können.

Alione

Coloplast

Größen	Stück/Packung	Artikel-nummer	PZN
selbsthaftend			
10 cm x 10 cm	10	4610	2738879
15 cm x 15 cm	10	4615	2738885
20 cm x 20 cm	10	4620	2738891
nicht haftend			
10 cm x 10 cm	10	4630	2728916
15 cm x 15 cm	10	4635	2738922
20 cm x 20 cm	10	4639	2738939

Material

Wundkontaktschicht: Polyethylennetz
Wundkissen: Superabsorber
Natriumpolyacrylat, Polyethylen- und Cellulosefasern
Kissenumhüllung: Polyethylen
Trägermaterial bei „selbsthaftend": Polyurethanfolie mit Hydrokolloidkleber beschichtet
Trägermaterial bei „nicht haftend": Mikroporöses Vlies

Beschreibung

Alione ist eine Mehrkomponenten-Wundauflage für die einfache Versorgung von schwach bis stark exsudierenden Wunden. Die Wundkontaktschicht aus Polyethylen verhindert das Verkleben mit dem Wundgrund, das besonders saugstarke Wundkissen hält das absorbierte Exsudat sicher zurück. **Alione nichthaftend** eignet sich durch die Verwendung eines mikroporösen Trägervlieses besonders für Wunden mit geschädigter oder empfindlicher Umgebungshaut. Bei **Alione selbsthaftend** ist die wasserdichte Polyurethan-Trägerfolie mit einer dünnen, adhäsiven Hydrokolloidschicht versehen. Je nach Exsudatmenge kann Alione bis zu 7 Tage auf der Wunde bleiben.

Cavi-Care

Smith+Nephew

Größen	Stück/Packung	Artikel-nummer	PZN
Set = 2-Komponenten-Packung 2 x 10 g	1	4563	8701357

Material

Polydimethyl-Siloxan
Teil A: Mischung aus Siloxan-Polymeren mit relativ hohem Gewicht
Teil B: kurzkettige Siloxane

Beschreibung

Cavi-Care ist für die Anwendung bei großen, tiefen Wundhöhlen gedacht. Die zwei flüssigen Komponenten (Teil A und Teil B) des Cavi-Care-Sets werden kurz vor der Anwendung zusammengemischt und die Wunde mit der Mischung ausgegossen. Die Komponenten erstarren zu einem stabilen dreidimensionalen Schaum, der die Höhlung ausfüllt. Es wird empfohlen, den Verband nicht länger als 48 Stunden in situ zu lassen, ohne ihn auszuwaschen oder auszuwechseln. Die Anfertigung eines neuen Gemisches ist nicht häufiger als alle 36–48 Stunden notwendig. Nach 48 Stunden kann der Arzt entscheiden, Cavi-Care entweder zu entsorgen oder auszuwaschen und erneut in die Wundhöhle einzusetzen.

Exu-Dry

Smith+Nephew

Größen	Stück/ Packung	Artikel- nummer	PZN
10 cm x 15 cm	10	599900425	1093989
15 cm x 23 cm	12	599900625	1093995
23 cm x 38 cm	30	599900925	1094003
38 cm x 46 cm	30	599901825	1094026
61 cm x 91 cm (Pad)	15	5999M3625	1094084
91 cm x 183 cm	15	5999L7225	1094049
15 cm x 366 cm (Gaze)	20	595560425	1093972
38 cm x 61 cm	30	599902425	1094032
Arm	20	5999LPA25	1094055
Bein	20	5999LPL25	1094061
Weste	20	5999LV125	1094078

Material
Obere Schicht: Polyethylen
Innenschichten: Rayon/Cellulose
Anti-Scher-Schicht: Polyethylenmembran
Wundkontaktschicht: Polyethylenmembran

Beschreibung
Exu-Dry ist ein mehrschichtiger, stark absorbierender, nicht haftender Wundverband, der durch die zwei wundseitig aufeinander gleitfähigen Polyethylenschichten dazu beiträgt, Scherkräfte zu vermeiden. Durch seinen Aufbau wird der Schmerz und das Trauma beim Verbandwechsel reduziert. Exu-Dry passt sich sofort und sicher an die Konturen des Körpers, einschließlich der schwer zu verbindenden Bereiche wie Schulter und Achselhöhle an.
Exu-Dry kann als primärer oder sekundärer Wundverband eingesetzt werden. Es ersetzt andere nicht haftende Verbände, Gazen, Kompressen.

Hyalofill

ConvaTec

Größen	Stück/ Packung	Artikel- nummer	PZN
Hyalofill-F Kompresse			
5 cm x 5 cm	3	969713	8743108
10 cm x 10 cm	1	969711	8743083
Hyalofill-R Tamponade			
0,25 g	1	969751	8743114
0,5 g	1	969753	8743120

Material
100 % Hyaff (Benzylester der Hyaluronsäure)

Beschreibung
Hyalofill ist ein absorbierendes Faservlies, das zu 10 % aus Hyaff besteht, einem Ester der Hyaluronsäure. Hyaluronsäure ist ein natürlich vorkommender Bestandteil der menschlichen Haut. Sie soll bei der Wundheilung verschiedene Zellfunktionen unterstützen, z.B. die Freisetzung von Zytokinen, die Angiogenese und die Kollagensynthese (s. Kap. 7.4.1). Kommt Hyalofill mit Serum oder Wundexsudat in Berührung, bildet sich ein hydrophiles Gel, das die Wunde bedeckt und ein granulations- und heilungsförderndes Wundmilieu schafft. Das hydrophile Gel aus Hyaff erhält auf der Wundoberfläche ein feuchtes Milieu, das die Schorfbildung sehr stark einschränkt und die Heilung unterstützt. Hyalofill passt sich den Wundkonturen gut an und kann, je nach Wundform, zurechtgeschnitten werden. Das Material ist fusselfrei.
Einsatzgebiet sind Problemwunden bzw. therapieresistente Wunden.

Hyalogran Granulat

ConvaTec

Größen	Stück/ Packung	Artikel- nummer	PZN
2 g Granulatbeutel	5	969311	8753118

Material

Hyaff (Benzylester der Hyaluronsäure), Natriumalginat

Beschreibung

Hyalogran ist ein steriles Mikrogranulat aus reinigendem Natriumalginat und HYAFF, einem Derivat der Hyaluronsäure (s. Kap. 7.4.1). Es wird in chronische, tiefe, nässende Wunden eingebracht und passt sich unterschiedlichen Wundkonturen an, indem es ein kolloidales Gel bildet. Hyalogran ist aufgrund eines hohen Alginatanteils geeignet für die Behandlung belegter Wunden.

Einsatzgebiet sind Problemwunden bzw. therapieresistente Wunden.

Mepitel

Mölnlycke

Größen	Stück/ Packung	Artikel- nummer	PZN
5 cm x 7,5 cm	1	290510	7271908
	10	290510	4660437
7,5 cm x 10 cm	1	290710	7271914
	10	290710	4660443
10 cm x 18 cm	1	291010	7271920
	10	291010	4660466
20 cm x 30cm	1	292005	7271937
	5	292005	4660472

Material

Silikonbeschichtetes Polyamidnetz

Beschreibung

Mepitel ist ein transparenter, flexibler Wundverband mit selektiver Mikro-Haftung (Safetac Technology). Mepitel besteht aus einem silikonbeschichteten, transparenten und flexiblen Polyamidnetz. Mepitel gewährleistet eine selektive Mikrohaftung mit der Wunde und der umgebenden Haut, die bedeutet:

- kein Verkleben mit der Wunde und keine Traumatisierung der Wunde
- sanfte Haftung und Schutz der wundumgebenden Haut.

Mepitel kann weitestgehend schmerzfrei und ohne frisches Granulationsgewebe zu beschädigen entfernt werden. Die grobmaschige Netzstruktur gewährleistet den Durchtritt von Exsudat in den Sekundärverband. Mepitel minimiert das Mazerationsrisiko der Wundränder und der umgebenden Haut. Die Mikro-Haftung sowie die offene Netzstruktur ermöglichen einen vertikalen Exsudataustritt in den Sekundärverband. Sollte die Absorptionskapazität des Sekundärverbandes erreicht sein, so ist dieser zu wechseln und Mepitel auf der Wunde zu belassen.

Primamed Gel-Kompresse
Primamed Gel

Sanofi – Synthelabo

Größen	Stück/ Packung	Artikel- nummer	PZN
Gel-Kompresse			
12 cm x 19 cm	5	813973	3644838
(doppellagig)	10	813970	3264544
Gel			
100 ml	1	814010	3264550

Material
Polyurethan-Schaumstoff getränkt mit Primamed Gel aus Aluminium-chlorid-hydroxid-Komplex 10 %, gereinigtes Wasser 90 %

Beschreibung
Aluminium-chlorid-hydroxid-Komplex ist ein Tonerdehydrat, dessen Hydroxylgruppen teilweise durch Chloridionen ersetzt sind. Der Komplex stellt ein toxikologisch unbedenkliches Adstringens dar, das antiödematös, schmerzstillend und durch den niedrigen pH-Wert von 3,4–3,8 bakteriostatisch wirken soll. Der Polyurethan-Schaumstoff ist wegen seiner Feinporigkeit sehr saugfähig. Diese Saugfähigkeit wird unterstützt durch das Aluminium-chlorid-hydroxid-Komplex-Gel, das hypoton ist. Beide zusammen sorgen für eine schonende Reinigung der Wunde, indem sie Blut, Exsudat sowie autolysierte und phagozytierte Zell- und Gewebetrümmer absorbieren, ohne das Wundgebiet völlig auszutrocknen. Dadurch soll einerseits die Entstehung dicker Krusten, die Mazeration der Wundränder und der damit verbundene Wundgeruch verhindert und andererseits die Bildung von Granulations, Narben- und Epithelgewebe gefördert werden.

Suprasorb M PU-Membran

Lohmann & Rauscher

Größen	Stück/ Packung	Artikel- nummer	PZN
10 cm x 10 cm	5	20450	2203368
10 cm x 20 cm	5	20451	2203374
20 cm x 20 cm	5	20452	2203380

Material
Polyurethanmembran, Polyacrylat-Kleber

Beschreibung
Die Suprasorb M PU-Membran ist ein semiokklusiver, absorbierender Wundverband, welcher die Vorzüge der feuchten Wundheilung mit denen traditioneller Wundheilungstherapien kombiniert. Seine semi-okklusiven Eigenschaften halten den Wundgrund feucht, während überschüssige Feuchtigkeit absorbiert und nach außen abgegeben werden kann. Die Suprasorb M PU-Membran klebt auf trockener Haut und passt sich aufgrund ihrer geschmeidigen Struktur allen Körperkonturen an.
Einsatzgebiet der Membran sind vor allem schwach sezernierende, oberflächliche Wunden.

Tegapore nicht haftende Wundauflage

3M Medica

Größen	Stück/ Packung	Artikel- nummer	PZN
7,5 cm x 10 cm	25	5634	3846890
7,5 cm x 20 cm	25	5638	3846909
20 cm x 25 cm	10	5640	3846915

Material

Mikroporöses Polyamidgewebe

Beschreibung

Tegapore Wundauflage ist ein nicht haftendes, sekretdurchlässiges, hautfreundliches und hypoallergenes Polyamidgewebe, das zusammen mit einem geeigneten Sekundärverband (z.B. Saugkompresse) verwendet werden soll. Der unmittelbare Kontakt der Wundauflage mit der Wunde ermöglicht das Abfließen des Wundexsudats. Dadurch wird eine Flüssigkeitsansammlung auf der Wunde, die Mazerationen hervorrufen könnte, verhindert. Gesundes Granulationsgewebe bleibt so erhalten, und eine Wundausschneidung (Débridement) wird nur noch selten oder gar nicht mehr nötig. Dadurch, dass das Material nicht auf der Wunde haftet, werden bei Entfernen des Verbandes gesundes Granulationsgewebe oder neu gebildete Hautschichten optimal geschont. Die Tegapore Wundauflage kann bis zu 7 Tagen auf der Wunde verbleiben. Der Sekundärverband sollte wenigstens alle 24 Stunden gewechselt werden.

TenderWet Duo

Kombipackung mit TenderWet 24 und TenderWet Solution (sterile Ringer-Lösung)

Material und Beschreibung s. TenderWet

Größen	Stück/ Packung	Artikel- nummer	PZN
4 cm (rund) + 10 ml Ringer-Lösung	jeweils 8	609401/4	0954567
5,5 cm (rund) + 15 ml Ringer-Lösung	jeweils 8	609402/3	0954573
4 cm x 7 cm (oval) + 15 ml Ringer-Lösung	jeweils 8	609410/2	1475107
7,5 cm x 7,5 cm + 30 ml Ringer-Lösung	jeweils 8	609403/2	0954596
10 cm x 10 cm + 60 ml Ringer-Lösung	jeweils 8	609404/1	0954604
7,5 cm x 20 cm + 100 ml Ringer-Lösung	jeweils 8	609411/1	1475113

TenderWet

Nasstherapeutikum
Hartmann

Größen	Stück/ Packung	Artikel- nummer	PZN
TenderWet			
4 cm (rund) (8–10 ml Ringer-Lösung)	14	609255/1	0551289
5,5 cm (rund) (15 ml Ringer-Lösung)	14	609265/8	0551295
7,5 cm x 7,5 (30 ml Ringer-Lösung)	14	609275/6	0551303
10 cm x 10 cm (60 ml Ringer-Lösung)	14	609285/4	0551326
TenderWet 24			
4 cm (rund) (8–10 ml Ringer-Lösung)	12	609455/8	0551378
5,5 cm (rund) (15 ml Ringer-Lösung)	12	609465/6	0551384
7,5 cm x 7,5 cm (30 ml Ringer-Lösung)	12	609475/4	0551390
10 cm x 10 cm (60 ml Ringer-Lösung)	12	609485/2	0551409
TenderWet-Solution (sterile Ringer-Lösung)			
10 ml	14	609491/4	0248450
15 ml	14	609490/5	8919263
30 ml	14	609492/3	0576094

Material
Umhüllung: Polypropylengestrick
Quellkörper: Polyacrylat-Superabsorber

Beschreibung
TenderWet ist eine mehrschichtige, kissenförmige Wundauflage, die als zentralen Bestandteil ein superabsorbierendes Polymer enthält. Die äußere Hülle besteht aus einem hydrophoben Gestrick, das sich den Wundkonturen anpasst, Sekret ungehindert passieren lässt und einem Verkleben mit der Wunde entgegenwirkt. TenderWet wird mit Ringer-Lösung getränkt, die von dem Superabsorber gespeichert wird. Aus diesem Vorrat gibt TenderWet kontinuierlich Ringer-Lösung in die Wunde ab und nimmt im Austausch Wundexsudat auf. Hierdurch werden Faktoren, die die Wundheilung negativ beeinflussen, wie Keime, Zelltrümmer oder Toxine, kontinuierlich ausgespült und aus der Wunde entfernt.
Eingesetzt wird TenderWet als Ersatz zur herkömmlichen Nasstherapie von Wunden mit beeinträchtigter Heilungstendenz wie: infizierte Akutwunden, chronische Wunden wie Dekubitus, Gangrän, Ulcus cruris; auch zur Wundkonditionierung vor Hauttransplantationen und zur anschließenden Versorgung der Transplantate.
Während bei der herkömmlichen Nasstherapie mit getränkter Gaze kontinuierlich nachgefeuchtet werden muss, wird TenderWet nur alle 12 Stunden gewechselt. Bei TenderWet 24 ist die Speicherkapazität für Ringer-Lösung erhöht, der Verbandwechsel erfolgt hier alle 24 Stunden.

Textus bioactiv

BioCell

Größen	Stück/ Packung	Artikel- nummer	PZN
5 cm x 5 cm	10	4095316	4095316
12 cm x 8 cm	10	4095339	4095339
10 cm x 15 cm	10	4095322	4095322

Material

Bikomponenten-Faservlies aus Polyethylen und Polyethylenterephtalat (Faser-Filament-Technologie FFT) mit fest eingelagertem Silber-Zeolith. Wundseitig ist der Verband mit einem Polyethylennetz abgedeckt.

Beschreibung

Textus bioactiv ist eine superabsorbierende Hydrofaser-Wundauflage mit bakterizider Wirkung. Die physikalischen Eigenschaften des hochtechnologisch verarbeiteten Faservlieses gewährleisten eine effektive Wundreinigung indem größere Mengen an Wundsekret mit Bakterien und Zelltrümmern aufgenommen, gebunden und neutralisiert werden. Das eingelagerte Silber wirkt oberflächenwirksam in der Wundauflage Keim- und Geruchs-reduzierend, ohne organisch bioverfügbar zu sein. Wundrandmazeration wird durch vertikale Absorption des Exsudats verhindert. Die Wundauflage passt sich ausgezeichnet den Wundkonturen an, ist schneid- und tamponierfähig. Sie ist wundseitig mit einem Polyethylenfilm ausgestattet, der Sekret ungehindert passieren lässt, einem Verkleben mit der Wunde vorbeugt und einen schmerzfreien Verbandwechsel gewährleistet. Bei sehr stark nässenden Wunden kann die Wundauflage trocken angewendet werden. Ansonsten wird das Vlies je nach vorhandener Exsudatmenge vor dem Aufbringen mit unterschiedlichen Mengen Ringer-Lösung angefeuchtet. Bei Feuchtbehandlung wird Textus bioactiv spätestens nach 24 Stunden und bei trockener Behandlung spätestens nach 2 Tagen gewechselt. Indikationen für Textus bioactiv sind:

- Wunden in allen Wundheilungsstadien,
- infizierte, kontaminierte, fibrinbelegte Wunden mit nekrotischem Anteil,
- granulierende, epithelisierende Wunden.

Tissupor Wound Pad

Tissupor AG

Größen	Stück/ Packung	Artikel- nummer	PZN
∅ 85 mm, dünn	5	100781	3388737
∅ 85 mm, mittel	5	100782	3388743
∅ 85 mm, dick	5	100783	3388766
∅ 63 mm, dünn	5	100784	3388789
∅ 63 mm, mittel	5	100785	3388909
∅ 63 mm, dick	5	100786	3388944
∅ 43 mm, dünn	5	100787	3388967
∅ 43 mm, mittel	5	100788	3388973
∅ 43 mm, dick	5	100789	3388996
Wound Embroidery 9 cm x 12 cm	5	100821	3389004

Material

Umhüllung (Flachgewirk) weiß/bedruckt: Polyester;
Spacer fabric: Polyester
Superabsorber: Polyacrylat mit Viskose
Wundseitiges Gestrick: Polyester/Copolyamid

Beschreibung

Tissupor Wound Pads fördern die Wundheilung bei schlecht heilenden, chronischen Wunden. Die dreidimensionale Oberflächenstruktur mit spezifischen Porenöffnungen zwischen 10 µm und 3 mm fördert das Einwachsen von Zellen und Kapillaren und regt damit die Bildung von Granulationsgewebe an. Durch die mechanische Stimulation des Wundgrundes und Induktion von Mikroblutungen beim Verbandwechsel wird die Neubildung von Gewebe gefördert. Je nach Exsudatmenge können die Wundkissen trocken oder mit Ringer-Lösung getränkt angewendet werden. Der Verbandwechsel erfolgt alle 3–4 Tage, bei nachlassendem Exsudat alle 7 Tage.

Tissupor wird eingesetzt zur Therapie chronischer Wunden bei

- chronisch venöser Insuffizienz,
- peripherer arterieller Verschlusskrankheit,
- Diabetes mellitus,
- Dekubitalulzera,
- zur Konditionierung chronischer Wunden zwischen chirurgischem Débridement und Transplantation von Vollhaut, Meshgraft, Keratinozyten etc.

Tissupor darf nicht bei Wunden in der Epithelisierungsphase eingesetzt werden.

XCell

Xylos
Importiert von **XCell**

Größen	Stück/ Packung	Artikel- nummer	PZN
9 cm x 9 cm	10	01-001-01	1341105
14 cm x 20 cm	5	01-002-01	1341200
15 cm x 18 cm Sacrum	5	01-033-01	1341281
Tamponade 2 cm x 21 cm	10	02-001-01	1341766

Material
Biosynthetische Cellulose, Wasser

Beschreibung
XCell besteht aus biosynthetisch gewonnener Cellulose und Wasser. Die von Mikroorganismen synthetisierten Cellulosefasern sind 200-mal feiner als Baumwollfasern und liegen in einer mehrlagigen, dreidimensionalen Laminarstruktur vor. Durch diese besondere Struktur kann XCell – je nach den vorliegenden Wundverhältnissen – Feuchtigkeit an die Wunde abgeben und überschüssiges Exsudat aufnehmen. So hält XCell durch seine Fähigkeit Wassermoleküle in zwei Richtungen zu befördern, die Feuchtigkeitspegel von Wundmilieu und Wundauflage im Gleichgewicht. Durch den hohen Wassergehalt fühlt sich XCell angenehm kühl an und lindert Wundschmerz. Die Wundauflage ist beidseitig anwendbar, weich und anschmiegsam. Sie ist an der Oberfläche ganz glatt, bleibt formbeständig und gibt keine Fasern oder Partikel in die Wunde ab. Die Kompresse muss nicht angefeuchtet werden und kann bis zu 7 Tagen auf der Wunde bleiben. XCell eignet sich am besten für Wunden mit geringen bis mittleren Exsudatmengen, zur Unterstützung des autolytischen Débridements nekrotischen Gewebes und zum Feuchthalten granulierender Wunden.
Indikationen für XCell sind:
- arterielle, venöse und diabetische Ulzera,
- Dekubitalgeschwüre,
- postoperative chirurgische Wunden, Transplantat-Entnahmestellen und Hautläsionen,
- Verbrennungen ersten und zweiten Grades.

XCell darf nicht bei Verbrennungen dritten Grades und bei bekannten Allergien angewendet werden.

6.4 Antibakterielle und geruchsbindende Wundauflagen

6.4.1 Aktivkohlekompressen

Beschreibung

Klinisch infizierte Wunden oder exulzerierende Karzinome zeigen neben großen Exsudatmengen häufig auch eine extreme Geruchsentwicklung. Vordringlich wird man in solchen Fällen versuchen, die Infektion, die den üblen Geruch auslöst, zu beseitigen. Chirurgische Wundreinigung, systemische Antibiotikatherapie und lokale Behandlung mit Antiseptika oder Metronidazol-Gel (s. Kap. 7.3.2.3) können das Problem nicht immer ausreichend lösen. Eine sinnvolle Ergänzung stellen hier Wundauflagen dar, die Aktivkohle enthalten (s. Tab. 6.21). Aktivkohlegewebe werden durch Verkohlung von Celluloseprodukten gewonnen. Dabei werden unter Kohlendioxid-Atmosphäre Temperaturen bis zu 900 °C erreicht. Durch die Carbonisierung werden die Kohlefasern sehr porös und erhalten eine innere Oberfläche von 1200 m^2 pro Gramm (Thomas 1990). Dadurch wird Aktivkohle zu einem hocheffektiven Adsorbens, das in der Lage ist, Geruchsmoleküle in seine Poren einzuschließen und Eiweißmoleküle an sich zu binden. Auch Bakterien haften an der Kohleoberfläche an, werden aber nicht abgetötet (Frost 1980). Außer Actisorb®, einer Kompresse, die neben Kohle auch Silber enthält (s. Kap. 6.4.2) sind die Aktivkohlekompressen mehrschichtig mit stark saugenden Materialien kombiniert, um zusätzlich dem Problem großer Exsudatmengen gerecht werden zu können.

Vorteile

- Effektive Geruchsbindung,
- große Saugkapazität.

Nachteile

- Aktivkohlekompressen sollten nicht zerschnitten werden.
- Meist sekundäre Abdeckung notwendig.

Indikationen

Aktivkohlekompressen werden eingesetzt bei klinisch infizierten, übel riechenden Wunden als Adjuvans neben kausalen therapeutischen Maßnahmen wie chirurgisches Débridement und systemischer Antibiotikatherapie.

Kontraindikation

Keine bekannt.

Anwendungsweise

Die Kompressen werden auf flache Wunden aufgebracht oder locker in tiefere Wunden eingelegt, mit Mullbinde oder Fixiervlies fixiert.

Wechsel

Der Verbandwechsel erfolgt nach Bedarf abhängig von der vorhandenen Exsudatmenge und Geruchsentwicklung.

6.4.2 Silberhaltige Wundauflagen

Beschreibung

Bereits in der Antike kannte man die konservierenden und wundheilungsfördernden Eigenschaften von Silber

Tab. 6.21: Produktübersicht Aktivkohlekompressen

Handelsname®	Hersteller	Material	Größen	Stück/Packung	Artikel-nummer	PZN
Askina Carbosorb	B BRAUN	Wundseitige Vlies-schicht: aus dickem saugfähigem Viskose-material, Polyamid und Polyester; Aktivkohleschicht; dünne Vliesstoff-schicht aus Viskose-material und Polyamid	10 cm x 10 cm 15 cm x 20 cm	10 10	09025006 09025014	7267077 7267083
CarboFlex	ConvaTec	Alginat-Hydrofaser-mischung, Aktivkohle-schicht, Ethylen-Methyl-Acrylat-Film, Absorptionskissen (Viskose, Polyethylen, Polypropylen)	10 cm x 10 cm 8 cm x 15 cm oval 15 cm x 20 cm	10 5 5	961321 961341 961361	8591153 8591176 8591182
Carbonet	Smith+Nephew	Wunddistanzgitter aus Acrylfaser, Baum-wolle/Acrylfaser-Vlies-kissen, Aktivkohle	10 cm x 10 cm 10 cm x 20 cm	10 10	7064 7065	3390740 3390757
InCare	Hollister	Außenmaterial: Vliesstoff Kernmaterial: mit Aktivkohle be-schichtete Schaum-stoffkompresse	10 cm x 10 cm 15 cm x 25 cm	10 10	9905 9906	3543391 3543416
Nobacarbon	Noba	Außenmaterial: Vliesstoff Kernmaterial: mit Aktivkohle be-schichtete Schaum-stoffkompresse	10 cm x 10 cm 10 cm x 20 cm	20 20	760111 760112	7099036 7099042
Vliwaktiv	Lohmann & Rauscher	Wäscheschutz: Polypropylen Zellstoff: Cellulose, Aktivkohle-Viskose-faser, Nicht verklebendes Zellwolle/Polyamid-Vlies	10 cm x 10 cm 10 cm x 20 cm	10 10	20254 20255	4464280 4464297

(Thompson 1973). Ohne etwas von der Ursache und Wirkung zu ahnen wurden Silbermünzen in Vorratsgefäße gegeben, um den Verderb der darin enthaltenen Flüssigkeiten zu verhindern oder Blattsilber auf Wunden gelegt, um deren Heilung zu beschleunigen (Bechhold 1919). Erst Ende des 19. Jahrhunderts wurde die Bakterienabtötende Wirkung von Metallen, speziell die des Silbers, erkannt. Bis zu der Entdeckung und breiten Einführung von Antibiotika in die Therapie um 1940, wurde Silber zur Bekämpfung systemischer und lokaler Infektionen eingesetzt. Zur Anwendung kam vor allem kolloidales Silber, eine wässrige Suspension aus mikronisierten, positiv geladenen elementaren Silberpartikeln (ionisches Silber), die sich durch gegenseitige elektrostatische Abstoßung in kolloiddisperser Lösung halten. Da diese Suspension, besonders unter Lichteinwirkung sehr instabil ist, wurden zur lokalen Therapie Silbersalze und -komplexe wie Silbernitrat und Silbersulfadiazin eingeführt, die in Lösungen, Salben und Cremes eingearbeitet werden können und auch heute noch vor allem bei Verbrennungswunden eingesetzt werden. Obwohl die antibakterielle Wirksamkeit dieser Silberderivate sehr breit ist (Lansdown 2002a), standen dem umfangreicheren Einsatz in der Wundbehandlung ihre zelltoxischen, heilungsverzögernden Eigenschaften im Wege (Demling 2001). Im Gegensatz dazu soll elementares Silber praktisch keine toxische Wirkung auf menschliche Zellen besitzen. Als wichtigste Nebenwirkung ist die Argyrie bekannt, eine Silbereinlagerung in die Haut, die nach lang dauernder Inhalation (Bergbau, chemische Industrie) oder Einnahme großer

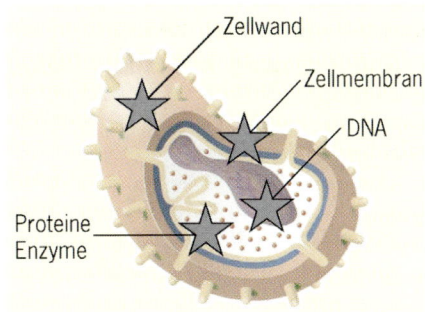

Abb. 6.18: Angriffspunkte von Silberionen an der Bakterienzelle (Abb.: Johnson & Johnson)

Dosen (zwischen 1 und 30 g kolloidales Silber) auftritt (Lansdown 2002b). Argyrie macht sich als blaugraue Verfärbung der Haut bemerkbar, ist irreversibel, hat aber außer des kosmetischen Problems keine weiteren physiologischen Konsequenzen (Fowler 1986). Neuere Untersuchungen am Menschen zur Pharmakokinetik, Wirksamkeit und Unbedenklichkeit von topisch oder systemisch angewendetem elementarem Silber liegen jedoch nicht vor (Frey 2001). Trotzdem erlebt Silber in jüngster Zeit in der Wundbehandlung seine Wiederentdeckung. Im Zeitalter zunehmend multiresistenter Keime überzeugt Silber mit einem breiten Wirkspektrum gegen Pilze (Wright 1999), grampositive und -negative Aerobier und Anaerobier, einschließlich Pseudomonaden, multiresistenter Staphylokokken und Vancomycin-resistenter Enterokokken (Russel 1994, Wright 1998). Verantwortlich für die Wirkung sind die Silber-Kationen (s. Abb. 6.18). Sie bilden Komplexe mit Proteinen der Bakterienzelle. Der gleichzeitige Funktions- und Strukturverlust von Zellmembran, Enzymsystemen und DNA/RNA führt zum Zelltod mit einem sehr geringem Risiko der Resistenzbildung (Russel 1994). Die bakterizide Wirkung der

Silberionen ist noch in extremer Verdünnung nachweisbar (oligo-dynamischer Effekt).

Inzwischen gibt es eine Reihe von Wundauflagen auf dem deutschen Markt, die Silber enthalten (s. Tab. 6.22): **Actisorb® Silver 220** (Johnson & Johnson) besteht aus einem Aktivkohlegewirk, das mit elementarem Silber imprägniert ist. Die Aktivkohle adsorbiert Mikroorganismen, die von dem Silber abgetötet werden. Das Silber ist fest an die Aktivkohle gebunden, Silberionen wandern praktisch gar nicht in die Wunde. Bei **Acticoat®** (Smith+Nephew) ist nanokristallines Silber (Partikel mit einem Durchmesser von 10^{-9} m) auf ein Polyethylengewebe aufgebracht, aus dem bei Exposition mit Flüssigkeit (Exsudat oder steriles Wasser) nach und nach Silberionen und Silberradikale in die Wunde freigesetzt werden (Demling 2001). Ähnlich protrahiert funktioniert **Contreet-H®** (Coloplast): In eine Hydrokolloidmatrix ist ein anorganischer Silberkomplex mit einem sehr geringen Dissoziationsgrad eingelagert. Beim Quellvorgang des Verbandes werden langsam Silberionen in geringer, aber effizienter Menge in die Wunde abgegeben (Mitteilung Fa. Coloplast).

Bei **Contreet® Schaumverband** sind Silberionen homogen in einem Polyurethanschaum (Biatain) verteilt. Die Silberionen werden kontrolliert über einen Zeitraum von bis zu sieben Tagen im Austausch gegen Natriumionen des Exsudats freigesetzt.

Auch bei **Aquacel Ag®** (ConvaTec) werden Silberionen – nach Aufnahme von Natriumionen aus dem Wundsekret – kontinuierlich aus den Hydrofasern freigegeben. Die im Exsudat vorhandenen Bakterien werden im gelierten Verband festgehalten und durch die Silberionen abgetötet. **Silvercel®** (Johnson & Johnson) ist ein Alginatverband, der zur verbesserten Exsudataufnahme mit Carboxymethylcellulose kombiniert ist. Zusätzlich enthält der Verband Nylonfasern, die mit elementarem Silber beschichtet sind.

Die Vorteile dieser Wundauflagen gegenüber Silbernitrat oder Silbersulfadiazin sind das Fehlen der toxischen oder wundheilungsverzögernden Eigenschaften, die sich durch den Nichtsilberanteil von Silbersalzen und -komplexen ergeben, eine zum Teil vielfach geringere Silberionenbelastung und die über Tage kontinuierliche Wirksamkeit. Leider stehen firmenunabhängige vergleichende Untersuchungen zu Wirksamkeit, Wirkdauer und Unbedenklichkeit der verschiedenen silberhaltigen Wundauflagen bislang aus.

Gegenstand der Forschung ist die Wirkung von elementarem Silber auf den Wundheilungsprozess. Neben der mikrobiziden Wirkung werden auch wundheilungsfördernde und entzündungshemmende Wirkungen des Silbers diskutiert (Lansdown 2002b). Es bleibt abzuwarten, ob das neu erwachte Interesse an einem alten Wirkprinzip Anlass zur Durchführung aussagekräftiger Studien gibt, die den Stellenwert des elementaren Silbers in der Wundbehandlung klären werden.

Vorteile

- Bakterizide Wirkung mit breitem Wirkspektrum und fehlenden Resistenzen,
- lange Wirkdauer,
- gute Verträglichkeit.

Nachteile

- Die Wundauflagen benötigen eine sekundäre Deckung (Ausnahmen

Tab. 6.22: Produktübersicht silberhaltige Wundauflagen

Handelsname®	Hersteller	Material	Größen	Stück/ Packung	Artikel- nummer	PZN
Acticoat	Smith+ Nephew	2 Lagen Polyethylen- gewebe, das mit nanokristallinem Silber beschichtet ist, dazwischen liegt ein saugfähiges Rayon/Polyestervlies	**Acticoat** 10 cm x 10 cm 10 cm x 20 cm 20 cm x 40 cm 40 cm x 40 cm 10 cm x 120 cm	12 12 6 6 6	66000791 66000792 66000793 6600794 66000795	1885650 1885667 1885710 1885727 1885733
Acticoat 7	Smith+ Nephew	3 Lagen Polyethylen- gewebe, das mit nanokristallinem Silber beschichtet ist, dazwischen liegen 2 saugfähige Lagen aus Rayon/ Polyestervlies	**Acticoat 7** 10 cm x 12,5 cm 15 cm x 15 cm	5 5	66000796 66000797	1885756 1885762
Actisorb Silver 220	Johnson & Johnson	100 %iges Aktiv- kohlegewirk,das mit elementarem Silber imprägniert ist, Polyamid-Vlies- Umhüllung	9,5 cm x 6,5 cm 10,5 cm x 10,5 cm 19 cm x 10,5 cm	10 10 10	MAS065 MAS105 MAS190	1098768 1098774 1098780
Aquacel Ag	Convatec	Natriumcarboxy- methylcellulose mit Silberionen	5 cm x 5 cm 10 cm x 10 cm 15 cm x 15 cm 20 cm x 20 cm Tamponadestreifen 2 cm x 45 cm	10 10 5 5 5	2140076 2140082 2140099 2140113 2140136	2140076 2140082 2140099 2140113 2140136
Contreet-H	Coloplast	Anorganischer Silberkomplex in Comfeel (s. Tab. 6.16)	10 cm x 10 cm 10 cm x 10 cm 15 cm x 15 cm 20 cm x 20 cm	10 5 5 5	9610 96101 9613 9616	1227183 1238005 1227208 1227214
Contreet Schaum- verband	Coloplast	Polyurethanschaum, Silberkomplex, Polyurethanträger- folie, Selbsthaftend: Hydrokolloidhaftrand Cavity: ohne Deckschicht	**Nicht haftend** 10 cm x 10 cm 15 cm x 15 cm **Selbsthaftend** 12,5 cm x 12,5 cm 18 cm x 18 cm **Cavity** 5 cm x 8 cm	5 5 5 5 5	9622 9625 9632 9635 9628	3222511 3222528 3222497 3222505 0402112
Silvercel	Johnson & Johnson	Calciumalginat 50 %, Natriumcarboxy- methylcellulose 20 %, Nylonfasern 30 % mit 8 % elementarem Silber beschichtet	5 cm x 5 cm 11 cm x 11 cm 10 cm x 20 cm Tamponadestreifen 2,5 cm x 30 cm	10 10 5 5	CAD050 CAD011 CAD020 CAD230	noch nicht im Handel!

Contreet-H® und Contreet® Schaumverband).

- Bei schwach nässenden Wunden können die Auflagen mit der Wunde verkleben und sollten vor dem Entfernen befeuchtet werden (Ausnahme Contreet-H®).

Indikationen

- Infizierte oder infektionsgefährdete sekundär heilende Wunden.
- Actisorb® 220 Silver ist wegen des Aktivkohlevlies auch bei üblem Wundgeruch indiziert.

Kontraindikationen

- Bekannte Silberallergie.

Anwendungsweise und Verbandwechsel

- Variieren stark bei den verschiedenen Produkten.

Literatur

Bechhold, H. (1919): Colloids in Biology and Medicine, N.Y.: D. Van Nostrand, S. 364–376

Cullen, B., Smith, R. McCulloch, E., Silcock, D., Morrison, L. (2001): Der Wirkmechanismus von Promogran, einer Protease modulierenden Matrix bei der Therapie von diabetischen Fußulcera. www.medizinfo.de Johnson & Johnson

Demling, R.H., DiSanti, L. (2001): Effects of silver on wound mangement, Wounds 13 (Suppl A), 5–15

Fowler, B., Nordberg, G. (1986): Silver. Handbook on the Toxicology of Metals. Friberg, L., Nordberg, G., Vouk, V, eds. Amsterdam: ElsevierSci. Pub., Vol. 2, S. 521–531.

Frey, O.R. (2001): Kolloidales Silber bei Infektionen? Med. Mo. Pharm. 24 (5), 165

Frost, M.R., Jackson, S.W., Stevens, P.J. (1980): The adsorption of bacteria onto activated charcoal cloth – an effect of potential importance in the treatment of infected wounds. Microbios. Lett. 13, 135–140

Lansdown, A.B.G. (2002a): Silver 1: its antibacterial properties and mechanism of action, J. Wound Care 11 (4), 125–130

Lansdown, A.B.G. (2002b): Silver 2: toxicity in mammals and how its products aid wound repair, J. Wound Care 11 (5), 173–177

Riedel, E., Triebsch, W., Sedlarik, K. (1995): Verbandstoff-Fibel. Wissenschaftliche Verlagsgesellschaft, Stuttgart

Russel, A.D., Hugo, W.B. (1994): Antimicrobial activity and action of silver, Prog. Med. Chem. 31, 351–370, Elsevier Science

Schenk, K. (1994): Verbandstoffkunde Teil I: Calciumalginate zur feuchten Wundbehandlung, Wundforum 4/94

Thomas, S. (1990): Wound Management and Dressings, The Pharmaceutical Press, London

Thompson, N.R. (1973): Comprehensive Inorganic Chemistry, Vol. 5, ch.28, Elmsford, N.Y.: Pergamon Press

Wright, J.B., Lam, K., Burrel, R.E, (1998): Wound management in an area of increasing bacterial antibiotic resistance: a role for topical silver treatment, Am. J. Infect. Control. 26 (6), 572–577

Wood, R.A.B. (1976): Desintegration of cellulose dressings in open granulating wounds, Br. Med. J. 1, 1444–1445

Wright, J.B., Larin, K. (1999): Efficacy of topical silver against fungal burn wound pathogens, Am. J. Infect. Control. 27 (4), 344–350

Gebrauchsinformationen und Broschüren der Hersteller

7 Externa

Die Anzahl an Arzneimittel, für die eine lokale Anwendung auf und in Wunden beschrieben ist, ist ausgesprochen groß. Die Rote Liste führt zurzeit etwa 650 Wundtherapeutika unter den Indikationsgruppen Wundbehandlungsmittel, Dermatika und Desinfektionsmittel (Sellmer 2001). Diese Vielzahl kann ein falsches Bild von der generellen Bedeutung von Lokaltherapeutika in der Wundbehandlung aufkommen lassen. Es ist aber eher ein Ausdruck von Unsicherheit, Polypragmasie, mangelndem Therapieerfolg, z.T. unkritischem, traditionellem Einsatz sowie einem grundsätzlichen Bedürfnis, eine Wunde lokal mit einer „guten Medizin" zu versorgen. So kommt letzteres zum Ausdruck, wenn ein Patient in der Apotheke hoffnungsvoll nach einer guten Salbe für seine offene Wunde verlangt. Von diesem Bedürfnis können sich auch der Arzt, Apotheker, das Pflegepersonal und die Angehörigen nur schwer freimachen. Im Beratungsgespräch ist diesem Bedürfnis Rechnung zu tragen, um den Weg für einen effizienten Einsatz von wirksamen und unbedenklichen Wundtherapeutika zu bereiten.

Unter Betrachtung aller Maßnahmen der Wundversorgung kommen heute den lokal angewandten Arzneimitteln, hier als Externa oder lokale Wundtherapeutika bezeichnet, eher eine geringere Bedeutung zu, da sich die Erkenntnisse zur feuchten Wundbehandlung auch in einem Umdenken im Bereich der Lokaltherapie niederschlagen. Der Einsatz hydroaktiver Wundauflagen för-

dert nachweislich die Wundheilung durch Schaffung eines feuchtwarmen Mikroklimas und macht viele jahrzehntelang gebräuchlichen Externa in der Wundbehandlung entbehrlich. Hinzu kommt, dass eine Lokaltherapie der chronischen Wunde – ist sie auch noch so gut und teuer – eine kausale Behandlung nie ersetzen kann (z.B. Druckentlastung beim Dekubitus, Kompression beim Ulcus cruris venosum). Wundheilung kann nur dann gelingen, wenn vorliegenden Begleit- und Grunderkrankungen soweit wie möglich begegnet wird und notwendige chirurgische Maßnahmen adäquat durchgeführt werden.

Einige Lokaltherapeutika haben dennoch, insbesondere in der Wundreinigung unter bestimmten Bedingungen ihre Berechtigung, um folgende **Ziele** zu erreichen (Auböck 1995):

- Reinigung und Débridement von Wundflächen,

- Verminderung von Keimen auf der Wunde,

- Hemmung der Entzündung,

- Stimulation der Granulation,

- Förderung der Epithelisierung.

Der Markt bezüglich angebotener Lokaltherapeutika wird sich im Zuge der Nachzulassungen etwas bereinigen. Neue Substanzen, wie etwa die Wachstumsfaktoren sind hoffungsvolle Ansätze, zeigen aber bislang beim klinischen Einsatz nicht den erwarteten Erfolg. In der verbleibenden Vielzahl von lokalen Wundtherapeutika kommt einer **rationalen Arzneimittelauswahl** eine große Bedeutung zu. Die Beurteilungskriterien decken sich zum großen Teil mit den Anforderungen für Wundauflagen und bauen auf den Prinzipien der feuchten Wundbehandlung auf.

7.1 Beurteilungskriterien

Das Arzneimittelgesetz fordert für jedes Arzneimittel den Nachweis der **Wirksamkeit** und **Unbedenklichkeit**. Diese Kriterien sind auch bei der Arzneimittelauswahl für die praktische Wundversorgung um den Aspekt einer gezielten Kosten-Nutzen-Relation (**Pharmaökonomie**) zu ergänzen. Im Gegensatz zur großen Anzahl auf dem Markt angebotener Wundtherapeutika ist die Anzahl offiziell nach dem Arzneimittelgesetz zugelassener Wundtherapeutika relativ gering. Beispiele sind Präparate, wie Octenisept®, Iruxol® N, Varidase® und PVP-Iod-haltige Präparate (Standardzulassung). Ein Weg am Arzneimittelgesetz vorbei ist die Klassifizierung einzelner Präparate als Medizinprodukt (z.B. Präparate mit Hyaluronsäure, Polyhexanid) oder Kosmetikum (Grüne Salbe Sabona). Ist eine Substanz als Medizinprodukt auf dem Markt (z.B. Hyaluronsäure, Kollagen), besteht seitens des Anbieters kein offizieller Anspruch auf eine pharmakologische Wirkung. Eine behördliche Prüfung auf Wirksamkeit und Unbedenk-

lichkeit wird nicht verlangt. Eine Beurteilung fällt entsprechend schwer. Es ist jedoch auch zu bedenken, dass es im Bereich der Wundversorgung generell nicht einfach ist, entsprechende Nachweise zur Wirksamkeit und Unbedenklichkeit zu führen. Placebokontrollierte Studien und der Vergleich von Heilungsverläufen verschiedener Wunden gestalten sich äußerst schwierig. Dies hängt zusammmen mit der Komplexität und Langwierigkeit der Wundheilung sowie mit dem inhomogenen Patientengut. Bislang gibt es in Deutschland z.B. noch keine offiziellen Richtlinien zur Prüfung von Wundantiseptika. Bei der Auswahl und Beurteilung von Arzneimitteln zur Lokaltherapie von Wunden ist es grundsätzlich wichtig, dass dies – genauso wie bei den Wundauflagen – **phasenspezifisch** und **wundspezifisch** zu erfolgen hat. Die einzelnen Substanzen können nur sinnvoll eingesetzt werden, wenn die jeweilige Wundheilungsphase und die Art der Wunde berücksichtigt werden. Auf den individuellen Zustand einer Wunde muss jeweils mit einer adäquaten Therapie geantwortet werden. Einzelne Kriterien zur Beurteilung zeigt Tabelle 7.1.

Externa in der Wundbehandlung zeigen ihre **Wirksamkeit** dadurch, dass sie die einzelnen Wundheilungsphasen unterstützen, sistierende Wundheilungsvorgänge anstoßen und letztendlich die Wundheilung beschleunigen entsprechend den unter Tabelle 7.1 genannten Kriterien. Der Nachweis der Wirksamkeit sollte in kontrollierten Studien geführt, gut dokumentiert sein und den Kriterien der Evidenz basierten Medizin Genüge leisten. Werden die genannten Kriterien streng angewendet, kommt man zu dem Schluss,

Tab. 7.1: Beurteilungskriterien für Arzneimittel zur lokalen Wundbehandlung (Externa) mit Negativbeispielen

	Anforderungen	Negativbeispiel
Wirksam	Wirksamkeit gut dokumentiert	Natriumhypochlorit
	Günstige Resistenzlage	Sulfonamide
	Adäquate Wirkdauer	Wasserstoffperoxid, wird rasch inaktiviert
Unbedenklich	Nicht austrocknend	Merbromin
	Minimales allergenes Potential	Sulfonamide, Neomycin
	Schmerzfreie Anwendung	Ethanol, Propanole, Zucker
	Minimale Toxizität (Mutagenität, Kanzerogenität, Teratogenität)	Methylviolett
	Keine Behinderung der einzelnen Wundheilungsphasen	Wasserstoffperoxid, hemmt die Granulation
	Abfluss von Wundsekret möglich	Fettsalben, behindern den Abfluss von Wundexsudat
	Entfernbar ohne störende Rückstände	Puder und Salbenreste
	In einwandfreier pharmazeutischer Qualität verfügbar	Brillantgrün
	Ökologisch verträglich	Schwermetallhaltiges Merbromin
Ökonomisch	Einfache Handhabung	Freilaufende Maden
	Therapiegerechte Packungsgröße	Salbentube von 100 g
	Leicht und schnell verfügbar	Lavasept®-Rezeptur
	Günstiges Kosten-Nutzen-Verhältnis	Hyaluronsäure
	Angemessene physikalisch-chemische Stabilität	Fibrolan®-Lösung nur 8 h aktiv
	Vermeidung von Folgekosten	Verfärbung von Wäsche durch Farbstoffe (Ethacridinlactat)

dass kaum ein Wundtherapeutikum diesen Anforderungen gerecht wird. Da die Präparate jedoch häufig und z.T. auch nutzbringend angewendet werden, lohnt es, sich intensiv und kritisch mit ihren Wirkungen, Anwendungsgebieten und Risiken auseinanderzusetzen.

Unbedenklich sind Arzneimittel in der lokalen Wundbehandlung, wenn sie nebenwirkungsarm sind (keinen Schmerz verursachen, keine Allergien auslösen) und die Wundheilung selbst nicht stören. Bedenklich sind sie, wenn das Zellwachstum gehemmt und ein Abfluss von Wundsekret etwa durch Fettsalben behindert wird, durch Verfärbung keine Wundbeobachtung mehr möglich ist, Rückstände des Arzneimit-

tels in der Wunde verbleiben oder die Wunde austrocknet (Kramer 2000a, Sellmer 1999, Teschner 1996, Niedner 1986, 1990a, 1993, 1996). Die Forderung nach einem positiven Kosten-Nutzen-Verhältnis schließt Betrachtungen zur umfassenden Kostenanalyse und einfacher ökonomischer Handhabbarkeit ein. Es ist ferner wichtig, dass das Produkt ohne Probleme in therapiegerechten Packungen zur Verfügung steht. Dies gilt für den stationären genauso wie für den ambulanten Bereich. Unter hygienischen Aspekten können kleinere Packungen zum Teil sinnvoller sein. Auch Folgekosten einer Therapie, z.B. Verfärbung von Wäsche durch Farbstoffe sind zu berücksichtigen.

7.2 Methoden und Arzneimittel zur Wundreinigung

Ein Grundsatz für die Heilung von akuten und chronischen Wunden ist: **Nur eine saubere Wunde kann heilen.** Sie muss frei sein von schmierigen Belägen, nekrotischem Gewebe, eingedrungenen Fremdkörpern, hoher Keimbesiedlung (s.a. Kap. 9). Bis zu einem gewissen Grad ist der Körper befähigt, die Wundreinigung aus eigener Kraft unter physiologischen Bedingungen zu schaffen (Immunsystem, Phagozytose, Autolyse, Exsudatbildung usw.). Doch diese Fähigkeit ist begrenzt. So ist das Hauptziel bei der Primärversorgung akuter Wunden, durch eine entsprechende Wundtoilette Fremdkörper und devitalisiertes Gewebe vollständig zu entfernen, um den allgegenwärtigen Wundkeimen Lebensraum und Nährboden zu nehmen. Eine derartige Revision der Wunde wird auch als **Débridement** (débrider, französisch = abtragen) bezeichnet. Chronifizieren Wunden, so liegt das häufig daran, dass die natürliche Wundreinigung mit der Ansammlung von nekrotischem Gewebe nicht Schritt halten kann. Eine externe Unterstützung wird notwendig. Nekrotisches Gewebe erscheint als feuchter, gelblicher, grünlicher oder gräulicher Belag auf der Wunde, der sich beim Austrocknen zu einem dicken ledrigen schwarzen Schorf wandelt. Weitere Indikationen für ein sorgfältiges Wunddébridement sind: Verbrennungswunden, die Vorbereitung von Wunden vor Transplantationen und vor dem Aufbringen von Hautersatzmaterialen. Die Sicherstellung der Blutversorgung und Mikrozirkulation im geschädigten Wundgebiet sowie eines adäquaten Mikroklimas in der Wunde sind Grundvoraussetzungen für eine funktionierende Wundreinigung. **Nekrosen** sind grundsätzlich aus dem Wundgebiet zu entfernen, da sie die Wundheilung stören und Infektionen fördern. Ausnahmen sind trockene Nekrosen (z.B. trockene schwarze Nekrosekappen an Fersen oder Zehen) bei Patienten mit peripherer arterieller Verschlusskrankheit ohne Sicherstel-

Tab. 7.2: Methoden zur Wundreinigung

Prinzip	Methode	Hilfsmittel
Physikalisch	Mechanisch abtragen: chirurgisches Débridement	Schere, Skalpell, scharfer Löffel
	Feuchtigkeitszufuhr zur Förderung des Ablösens von Belägen	Hydrogele
	Aufsaugen von keimbelastetem Exsudat und Resorption von Zelltrümmern	Gaspermeable Systeme: Alginate, Superabsorber, Schaumstoffe
	Kontinuierliche oder intermittierende Spülungen	Ringer-Lösung, isotonische Kochsalz-Lösung
	Mechanisch durch Gasbildung	Wasserstoffperoxid-Lösung
	Osmotisch	Dextranomer, Zucker
Chemisch	Keimreduktion und Infektionsbekämpfung	Antiseptika, Antibiotika
	Enzymatische Spaltung von avitalem Gewebe	Streptokinase, Fibrinolysin, Kollagenasen
Biologisch	Biochirurgisch	Fliegenmaden

lung einer ausreichenden Revaskularisierung. Trockener Schorf auf Bagatellwunden (z.B. Abschürfungen) wird ebenfalls belassen, soweit keine Infektanzeichen zu erkennen sind (Singhal 2001).

Es stehen zahlreiche Methoden zur Wundreinigung zur Verfügung (Röthel 1997, Singhal 2001). Einen Überblick gibt Tabelle 7.2. Auf Arzneimittel für die prophylaktische und therapeutische Keimreduktion im Wundbereich sowie auf die Behandlung von Wundinfektionen wird in den Kapiteln 7.3 und 9.1 gesondert eingegangen.

7.2.1 Chirurgisches Débridement

Chirurgische Maßnahmen stellen die effektivste Reinigungsmethode zur Entfernung von nekrotischem und avitalem Gewebe, keimbelasteten Arealen und fibrinösen Belägen dar. Mitunter müssen auch „Taschen" eröffnet und durchblutungsgestörte Areale entfernt werden. Diese chirurgische Art der Wundreinigung ist schnell, wirkungsvoll und preiswert. Das mechanische Abtragen durch Wegschneiden und Wegschaben wird als chirurgisches Débridement bezeichnet. Erfolgt das Débridement bis in das subkutane Gewebe, handelt es sich im stationären wie ambulanten Bereich um eine ärztliche Tätigkeit und kann nicht an das Pflegepersonal delegiert werden, anders das dermale und epidermale Débridement (N.N./Handlungsleitlinien 2001). Die Eingriffe können einmalig oder bei chronischen Wunden auch schrittweise erfolgen (Vanscheidt 2001). Vorheriges Aufweichen der Beläge, z.B. mit hydroaktiven Wundverbänden oder streichfähigen Hydrogelen, erleichtert das Abtragen. Auf eine ausreichende Schmerzausschaltung mit Lokalanästhetika bzw. Analgetika während der Prozedur und danach ist zu achten (s. hierzu Kap. 15). Eine adäquate Schmerzkontrolle sichert zudem ein zufriedenstellendes Débridement. Sehr schmerzhafte Eingriffe sowie die Erfassung größerer Bereiche von vitalem Gewebe erfordern eine Leitungsanästhesie oder Allgemeinnarkose und müssen unter OP-Bedingungen durchgeführt werden. Chirurgische Hilfsmittel für das Débridement sind: Skalpell, scharfer Löffel oder Schere. Multimorbidität, schlechter Allgemeinzustand oder mangelnde Zustimmung des Patienten schränken die Durchführung eines chirurgischen Débridements ein. Eine strenge Indikationsstellung ist zudem angezeigt bei Patienten unter einer Therapie mit Gerinnungshemmern (Phenprocoumon, Heparin), bei Patienten mit Fieber und Pneumonie, frischem Apoplex, Rechtsherzinsuffizienz oder Stoffwechselentgleisungen (Lang 1998). Wunden in der Nähe von freiliegenden Sehnen, Muskulatur, Knochenstrukturen und Gelenken erfordern besondere Sorgfalt und schränken die Möglichkeiten eines weitreichenden Débridements ein (Engst 1998).

7.2.2 Spüllösungen

Die Bedeutung des mechanischen Reinigungs- sowie Verdünnungseffekts durch Spülen der Wunde wird häufig unterschätzt. Ausgiebige Spülungen können bei verschmutzten Wunden die Dichte potentiell pathogener Keime auf ein Fünftel reduzieren. Eine zusätzliche Verwendung von Antiseptika verbesserte das Ergebnis laut einer Untersuchung von Lawrence (1992) nicht. Sowohl bei der Erstversorgung akuter Wunden als auch bei der Reinigung chronischer Wunden kommt einer Wundspülung eine große Bedeutung zu. Die Wunden werden – je nach Wundtiefe und Wundzustand – mehrmals mit leichtem Druck gespült, Verwendung finden dabei 20–50 ml Spritzen. Bei tieferen, zerklüfteten Wunden und Fistelgängen erfolgt die Spülung über eine zusätzliche Knopfkanüle oder einen kurzen Katheter (Lang 1996). Wunden in der Granulations- und Epithelisierungsphase sind nicht zu spülen. Intensives Spülen oder gar mechanisches Säubern (mit einer Kompresse) würden in dieser Phase die Wundruhe stören und wertvolle Mediatoren, wie z.B. die Wachstumsfaktoren entfernen.

Als Wundspüllösungen eignen sich primär: **physiologische Kochsalz-Lösung** und **Ringer-Lösung**. Sie können bei Bedarf (z.B. bei schmierigen, infektiösen Wundzuständen) auch zur kontinuierlichen Spülung (Spül-Saugdrainagen) oder in Kombination mit Wundauflagen (Kompressen, TenderWet®, Alginate) verwendet werden. Bei stark belegten und infizierten Wunden werden mit Ringer-Lösung getränkte Kompressen alle 4–6 Stunden gewechselt, um Zelltrümmer, Exsudat und Bakterien

kontinuierlich aus der Wunde zu entfernen. Speziell bei stark verschmutzten, eitrig belegten, tiefen Wunden kann zur Reinigung auch eine Wunddusche mit körperwarmem Leitungswasser sinnvoll sein. Duschen ist grundsätzlich günstiger als Baden. Bäder bergen die Gefahr einer Keimverschleppung in sich. Sie sollten daher nicht länger als 10 Minuten dauern (Wassertemperatur 35–37 °C, Neander 2002).

Neben dem Reinigungseffekt können zudem harte Wundränder und Hyperkeratosen aufgeweicht und somit leichter débridiert werden. Nicht zu unterschätzen ist das subjektive Wohlbefinden durch ein Bad. Dies dürfte ein Hauptgrund für die Verwendung von Badezusätzen (Kamille) sein. Insgesamt gilt es, das Für und Wider (allergene Potenz, Gefahr der Keimverschleppung) im Einzelfall sorgfältig abzuwägen. Kochsalz-Lösungen mit einer höheren als der physiologischen Konzentration von 0,9 % verzögern die Bildung von Granulationsgewebe und schädigen vorhandenes Granulationsgewebe.

Ringer-Lösung enthält im Vergleich zur physiologischen Kochsalz-Lösung zusätzlich Kalium- und Calcium-Ionen. Diese verursachen geringere Elektrolyt-Verschiebungen im Wundbereich. Zudem wurde unter dem Einfluss von Kalium- und Calcium-Ionen beobachtet, dass die Proliferation der Wunde be-

Tab. 7.3: Lösungen zum Spülen und Feuchthalten von Wunden

Inhalt	Handelsname®	Volumen
Isotonische Kochsalz-Lösung 0,9 %: Natrium-, Chlorid-Ionen	Isotonische Kochsalzlösung Braun Isotonische Kochsalzlösung Fresenius usw.	10, 20, 50, 100, 250 ml
Ringer-Lösung: Natrium-, Kalium-, Calcium-, Chlorid-Ionen	Ringer Lösung Braun Ringer Lösung Fresenius usw. Tenderwet Solution	100, 250, 500 ml 250, 500 ml 10, 15, 30 ml

schleunigt wird (Niedner 1990b). Dies favorisiert die Ringer- gegenüber der Kochsalz-Lösung zur Anwendung bei großflächigen Wunden, bei längerfristiger Spülung und insbesondere, wenn es um das Feuchthalten der Wunde während der Granulations- und Epithelisierungsphase geht. Die physiologische Kochsalz-Lösung wurde stellenweise bereits als „zelltoxisch" bezeichnet. Derartige Einschätzungen wurden übertragen aus In-vitro-Beobachtungen (Kallenberger 1970) an Zellkulturen. Unter dem Einfluss von Ringer-Lösung überlebten Epithelzellen und Fibroblasten länger als in physiologischer Kochsalz-Lösung.

Bisher konnten im Rahmen von klinischen Anwendungen in der Wundbehandlung bei Spülungen mit Kochsalz-Lösungen in der Reinigungsphase keine Zellschädigungen nachgewiesen werden.

Das Arzneibuch schreibt sterile Lösungen zur Wundspülung vor. Die Aufbrauchfrist von unkonservierten Wundspüllösungen liegt bei 12 Stunden, die von konservierten bei 72 Stunden (NRF I.4.).

Die mehrtägige Entnahme aus großvolumigen Flaschen ist aus hygienischen Gründen abzulehnen. Inzwischen stehen auch für die Ringer-Lösung kleinvolumige, anwendungsgerechte Packungseinheiten auf dem Markt zur Verfügung (s. Tab. 7.3).

7.2.3 Wasserstoffperoxid-Lösung

Eine 3 %ige Wasserstoffperoxid-Lösung (H_2O_2) vermag Krusten (Blutkoagel) und Wundbeläge mechanisch abzulösen. Das in Geweben und Körper-

Wasserstoffperoxid-Lösung 3 %

Rezeptur nach NRF 11.103., Standardzulassung

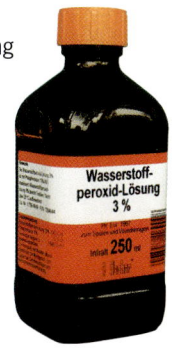

Hersteller: diverse

Handelsformen: Lösungen unterschiedlicher Volumina, zur Abgabe an Patienten kleinere Volumina, z.B. 250 ml vorziehen, geringere Gefahr des Berstens von Glasflaschen

Wirkstoff: Wasserstoffperoxid (= H_2O_2-Lösung)

Hilfsstoffe: Phosphorsäure zur Stabilisierung (andere Stabilisatoren möglich)

Anwendung: U.a. zur oberflächlichen Reinigung eitriger, fibrinös belegter Wunden

Nebenwirkungen: Unter der Anwendung kann ein brennendes Gefühl im Wundbereich auftreten. Kann der Sauerstoff nicht ungehindert entweichen (Wundhöhlen), besteht Gefahr von Embolien.

Art der Anwendung: Zur Wundreinigung unverdünnt, zur Wundspülung verdünnt 1:1 bis 1:9 mit Wasser für Injektionszwecke oder 0,9 %iger NaCl-Lösung

Hinweise: Nach der Anwendung mit mindestens der 3fachen Menge Kochsalz- oder Ringer-Lösung nachspülen, um die Gewebereste ausreichend zu entfernen.
Wegen der Gefahr von Sauerstoffembolien nicht anwenden in Wundtaschen und Wundhöhlen.
Langfristige Anwendungen meiden (maximal 3–4 Tage), da die Wundgranulation gehemmt wird.
Zersetzung unter Einfluss von organischem Material, oxidierende Substanzen (Iod, $KMnO_4$), Alkali. Licht, Wärme, Metallsalze fördern die Zersetzung.

Stellenwert in der Therapie: Für einen kurzfristigen Einsatz geeignet zum Auflösen, Abtragen und Herausspülen von Fibrinbelägen, Nekrosen und Blutkoagel, außerdem zum Entfernen von Wundauflagen, die durch Blut- und Wundkrusten ankleben.

Information für Patienten und Anwender: Hautkontakt meiden, nur kurzfristig anwenden, begrenzte Haltbarkeit: 6 Monate nach Anbruch, Flasche schützen vor Hitze (< 25 °C) und stärkerer Bewegung.

Literatur: DAC 1998/NRF; Martindale 1996; AHFS 2001; Standardzulassungen

flüssigkeiten (besonders viel in Eiter und Wundexsudat) vorhandene Enzym Katalase spaltet H_2O_2 in elementaren Sauerstoff (O_2) und Wasser (H_2O). Der freiwerdende Sauerstoff lässt die Lösung aufschäumen und reißt locker sitzende Beläge mit sich. Der elementare Sauerstoff führt aber auch zu einer irreversiblen Denaturierung von Zell- und Zellwandproteinen, Enzymen und Ribonukleinsäuren. Wasserstoffperoxid zeigt eine ausgeprägte Toxizität gegenüber Fibroblasten und Keratinozyten (Cho 1998). Diese die Granulation erheblich hemmenden Eigenschaften zwingen zu einer strengen Indikationsstellung, die allenfalls einen sehr kurzfristigen Einsatz (einmalig oder maximal 3–4 Tage) rechtfertigt. Reste der Lösung sind sorgfältig aus der Wunde zu entfernen. Es sollte mit mindestens der 3fachen Menge Kochsalz- oder Ringer-Lösung nachgespült werden (Kammerlander 1998). Spülen von Wundtaschen und -höhlen mit Wasserstoffperoxid sollte wegen der Gefahr von Sauerstoffembolien unterbleiben.

Der antiseptische Effekt von Wasserstoffperoxid-Lösung ist wegen der schnellen Inaktivierung in der Wunde nur von sehr kurzer Dauer und ist daher im Rahmen der Wundbehandlung zu vernachlässigen.

7.2.4 Honig und Zucker

Umstritten ist die Anwendung von Honig oder Zucker in Wunden. Während der Einsatz von Lebensmitteln in der Wundbehandlung auf der einen Seite ein rechtlich fragwürdiger „alternativer Therapieversuch" ist (Röhlig 2002), finden Berichte über die Wirkungen neuseeländischen Honigs (Molan 2001) auch in Fachkreisen ernsthaftes Interesse (Rautenstrauch 2001).

Der wundheilungsfördernde Effekt von Honig war schon im alten Ägypten bekannt und geschätzt. Neben dem osmotischen, wundreinigenden Effekt wird dafür die antibakterielle Wirksamkeit des Honigs verantwortlich gemacht, die sich aus einem niedrigen pH-Wert von etwa 4 und der kontinuierlichen Freisetzung kleinster Mengen Wasserstoffperoxid (Endprodukt der Reaktion von Glucose im Honig mit Glucoseoxidase, einem Enzym des Bienenorganismus) ergibt (White 1963). Im Agardiffusionstest konnte die antibakterielle Wirkung von Honig auch gegenüber Problemkeimen gezeigt werden (Cooper 1999a, 1999b, Karayil 1998). Die klinische Wirksamkeit wurde in einer Reihe von Fallberichten dokumentiert (Molan 2001). Die wenigen, randomisiert und kontrolliert durchgeführten klinischen Studien zeigen die Überlegenheit von Honig beispielsweise gegenüber Sulfadiazin bei Verbrennungswunden, lassen wegen Qualitätsmängel jedoch keinen eindeutigen Wirksamkeitsnachweis zu (Moore 2001). Ein Nachteil von Honig als Naturprodukt ist seine mangelnde Standardisierbarkeit und die mögliche Kontamination mit Pestiziden (Postmes 1993), Clostridiensporen (Midura 1979) oder Antibiotika (Rautenstrauch 2001). Bei der Anwendung von einheimischem Honig (Lebensmittel!) sollte größte Zurückhaltung geübt werden. Der international vertriebene, standardisierte, neuseeländische Honig („Medihoney" in der Tube) steht in Deutschland bislang nicht zur Verfügung.

Als Alternative zu Honig bieten sich Glucose bzw. Saccharose an (Chirife 1982). Seit Anfang der 80er Jahre wurden zahlreiche Untersuchungen und Fallberichte veröffentlicht, die den guten wundreinigenden Effekt von Zuckerzubereitungen bei infizierten, übel riechenden Wunden beschreiben (Thomas 1990).

Aus den Schwierigkeiten, die sich bei dem Einstreuen von losem Zucker in rechtlicher (Lebensmittel!) und pflegerischer Hinsicht ergeben, entwickelten Schweizer Apotheker die durch seine honigartige Konsistenz gut haftende Iodpovidonzuckersalbe (Dolder 1983), die sich auch in leicht abgeänderter Form im NRF als Monographie wiederfindet (Polyvidon-Iod-Zucker-Salbe, NRF 11.42.). Eingeschränkt wird die Anwendbarkeit dieser Zubereitungen durch die Kontraindikationen, die sich durch den Gehalt an PVP-Iod ergeben (s. Kap. 7.3.1.1) und dem als Zuckergrundlage benutzten Glucosesirup, der den Einsatz bei Diabetespatienten einschränkt.

Keinen Einfluss auf den Zuckerstoffwechsel hat Saccharose, die nach parenteraler Resorption unverändert renal ausgeschieden wird. Saccharose ist neben Polyethylenglykol der Hauptbestandteil der Zuckerpaste – einer Rezeptur, die in Großbritannien breit eingesetzt wird (Middleton 1990) (s. Kap. 7.7) und deren wundreinigende Eigenschaften, antibakterielle Aktivität und Verträglichkeit durch Untersuchungen belegt wurden (Middleton 1985, Ambrose 1991, Archer 1990). Durch ihren intensiven osmotischen Zug und ihre raue Konsistenz wirkt Zuckerpaste gut belaglösend und granulationsfördernd, wird häufig aber auch als schmerzhaft empfunden. Die Hyperosmolarität ist Ursache für die bakterizide Wirkung der Zuckerpaste, die durch die antimikrobielle Aktivität des Polyethylenglykols noch verstärkt wird (Ambrose 1991). Vorsicht ist geboten bei Patienten mit Niereninsuffizienz: Bei langfristiger großflächiger Anwendung von Zuckerpaste wurden nephrotoxische Polyethylenglykol-Serumspiegeln beschrieben (Wilson 1984).

Zuckerpaste ist sehr hilfreich bei klinisch infizierten und übel riechenden Wunden. Innerhalb von 3–5 Tagen bessern sich Wundzustand und Geruchsentwicklung deutlich. Begleitend zum chirurgischen Débridement stellt Zuckerpaste eine effektive, leicht verfügbare und preiswerte Möglichkeit der Reinigung problematischer Wunden dar.

7.2.5 Polysaccharide

Dextranomer ist ein Polysaccharid aus unverzweigten Dextranketten, die untereinander mit Glycerolbrücken zu einem dreidimensionalen Netz verbunden sind. Dieses hydrophile Netz kann Wundsekret aufnehmen (bis zum 4fachen seines Eigenvolumens) und nekrotisches Wundmaterial auflösen. Darüber hinaus wird eine Anregung der Wundgranulation mit vermehrter Vaskularisation diskutiert (Niedner 1990b). Das in Form von sterilen Mikroperlen (0,1–0,3 mm) vorliegende Debrisorb®-Puder wird in die Wunde gestreut. Die Perlen quellen auf und werden durch gründliches Nachspülen beim Verbandwechsel entfernt. Ein vollständiges Entfernen bereitet manchmal Schwierigkeiten. Einstreuen der Perlen zwischen zwei Kompressen erleichtert das Entfernen.

Durch den osmotischen Zug und mögliches Austrocknen der Wunde kann es zu Schmerzen im Wundgebiet kommen. Es ist in jedem Fall auf ausreichend Flüssigkeit in der Wunde zu achten (Thomas 1990). Debrisorb® ist seit Mitte 2003 in Deutschland nicht mehr im Handel.

Nach dem gleichen Prinzip wirkt das modifizierte Stärkemolekül **Cadexomer**, welches zusätzlich noch Iod in das dreidimensionale Netzwerk einschließt. Unter Quellung wird Iod langsam freigesetzt mit einer Depotwirkung von bis zu 72 Stunden. Es stehen Mikro-Pellets und Salbe zur Verfügung (Iodosorb®). Iodosorb® kann bis zum 7fachen seines Gewichtes an Wundexsudat aufsaugen und eignet sich besonders für stark nässende Wunden. Die Cadexomer-Iod-Partikel quellen dabei zu einem Hydrogel auf und sorgen für ein feuchtes Wundmilieu. Die Einschränkungen einer Iod-Applikation sind zu beachten (s. Kap. 7.3.1.1).

Iodosorb® kann eine Alternative zur Zuckerpaste darstellen, ist aber vergleichsweise teuer, wenn ein häufiger, z.B. täglicher Verbandwechsel erfolgt.

7.2.6 Enzymatisches Débridement

Körpereigene Enzyme in der Wunde vermögen bis zu einem gewissen Grad Proteine (Kollagen, Fibrin usw.) selbstständig enzymatisch zu spalten. Lokal aufgetragene Enzympräparate können diesen Vorgang unterstützen (Vanscheidt 1997), indem sie dazu beitragen, Fibrinbeläge und feine nekrotische Beläge, wie sie häufig in chronischen Wunden anzutreffen sind, abzulösen. Wegen ihrer begrenzten Kapazität, der lang dauernden Anwendung und der relativ hohen Kosten gilt der Einsatz proteolytischer Enzyme nur als

Methode der 2. Wahl. Enzympräparate können in Ergänzung zu chirurgischen Maßnahmen angewendet werden und gelten als eine Alternative für den Fall, dass ein chirurgisches Débridement nicht möglich ist (Piatek 1998, Lang 1998) (s. Kap. 7.2.1). Problematisch ist der Einsatz bei arteriellen oder diabetischen Ulzerationen. Hier bleibt selten ausreichend Zeit für ein enzymatisches Débridement. Fortschreitende Infektionen zwingen zum Beispiel zu schneller wirksamen Maßnahmen.

Zurzeit stehen nur noch wenige Präparate auf dem deutschen Markt zur Verfügung. Nur Varidase® und Iruxol® N sind aktuell als Arzneimittel zugelassen. Die Präparate unterscheiden sich im Wesentlichen durch die enthaltenen Enzyme, die jeweils spezifisch auf unterschiedliche Substrate wirken (s. Tab. 7.4). Weiter kann sich die Auswahl der Enzympräparate nach der Stabilität, nach der Handlichkeit der Arzneiform sowie nach der Art der Wunde (Ausmaß der Wundsekretion, Tiefe der Wunde) richten (vgl. nachfolgende Monographien von Varidase® und Iruxol® N). Gemeinsam ist allen Enzympräparaten, dass sie in jedem Fall ausreichend Feuchtigkeit benötigen. Enzyme sind nur in wässrigem Medium aktiv. Auf trockenen Nekrosen sind Enzyme wirkungslos. Daran ändert auch die häufig geübte Praxis, zusätzlich feuchte Kompressen aufzulegen nichts. Problematisch ist aber auf der anderen Seite, dass diese proteolytischen Enzyme in wässriger Lösung jeweils nur eine begrenzte Stabilität aufweisen. Der rasche Aktivitätsverlust von Fibrolan®-Lösung fordert z.B., dass die Lösung bei jeder Anwendung frisch zuzubereiten und der Verbandwechsel 8-stündlich durchzuführen ist. Varidase®

Tab. 7.4: Präparate zur enzymatischen Wundreinigung (nach Becker 1998, Probst 2000, Sellmer 2001)

Handelsname®	Wirkstoffe	Angriffsort	Grundlage	Anwendung	Kommentar
Fibrolan	Fibrolysin (Plasmin v. Rind) DNAase (aus Rinder-Pankreas)	Fibrin, Fibrinogen Zellkerntrümmer	Salbe: Paraffin, Polyethylen, Zucker, NaCl Lösung: NaCl, Zucker, Wasser	3-mal täglicher Verbandwechsel, da nur 6–8 Std. wirksam Lösung nur 6 Std. haltbar	Sekretaufnahme möglich (Seit Mitte 2003 nicht mehr im Handel)
Varidase	Streptokinase (Streptokokken) Streptodornase (DNAase aus Streptokokken)	Plasminogen der Wunde → Fibrinbeläge (indirekt) Zellkerntrümmer Blutgerinnsel	Gel: Hydroxyethylcellulose, Puffer, Chlorocresol, NaCl Lösung: Puffer, NaCl	1–2-mal täglicher Verbandwechsel nach Anbruch gekühlt 1 Woche haltbar	Wirkvoraussetzung: Anwesenheit von Wundexsudat, da indirekte Wirkung. Gut geeignet für tiefe Wunden. Vorsicht bei Blutungsneigung, nicht auf blutende Wunden
Iruxol N	Clostridiopeptidase A (Kollagenase) Clostridiopeptidase B (Peptidase)	Kollagen Proteine	Vaseline, dickflüssiges Paraffin	1-mal täglich auftragen, dünn auftragen (!), damit Exsudat abfließen kann	Hydrophobe Salbengrundlage kann zu Sekretstau führen
Pulvo Puderspray	Katalase aus Pferdeleber	Zelltoxische Substanzen in zerstörtem Bindegewebe	Treibmittel Pulverpartikel	1–2-mal täglich aufsprühen	Pulverpartikel können in der Wunde verbleiben
Pyolysin Salbe	Keimfreies Filtrat aus Enterokokken-, Streptokokken-, Staphylokokken-, E.-coli-, Pseudomonas-Kulturen; Zinkoxid, Salicylsäure	Fibrinbeläge, Bakterien	Stearylstearat, Paraffine, Glycerolmonooleat, weißes Vaselin, Geruchsstoff, gerein. Wasser	Ein oder mehrmals am Tag auftragen	Neben der antimikrobiellen Wirkung soll es noch zu einer Abnahme von Fibrinbelägen kommen. ZnO-Rückstände können in der Wunde verbleiben
Wobe-Mugos E Salbe	Papain, Trypsin, Chymotrypsin	Proteine	Laktose, Makrogole	Bei offenen Wunden nur die umgebende Haut behandeln	Vereinzelt allergische Reaktionen (Seit Mitte 2003 nicht mehr im Handel)

Varidase® N

verschreibungspflichtig

Handelsformen: Trockensubstanz zur Zubereitung
einer Lösung, Gelset
(mit Trockensubstanz,
Lösungsmittel und Gel),
Basisgel (wirkstofffreie
Gelgrundlage)

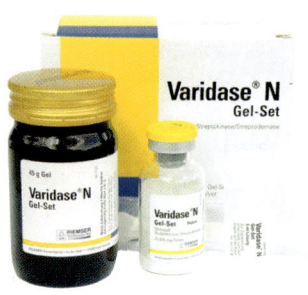

Hersteller: Riemser Arzneimittel

Wirkstoff(e): Streptococcus-pyogenes-Extrakt mit
Streptokinase (100.000 I.E./Flasche) und
Streptodornase (25.000–100.000 I.E./Flasche)

Hilfsstoffe: Natriumdihydrogenphosphat-Dihydrat, Natriummono-
phosphat-Dodecahydrat; das Gel besteht aus: Hydroxyethylcellulose, Chlorocresol, Natriumhydroxid zur pH-Einstellung, Natriumdihydrogenphosphat-Dihydrat, gereinigtes Wasser

Anwendungsgebiete: Fibrinolyse bei infektiösen und traumatischen Entzündungen, Verflüssigung von Blutkoagula und Eiter bei:
infizierten Wunden und Ulzerationen jeder Genese, Verbrennungen
und Radionekrosen, entzündlich-eitrige Prozesse in der Gynäkologie
und Urologie; die Lösung zusätzlich bei Osteomyelitis, Hämatotho-
rax, fibrinösen Verklebungen, Lyse von Hämatomen

Nebenwirkungen: Brennen und Schmerzen im Wundgebiet (→ Absetzen), allergische Reaktionen, Fieber

Art der Anwendung: Lösung: Trockensubstanz einer Flasche mit
50 ml 0,9 %iger NaCl-Lösung lösen (bei besonders starken Belägen mit 10–20 ml), Kompressen tränken, engen Kontakt zum
Wundgrund herstellen; Installation über Spülsaugdrainagen.
Gel: 1–3 Flaschen Trockensubstanz mit 5 ml 0,9 %iger NaCl-Lösung auflösen, mit einem (möglichst sterilen) Spatel im Gel verrüh-
ren; Gel in dünner Schicht auf die Wunde auftragen und mit Mullkompressen abdecken. Verbandwechsel 2-mal täglich

Hinweise: Dauer der Anwendung: 1–2 Wochen, Ulzera bis zu 4 Wochen
Haltbarkeit: im Kühlschrank 7 Tage, bei Raumtemperatur 24 Stunden haltbar

Stellenwert in der Therapie: In Ergänzung zu einem chirurgischen Débridement oder, falls dieses nicht möglich ist, alleinig zum
Abtragen und Verflüssigen von eitrig, fibrinösen Wundbelägen.

Information für Patienten und Anwendung: Nur wirksam bei
ausreichender Menge an Wundexsudat, begrenzte Haltbarkeit

Literatur: Fachinformation Stand 1993

Gel ist nach Anbruch bis zu 7 Tagen im
Kühlschrank, bei Raumtemperatur 24
Stunden haltbar. Die begrenzte Stabilität in wässrigem Milieu ist Grund für
die Verwendung von fetthaltigen Salbengrundlagen als Träger. Dickes Auftragen reiner Fettsalben kann jedoch
das Abfließen von Wundexsudat behindern und störende Rückstände in der
Wunde hinterlassen. Die Enzyme im
Einzelnen (Vanscheidt 1997):

Streptokinase/Streptodornase (Varidase®)

Streptokinase ist eine Protease, Streptodornase eine DNAase, beide werden
sie aus *Streptococcus haemolyticus*
isoliert. Streptokinase aktiviert das im
Wundexsudat enthaltene Plasminogen
zu Plasmin, das seinerseits Fibrin, Fibrinogen, Faktor V und Faktor VIII in
Polypeptide und Aminosäuren spaltet.
Voraussetzung für diese indirekte Plas-
min-Wirkung ist die Anwesenheit einer
entsprechenden Menge Wundexsudat.
Nur dann kann Varidase® sinnvoll eingesetzt werden. Vorteil ist, das Streptokinase nicht so schnell inaktiviert
wird wie z.B. Fibrinolysin (enthalten
in Fibrolan®). Die Wirkdauer von Vari-
dase® N Gel wird mit 24 Stunden angegeben.
Die Streptodornase, eine DNAase,
baut die DNA aus Zellkerntrümmern zu
Purin- und Pyrimidinbasen ab. Zähes
Exsudat soll dadurch verflüssigt und
abtransportiert werden. Die Resorption der Spaltprodukte kann zu Fieber,
Schüttelfrost und Leukozytose führen.

Fibrinolysin/Desoxyribonuklease (Fibrolan®)

Fibrinolysin ist ein Plasmin, das aus
Rinderpankreas isoliert wird. Es wandelt Fibrin zu relativ großen Spaltpro-

dukten um, inaktiviert Fibrinogen und die Gerinnungsfaktoren I, V und VII. Die Desoxyribonuklease (DNAase) stammt ebenfalls aus Rinderpankreas und spaltet die besonders im Eiter vorkommenden Nukleoproteide. Die Enzyme sollen zu einer Verflüssigung von Wundbelägen führen. Nachteil beider Substanzen ist die schnelle Inaktivierung in wässriger Lösung bei Raumtemperatur und in der Wunde. Die Wirkdauer von Fibrolan beträgt 6–8 Stunden, dies erfordert einen 3–4-maligen Verbandwechsel pro Tag. Das gilt auch für die Salbe, die sich zudem nur schwer vollständig aus der Wunde entfernen lässt. Fibrolan® ist seit Mitte 2003 in Deutschland nicht mehr im Handel.

Kollagenasen (Iruxol® N)

Die in Iruxol® N Salbe enthaltenen Kollagenasen werden aus *Clostridium histolyticum* gewonnen und spalten selektiv denaturierte Kollagenfasern in kleine Peptide, die von den ebenfalls enthaltenen Begleitproteasen weiter abgebaut werden. Das zwischen den Kollagenfasern befindliche nekrotische Material wird auf diese Weise mit ausgeräumt. Kollagen ist ein Hauptbestandteil von avitalem Gewebe und sorgt für die Verankerung der Nekrosen im Wundgrund. Bei der Kollagen-Spaltung werden die Nekrosen abgetragen. Den Spaltprodukten wird eine chemotaktische Funktion zugeschrieben (Anlockung von Fibroblasten, Granulozyten sowie Keratinozyten). Die Wirksamkeit von Kollagenasen ist in zahlreichen klinischen Studien publiziert (Jung 1998, Hatz 1998). Unter den Enzymen sind die Kollagenase enthaltenden die am besten belegten Präparate. Zu beachten ist, dass die Salbengrundlage ausschließlich aus Vaseline und Paraffin

Iruxol N

verschreibungspflichtig

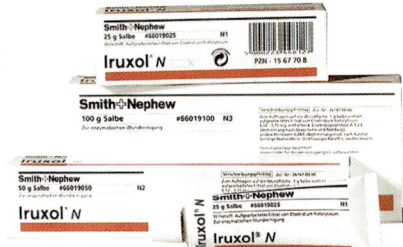

Handelsformen:
Salbe 25 g, 30 g, 50 g, 100 g

Hersteller: Smith+Nephew GmbH

Wirkstoff(e): aufgearbeitetes Filtrat von *Clostridium histolyticum* mit Clostridiumpeptidase A 1,2 E/g Salbe und Begleitproteasen 0,24 E/g Salbe

Hilfsstoffe: Dickflüssiges Paraffin, weißes Vaselin

Anwendungsgebiete: Enzymatische Reinigung kutaner Ulzera von nekrotischem Gewebe

Art der Anwendung: 1-mal täglich 1–2 mm dick auftragen mit einem sterilen Wattestäbchen, bei Bedarf gesteigerte Wirkung durch 2-maliges Auftragen/Tag

Nebenwirkungen: Schmerzen, Brennen oder Hautreizungen im Wundgebiet

Hinweise: Wirkung ist an die Anwesenheit ausreichender Feuchtigkeit gebunden, bei trockenen, harten Belägen, Wunde anfeuchten mit Ringer- oder 0,9 %iger NaCl-Lösung.
Nicht zusammen anwenden mit Antiseptika, Antibiotika → Inkompatibilitäten.
Einwirkung kann u.U. auch unter Okklusion stattfinden (z.B. semipermeable Folie).
Salbe nicht zu dick auftragen, sonst Abfluss von Wundsekret behindert und Okklusionsgefahr.
Das Wirk-Optimum liegt bei einem pH-Wert von 6–8.

Stellenwert in der Therapie: Zugelassenes Enzympräparat, klinische Wirkung gut dokumentiert, nachteilig ist die reine Fettgrundlage mit begrenzter Emulgierfähigkeit.

Information für Patienten und Anwender: Nur dünn auf die Wunde auftragen, auf ausreichend Feuchtigkeit in der Wunde achten.

Anmerkung: Iruxol® N wurde zunächst unter dem Handelsnamen Novuxol® vertrieben und war aus dem Präparat Iruxol® hervorgegangen, welches noch das Antibiotikum Chloramphenicol und nur die Hälfte der proteolytischen Enzyme enthielt.

Literatur: Standardinformation für Krankenhausapotheker, Stand 2000
Wissenschaftliche Broschüre, Stand 2000

besteht. Hieraus können sich Probleme der Enzymfreisetzung und eines ungehinderten Exsudatabflusses ergeben. Dickes Auftragen der Salbe ist daher unbedingt zu vermeiden.

Das proteolytische Enzym **Trypsin** wird ebenfalls aus Rinderpankreas isoliert, spaltet jedoch nur Ester und Peptidverbindungen, bei denen die Mehrzahl der Aminosäuren aus Lysin oder Arginin besteht. Trypsin baut denaturierte Proteine ab, aber kein Kollagen und Elastin. Es soll koaguliertes Blut sowie verkrustete Exsudate (Wundschorf) verflüssigen. Als Nebenwirkungen können u.a. Juckreiz oder Schmerzen auftreten. Aus diesem Grund und wegen einer relativ unspezifischen Wirkung (auch vitales Gewebe wird angegriffen) ist Trypsin in den letzten Jahren aus den Präparaten zur Wundbehandlung weitgehend verschwunden. So auch aus den Leukase® Kegeln, die inzwischen unter dem Namen Leukase® N nur noch ein Antibiotikum (Framycetin) und ein Lokalanästhetikum (Lidocain) enthalten.

Die proteolytische Wirkung weiterer Enzyme, wie z.B. **Bromelain**, enthalten in einem Enzymkomplex der Ananas, oder die **Krill-Enzyme** (Krillasen), isoliert aus Schalentieren, klingt verheißungsvoll, ein gezielter therapeutischer Einsatz ist bisher jedoch noch nicht absehbar (Vanscheidt 1997).

In der Diskussion um die Wirksamkeit von Enzympräparaten werden neben den proteolytischen auch autolytische Effekte angeführt. Allein die Schaffung eines feuchten Wundmilieus scheint für die débridierende Wirkung von großer Bedeutung zu sein. So vermag die Applikation von neutralen Hydrogelen in Form halbfester Zubereitungen (z.B.

NU-Gel® Hydrogel, Varihesive® Hydrogel, IntraSite® Gel) oder das feuchte Wundklima, wie es unter Hydrokolloiden auftritt, Nekrosen und Beläge gut aufzuweichen und deren Ablösen zu erleichtern (vgl. Kap. 6.3.3).

7.3 Arzneimittel zur Keimreduktion

Neben den oben genannten Wundspüllösungen werden zur lokalen Keimreduktion im Wundbereich prophylaktisch wie therapeutisch zahlreiche **Antiseptika und Antibiotika** angewendet. Ihr genereller Einsatz ist nicht unumstritten. Es fehlt in vielen Fällen der Nachweis eines klaren therapeutischen Nutzens, ganz anders als bei der systemischen Gabe von Antibiotika, die eindeutig die Häufigkeit und Schwere von Wundinfektionen verringern (Auböck 1995, O'Meara 2001). Ein unkritischer Einsatz antimikrobieller Lokaltherapeutika ist schon allein aus diesem Grund entschieden abzulehnen. Präparatevielfalt zum einen, Einschätzung der Verträglichkeit zum anderen zwingen weiter zu einer sehr kritischen Auswahl innerhalb dieser Päparategruppen und zur klaren Indikationsstellung. Kramer (1999) definiert folgende **Auswahlkriterien für lokale Wundantiinfektiva:**

- mikrobiozide Wirkung in vitro und antiseptische Effektivität in klinischen randomisierten placebokontrollierten Doppelblindstudien,

- Wirkungsbeeinflussung durch Eiweiß, Blut und pH-Veränderungen sowie Geschwindigkeit der Wirkungsentfaltung (Einwirkzeit),

- mikrobielle Resistenzentwicklung,

- Zytotoxizität, Wundverträglichkeit und therapeutische Breite,

- allergene Potenz,

- Risiko systemischer Nebenwirkungen

Mit der vermehrten Beobachtung von Antibiotikaresistenzen und der Entwicklung neuer gewebeverträglicherer Wirkstoffe haben die Antiseptika in der lokalen Wundversorgung einen höheren Stellenwert bekommen. Die Antibiotika hingegen verlieren an Bedeutung (Niedner 1990b, Lippert 1994, Willenegger 1994b, Höger 1998, Kramer 2001, Sellmer 2001). Antiseptika und Antibiotika zeigen unterschiedliche Wirkungscharakteristika, dargestellt in Tabelle 7.5.

Der kritische Einsatz dieser Präparategruppen fordert die Definition spezieller Indikationen für die Wundbehandlung. Zudem bedarf es einer klaren Abgrenzung gegenüber dermatologischen Einsatzgebieten, wie die lokale Behandlung und Prophylaxe bei Haut- und Schleimhautinfektionen ohne maßgebliche systemische Beteiligung (Pyodermien, superinfizierte Ekzeme, Akne, orale Herpesmanifestation).

Die **Anwendungsdauer** von Antiseptika und Antibiotika ist auf das erforderliche zeitliche Minimum zu begrenzen. Meist reichen 2–6 Tage (Kramer 1999). Höger (1998) empfiehlt eine maximale Anwendungsdauer von 2 Wochen. Unkritische, rituelle Daueranwendungen sind nicht nur nutzlos, sondern können die Wundheilung empfindlich stören. Substanzen mit ausgeprägter **Zytotoxizität** sollten grundsätzlich gemieden werden, hierzu gehören Genta-

Tab. 7.5: Topische Antiseptika/Antibiotika: Unterschiedliche Wirkungscharakteristika (aus Höger 1998)

	Antiseptika	Antibiotika
Spektrum	+++	+/++
Selektivität	–	+++
Wirkungseintritt	Rasch (30–60 s)	Langsam (> 30 min)
Toxizität	+/+++	(+)
Sensibilisierung	±	+/++
Resistenzen	(–)	++

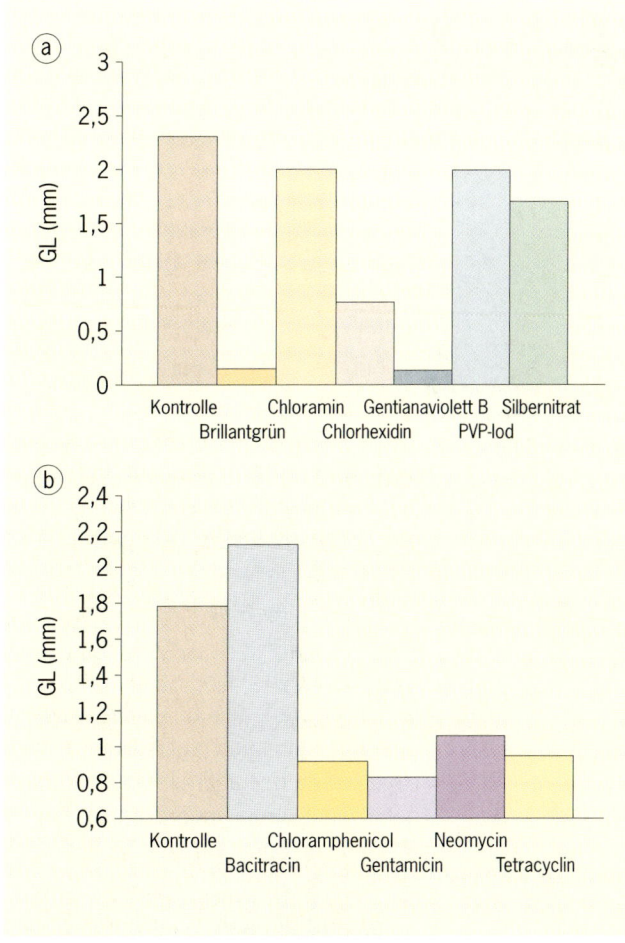

Abb. 7.1: Hemmung der Wundheilung durch a) Antiseptika und b) Antibiotika. GL = Dicke der Granulationsschicht (aus Niedner 1997)

Tab. 7.6: Grundsätze antimikrobieller Lokalbehandlung von Wunden (nach Höger 1998, Kramer 2001, Sellmer 2000b)

Indikationen	• Eine Wundkolonisation ohne klinische Zeichen einer Wundinfektion oder Wundheilungsstörung stellt keine Indikation für Wundantiinfektiva dar • Lokale Wundantiseptika sind nicht mehr als eine pharmakologische Unterstützung der chirurgischen Wundversorgung
Agenzien	Antiseptika vorzuziehen vor Antibiotika
Behandlungs-dauer	2–6 Tage (max. 2 Wochen)
Empfohlene Antiseptika	PVP-Iod, Octenidin, Polyhexanid
Empfohlene Antibiotika (bei ausgewählten Indikationen)	Sulfadiazin-Silber, Metronidazol

micin, Chloramphenicol, Tetracycline und Neomycin, sowie Chlorhexidin und Triphenylmethanfarbstoffe, wie Methylviolett und Brillantgrün (Niedner 1997) (s. Abb. 7.1). Die Beurteilung der Gewebeverträglichkeit lokaler Antiinfektiva ist inzwischen Gegenstand zahlreicher Untersuchungen und Publikationen, wobei die Aussagen hier differieren (Kramer 1998, Bischoff 1998, 1999, 2000, Niedner 1997, Sellmer 1999, Kallenberger 1991).

Grundsätzlich gilt, dass eine lokale Keimreduktion in keinem Fall ein Ersatz für eine systemische antimikrobielle Therapie sein kann (vgl. Kap. 9.1).

Grundsätze der antimikrobiellen Lokalbehandlung von Wunden fasst Tabelle 7.6 zusammen, weitere Übersichten finden sich unter: Höger 1998, Kramer 1999, Kramer 2001, Sellmer 2000b, Sellmer 2001, Niedner 1990b, Bischoff 2000).

7.3.1 Antiseptika

Antiseptik ist definiert als Abtötung, Inaktivierung, Entfernung oder Wachstumshemmung von Mikroorganismen auf der Körperoberfläche zur Prophylaxe oder Therapie einer Infektion bzw. Kolonisation durch Anwendung lokal wirksamer Antiinfektiva, den so genannten Antiseptika (Kramer 2001). Diese gliedern sich je nach Anwendungsgebiet in Haut-, Schleimhaut- und Wundantiseptika auf.

Die Beurteilung einzelner Wundantiseptika und deren Indikationsstellung ist Thema einer Fachkommission der Deutschen Gesellschaft für Krankenhaushygiene (DGKH), die zurzeit Prüfrichtlinien für Schleimhaut- und Wundantiseptika entwickelt. Dort hinein fällt auch die Kategorisierung der Anwendungsbereiche von Wundantiseptika (Kramer 2001, s. Tab. 7.7).

Wird älteren Antiseptika (Farbstoffe, Chlorhexidin) besonders in höheren Konzentrationen eine hohe Zelltoxizität angelastet, so erfuhr diese Wirkstoffgruppe durch die besser verträglichen Neuentwicklungen Octenidin und Polyhexanid in den letzten Jahren eine Renaissance (Kramer 2000b, Sellmer 2001, Bischoff 2000). Zurzeit gibt es nur zwei Antiseptika, die speziell für die Wundbehandlung nach dem Arzneimittelgesetz zugelassen sind: Octenisept® und PVP-Iod-Präparate. Eine Übersicht über Wundantiseptika, die einen aktuellen Stellenwert haben, gibt Tabelle 7.8.

Alkohole (Ethanol, Propanole) sind die effektivsten Hautdesinfektionsmittel. Sie haben eine sehr kurze Einwirkzeit, das breiteste Wirkungsspektrum aller Antiseptika und zeigen bisher weder Resistenzen noch allergenes Potential.

Tab. 7.7: Anwendungsbereiche für Wundantiseptika (aus Kramer 2001)

Obligate Indikation	Primärversorgung verschmutzter, kontaminierter bzw. infizierter Wunden
	Verbrennungswunden
	Infiziertes Dekubitalulkus
	Bisswunden
	Nachbehandlung sezernierender Wunden
	Vorbereitung eines Transplantatlagers mit Oberflächenkontakt
	Nachbehandlung chirurgisch eröffneter Abszesse und Phlegmonen
Sinnvoller Einsatz	Sekundär heilende Wunden und Defekte nach Entnahme von Spalthaut
	Nach Exzision chronischer Entzündungen
	Gangrän
	Superinfiziertes Ulcus cruris
	Hauttransplantationen auf entzündetem Wundgrund
	Zustand nach Radiotherapie im Operationsfeld
Keine Indikation	Saubere begrenzte Bagatellverletzung
	Wundkolonisation ohne klinische Zeichen einer Infektion
	Abgetrocknete Operationswunden (2. Tag)
	Heilende Gelegenheitswunden
	Einheilendes Meshgraft-Transplantat bzw. frisches Hauttransplantat

Doch es gibt einen gravierenden Nachteil: Alkohole in einer offenen Wunde führen zu schmerzhaftem Brennen. Eine Anwendung ist bei Wunden nur unter entsprechender Anästhesie möglich, einsetzbar sind in solchen Fällen Hautdesinfektionsmittel, wie z.B. Cutasept®, Desderman®, Kodan®, Sterillium®. In-vitro-Befunde stützen die Anwendung von Ethanol zur Nabelschnurantiseptik (Kramer 1999). Wegen der Schmerzproblematik sind Wundantiseptika in der Regel Präparate auf rein wässriger Basis ohne Alkoholzusatz.

7.3.1.1 PVP-Iod

Das schwer wasserlösliche Iod wurde früher als alkoholische Lösung (Iodtinktur) zur Wunddesinfektion angewendet (schmerzhaft!). Heute wird es fast nur noch in Form des wasserlöslichen und besser verträglichen Iodophors, dem

PVP-Iod (Povidon-Iod, Polyvinylpyrrolidon-Iod) eingesetzt. Dabei ist das Iod reversibel über Wasserstoffbrücken in das Polymer **P**oly**v**inyl**p**yrrolidon eingebaut. In wässriger Lösung liegt ein chemisches Gleichgewichtssystem zwischen freiem Iod (I_2), Iodid (I^-) und dem Triiod-Anion (I_3^-) sowie einer kationischen Funktionseinheit vor. Letztgenannte besteht aus zwei benachbarten Pyrrolidonringen mit einem Proton (s. nachfolgende Monographie).

$$(PVP\ H^+)\ I_3^- \Leftrightarrow (PVP\ H^+) + I^- + I_2$$

Aus diesem Komplex wird protrahiert molekulares Iod (I_2) entlassen, welches für die mikrobizide Wirkung verantwortlich ist. Durch Halogenierung von Aminosäuren und Oxidationsprozesse werden mikrobielle Enzyme inaktiviert. Unter Verbrauch von Iod auf der Haut, der Wunde und durch die Mikroorganismen wird freies Iod aus dem Gleichgewicht

Tab. 7.8: Antiseptika mit aktuellem Stellenwert in der Wundversorgung (nach Kramer 2000b, Probst 2000)

Wirkstoff/ Handels- name®	Kon- zentration	Einwirk- zeit	Wirk- spektrum	Vorteile	Nachteile	Bemerkungen
Alkohole Propanole, Ethanol	70 %	30 s	Bakterien Pilze Viren Sporen	Gute und breite Wirksamkeit Keine Resis- tenzen bekannt	Brennt in der Wunde, daher nur unter Anästhesie!	Sehr effektiv, Nur intra- operativ ein- setzbar
Chlorhexidin Hansamed Spray	1–2 %	Keine Angabe	Bakterien (bakterio- statisch)	Farblos	Wundheilungs- störung Inaktiviert durch Blut, Eiter Schwache Wirk- samkeit Anwendung sehr eingeschränkt Mutagene Potenz	Nur für Erst- versorgung oberflächlicher Schnitt-,Schürf- und Bisswunden Ungeeignet zur Behandlung chronischer Wunden
Octenidin Octenisept	0,1 %	1–2 min	Bakterien Pilze Viren	Breites Wirkungs- spektrum incl. MRSA, farblos Zulassung als Wundantiseptikum	Etwas teurer Unterschiedliche Bewertung von Eiweißfehler und Verträglichkeit	Empfehlenswert
Polyhexanid Lavasept	0,1–0,2 % (0,02–0,04 % bezogen auf Polyhexanid)	10–15 min	Bakterien Pilze	Sehr gut gewebe- verträglich Breites Wirkungs- spektrum incl. MRSA Farblos, kein Eiweißfehler	In Deutschland noch nicht als Fertigarzneimittel zugelassen Etwas teurer Begrenzte Haltbarkeit	Empfehlenswert Herstellung muss als Rezeptur in der Apotheke erfolgen
PVP-Iod Betaisodona, Braunol Traumasept usw.	0,5–10 % (bis 1 % bezogen auf Iod)	5 min	Bakterien Pilze Viren	Breites Wirkungs- spektrum Vielfältige Appli- kationsformen Preiswert zugelassen zur Wundbehandlung viel Erfahrung	Perkutane Re- sorption (cave: großflächige An- wendung), nicht bei Schilddrüsen- erkrankungen Nicht bei Sgl. < 6 Monate Nicht bei Schwangeren Inaktivierung durch Blut, Eiter Selten Kontakt- sensibilisierung, Färbung (transient) Resistenzen gegen Staphylo- kokken u. Pseudomonas	Gezielt und unter Beach- tung der Ein- schränkungen einsetzen

wie aus einem Depot nachgeliefert. Ist dieser Vorgang erschöpft, zeigt sich dies am Nachlassen der Braunfärbung. Auch durch Verdünnen der PVP-Iod-Lösung wird – dem Massenwirkungsgesetz folgend – der freie Iodanteil erhöht. So konnte für niedrig konzentrierte PVP-Iodlösungen z.T eine stärkere Wirksamkeit nachgewiesen werden als für höher konzentrierte. Darüber hinaus soll PVP-Iod durch eine in-vitro nachgewiesene Inhibition von Entzündungsmediatoren die antiinfektive Wirkung unterstützen (König 1997a,b).

PVP-Iod besitzt eine sehr breite mikrobizide Wirkung gegen grampositive und gramnegative Bakterien, gegen Pilze, Hefen, eingeschränkt gegen Viren und bei längerer Einwirkzeit (2–24 Std.) auch gegen Bakteriensporen. Wenn auch im Wirkspektrum mit aufgeführt, so besitzen *Pseudomonas aeruginosa*, *Staphylococcus aureus* (inkl. MRSA) und *Echerichia coli* eine vergleichsweise geringe Empfindlichkeit gegenüber PVP-Iod (Hager 1993, Bundesanzeiger 1991). Bei Infektionsgefährdung durch Aids- oder Hepatitisviren (HIV, HBV, HCV) nach akzidenteller Stich- oder Schnittverletzung von medizinischem Personal gilt das PVP-Iod Präparat Betaseptic® als lokales Antiseptikum der 1. Wahl (in diesem Fall kombiniert mit Ethanol) (Kramer 2001). Resistenzbildungen sind bisher nicht bekannt. In Gegenwart von Blut, Eiter und Exsudat vermindert sich die Wirkung von PVP-Iod, wobei dieser „Eiweißfehler" erst bei Konzentrationen von < 1 % PVP-Iod ins Gewicht fällt. Die häufig zitierte wundheilungshemmende Wirkung von PVP-Iod ist bei längerer Anwendung möglich. Bei Konzentrationen über 2 % PVP-Iod wurden tierexperimentell Wundheilungsstörungen be-

PVP-Iod

apothekenpflichtig

1n auf 18 m

Handelsformen: Lösungen, Gele, Salben, Wundgaze Braunoderm®, Braunol® 2000, Betaisodona®, Traumasept®, PVP-Iod-ratiopharm® und andere, Polyvidon-Iod-Lösung NRF 11.16.

Wirkstoff: Polyvinylpyrrolidon-Iod-Komplex (PVP-Iod) = Povidon-Iod, meist 7,5–10 %ig mit ca. 0,75–1 % verfügbarem Iod-Anteil bezogen auf das Präparat

Anwendung: U.a. antiseptische Wundbehandlung zur wiederholten, zeitlich begrenzten Anwendung

Wirkungsspektrum: Grampositive und gramnegative Bakterien (einschließlich Problemkeime, wie MRSA, *Pseudomonas aeruginosa*), Hefen, Pilze, Viren (mit Einschränkungen), bei längerer Exposition (2–24 Std.) auch Bakteriensporen

Nebenwirkungen: Hautirritationen, Jucken, Brennen im Wundbereich; Überempfindlichkeitsreaktionen allergischer Art (< 1 %); bei großflächiger bzw. wiederholter Anwendung Störung der Schilddrüsenfunktion

Anwendungsbeschränkungen: Neugeborene und Säuglinge bis zum Alter von 6 Monaten, bei Schilddrüsenerkrankungen, Schwangerschaft und Stillzeit; erhöhte Gefahr einer Beeinflussung der Schilddrüsenfunktion bei Patienten, die mit Lithium behandelt werden und bei älteren Patienten

Anwendungshinweise: 1 bis mehrmals täglich auftragen, Entfärbung zeigt Erschöpfung der Wirksamkeit an.
Unverdünnt anwendbar direkt auf der Wunde; für Spülungen (1:2 bis 1:20) verdünnen mit 0,9 %ige Kochsalz- oder Ringer-Lösung, für Waschungen und Bäder (bis 1:100) verdünnen mit Leitungswasser. Nicht zusammen anwenden mit proteolytischen Enzymen, H_2O_2, Octenidin, Taurolidin, Silber, Quecksilber, Alkali und Reduktionsmitteln. Fleckenentfernung aus textilem Gewebe mit Wasser und Seife, in hartnäckigen Fällen mit Ammoniak oder 1 %iger Thiosulfat-Lösung. PVP-Iod wird inaktiviert durch Blut, Eiter, Wundexsudat.
Wirkung im pH-Bereich von 2–7

Stellenwert in der Therapie: Unter Beachtung der Anwendungsbeschränkungen effektives, gut verträgliches, preiswertes Wundantiseptikum für einen kurzfristigen Einsatz

Information für Patienten und Anwender: Nur kurzfristig einsetzen ohne ärztliche Anweisung.
Braune Farbe zeigt die Wirksamkeit an, ist diese erschöpft tritt Entfärbung ein.

Literatur: Fachinformation Braunovidon Stand 1997
Aufbereitungsmonographie Povidon-Iod (1991):Pharm. Ztg. 136, 1924
Hagers Handbuch 1993

obachtet. Neuere In-vivo-Studien am Menschen haben die Bedenken gegenüber der Gewebeverträglichkeit aus früheren In-vitro- und Tier-Untersuchungen relativiert (Mlangeni 1995, Niedner 1997). Nach Kramer (2001) wird im Bereich der Wundantiseptika die Gewebeverträglichkeit von PVP-Iod-Lösungen zurzeit nur von Polyhexanid-Lösungen übertroffen.

Zu berücksichtigen ist jedoch beim topischen Einsatz von PVP-Iod-Lösungen, dass je nach Art und Dauer der Anwendung 1,2–4 % des applizierten Iods resorbiert werden können (Pfister-Wartha 1992), die höchste Resorption erfolgt in Wunden. So kann es zu systemischen Effekten kommen: passagerer Anstieg des Iodspiegels, der bei normaler Nierenfunktion in wenigen Tagen wieder absinkt. Ebenso können die Schilddrüsenhormone im Blut ansteigen. Früh- und Neugeborene sind gefährdet, eine transiente Hypothyreose zu entwickeln. Daraus ergeben sich Anwendungsbeschränkungen bei Neugeborenen und Säuglingen unter sechs Monaten (Hager 1993, Waldschmidt 1995/96) sowie für Schwangere und Stillende Frauen. Weitere Anwendungsbeschränkungen gelten für Patienten mit Schilddrüsenerkrankungen – insbesonders funktionelle Autonomien (latente Hyperthyreosen) – und für ältere Patienten mit Struma. Vorsicht geboten ist auch bei Patienten mit eingeschränkter Nierenfunktion (ältere Patienten) sowie bei langfristiger, großflächiger Anwendung (Verbrennungspatienten). Überempfindlichkeitsreaktionen auf PVP-Iod sind weitaus seltener als auf Iod/Kaliumiodid. Eine echte Iodallergie ist an das Vorhandensein von Iodid gebunden. Obwohl in wässriger Lösung neben dem freien Iod auch Iodid auf-

tritt, sind die irritativen Eigenschaften durch die Komplexbindung an PVP erheblich reduziert. Die stark schwankenden Angaben zur Allergiehäufigkeit ergeben sich aus dem Umstand, dass Hautirritationen jeglicher Art (meist erythematös-pustulöse Reaktionen, die nicht regelmäßig reproduzierbar sind) nach PVP-Iod-Kontakt unter der Bezeichung Iodallergie subsummiert werden, dem aber nicht gleichzusetzen sind (Höger 1998, Böckers 1986). Eine Differenzierung erlaubt nur ein Epikutantest. Der Anteil einer Iodkontakt-Allergie liegt nach Niedner (1997) bei unter 1 %. In einer Untersuchung von Kunze (1983) traten bei Salbenanwendungen seltener Hautirritationen als unter Anwendung von Lösungen auf, was mit einer geringeren Penetration aus der Salbe in Zusammenhang gebracht wird.

Mit einem PVP-Iod Anteil von bis zu 10 % (entspricht einem Iodanteil von 1%) stehen für die Wundbehandlung eine Vielzahl galenischer Formen zur Verfügung (Salben, Gazen, Lösungen). Auf Hydrogelbasis wurde eine PVP-Iod-Liposomen-Zubereitung entwickelt (Reimer 2000, Vogt 2001), welche in Kürze auf den Markt kommt. Der Grad der Iod-Penetration sowie der Anteil an wirksamem Iod wird wesentlich von der Galenik beeinflusst (Pinter 1984, Kunze 1983). Hydrophile Grundlagen sind bei den Salben zu bevorzugen. Die meisten „Salben" liegen als hydrophile Polyethylenglykol-Zubereitungen vor, was eine schnellere Wirkung, eine bessere Penetration sowie ein Abfließen des Wundexsudats erlaubt im Gegensatz zu Fettgrundlagen. Fettsalben und Puder hinterlassen zudem kaum entfernbare Reste in der Wunde, die zum Nährboden von Mikroorganismen werden können. Bei der oberflächlichen Behandlung von Wunden und Verbrennungen wird PVP-Iod unverdünnt, bei Spülungen und Bädern bis 1:100 verdünnt angewendet.

Unter Beachtung der Einschränkungen hat PVP-Iod zur kurzfristigen Behandlung zur Desinfektion chronischer Wunden und vor allem zur Infektionsprophylaxe bei Verbrennungen auch heute noch einen hohen Stellenwert. Die Anwendung über wenige Tage und eventuell unter Nachspülen wird als sicher und effektiv angesehen (Kramer 2001, Burks 1998).

7.3.1.2 Octenidin

Octenidin ist seit 1990 als Schleimhaut-Antiseptikum (in Kombination mit Phenoxyethanol als Octenisept®) auf dem Markt. 1995 wurde die Zulassung des Präparates erweitert auf die „unterstützende antiseptische Wundbehandlung". Es steht in verschiedenen Größen als Spray und als Lösung zur Verfügung.

Der Wirkstoff Octenidinhydrochlorid ist eine kationenaktive Verbindung aus der Gruppe der Bispyridinsalze (s. nachfolgende Monographie). Strukturchemisch ähnelt es einer dimeren Anordnung von Cetylpyridiniumchlorid (Harke 1989). Die positive Ladung verteilt sich dabei mesomer auf die beiden kationenaktiven Zentren der Pyrimidinringe. Diese reagieren mit Zellwand und Membranbestandteilen der Mikroorganismen und führen zur Zerstörung der Zellfunktion. Das in Octenisept gleichzeitig enthaltene Phenoxyethanol – bekannt als Konservierungsmittel – soll die Wirksamkeit von Octenidin im Sinne eines Synergismus erhöhen. Octenidin zeigt ein breites Wirkungsspektrum ohne relevante Lücken. Das In-vitro-Wirkungsspektrum umfasst neben grampositiven und gramnegativen Keimen (inkl. Pseudomonaden, Chlamydien und Mykoplasmen), Pilze und lipophile Viren (HIV, HBV, Herpes simplex). Methicillin-resistente Staphylokokken (MRSA) werden zuverlässig abgetötet (Goroncy-Bermes 1999). Weitere Vorteile sind der schnelle Wirkungseintritt, eine nachhaltige Wirkung und die Farblosigkeit. Zur Gewebeverträglichkeit von Octenidin finden sich sehr unterschiedliche Aussagen in der Literatur. In-vitro Versuche weisen auf zytotoxische Eigenschaften hin. Bezüglich der Gewebeverträglichkeit muss sich Octenidin hinter PVP-Iod und Polyhexanid (s.u.) einreihen (Werner 1996, Kramer 1993b). Die klinischen Erfahrungsberichte zeugen jedoch bisher von einer guten Gewebeverträglichkeit der Lösung und haben diesem Antiseptikum inzwischen zu einer hohen Akzeptanz verholfen. Nur selten tritt ein vorübergehendes Brennen auf. Eine Wirkungsbeeinträchtigung unter Serumbelastung (Eiweißfehler) wurde beobachtet, eine praktische Bedeutung ist davon jedoch bisher nicht abzuleiten (Daschner 1999a). Die vorliegenden Erfahrungsberichte zur Anwendung bei Kindern, Säuglingen und Neugeborenen haben dazu geführt, dass Octenisept® inzwischen auch für diese Altersgruppe zugelassen ist.

Unter den zurzeit verfügbaren Wundantiseptika stellt Octenisept® kurzfristig und gezielt eingesetzt eine gute, wenn auch teurere Alternative zur PVP-Iod-Anwendung dar.

7.3.1.3 Chlorhexidin

Chlorhexidin ist ein Biguanidin und als kationische Verbindung (s. Abb. 7.2)

Octenidin

Freiverkäuflich: 50 ml Sprühflasche
Apothekenpflichtig: 250, 450, 1000 ml Flasche

$$Cl-\bigcirc-NH-\underset{NH}{\overset{\|}{C}}-NH-\underset{NH}{\overset{\|}{C}}-NH-(CH_2)_6-NH-\underset{NH}{\overset{\|}{C}}-NH-\underset{NH}{\overset{\|}{C}}-NH-\bigcirc-Cl$$

Handelsformen: Octenisept-Lösung, Sprühköpfe separat erhältlich

Hersteller: Schülke & Mayr

Wirkstoffe: Octenidinhydrochlorid 0,1 %, 2-Phenoxyethanol 2 %

Hilfsstoffe: (3-Cocosfettsäureamidopropyl)-dimethylammonioacetat (amphoteres Tensid), Natrium-D-gluconat, Glycerol 8 %, Natriumchlorid, gereinigtes Wasser, Natriumhydroxid

Anwendung: U.a. unterstützende antiseptische Wundbehandlung (z.B.: Schürf-, Schnitt-, Bisswunden, Dekubitus, Ulcus cruris, diabetisches Gangrän, Verbrennungswunden)

Wirkungsspektrum: Grampositive und gramnegative Bakterien (einschließlich Problemkeime, wie MRSA, *Pseudomonas aeruginosa*, Chlamydien, Mykoplasmen), Pilze, Hefen, Protozoen, Viren (HBV, HSV)

Nebenwirkungen: In seltenen Fällen vorübergehendes Brennen

Anwendungshinweise: Unverdünnt anwenden, Wunde und angrenzende Hautbezirke satt einsprühen oder getränkte sterile Kompressen im Dauerkontakt belassen.
Nicht zusammen mit PVP-Iod anwenden ($\rightarrow$ intensive braune bis violette Verfärbung der betreffenden Hautareale).
Einwirkzeit als Wundantiseptikum mindestens 1 Minute.
Haltbarkeit nach Anbruch: 1 Jahr

Hinweise: Alle Formen von Octenisept sind seit 2003 auch für Kinder zugelassen, mit der einzigen Einschränkung, dass es bei Säuglingen nur unter ärztlicher Aufsicht angewendet werden soll.
Die Kombination von Octenisept und Alginat-Wundverbänden zeigt keine Wirkungsverluste.
Lange Wirksamkeit, Bakterizidie auch noch 6 Stunden nach Applikation vorhanden.
Octenidin wird über Wunden nicht resorbiert.

Stellenwert in der Therapie: Als farbloses, wässriges Antiseptikum hat Octenisept inzwischen einen hohen Stellenwert in der kurzfristigen Wundbehandlung mit breitem Einsatzgebiet, Einsatz sowohl zur Prophylaxe wie in der Therapie. Wirksamkeit und Verträglichkeit sind gut. Letztes bedarf weiterer klinischer Erfahrung. Es stellt eine gute – wenn auch teurere – Alternative zum PVP-Iod dar.

Information für Patienten und Anwender: Kurzfristig einsetzen, bei Bedarf Sprühkopf separat erhältlich, nach Anbruch 1 Jahr haltbar

Literatur: Gebrauchsinformation Stand 2003
Präparate-Information Octenisept, Stand 2001
www.octenisept.de
Kramer, A. (2001): Antiseptika und Händedesinfektionsmittel. In: Korting, H.C., Sterry, W. (Hrsg.), Therapeutische Verfahren in der Dermatologie – Dermatika und Kosmetika, Blackwell Wissenschafts-Verlag, Berlin, S. 273-294
Sellmer, W. (2001): Lokaltherapeutika, speziell Antiseptika, in der Behandlung chronischer Wunden – eine aktuelle Bewertung, Medizin & Praxis 2/01, 20-30
Wolf, E. (1998): Octenidin hält Wunden sauber, Pharm. Ztg. 143 (29), 2494
Braunwarth, H., Goroncy-Bermes, P., Brill, H., Christiansen, B. (2001): Wird die lokale Wirksamkeit von Wundantiseptika durch moderne Wundauflagen beeinflusst?, Vortrag auf dem DGfW-Kongress in Ulm, 21. Juni 2001

oberflächenaktiv wirksam. Während es zur Antiseptik im Mund-Rachen-Raum einen hohen, gut dokumentierten Stellenwert besitzt (Pitten 2001), kann es zur Wundantiseptik nicht generell empfohlen werden. Die Aufbereitungsmonographie führt die Anwendung auf Wunden als relative Gegenanzeige an (Bundesanzeiger 1994). Gründe hierfür sind u.a., dass Chlorhexidin zu den Substanzen gehört, die störend in die Wundheilung eingreifen (Niedner 1986). Die tierexperimentellen Befunde weisen auf eine Mutagenität von Chlorhexidin hin (Kramer 2000b). Chlorhexidin zeigt lediglich eine bakteriostatische Wirkung gegen grampositive und gramnegative Bakterien mit Schwächen gegenüber Pseudomonas und Proteus, Hefen, Dermatophyten und Mykobakterien. Es ist unwirksam gegen Sporen, Viren und fäulniserregende Pilze. In Gegenwart von Blut, Eiter und Seifen sowie bei saurem pH-Wert ist die Wirksamkeit vermindert (Bundesanzeiger 1994).

Chlorhexidin ist Bestandteil von Hansamed® Spray. Das Spray enthält gleichzeitig Isopropylalkohol und kann auf Wunden zu vorübergehendem Brennen führen. Die große Anzahl an Gegenanzeigen (nicht anzuwenden u.a. bei tiefen Wunden, bei großflächigen Verletzungen, bei Ulzerationen, auf schlecht durchblutetem Gewebe, auf Schleimhäuten) schränkt die Anwendung von Hansamed® Spray auf die Primärversorgung kleinerer oberflächlicher Verletzungen ein.

7.3.1.4 Polyhexanid

Polyhexanid gehört zur Gruppe der Biguanide, es ist ein kationisch vorliegendes Polymer mit enger strukturche-

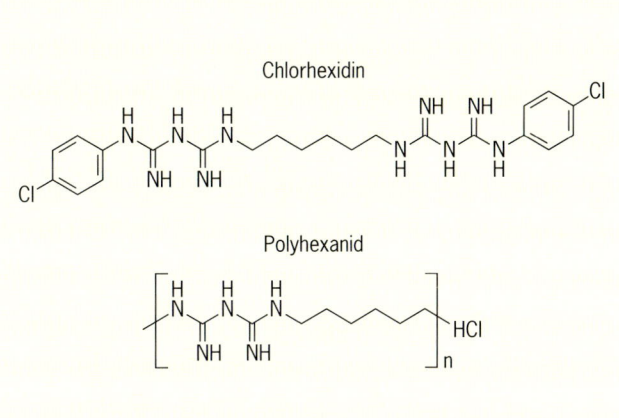

Abb. 7.2: Strukturchemische Verwandtschaft der beiden Biguanide Chlorhexidin und Polyhexanid

mischer Verwandtschaft zu Chlorhexidin (s. Abb. 7.2). Die antimikrobielle Wirkung von Biguaniden erfolgt über die kationische Ladung, und zwar durch eine Erhöhung der Membranpermeabilität, die unter Verlust von Kalium und anderen Zytoplasmabestandteilen zum Zelltod führt. Polyhexanid besitzt ein breites mikrobizides Spektrum gegen Bakterien und Pilze.

Die Substanz wurde 1959 erstmalig beschrieben und wird seitdem eingesetzt als Oberflächenantiseptikum in der Lebensmittelindustrie (Getränkeabfüllanlagen), als Konservierungsmittel in der Kosmetik und Hautpflege und zur Wasserdesinfektion. Seit 1991 ist Polyhexanid in der Schweiz zugelassen als applikationsfertige Lösung zur Wundbehandlung unter dem Namen Lavasept®. Eine derartige Zulassung in Deutschland ist in Vorbereitung. Ein Umweg ermöglicht zurzeit, dass es trotzdem hierzulande bereits zur Verfügung steht. Der Hersteller bietet eine Lavasept®-Konzentrat-Ampulle (2 %ige Lösung unter Zusatz von Polyethylenglykol) als Rohstoff an, die auf ärztliche Verschreibung hin als Rezeptur oder

Defektur vom Apotheker weiterzuverarbeiten ist. Zur Wundbehandlung werden 0,1 oder 0,2 %ige Lavasept®-Ringer-Lösungen (entspricht 0,02 oder 0,04 % Polyhexanid) sowie Lavasept-Wundgele (0,2 %) hergestellt (Sellmer 2000a) (s. auch Kap. 7.7). Polyethylenglykol (PEG 4000) ist bereits der Konzentratampulle zugesetzt. Es soll die Oberflächenspannung herabsetzen und so die Benetzbarkeit auf Wund- und Hautoberflächen verbessern. Die Herstellung der Lösung hat unter aseptischen Bedingungen oder unter nachfolgender Autoklavierung zu erfolgen. Näheres zur Herstellung und Analytik findet sich unter Haber (1995) und auch im Kapitel 7.7. Auf diese Art kommt Polyhexanid seit vielen Jahren in zahlreichen deutschen Kliniken zum Einsatz und dürfte auch für den ambulanten Bereich zunehmend in Betracht kommen. Das Hautwaschmittel Sanalind-4fach-Konzentrat® kann die Lavasept-Lösung nicht ersetzen. Es hat eine dreifach höhere Polyhexanid-Konzentration und enthält zusätzlich quartäre Ammoniumverbindungen und Tenside. In anderer Zusammensetzung (Kombination mit Undecylenamidopropyl-Betain) ist ein weiteres Polyhexanid enthaltendes Produkt im Handel, und zwar als Medizinprodukt unter dem Namen Prontosan® W Wundspüllösung und Wundreinigungsgel. Die Anwendung umfasst: Reinigung, Dekontamination und Befeuchten von Wunden (Prontomed 2003).

Anwendungsberichte belegen eine gute Wirksamkeit von Lavasept-Lösung® in ganz verschiedenen Einsatzbereichen: Ulcus cruris, diabetisches Fußsyndrom, Schwerstbrandverletzte, Weichteilinfektionen, Osteomyelitiden, dermatologische Infekte (Willenegger 1994a, 1994b, Schmit-Neuerburg 1996, Bienz 1998, Roth 1998, Schmit-Neuerburg 2001). Darüber hinaus werden spezielle Lavasept®-Tropfen und -Gele auch bei Augeninfektionen angewendet. Der Hersteller beschreibt folgende Indikationen (Fresenius 1994): Prophylaxe infektionsgefährdeter Wunden, Therapie bereits infizierter Wunden, Adjuvans zur Wundbehandlung bei der chirurgischen Versorgung von akuten und chronischen Knochen- und Weichteilinfektionen. Davon ausgenommen sind Anwendungen im gesamten ZNS-Bereich, den Meningen und im Bereich infektionsfreier Gelenke. Hier besteht die Gefahr einer Knorpelschädigung, die der starken kationischen Ladung des Biguanids und der daraus resultierenden Inhibition von Zellorganellen, wie Mitochondrien zugesprochen wird (Schmit-Neuerburg 2001). Sehr gute Wirksamkeiten zeigt Lavasept im klinischen Einsatz gegen typische grampositive Wundkeime, wie Streptokokken und Staphylokokken einschließlich MRSA. Die Anwendung speziell gegen *Pseudomonas aeruginosa* kann zurzeit nicht empfohlen werden, da die klinischen Untersuchungen die gute in-vitro Wirksamkeit von Polyhexanid gegenüber diesem Problemkeim bisher nicht bestätigen konnten (Fresenius 2002).

Lavasept® zeigt in In-vitro- und In-vivo-Studien eine ausgesprochen gute Gewebeverträglichkeit (Kallenberger 1991, Werner 1996), die im Bereich von Ringer-Lösung liegt und sich deutlich von anderen Antiseptika (Octenidin, PVP-Iod, Chlorhexidin) abhebt (Kramer 1993b). So kann – soweit notwendig – auch eine längerfristige und großflächige Anwendung z.B. in Form von kontinuierlichen Spül-/Saugdrainagen

Lavasept-Lösung

Handelsformen: Lavasept-Konzentrat nur zu Rezepturzwecken, 1 x 5 ml, 5 x 5 ml, 100 ml

Hersteller: Fresenius AG

Wirkstoff(e): Polyhexanid 2 %ig

Hilfsstoffe: Macrogol 4000, gereinigtes Wasser

Anwendung: Prophylaxe infektionsgefährdeter Wunden, Therapie bereits infizierter Wunden, Adjuvans zur Wundbehandlung bei der chirurgischen Versorgung von akuten und chronischen Knochen- und Weichteilinfektionen

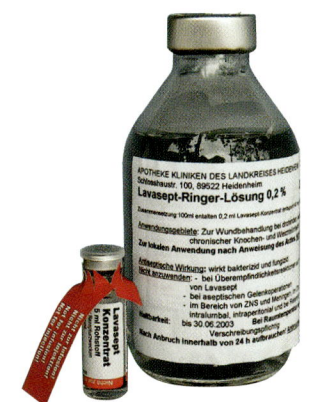

Wirkungsspektrum: Grampositive und gramnegative Bakterien, einschließlich MRSA, Enterokokken und *E.coli*, Proteus und Klebsiellen; Aspergillus, Candida

Nebenwirkungen: Überempfindlichkeitsreaktionen (Urtikaria, Exanthem, anaphylaktoide Reaktionen), Gefahr der Knorpelschädigung

Anwendungsbeschränkungen: Nicht anzuwenden im gesamten ZNS-Bereich, im Bereich von Meningen und von infektionsfreien Gelenken, im Mittel- und Innenohr, im Auge, bei Retentionsgefahr und nicht zur intraperitonealen Spülung

Anwendungshinweise: Eine Weiterverarbeitung in der Apotheke ist zwingend. Dabei ist das Konzentrat auf 0,2 bzw. 0,1 % mit Ringer-Lösung zu verdünnen als Rezeptur oder Defektur (s. Kapitel 7.7). Es resultiert eine 0,04 bzw. 0,02 %ige Lösung bezogen auf Polyhexanid.
Wundabdeckung mit durchtränkten Kompressen, 2–4 mal täglich befeuchten, Tropfinstallation (1–2 Std.) mit der hergestellten Lösung.
Eine Einwirkzeit von 10–15 Minuten sollte nicht unterschritten werden. Ein Einsatz als Spülflüssigkeit beim Verbandwechsel ist daher nicht effektiv und zudem teuer.
0,2 %ig: bevorzugt bei gramnegativen Keimen und stark vereiterten Wunden.
0,1 %ig: bevorzugt bei Wundspülungen mit wiederholter Anwendung.
Weitere Möglichkeit: Lavasept Wundgel 0,2 %

Hinweise: Inkompatibilität mit anionischen Verbindungen, wie PVP-Iod, Ringer-Lactat-Lösung, Mikrofilter aus Celluloseacetat, Alginat-Wundauflagen
Lagerung im Kühlschrank meiden wegen Gefahr der Auskristallisation.
Die hergestellten Lösungen sollten deutlich gekennzeichnet sein, dass sie nur zur äußeren Anwendung und nicht zur Infusion bestimmt sind.

Stellenwert in der Therapie: Farbloses Wundantiseptikum mit breiter Wirksamkeit und sehr guter Gewebeverträglichkeit auch bei längerer Anwendung. Bevorzugte Einsatzgebiete sind frische und ältere, sekundär heilende Wunden nach chirurgischem Débridement sowie adjuvante Spülungen frischer Operationswunden nach infizierten Weichteil- und Knochendefekten.
Die noch ausstehende Zulassung schränkt die Informationsbasis und Verfügbarkeit noch ein.

Information für Patienten und Anwender: Haltbarkeit nach Anbruch 3 Tage bei Raumtemperatur

Literatur: Produktinformation und Verarbeitungsanleitung Lavasept Konzentrat, Stand Juli/1999
Herstellungsvorschriften aus Krankenhausapotheken (2002): Hrsg. ADKA-Serviceabteilung, Deutscher Apotheker Verlag, Stuttgart
Persönliche Mitteilungen, Fresenius AG 2002
Schmit-Neuerburg, K.P., Bettag, Ch., Schlickewei, W., Fabry, W., Hanke, J., Renzing-Köhler, K., Hirche, H., Kock, H.J. (2001): Wirksamkeit eines neuartigen Antiseptikums in der Behandlung kontaminierter Weichteilwunden, Chirurg (72), 61–71

erfolgen. Klinische Berichte deuten sogar auf einen wundheilungsfördernden Effekt hin. Im Vergleich zur Ringer-Lösung wurde unter Lavasept®-Lösung bereits mehrfach eine schnellere Förderung roter Granulation beobachtet (Schmit-Neuerburg 2001). Nebenwirkungen sind bisher ausgesprochen selten berichtet worden. Es sind Überempfindlichkeitsreaktionen in Form von Urtikaria und Exanthemen, in Einzelfällen kam es zu einer anaphylaktoiden Reaktion (Olivieri 1998). Die Lösung ist farblos. Im Belastungstest mit Albumin und Humanblut verlängerte sich die Einwirkzeit, die bakterizide und fungizide Wirkung wurde nicht beeinträchtigt. Vorsicht: Anders verhält sich die Lösung beim Kontakt mit anionischen Substanzen. In Anwesenheit bereits geringer Spuren negativer Ladung wird Polyhexanid inaktiviert (Sellmer 2001). Dies gilt für Iodid-, Acetat-, Lactat-, Acrylat-Ionen, nicht jedoch für Chlorid-Ionen. Hieraus ergeben sich einige praktische Konsequenzen. Der Kontakt mit folgenden Stoffen ist unbedingt zu meiden: Mikrofilter aus Celluloseacetat, Ringer-Lactat-Lösung, Alginat-Wundauflagen, wirkstoffhaltige Fettgazen, Iod-Zubereitungen. Diese Inkompatibilitäten bedürfen weiterer Untersuchungen. Alles in allem ist Lavasept® ein vielversprechendes Antiseptikum als Adjuvans zur Wundversorgung. Noch steht in Deutschland die Zulassung aus. Dies erschwert zum einen für einige Anwender die Verfügbarkeit. Zum anderen fordert sie aber in jedem Fall zurzeit noch eine besonders kritische und gezielte Anwendung.

7.3.1.5 Farbstoffe

Farbstoffe erfreuen sich nach wie vor einer hohen Beliebtheit bei der Therapie von Hautkrankheiten. Doch in der offenen Wundbehandlung haben sie ihre Bedeutung verloren. Die Applikation von Brillantgrün, Methylviolett, Kristallviolett, Eosin und Mercurochrom in einer offenen Wunde wird als obsolet und entbehrlich betrachtet (Höger 1998, Kramer 2000, Sellmer 1995, Sellmer 2001, Niedner 1990a, N.N. 1992) (s. Tab. 7.9). Auch die Ethacridinlactat-Lösung kann nach dem heutigen Kenntnisstand nicht zur Wundbehandlung empfohlen werden. Die Gründe sind vielfältig. Zu einer oft ausgeprägten Zytotoxizität und hohen Sensibilisierungsrate kommt, dass die Wunde oft – entgegen den Grundsätzen der feuchten Wundbehandlung – ausgetrocknet wird. Die meist lang anhaltende Hautverfärbung behindert die Wundbeobachtung und verursacht durch Wäscheverschmutzung unnötige Zusatzkosten. Sellmer schätzte 1998 die Unkosten für neun Hamburger Kliniken, die pro Jahr durch Wäscheverfärbungen verursacht werden, auf rund 375 000 Euro.

Angesichts der wirksameren und besser verträglicheren Alternativen (z.B. Octenidin, Polyhexanid) sollten heutzutage Farbstoffe in der antiseptischen Wundbehandlung bis auf wenige Restindikationen grundsätzlich gemieden werden. Ihr Einsatzgebiet beschränkt sich auf problematische Pilzinfektionen der Haut, nässende superinfizierte Ekzeme und oberflächliche Pyodermien (Niedner 1990a, Höger 1998).

Triphenylmethanfarbstoffe

Die Triphenylmethanfarbstoffe Methylviolett (Synonyme: Gentianaviolett B, Pyoktanin, Substanzgemisch verschiedener Rosaniline) und Brillantgrün (Sy-

Tab. 7.9: Farbstoffe, obsolet und entbehrlich in der Wundversorgung (Höger 1998, Kramer 2000b, Sellmer 1995, Sellmer 2001, Niedner 1990a, N.N. 1992)

Wirkstoff	Handelsname®/ Synonyme	Beschreibung	Kon- zentrationen	Bemerkungen	Quellen
Kristallviolett	Gentianaviolett Methylrosa- niliniumchlorid Hexamethyl-p- rosanilinium	Triphenyl- methanfarbstoff	0,1 und 0,5 %	Starke Wund- heilungshemmung Unzureichend anti- septisch wirksam Tierexperimentell und epidemiologisch karzinogen Sensibilisierung Schorfbildung dauerhafte Verfärbungen	NRF 11.69.
Methylviolett	Pyoktanin Gentianaviolett B	Triphenyl- methanfarb- stoffe verschiedener Rosaniline, Hauptbestandteil Kristallviolett	0,1 und 0,5 %	Starke Wund- heilungshemmung Schwermetall- belastung des Rohstoffs	Nicht mehr im NRF (1996)
Brillantgrün	Diamantgrün G Malachitgrün G Smaragdgrün	Triphenyl- methanfarbstoff	0,50 %	Starke Wund- heilungshemmung Rohstoff schwer- metallbelastet	Nicht mehr im NRF (1996)
Malachitgrün	Diamantgrün B Malachitgrün G	Triphenyl- methanfarbstoff	0,05–0,1 %	Ähnlich Brillantgrün	B.P.C. (British Pharmaceutical Codex 1949)
Eosin	Eosin gelblich Dinatriumsalz des 2',4',5',7'- Tetra-brom- fluoresceins	Xanthenfarbstoff	0,5–2 %	Mangelnde anti- septische Wirkung Austrocknend Kontaminations- gefahr Keine Wundheilungs- hemmung	NRF 11.95.
Kalium- permanganat		Oxidationsmittel	0,05–0,1 %	Ätzend Schnelle Inaktivierung Unzureichend anti- septisch wirksam	
Ethacridin- lactat	2-Ethoxy-6,9- Diaminoacridin Rivanol	Acridinfarbstoff	0,10 %	Mutagenes Potential Sensibilisierung Phototoxizität Schmales Wirkungsspektrum Kontaminations- gefahr	Standard- zulassung NRF 11.61.

nonyme: Malachitgrün B, Diamantgrün G) hemmen die Granulation erheblich (um 9 %) (Niedner 1986). Es sind Gewebenekrosen beschrieben (Niedner 1990a). Methylviolett- und Brillantgrün-Rezepturen wurden aus dem NRF entfernt, zum einen wegen unklarem Nutzen-Risiko-Verhältnis, zum anderen wegen Problemen bei der erforderlichen pharmazeutischen Qualität der Rohstoffe (Schwermetallverunreinigungen) (Ali 1988, NRF 13. Ergänzungslieferung 1996). Auch bei der im NRF verbliebenen Kristallviolett-Lösung (Synonyme: Gentianaviolett, Methylrosaniliniumchlorid) gibt es zeitweise Qualitätsprobleme für den Rohstoff. Das Einsatzgebiet von Kristallviolett-Lösung umfasst Mykosen und bakterielle Infektionen (grampositive Bakterien) der Haut und Schleimhaut. Die Anwendung

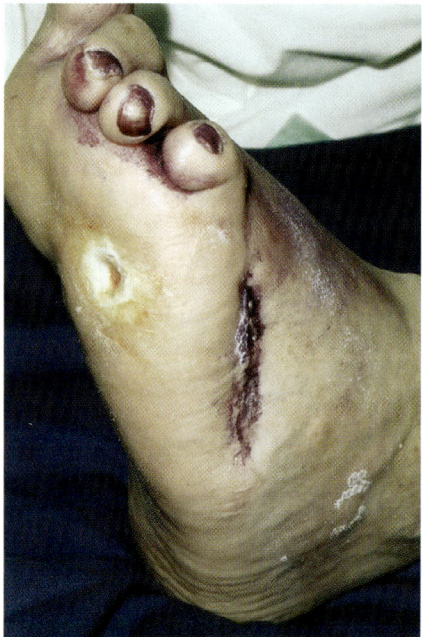

Abb. 7.3: Behandlung von Wundflächen mit Farbstofflösungen, hier Kristallviolett-Lösung, trocknet die Wunde aus und behindert die Wundbeobachtung

in offenen Wunden ist aus mehreren Gründen abzulehnen: erhebliche Hemmung der Wundheilung, Austrocknen der Wunde, tierexperimentelle Hinweise auf Kanzerogenität, Behinderung der Wundbeobachtung, Ulzerationen mit dauerhafter Verfärbung (N.N. 1998, NRF 11.69.) (s. Abb. 7.3). Die Castellanische Lösung wird wegen der schlechten Nutzen-Risiko-Bewertung von Chlorocresol und Resorcin (Negativ-Monographie Pharm. Ztg. 140 (17), 46 (1995)) inzwischen ebenfalls unter den „bedenklichen" Rezepturen geführt (NRF 13. Ergänzungslieferung 1996). Die Nachfolge-Rezeptur ethanolisch-wässrige Fuchsin-Lösung (NRF 11.26.) sollte zum einen wegen des Ethanolgehalts nicht in der offenen Wunde angewendet werden. Zum anderen sprechen mangelnde pharmazeutische Qualität des Rohstoffs sowie zweifelhaft belegter therapeutischer Nutzen inzwischen gegen den generellen Einsatz von Fuchsin (N.N. 1999). Die Einhaltung der Grenzwerte bezüglich der Verunreinigung mit aromatischen Aminen, die ein kanzerogenes Potential besitzen, ist sehr aufwendig und wird zurzeit von den Rohstoffen nicht erreicht.

Zur Problematik und zum Umgang mit bedenklichen Rezepturen finden sich wertvolle Hinweise im NRF sowie auf der Homepage vom Zentrallaboratorium Deutscher Apotheker (ZL) (www.offizin-online.de, s. auch Kap. 7.7).

Merbromin

Das quecksilberhaltige Merbromin ist am weitesten bekannt unter dem ehemaligen Handelsnamen **Mercurochrom**, heute Mercuchrom® (Synonym: 2,7-Dibrom-4-hydroxy-quecksilber(II)-fluorescein) (s. Abb. 7.4). Es be-

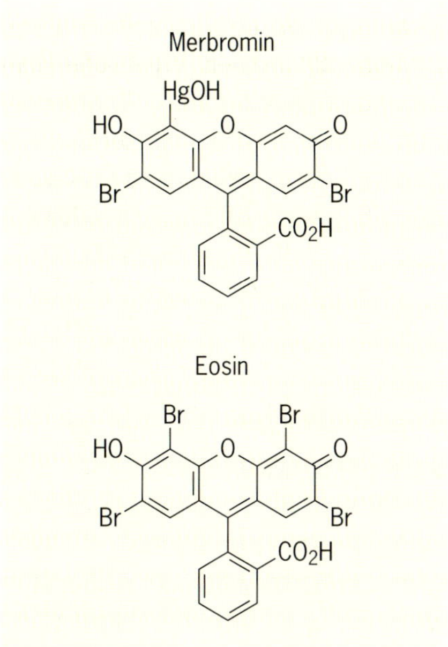

Merbromin

Eosin

Abb. 7.4: Die Xanthenfarbstoffe Merbromin und Eosin

sitzt nur eine schwache bakteriostatische und fungistatische Wirkung, die durch organisches Material, wie Blut oder Eiter noch vermindert wird. Eine großflächige Anwendung kann zu einer Schwermetallresorption führen (Klöppel 1985, Magarey 1993). Merbromin zeigt eine ausgeprägte wundheilungshemmende Wirkung sowie nicht selten Hypersensitivitätsreaktionen (Galindo 1997). Darüber hinaus ist angesichts des immer noch tonnenweisen Verbrauchs (Sellmer 1995) aus ökologischen Gründen – Quecksilber und Brom-Belastung – eine weitere Verwendung nicht mehr vertretbar (Daschner 1999b, NRF-Rezepturhinweise). Da seitens des Herstellers auf eine Nachzulassung verzichtet wurde, durfte Mercuchrom® nur noch bis spätestens 30.06.2003 in Deutschland vertrieben werden. Von einigen Anwendern werden die stark austrocknenden, gerbenden Eigenschaften von Merbromin be-

sonders geschätzt. In vereinzelten Indikationen, bei denen dieser Effekt gezielt erwünscht ist, wird es nur schwerlich ersetzt werden können (Sellmer 2001). Derartige Restindikationen sind mumifizierte oder mumifizierende Endglieder (diabetisches Fußsyndrom des ischämischen Typs), die bis zur endgültigen Demarkierung bzw. Selbstamputation unbedingt trocken zu halten sind. Hier ist in Zukunft als Alternative der Gebrauch von Eosin-Lösung (0,5–2 %) in Erwägung zu ziehen, eine abschießende Bewertung ist noch nicht möglich.

Eosin

Eosin (Synonyme: 2,4,5,7-Tetrabromfluorescein, Eosin gelblich) ist wie Merbromin ein Xanthen-Farbstoff jedoch frei von Quecksilber (s. Abb. 7.4). Er findet als Färbemittel primär Verwendung in Technik (Papier, Baumwolle, Druckfarben) und Kosmetik (Lippenstifte, Schminke). Pharmazeutische Zubereitungen werden in der Dermatologie eingesetzt, besonders in der Schweiz, Belgien und Frankreich. Im Vordergrund der Wirkung steht eher das oberflächliche Austrocknen bzw. Verschorfen von Wunden, weniger der antiseptische Charakter. Die wässrige Lösung von Eosin-Dinatrium zeigt kaum eine antimikrobielle und wohl kaum eine antimykotische Wirkung, insbesondere nicht, wenn der pH-Wert der Lösung über 5 liegt. Es existieren zahlreiche Empfehlungen, um die mikrobiologische Stabilität von Eosin-Lösungen zu verbessern: Konservierung mit einem Ethanolanteil von 1 % (N.N.1989, Deplazes 1996) oder mit Methylhydroxybenzoat (Swart 1992), pH-Wert-Regulation, Sterilfiltration oder Autoklavierung (NRF 11.95.). Im Vergleich zu den Triphenylmethanfarbstoffen ist Eosin nicht wundheilungshemmend (Niedner 1986, Niedner 1990a). Als Nebenwirkungen sind in seltenen Fällen Phototoxizität und Sensibilisierung beschrieben (Martindale 1999). Die austrocknende und gerbende Wirkung von Eosin-Lösung auf Wunden verbietet einen generellen Einsatz in der Wundbehandlung, rechtfertigt ihn aber möglicherweise in den wenigen, oben erwähnten Restindikationen des Merbromins, zumal zurzeit keine pharmakologisch-toxikologischen Bedenken bestehen und der Ausgangsstoff in ausreichender pharmazeutischer Qualität zur Verfügung steht (Fischer 2000a).

Kaliumpermanganat

Die bekannten oxidierenden Eigenschaften von Kaliumpermanganat ($KMnO_4$) unter Reduktion zu Braunstein (MnO_2) verleihen wässrigen Lösungen in Konzentrationen von 0,05–0,1 % antiseptische, schwache fungizide, desodorierende und adstringierende Eigenschaften (Martindale 1999). Die geringe Stabilität wässriger Lösungen zwingt zur kurzfristigen Zubereitung unmittelbar vor der Anwendung. Die Konzentrationsempfehlung von bis max. 0,1 % wird dabei zuweilen pragmatisch umgesetzt in „so dass man noch eine Zeitung hindurch lesen kann". Nicht zuletzt der bestechend niedrige Preis der Kristalle ist ein Grund, warum Kaliumpermanganat als antiseptischer Badezusatz sowie zur Behandlung nässender Wunden/Ulzera weiterhin sehr beliebt ist. Die Anwendung in der Wundbehandlung ist jedoch aus verschiedenen Gründen abzulehnen (Kramer 2000b). Eiter, Blut und Wundexsudat reduzieren und inaktivieren Kaliumpermanganat rasch, die antiseptische Wirkung ist unzureichend. Die anhaltende Braunfärbung und die austrocknenden Eigenschaften stören massiv die Wundbeobachtung und Heilung. Nicht vollständig aufgelöste Kristalle, wie auch zu stark konzentrierte Lösungen entfalten eine ätzende Wirkung und können bei mehrfacher Anwendung zu verbrennungsähnlichen Läsionen führen.

Ethacridinlactat

Ethacridinlactat (Rivanol Lösung 0,1 %) ist ein gelber 6,9-Diaminoacridine-Farbstoff mit chemischer Verwandtschaft zum 8-Hydroxychinolin (Chinosol®). Letztes ist jedoch nur für Hautinfektionen zugelassen, nicht in der Wundbehandlung (Bundesanzeiger 1992). Ethacridinlactat ist als Standardzulassung auch zur Wundbehandlung zugelassen und wird in Form feuchter Umschläge oder Spülungen verwendet. Ethacridin ist ein Antiseptikum mit langer Einwirkzeit (mind. 30 min.) und besitzt bakteriostatische Effekte gegenüber einigen grampositiven Keimen, wie Streptokokken und Staphylokokken, weniger jedoch gramnegativen Keimen. Diese Lücken im Bereich der gramnegativen Keime dürften ein Grund für Berichte sein, bei denen Kontaminationen von Ethacridinlactatlösung mit Pseudomonaden beschrieben sind. Eine bakterizide Wirkung erfolgt erst mit höheren Konzentrationen (0,2–0,5 %). In der für Wundinfektionen empfohlenen Konzentration (bis 0,1 %) ist Ethacridin nicht wirksam gegen *Pseudomonas aeruginosa*, *Proteus mirabilis*, einige *E.-coli*-Stämme und säurefeste Bakterien. Der antimykotische Effekt ist gering, ein sporozider Effekt nicht vorhanden. Angaben zur Resistenzentwicklung sind widersprüchlich (Hager 1993, Bundesanzeiger 1988, Kramer 1993a, Yamazoe 1994). Daten zur Resorption von Ethacridinlactat über Haut, Schleimhaut und Wundflächen liegen nicht vor. Eine Wirkbeeinträchtigung durch Proteine tritt nicht auf. Geschätzt wird von einigen Anwendern der Kühleffekt und ein Entquellen der Haut. Der Kühleffekt resultiert allein aus der Verdunstung des Wassers und kann mit rein wässrigen Umschlägen gleichermaßen erzielt werden. Einer kritischen Betrachtung hält der Einsatz von Ethacridinlactat bei Wunden nicht stand (Daschner 1991). Auch wenn der Stoff 1988 eine Positiv-Monographie als lokales Antiseptikum (Spüllösungen 0,0025–0,1 %, Wund- und Heilsalben 0,2–1 %) erhielt (Bundesanzeiger 1988) und eine Standardzulassung (0,05–0,1 %ige Lösung, 1993) existiert, bewertet das BfArM Ethacridin für den Veterinär-Bereich als „positiv mit Einschränkungen". Diese liegen im Bereich der chronischen und akuten Toxizität, Mutagenität und Teratogenität (Bundesanzeiger 1993a). Bedenken ergeben sich in der Wundbehandlung bezüglich dem Auftreten von Hautirritationen (bei defekter Haut noch mehr als bei intakter Haut) (Cramer 1970), einer ausgeprägten Photosensibilisierung und insbesonders der Diskussion bezüglich des mutagenen Potentials. Die Anwesenheit einer primären Arylaminogruppe wird bei den antibakteriell wirksamen Acridinen als Quelle einer mutagenen Aktivität angenommen, so z.B. beim Proflavin, welches als 3,6-Diaminoacridin dem Ethacridin sehr nah verwandt ist (Wainwright 2001) (s. Abb 7.5). Das ebenfalls nah verwandte 9-Aminoacridin erhielt u.a. aufgrund karzinogener Wir-

Ethacridin

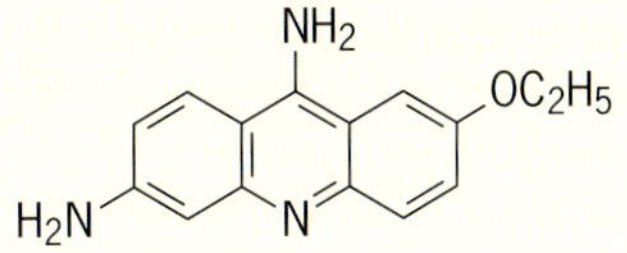

Proflavin: R_1, R_2 = NH_2; R_3 = H
9-Aminoacridin: R_1, R_2 = H; R_3 = NH_2

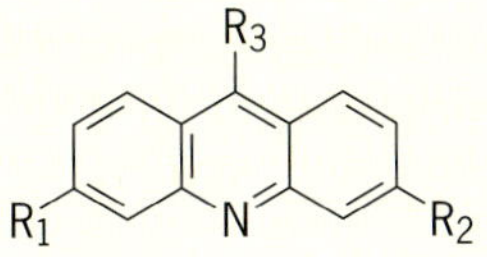

Abb. 7.5: Ethacridin und die strukturelle Verwandtschaft zum Proflavin und 9-Aminoacridin

kungen eine Negativ-Beurteilung der Arzneistoff-Monographie (Bundesanzeiger 1993b).

Ursache der in-vitro beobachteten Mutagenität ist eine Interkalation von DNA-Strängen, ähnlich dem Wirkprinzip der Acridine, bei dem die bakterielle DNA den Angriffsort darstellt. Weiter sind durch Modifikation verschiedener Acridin- und Acridonmoleküle Substanzen entwickelt worden, die im Tierversuch zytostatische Aktivität zeigen (Probst 1988). Bei der Anwendung in der Schwangerschaft konnte zwar laut Arzneistoff-Monographie kein teratogener Effekt nachgewiesen werden, doch bleibt zu bedenken, dass die extra-amniale Instillation von Ethacridin als eine – wenn auch veraltete Methode – zum Schwangerschaftsabbruch im 2. Trimenon in der Literatur beschrieben ist (Martindale 1999).

7.3.1.6 Sonstige

Chlorabspaltende Produkte

Chlorabspaltende Produkte, wie Chloramin T (Tosylchloramid-Natrium), Hypochlorit-Lösungen, Natriumchlorit/Natriumhypochlorit (Oxoferin®-Lösung) haben in der Wundbehandlung keine Bedeutung mehr. Von ihnen ist zum einen keine gute antiinfektive Wirksamkeit auf Wunden zu erwarten, da sie durch organisches Material (Sekret, Eiter und Blut) schnell inaktiviert werden. Zum anderen wurden vielfach Zellschädigungen sowie Heilungsverzögerung und Kontaktekzeme beobachtet (N.N. 1990, Chan 1996, Werner 1996, Kramer 2001).

Silber

Die antimikrobielle Wirkung von Silber wird seit Jahrhunderten genutzt. Lange Zeit wurde es zur CREDÉ-Prophylaxe (Verhütung der Gonokokkenkonjunktivitis bei Neugeborenen) eingesetzt. Außer zur Wundbehandlung wird Silber heute noch z.B. zur Aufbereitung von Trinkwasser (Micropur®) verwendet. Mit Silbernitrat-Lösungen begann etwa Mitte der 60er Jahre die Ära der Silberkomponenten. Inzwischen begegnet uns das Edelmetall außer als Salz noch in ganz anderen Varianten: als kolloidales, als nanokristallines Silber oder im Komplex mit Sulfonamiden (Frey 2002). Die Zunahme problematischer, gegenüber Antibiotika mehrfach resistenter Keime hat in jüngster Zeit das Interesse wieder verstärkt auf das Silber gelenkt. So wurden einige silberbeschichtete Wundauflagen entwickelt (Contreet®, Acticoat®, Actisorb® Silver 200, s. Kap. 6.4.2). Silber wirkt bakterizid, insbesondere gegen Staphylokokken, *Escherichia coli* und Pseudomonaden, wenngleich auch inzwischen vereinzelte Berichte über Resistenzen gegen *Pseudomonas aeruginosa* vorliegen (Wright 1998). Silber-Ionen reagieren mit der Bakterienoberfläche

und verändern deren Zellwand und Membranen. Proteine werden unter Bindung an Sulfhydryl-, Carboxyl-, Phosphat- und Aminogruppen denaturiert und gefällt. Weitere unlösliche Komplexe werden mit den Chlorid-Ionen im Gewebe und Wundexsudat gebildet. So scheint die Möglichkeit begrenzt, dass Silber-Ionen in höherem Ausmaß ins Gewebe und den Organismus penetrieren.

Nur noch vereinzelt wird heute eine 0,5 %ige Silbernitrat-Lösung (Argentum nitricum) zur antimikrobiellen Prophylaxe bei Verbrennungen verwendet. Nachteile sind die kurze Haltbarkeit der Lösungen, eine Färbung von Haut und Wäsche sowie eine konzentrationsabhängige Oberflächenzerstörung der Haut, Gerbung genannt (Sellmer 2001). Getränkte Kompressen müssen regelmäßig nachbefeuchtet werden, damit die Konzentration durch Austrocknen nicht ansteigt. Die ätzende Wirkung von Silbernitrat wird heute z.T. noch genutzt, um **Hypergranulationen** im Wundbett zu stoppen. Mit **Silbernitrat-Stiften** (Höllensteinstift, Argentrix®) wird das überschießende Gewebe gezielt abgetupft, bis es sich weißlich, gräulich verfärbt (s. Abb. 1.5). Bei trockenen Wunden wird der Stift mit Aqua iniectabilia zuvor angefeuchtet. Ein Nachspülen mit chloridhaltigen Lösungen hat zu unterbleiben, da unter Ausfällung von Silberchlorid das Silbernitrat inaktiviert wird. Nachfolgend sind okkludierende Verbände (Hydrokolloide, Folienverbände) zu meiden, solange bis die verätzten Beläge abgestoßen und entfernt sind (Kammerlander 1998). Anderen schonenderen Methoden, eine Hypergranulation einzudämmen, ist der Vorzug zu geben. Sie können sich von selbst zurückbilden, wenn Verbände etwa unter Druck angelegt werden.

Reduziertes Silber verfärbt die Haut grau, meist nur vorübergehend, vereinzelt aber auch dauerhaft.

Silbersalze (1–2 %ig konzentriert) finden sich auch in Wundsalben und Pudern: Dermazellon®, Fissan® Silberpuder. Grüne Salbe Schmidt enthält neben Harnstoff und Magnesiumchlorid Blattsilber. Es ist inzwischen mit gleicher Zusammensetzung als Kosmetikum unter dem Namen Grüne Salbe Sabona auf dem Markt. In der Verbrennungsbehandlung hat sich der Komplex von Silber mit dem Antibiotikum Sulfadiazin etabliert (Flammazine® Creme) (s. Kap. 7.3.2.1 und 16.3.1).

7.3.2 Antibiotika

Auch wenn eine Wundinfektion sowie die Identifizierung verantwortlicher Keime geradezu dazu einladen, direkt am Ort des Geschehens der Infektion mit Antibiotika entgegenzutreten, kann dieses Vorgehen prinzipiell nicht mehr empfohlen werden. Nur bei ausgewählten Indikationen ist ein Einsatz von Lokalantibiotika angezeigt. Diese sind:

- Prophylaxe und Therapie von Wundinfektionen bei Verbrennungen 2. und 3. Grades (Verwendung von **Sulfadiazin-Silber** (Flammazine®), vereinzelt auch von Mafenid),

- Behandlung von Anaerobier-bedingt übel riechenden Wunden (Verwendung von **Metronidazol-Gel**, s. Kap. 7.7).

Eine zunehmende Resistenzentwicklung sowie eine Neubewertung des Nutzen-Risiko-Verhältnisses haben in den letzten zehn Jahren die Bedeutung der Lokalantibiotika im Rahmen der Wundbehandlung sehr stark zurückgedrängt. Hingegen haben in der Dermatologie einige Präparate weiter noch ihre Berechtigung: z.B. Sanierung von MRSA mit Mupirocin, Aknebehandlung mit Tetracyclinen, Erythromycin, Clindamycin, Behandlung von Intertrigo, Behandlung oberflächlicher Pyodermien mit Fusidinsäure und Mupirocin (Höger 1998). Unter Berücksichtigung der Auswahlkriterien für lokale Wundtherapeutika fällt die Bewertung der Antibiotika insgesamt sehr negativ aus. Im Vordergrund steht zum einen eine unzuverlässige Wirksamkeit, die

Tab. 7.10: Nachteile eines lokalen Antibiotikaeinsatzes in Wunden mit Beispielen (nach Niedner 1990b, Höger 1998, Sellmer 2001)

- Mangelnde Wirksamkeit durch ungenügende Penetration in Gewebe, Nekrosen usw.
- Mangelnde Wirksamkeit durch schmale Wirkungsspektren
- Mangelnde Wirksamkeit durch Aktivitätsverminderung bei saurem pH-Wert (Aminoglykoside)
- Mangelnde Wirksamkeit durch Resistenzen, Resistenzentwicklungen (Sulfonamide)
- Hohe Gewebeschädigung (Neomycin, Tetracyclin, Gentamicin, Chloramphenicol)
- Hohe Kontaktsensibilisierung (Neomycin, Sulfonamide)
- Förderung eines sekundären Keimwachstums (Candida albicans unter Neomycin)
- Versperrte Therapiemöglichkeit einer systemischen Gabe durch provozierte Kreuzallergie und Kreuzresistenz (Aminoglykoside)
- Systemische Toxizität (Chloramphenicol, Polymyxin)

Tab. 7.11: Lokalantibiotika, die zur Wundbehandlung angeboten werden oder wurden (Höger 1998, Auböck 1995, Simon 2000)

Wirkstoff	Handelsname®	Substanzgruppe	Wirkungsspektrum	Anmerkungen
Bacitracin	In Nebacetin In Ulcurilen-Wund-salbe	Polypeptide	Grampositive	Häufige Kontaktsensibilisierung Selten Resistenz (u.a. gegen Staph. aureus) Wenige Daten zur klinischen Wirksamkeit
Tyrothricin	Tyrosur Gel, Puder	Polypeptide	Grampositive	= Gramicidin + Tyrocidin, Puder nicht in die Wunde! Einziges nicht verschreibungs-pflichtiges Präparat
Polymyxin B	In Terramycin Salbe	Polypeptide	Gramnegative (inkl. Pseudomonas, Serratia, Proteus)	Darf nicht in offene Wunden! Systemische Toxizität (Seit Mitte 2003 nicht mehr im Handel)
Neomycin B (= Framycetin)	In Nebacetin Früher in Sofra-Tüll In Leukase N	Aminoglykoside	Gramnegative (inkl. E. coli, Serratia, Proteus, aber Resistenz gegen Pseudomonas)	Sehr häufige Kontaktsensi-bilisierung mit hoher Kreuz-reaktivität mit Gentamicin Resorptive Toxizität (Ototoxizität) Sekundäre Resistenzen Begrenzung von Dosis und Therapiedauer
Gentamicin	Refobacin Creme	Aminoglykoside	Gramnegative	Nur intraoperativ bei Knochen-infektionen, hoher Stellenwert von Gentamicin-Ketten Resistenzentwicklung Kreuzresistenzen mit Neomycin
Sulfadiazin-Silber	Flammazine Creme Brandiazin Creme	Sulfonamide	Grampositive und Gramnegative (inkl. Pseudomonas) Hefen, Pilze	Lokalantibiotikum der 1. Wahl bei Verbrennungen Kontraindiziert bei Sulfonamid-Überempfindlichkeit Selten Resistenz gegen Pseudomonas
Mafenid	Rezeptur: 5 %ige Lösung 10 %ige Creme	Ähnlich den Sulfonamiden	Grampositive und Gramnegative (inkl. Pseudomonas und Clostridien)	Hohe Resorptionsfähigkeit Risiko einer metabolischen Azidose Schmerzen bei oberflächlichen Läsionen Allergische Reaktionen auf den Metaboliten
Mupirocin	Turixin Salbe	Metabolit von Pseudomonas fluorescens	Grampositive (bes. Streptokokken und Staphylokokken inkl. MRSA)	Sekundäre Resistenzen Bei längerer Anwendung Überwucherung nicht empfindlicher Keime

Tab. 7.11: Lokalantibiotika, die zur Wundbehandlung angeboten werden oder wurden (Höger 1998, Auböck 1995, Simon 2000) (Fortsetzung)

Wirkstoff	Handelsname®	Substanzgruppe	Wirkungsspektrum	Anmerkungen
Fusidinsäure	Fuzidine Gaze Fuzidine Salbe	Tetrazyklisches Triterpen	Grampositive (bes. Staphylokokken inkl. MRSA)	Sekundäre Resistenzen Selten Sensibilisierung Lipophil, dadurch hohe Penetrationsfähigkeit In-vitro-Keratinozytenschädigung
Chloramphenicol	Früher in Iruxol Salbe	Aromatische Nitroverbindung	Grampostiv + gramnegativ	Resorptive Toxizität (Panzytopenie) Kontaktsensibilisierung
Nitrofural	Furacin Sol	Aromatische Nitroverbindung	Streptokokken, Staphylokokken, E. coli, Enterobacter, Klebsiella, Proteus	Häufige Kontaktsensibilisierung Resorptive Toxizität (Polyneuropathie) Mutagenes Potential
Metronidazol	NRF-Rezeptur: Metronidazol-Gel	Nitroimidazol	Anaerobier	

den Anwender in falscher Sicherheit wiegt. Zum anderen stört die hohe Rate von Kontaktsensibilisierungen und Resistenzentwicklungen, die nicht zuletzt durch ihren massiven Einsatz in vielen Bereichen (Augen, HNO, Haut, Wunde) herrührt. Tabelle 7.10 fasst die Nachteile eines lokalen Antibiotikaeinsatzes in Wunden zusammen.

Eine Einschätzung der Antibiotika im Einzelnen ist Tabelle 7.11 zu entnehmen. Einige Präparate wurden bereits aus dem Handel genommen.

Die Lokalantibiotika penetrieren nur ungenügend ins Wundgebiet. Das eigentliche Infektionsgeschehen in der Tiefe der Wunde ist nur schwer erreichbar, zumal oft noch zusätzliche schwer abschätzbare Diffusionsbarrieren, wie Eiter, Serum und Nekrosen überwunden werden müssen. Abweichungen ergeben sich bei der Bestimmung von bakteriziden Konzentrationen zwischen Invivo und In-vitro-Untersuchungen (in vivo etwa tausendfach höher, Auböck 1995). Das saure Entzündungsmilieu kann zudem schwach basische Antibio-

tika in ihrer Wirkung hemmen. Am ausgeprägtesten gilt dies für Aminoglykoside, ihre Aktivität kann bis auf ein Achtel reduziert werden. Gentamicin zeigt eine 90fach bessere Wirkung bei pH 7,8 als bei pH 5,5 (Niedner 1990b). Mehrfach beobachtet wurde, dass Patienten mit chronischen Wunden eine weitaus stärkere Neigung zu Kontaktekzemen zeigen als Patienten mit akuten Wunden (5,3 % für Neomycin, Gette 1992) oder in der Allgemeinbevölkerung (1 % für Neomycin, Rietschel 1994). Bei chronisch-venöser Insuffizienz wurde eine epikutane Sensibilisierung durch Neomycin von 41 % beobachtet (Niedner 1990b), Patienten mit Ulcus cruris zeigten in bis zu 30 % der Fälle eine Kontaktsensibilisierung unter lokaler Antibiotikaanwendung. Dauergebrauch disponiert die Patienten noch in besonderem Maße. Durch den Heilversuch der Wunde wird das gesamte Immunsystem stärker provoziert, chronische Wunden bahnen sozusagen den Weg für allergische Reaktionen. Bacitracin, besonders aber Neomycin sind unter den Antibiotika sehr häufig Verursacher von Kontaktallergien, was besonders dadurch zum Tragen kommt, dass diese „Schmalspur"-Antibiotika als häufige Kombinationspartner auftreten (vgl. auch Kap. 14). Erworbene Kontaktallergien und Resistenzentwicklungen sind besonders problematisch, wenn sie von einer Stoffklasse verursacht werden, die auch wertvolle Systemantibiotika enthält. So versperrt die hohe Kreuzreaktivität von Neomycin mit anderen Aminoglykosiden u.U. lebenswichtige Therapiemöglichkeiten bei einem später notwendig werdenden Einsatz von Gentamicin. Bei 40–55 % der Neomycin-sensibilisierten Personen finden sich Kreuzreaktionen bei Gentamicin Exposition (Schorr 1973), ähnliches gilt für Tobramycin (Rietschel 1994). Bacitracin und Polymyxin werden aufgrund ihrer Toxizität (Nephrotoxizität, Neurotoxizität) nur noch lokal, nicht mehr systemisch angewendet. Niedner untersuchte eingehend die wundheilungshemmenden Effekte von Lokalantibiotika (Niedner 1986). Ausgeprägte Hemmungen traten auf unter Tetracyclin (5 %), Gentamicin (4 %), Chloramphenicol (4 %), Neomycin (2 %), nicht dagegen bei Bacitracin. In-vitro-Untersuchungen zeigen negative Effekte von Bacitracin, Mupirocin und Fusidinsäure auf die Wundkontraktion und auf die Keratinozyten (Watcher 1989, Teepe 1993). Eine gute **Alternative zu den Antibiotika** sind – soweit gezielt angewendet – gewebeverträgliche Antiseptika, wie z.B. Octenidin, Polyhexanid und unter Beachtung der Einschränkungen auch PVP-Iod. Verzichtet werden kann häufig auf den antibiotischen Zusatz, wenn es um einen Ersatz von Antibiotika-haltigen Wundgazen geht (frü-

her Nebacetin®-Gaze, Sofra-Tüll®). Wirkstofffreie imprägnierte Wundgazen sind z.B. Grassolind®, Atrauman®, Jelonet®, Adaptic®, Sofra-Tüll®sine (Kap. 6.2.5).

7.3.2.1 Sulfadiazin-Silber

Die Anwendung von **Sulfonamiden** auf der intakten Haut wird wegen hoher Sensibilisierungsgefahr (bis zu 10 %) und geringer antimikrobieller Wirksamkeit negativ beurteilt (Aufbereitungsmonographien verschiedener Sulfonamide 1991) und gilt heute als „bedenkliche Rezeptur" (NRF). Ihre lokale Verwendung ist deshalb abzulehnen (Fischer 2000b), erst recht bei offenen Wunden. Eine Ausnahme ist die Anwendung von **Sulfadiazin-Silber** und von dem Sulfonamid-ähnlichen Mafenid bei Verbrennungen.

Der Komplex aus Silber-Ionen und dem Sulfonamid Sulfadiazin (s. Abb. 7.6), verarbeitet in einer wasserlöslichen 1 %igen Creme (Flammazine®), gilt heute als das am weitesten etablierte

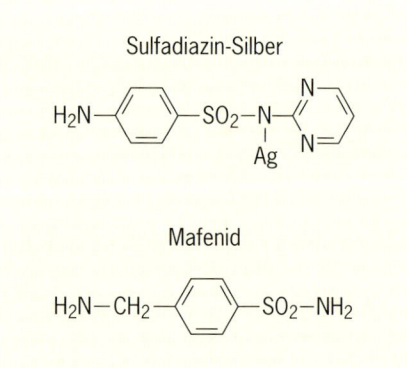

Abb. 7.6: Sulfadiazin-Silber und Mafenid: Die Strukturformel von Sulfadiazin stellt einen Ausschnitt des dreidimensionalen Molekülkomplexes dar. Jedes Silber-Ion ist von drei deprotonierten Sulfadiazin-Molekülen umgeben, jedes Sulfadiazin-Molekül bindet seinerseits drei Silber-Ionen

Sulfadiazin-Silber

verschreibungspflichtig

$$H_2N\!-\!\langle\ \rangle\!-\!SO_2\!-\!\underset{Ag}{N}\!-\!\langle\ \rangle$$

Ausschnitt aus dem
dreidimensionalen Molekülgerüst

Handelsformen: Flammazine Creme 25, 50, 80, 500 g

Hersteller: Solvay Arzneimittel GmbH

Wirkstoff: Fein-mikronisiertes Sulfadiazin-Silber 1 %

Hilfsstoffe: Wasserlösliche Cremebasis aus Cetylalkohol, 1,2-Propylenglykol, dickflüssiges Paraffin, Polysorbat 60, Polysorbat 80, Glycerolmonostearat, gereinigtes Wasser

Anwendung: Oberflächliche und infektionsgefährdete Wunden nach Verbrennungen, Verbrühungen und leichten Säureverätzungen der Haut

Wirkungsspektrum: In-vitro-Aktivität u.a. gegen S. aureus, Streptococcus pyogenes, E. coli, Klebsiella species, Pseudomonas aeruginosa, Enterobacteriaceae, Proteus; fungizid gegen Candida albicans

Nebenwirkungen: Hautreaktionen, Hautrötung (< 5 %).
Vorübergehende Leukopenie (5–15 %) 2–3 Tage nach Therapiebeginn auftretend mit Werten von < 1000/mm^3 Leukozyten, Absetzen nicht zwingend, Erholung auch unter Therapiefortführung

Anwendungshinweise: 1(–2)-mal täglich 2–3(–5) mm dicke Schicht direkt auf die geschädigte Haut oder mittels steriler Gaze auftragen, alte Cremereste sind jeweils vorher zu entfernen.
Bei Bildung eines cremigen grauen Exsudats (kein Eiter) häufigerer Verbandwechsel erforderlich.
Außer der geschlossenen ist auch eine offene Anwendung ohne abdeckenden Verband möglich.

Anwendungsdauer: In der Regel 10–14 Tage

Hinweise: Besonders unter dem Einfluss von Sonnenlicht kann es zur Graufärbung der Haut kommen (möglichst nicht im Gesicht anwenden).
Bei Verbrennungen vom Grad 2a kann sich in einigen Tagen eine gelblich graue Schicht (Salbe + Wundexsudat) ausbilden, einige Millimeter dick, sie lässt sich leicht entfernen, darunter erscheint ein rosa Wundbett.

Stellenwert in der Therapie: Lokalantibiotikum der Wahl bei Verbrennungen 2. und 3. Grades zur Prophylaxe von Wundinfektionen und Herausschieben der Kolonisation

Information für Patienten und Anwender: Abklärung vorliegender Allergien gegenüber Sulfonamiden, Sulfonylharnstoffen, Thiaziden.
Mögliches cremiges graues Exsudat ist kein Eiter.
Alte Cremereste müssen vor erneutem Auftragen entfernt werden.

Literatur: Fachinformation Stand 2000
Heggers, J., Linares, H.A., Edgar, P., Villarreal, C., Herndon, D.N. (1996): Treatment of infections in burns. In: Herndon, D.N., Total burn care, W.B. Saunders Company London, S. 98–135
Kramer, A., Adrian, V., Rudolph, P. (1999): Antiinfektiöse Therapie sekundär heilender Wunden – Möglichkeiten und Grenzen. In Medizin & Praxis Spezial, Wundheilungsstörungen, S. 46–55, Verlag für Medizinische Publikation Stade
Sellmer, W. (2000): Pharmakokinetische, pharmakodynamische Aspekte von lokalen Antiseptika und Antibiotika, Krh.-Hyg. + Inf.verh. 22 (4), 118–21

Lokaltherapeutikum, um Infektionen bei Verbrennungen 2. und 3. Grades zu vermeiden oder zu behandeln. Beide Komponenten tragen zur antimikrobiellen Wirkung bei. Es resultiert ein breites Spektrum gegen grampositive und gramnegative Bakterien bis hin zu Hefen und Pilzen. Von besonderer Bedeutung ist die Wirksamkeit gegenüber Pseudomonas aeruginosa, inzwischen wurden jedoch auch schon Resistenzen bekannt (Sellmer 2001). Durch die Komplexierung der Silber-Ionen mit dem Sulfadiazin wird ein rasches Ausfällen von Silberchlorid und das Risiko einer Hypochlorämie vermieden, wie es bei der Verwendung von Silbernitrat mit dem Chlorid des Gewebes geschieht (Heggers 1996). Die Wirkung erfolgt wahrscheinlich über eine Verhinderung der DNA-Replikation und Veränderung der Zellmembran der Keime (Rice 1992). Sulfadiazin wird bis zu 10 %, Silber bis zu 1 % resorbiert. Es wurde eine Wirksamkeit bis zu 24 Stunden beobachtet. Als günstig wird die Handhabung sowie ein mildernder Einfluss auf Schmerzen beurteilt (Heggers 1996). Flammazine® sollte nicht im Gesicht und bei Patienten mit einer Sulfonamid-Überempfindlichkeit angewendet werden (Morgan 2000). Wegen des Risikos eines Sulfonamid-induzierten Kernikterus ist das Präparat zudem kontraindiziert bei Schwangeren, Neugeborenen und stillenden Müttern mit Kindern unter 2 Monaten. Aufgrund der Zytotoxität von Sulfadiazin-Silber und einer Verzögerung der epidermalen Regeneration wird eine kurzzeitige Behandlung empfohlen (Kramer 2000b).

7.3.2.2 Mafenid

Mafenid ist kein klassisches Sulfonamid, auch wenn es strukturchemisch viel Ähnlichkeit mit diesen zeigt (s. Abb. 7.6). Die typische paraständige Aminogruppe ist über eine Methylenbrücke mit dem Aromaten verbunden, woraus sich eine andere, bisher noch ungewisse Wirkungsweise ergibt. Über eine Kreuzreaktivität zwischen Mafenid und Sulfonamiden ist nichts bekannt (AHFS 2001). Mafenidacetat steht in USA und Canada als Fertigpräparat in Form 10 %iger Cremes und 5 %iger Lösungen zur Verfügung, in Deutschland nur als Rohstoff für Rezepturen (Fährhaus 2001/USP 24) (s. Kap. 7.7). Die Wirksamkeit zur Vermeidung von schweren Infektionen bei Verbrennungen 2. und 3. Grades ist gut belegt (Heggers 1996). Vorteile gegenüber Sulfadiazin-Silber ergeben sich zum einen hinsichtlich der Aktivität gegenüber Pseudomonas aeruginosa, zum anderen durch eine ausgesprochen gute Penetration in die Brandwunde. Einige Nachteile machen Mafenid jedoch nur zu einem Lokalantibiotikum der 2. Wahl. Bei großflächiger Anwendung besteht das Risiko einer metabolischen Azidose, ausgelöst durch den renal ausgeschiedenen Metaboliten p-Carboxybenzolsulfonamid, einen schwachen Carboanhydrasehemmer. Dieser Metabolit wird zudem verantwortlich gemacht für allergische Reaktionen. Ein weiteres Problem sind die Schmerzen, die entstehen, wenn Mafenidacetat auf oberflächliche Wunden aufgetragen wird, bei denen die freien Nervenendigungen noch intakt sind. Somit beschränkt sich das Einsatzgebiet eher auf Verbrennungen vom Grad 2b und 3 (Heggers 1996).

7.3.2.3 Metronidazol

Seit Jahren finden sich immer wieder Hinweise in der Literatur über die erfolgreiche topische Anwendung von **Metronidazol** bei übel riechenden Wunden. Ursache ist meist die Besiedlung mit Anaerobiern, deren Abbauprodukte, flüchtige Fettsäuren, für den charakteristischen fauligen Geruch verantwortlich sind. Derartige Wunden finden sich häufig in Form von Dekubitalgeschwüren im Sakralbereich oder von zerfallenden (exulzerierenden) Tumoren. Für Pflegende, Angehörige und Patienten ist der üble Geruch äußerst belastend.

Wundauflagen mit Aktivkohle, Aromaessenzen und gutes Durchlüften können oft nur begrenzt Abhilfe schaffen. Für den Einsatz bei übel riechenden Wunden sind 1 %ige Metronidazol-Lösungen (Jones 1978) beschrieben, deren Effekte von Gelen (0,75–1 %) aber noch übertroffen werden (Thomas 1990, Finlay 1996, Bates-Jensen 1998). In Großbritannien wurde inzwischen ein 0,8 %iges Metronidazol Gel für diese Indikation zugelassen (Metrotop®). Finlay und ihre Mitarbeiter (1996) zeigten in einer offenen Studie an 47 Patienten mit Tumorwunden und gutartigen Hautgeschwüren eine effektive Geruchsminderung in 95 % der Behandelten. Gleichzeitig wurde die Kontamination der verwendeten Tuben nach 14 Tagen untersucht. Es zeigte sich in keinem Fall eine Kontamination. Seit kurzem ist in Deutschland ein 0,75 %iges Metronidazol-Gel zur topischen Behandlung der Rosacea auf dem Markt (Metrogel®). Weiter findet sich eine Rezeptur im NRF: Hydrophiles Metronidazol-Gel 0,75 % (NRF-11.65.). Probleme mit der Löslichkeit

und der Stabilität führten zur Entwicklung weiterer Rezepturen, wie beispielsweise eines sterilen Metronidazol-Gels (hierzu s. Kap. 7.7). Metronidazol ist wirksam gegen Anaerobier, Trichomonaden und Amöben, nicht jedoch gegen aerobe Keime. Milde Lokalreaktionen, allergische Reaktionen und Resistenzentwicklungen scheinen selten zu sein (Höger 1998).

7.4 Arzneimittel zur Granulation und Epithelisierung

Die Kenntnisse über die Wundheilungsprozesse geben Anstoß, bei chronischen Wunden die anabole Phase der Wundheilung gezielt zu unterstützen, die Granulation und die Epithelisierung extern anzuregen und zu beschleunigen.

Denkbar ist dies durch den lokalen Einsatz von fehlenden Substraten und Cofaktoren oder durch die Entwicklung von Arzneistoffen, die die physiologischen Reparationsmechanismen induzieren. Diese Therapieansätze haben trotz intensiver Forschung bisher noch zu keinem durchschlagenden klinischen Erfolg geführt. Vor diesem Hintergrund erstaunt zunächst die große Anzahl an Präparaten auf dem Markt, denen eine wundheilungsfördernde Wirkung zugesprochen wird. Die Suche nach einzelnen pharmakologisch aktiven Substanzen, die nachweislich die Wundheilung fördern, fällt jedoch mager aus. Valide Daten zur Wirksamkeit und zur Unbedenklichkeit fehlen weitgehend, stattdessen stützen sich die Argumentationen vielfach auf tierexperimentelle

Untersuchungen und Verlaufsdokumentationen einzelner Fallberichte.

Generell braucht eine granulierende und auch epithelisierende Wunde einen schonenden Umgang und Wundruhe. Das frische Granulationsgewebe reagiert sehr empfindlich auf exogene Einflüsse und Störfaktoren, so dass prinzipiell Zurückhaltung beim Gebrauch von Externa in diesen Wundheilungsphasen gefordert ist. Dies gilt besonders bezüglich der Applikation fettiger Salben zur Granulationsförderung.

Im Folgenden wird auf einige wenige wundheilungfördernde Substanzen näher eingegangen. Die Beschreibung einer Vielzahl weiterer Substanzen zur lokalen Applikation auf Wunden ist eher im Sinne eines Therapieversuchs zu bewerten. Hierzu zählen u.a.: Phenytoin, Insulin, Heparin.

7.4.1 Hyaluronsäure

Hyaluronsäure ist ein ubiquitär im Körper vorkommendes Mucopolysaccharid. Erstmals isoliert aus der Glaskörperflüssigkeit des Rinderauges ist es heute bekannt als wesentlicher Baustein der Haut (800 mg/g Haut) und der extrazellulären Matrix. Hyaluronsäure verleiht durch die Fähigkeit, Wasser zu binden und eine gelartige Konsistenz auszubilden vielen Geweben und Körperflüssigkeiten ihre Viskosität, z.B. der Haut, der Synovialflüssigkeit zum „Schmieren" der Gelenke oder auch dem Auge als Polsterung. Chemisch handelt es ich um ein Disaccharid (D-Glucosamin + N-Acetylglucosamin), welches entweder als Disaccharidkette oder an Proteinen gebunden (Proteoglykankomplex) vorliegt. Diese Proteoglykankomplexe sind wesentli-

che Bestandteile der Zellmatrix und somit in hohen Anteilen in der Haut zu finden. In dieser chemischen Form kommt die Hyaluronsäure in allen Lebewesen vor, artspezifisch ist nur die jeweilige Größe des Komplexes. Hierin begründet sich die gute Verträglichkeit von Hyaluronsäure verschiedener Spezies. Abgebaut wird sie durch das Enzym Hyaluronidase und durch Makrophagen. Die Halbwertszeit im Gewebe liegt im Mittel zwischen 2 und 4 Tagen, im Blut hingegen bei wenigen Minuten (Siebenschuh 1998, N.N. 1998a).

Das Wirkspektrum der Hyaluronsäure ist breit und betrifft Substitutions- und Reparationseffekte im Gewebe. Therapeutisch etabliert haben sich Präparate für die Augenchirurgie (Healon®, Dispasan®), zum Anfeuchten des Auges (Hylo-Comod®-Augentropfen) und zur intraartikulären Injektion bei degenerativen und traumatischen Gelenkerkrankungen (Hyalart®, Synvisc®, Hya-Ject®). Im Bereich der Wundbehandlung klingen die In-vitro- und tierexperimentellen Untersuchungen vielversprechend. Die klinische Erfahrung ist jedoch noch begrenzt und bezieht sich auf ein weites Anwendungsfeld: venöse, gemischte und diabetische Fußgeschwüre, postoperative Wunden, Verbrennungen (Hollander 2000). Was fehlt sind systematische klinische Studien (Siebenschuh 1998). Für Hyaluronsäure sind vielfältige Wirkungen im Wundheilungsgeschehen beschrieben. Hohe Hyaluronsäurekonzentrationen sind charakteristisch in der Initialphase der Wundheilung. Hyaluronsäure trägt zur Stabilisierung von Fibringerinnsel bei, erhält den Feuchtigkeitsspiegel der Wunde, fördert die Migration der Epithelzellen, die Proliferation von Fibroblasten sowie die Angiogenese

(Goa 1994). Bei der Aufzucht und Transplantation von humanen Keratinozyten (s. Kap. 10.2.2) konnte unter dem Einfluss von Hyaluronsäureestern die Kultivierungsdauer verkürzt und die Differenzierung der Zellen verbessert werden (N.N. 1998a). Die im Handel befindlichen Präparate enthalten meist eine veresterte Form, den Benzylester der Hyaluronsäure (Hyaff®). Diese Form wird wesentlich langsamer abgebaut als die freie Säure. Sie liegt nicht gelartig, sondern pulverförmig vor. Je höher der Veresterungsgrad, desto länger ist der Verbleib im Gewebe und desto geringer ist die Hydrophilität. Die Präparate stehen als Medizinprodukte in Form eines sterilen Pulvers (Hyalogran® mit Natriumalginat) oder in Form reiner Wundauflagen zur Verfügung (Kompresse: Hyalofill®-F, Tamponade: Hyalofill®-R). Das Pulvergranulat verflüssigt sich bei Kontakt mit Wundexsudat zu einem Gel und kann beim Verbandwechsel leicht entfernt werden. Für die Behandlung von Narben gibt es die Hyaluronsäure in injizierbarer Form (Hylaform® Gelimplantat) (Kap. 13).

Die empfohlenen Anwendungsbereiche sind weit gefasst und schließen die belegte, nekrotische Wunde sowie die oberflächliche schmerzende Wunde mit ein. Die sehr hohen Kosten könnten mit ein Grund für die bisher noch zögerliche Anwendung sein.

7.4.2 Zink

Zink ist bekanntlich ein sehr wichtiges Spurenelement in der Wundheilung. Auf die wundheilungsstörenden Einflüsse eines Zinkdefizits wurde bereits in Kapitel 3.1.2 hingewiesen. Klinische Untersuchungen zeigen, dass lokal angewendetes Zink die Proliferationsvorgänge in der Granulationsphase fördert, und zwar über eine Stimulation der RNA- und DNA-Synthese. Fibroblasten werden aktiviert, die Fibrinbildung verstärkt. Gleichzeitig erfolgt aber auch eine Hemmung zahlreicher Enzyme und Mediatoren. Die Epithelisierung wird durch Zinkionen jedoch gehemmt (Niedner 1990b). Auch wenn sich kontroverse Stellungnahmen in der Literatur finden (Agren 1999), so kann nach dem derzeitigen Kenntnisstand eine lokale Applikation von Zink nicht empfohlen werden (Wilkinson 1999). Die zum Teil verwendeten Zinkoxid-Pasten und -Salben stören durch die Bildung nicht zu entfernender Beläge und durch Austrocknen der Wunde die Wundheilung massiv. Außerdem wird die Wundbeobachtung erschwert (Hauptmann 1992). Zinkoxid-Pasten und -Salben gehören nicht in eine offene, tief dermale Wunde, auch nicht auf den Wundrand (s. Kap. 11). Gleiches gilt für die zahlreichen Wund- und Heilsalben (Mirfulan®, Desitin®, Dermilon®, Mitosyl®), die neben Lebertran große Anteile Zinkoxid enthalten und diesbezüglich u.a. für den Einsatz bei Verbrennungen II. Grades, Dekubitus Grad III und IV und Ulcus cruris beworben werden. Einigkeit besteht in der hohen Bedeutung einer adäquaten oralen Zinksubstitution bei bestehendem Zinkdefizit (s. Kap. 3.1.2.).

Dexpanthenol

Apothekenpflichtig

Handelsformen: Salben, Sprays, Lösungen, Emulsionen
Bepanthen®, Urupan®, Dexpanthenol-, Panthenol-diverse

Wirkstoff(e): Dexpanthenol (Panthenol) 5 %

Anwendung: Zur unterstützenden Behandlung der Heilung von
Haut- und Schleimhautläsionen

Nebenwirkungen: In Einzelfällen Unverträglichkeitsreaktionen
allergischer Art

Anwendungshinweise: Ein bis mehrmals täglich auf die betroffene
Stelle auftragen oder aufsprühen. Die Lösung kann auch in Form
von Umschlägen angewendet werden.

Stellenwert in der Therapie: Dexpanthenol beschleunigt nachweislich die Epithelisierung der Haut und eignet sich in der letzten
Phase der Wundheilung

Information für Patienten und Anwender: Dexpanthenolsalben
sollten nicht in offene Wunden eingebracht, sondern nur auf epithelisierende Wunden aufgetragen werden.

Literatur: Fachinformation Bepanthen Roche Wund- und Heilsalbe,
Stand 2001
N.N. (1995): Information und Beratung – Dexpanthenol, Dtsch. Apo-
thek. Ztg. 135 (23), 2102–2104
Aufbereitungsmonographie: Dexpanthenol/Panthenol und Salze der
Pantothensäure zur topischen Anwendung, BAnz. Nr. 24, S. 845
vom 5.2.1993 (Pharm. Ztg. 138 (7), 562 (1993))

7.4.3 Vitamin A – Retinol – Lebertran

Retinol (Hauptvertreter der Vitamin-A-
Gruppe) begünstigt die Zellproliferation
und die Reißfestigkeit von Wunden. Ein
zusätzlicher Einfluss auf die Fibroblas-
tenfunktion ist umstritten (Lippert
2001). Für die lokale Anwendung von
Vitamin A gilt gleiches wie für Zink. Ein
Defizit ist im Rahmen einer Vitamin-
substitution oral zu beheben, das Einbringen von Vitamin A direkt in eine
offene Wunde, z.B. in Form von Le-
bertran-Zubereitungen (Unguentolan®,
Desitin®, Mirfulan®) stört die Wundheilung (Hauptmann 1992).

7.4.4 Dexpanthenol

Dexpanthenol (Panthenol) ist der Alkohol des Vitamins Pantothensäure. Er
wird dermal gut resorbiert und im Organismus zur aktiven Form, der Pantothensäure umgebaut. Pantothensäure
ist in Form des Coenzyms A an zahlreichen Stoffwechselvorgängen beteiligt
(Transfer von Acylgruppen bei der Glu-
coneogenese, Fettsäureabbau, Fett-
säuresynthese, Synthese von Sterolen,
Steroidhormonen und Porphyrinen).
Experimentell konnte für Dexpanthenol
eine Beschleunigung des Wundver-
schlusses nachgewiesen werden (Bundesanzeiger 1993c). Eine randomisier-
te, placebokontrollierte Doppelblindstu-
die an 20 Patienten mit einer 5 %igen
Dexpanthenol W/O-Emulsion zeigt eine
signifikante Beschleunigung der epidermalen Regeneration (Presto 2001).
Einsatzgebiet der verschiedenen Dex-
panthenol-Zubereitungen (Bepanthen®,
pH 5 Eucerin® Hand Intensivpflege Pan-
thenol®, usw.) ist im Bereich der Wund-

behandlung erst die epithelisierende geschlossene, nicht die offene Wunde.

7.4.5 Wachstumsfaktoren

Die Erforschung der biochemischen Prozesse der physiologischen Wundheilung führte zur Isolierung und beginnenden Funktionsaufklärung von kutanen Wachstumsfaktoren. Sie gehören zu den Zytokinen und sind Polypeptide, die im Wundheilungsverlauf maßgeblich die Zellkommunikation sicherstellen. Erst durch die Wachstumsfaktoren werden die Vorgänge wie Migration, Differenzierung, Mitose, Proliferation der verschiedenen Zellen möglich. Bereits mit beginnender Gerinnung werden aus den alpha-Granula der Thrombozyten große Mengen an Wachstumsfaktoren, vor allem der bisher am besten untersuchte PDGF freigesetzt, im weiteren Verlauf auch noch aus anderen Zellen (Makrophagen, Monozyten, Fibroblasten, Keratinozyten). Inzwischen sind über 50 Wachstumsfaktoren bekannt und in ihrer Struktur aufgeklärt. Einige für die Wundheilung bedeutsame sind:

- PDGF (Platelet Derived Growth Factor),
- EGF (Epidermal Growth Factor),
- TGF-β (Transforming Growth Factor β),
- FGF (Fibroblast Growth Factor),
- IGF-1 (Insulin Like Growth Factor),
- KGF (Keratinocyte Growth Factor),
- PF-4 (Platelet Factor 4)

(Debus 2000, Köveker 1994, Frank 1997). Bei chronischen Wunden, so bei Patienten mit Diabetes mellitus oder venösen Ulzera wurde ein Mangel an speziellen Wachstumsfaktoren (PDGF, KGF) festgestellt. Der therapeutische Einsatz von Wachstumsfaktoren liegt nahe. Tierexperimentelle Untersuchungen mit exogenen Wachstumsfaktoren zeigten viel versprechende Effekte, z.B. eine Beschleunigung der Wundheilung. In ersten klinischen Studien applizierte Ende der 80er Jahre Knighton lokal PDGF auf chronische Wunden mit gutem Erfolg. Es folgten zahlreiche weitere Studien mit Gemischen von

Tab. 7.12: Präparate mit Wachstumfaktoren zur Wundbehandlung

Handelsname®	Wirkstoffe	Gewinnung	Hersteller
PDWHF * (Platelet Derived Wound Healing Factors)	Gemisch verschiedener Wachstumsfaktoren, u.a. β-TG, PDGF, PF-4, TGF-β	Aus patienteneigenen Thrombozyten	
Thrombokinin *	Gemisch verschiedener Wachstumsfaktoren	Aus patienteneigenen Thrombozyten	
Eurokinin	Gemisch verschiedener Wachstumsfaktoren	Aus patienteneigenen Thrombozyten	Euroderm/Leipzig
Regranex 0,01 % Gel	Becaplermin (rhPDFG-BB)	Gentechnologisch mit Hefepilzen	Janssen-Cilag/Neuss

* nicht mehr im Handel

Wachstumsfaktoren, später auch mit gentechnologisch hergestellten Einzelfaktoren (PDFG-BB, TGF-β). Aufgrund der synergistischen Effekte der einzelnen Faktoren bei der Wundheilung wird den Kombinationen von Wachstumsfaktoren eine bessere Wirkung zugesprochen als den Monopräparaten. Zurzeit sind in Deutschland zwei Präparate auf dem Markt (s. Tab. 7.12). Doch bei Betrachtung der bisherigen klinischen Studien fällt auf, dass die Ergebnisse stark differieren und die Erfolge hinter den Erwartungen zurückliegen (Hunziker 1998). Ein Grund wird in den methodischen Mängeln der Studien gesehen: Heterogenität von Wunde und Patient, Dokumentation, Endpunkte. Durchgeführt in verschiedenen Zentren weichen bereits die Standardmethoden in der Wundbehandlung stark voneinander ab und scheinen den Therapieerfolg z.T. wesentlicher zu beeinflussen als die Wachstumsfaktoren. Dies unterstreicht erneut die Bedeutung der Voraussetzungen für ihren klinischen Einsatz (Krüger 1998). Er sollte im Rahmen von Studien und an spezialisierten Kliniken stattfinden bei Patienten mit primär therapieresistenten chronischen Wunden. Eine solche Therapie wird über durchschnittlich 10 Wochen durchgeführt und ist sehr kostenintensiv. Die Verträglichkeit ist gut, es wurden lediglich leichte Hautirritationen beobachtet. Zu bedenken ist in jedem Fall, dass einige Wachstumsfaktoren gleichzeitig auch eine onkogene Potenz besitzen (Debus 2000).

Das auf dem Markt befindliche Präparat Eurokinin® (frühere Präparate PDWHF® und Thrombokinin®) enthält ein konzentriertes Gemisch thrombozytärer Wachstumsfaktoren. Sie werden aus biotechnologisch aufbereiteten autologen Thrombozyten gewonnen, d.h. der Patient ist selbst Spender seiner Wachstumsfaktoren. So werden für jeden Patienten individuell z.B. 70 tiefgefrorene Tagesdosen hergestellt. Mit der Lösung werden Kompressen getränkt und exakt in der Wunde platziert, mit einer Fettgaze abgedeckt und einer Bandage fixiert. Der Verband wird täglich gewechselt. Eurokinin® ist indiziert bei chronischen Wunden unterschiedlicher Genese, die nach ursachenspezifischen medizinischen und pflegerischen Behandlungsmaßnahmen keine bzw. nur mangelnde Granulation aufweisen.

Seit Ende 1999 steht zudem ein gentechnologisch hergestelltes Monopräparat als Fertigarzneimittel unter dem Namen Regranex® 0,01 % Gel zur Verfügung. Es enthält den Wirkstoff Becaplermin, eine rekombinant hergestellte Isoform (BB) der PDGF-Wachstumsfaktoren (Niedner 2000). Die Zielgruppe sind Patienten mit tiefen, neuropathischen chronischen diabetischen Ulzera. Aufgrund der begrenzten Datenlage ist die Indikation noch sehr eng gefasst mit Einschränkung auf eine Wundgröße unter 5 cm^3 und Ausschluss von Wundinfektionen und peripheren arteriellen Verschlusskrankheiten (Janssen-Cilag 1999).

7.5 Blutstillende Präparate

Bei Verletzungen, aber auch bei chirurgischen Eingriffen reicht die physiologische Blutgerinnung nicht immer aus, um mittels Mikrothromben in kurzer Zeit die Gefäßdefekte zu verschließen.

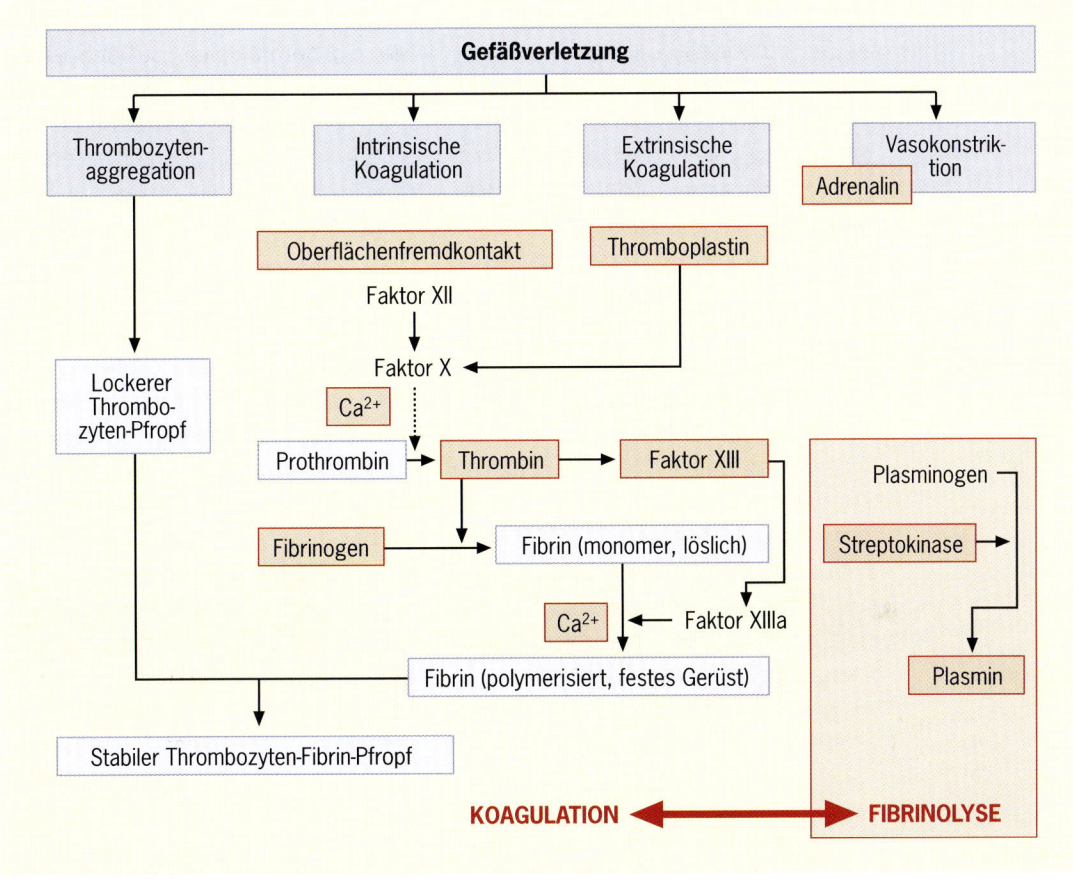

Abb. 7.7: Vereinfachte schematische Darstellung der Blutgerinnung und pharmakologische Möglichkeiten, Koagulation und Fibrinolyse therapeutisch zu beeinflussen (rote Kästchen).

Dies tritt vor allem ein, wenn es schwere traumatische Verletzungen sind oder Gerinnungsstörungen vorliegen (Hämophilie-Patienten, Patienten unter Phenprocoumon, Patienten mit Leberinsuffizienz). Zur Blutstillung werden dann neben chirurgischen Techniken (mechanischer Druck, Abklemmen, Ligaturen) auch einige pharmakologische Substanzen und spezielle Wundauflagen eingesetzt (Plaisir 2001). Lokal applizierte Hämostyptika vermögen nur kleinere Blutungen (kapillare, venöse, diffuse Sickerblutungen) zu stoppen, nicht aber stärkere oder solche aus unter Druck stehenden Gefäßen.

Die Blutstillung gelingt unter Nutzung von Oberflächeneffekten oder durch gezielte Substitution einzelner Faktoren und Substrate (Fibrinogen, Thromboplastin, Faktor XIII), die in die Gerinnungskaskade eingreifen (s. Abb. 7.7).

Alaun (Kaliumaluminiumsulfat) wird noch zur Blutstillung von Rasierwunden eingesetzt. Keine Bedeutung mehr hat **Eisen-III-chlorid**, das früher in Form von Lösungen oder imprägnierter Baumwolle bzw. Watte angewendet wurde (Gossypium haemostaticum, DAB Erg.B. 6, Rezepturhinweise NRF). Nachteilig ist die stark ätzende und unangenehm brennende Wirkung. Bei größeren Wunden besteht zudem die Gefahr einer Thrombose. Alaun und Eisen-III-chlorid stillen die Blutung durch einen adstringierenden Effekt. Beim Einsatz von **Adrenalin** und **Noradrenalin** kommen vasokonstriktorische Eigenschaften zum Tragen. **Adrenalon** (früher im Stryphnasal® Stift) wurde bei Nasenbluten eingesetzt. Das Nachfolgeprodukt Stryphnasal® Nasenstift wirkt vorwiegend mechanisch mittels Druck. Ein Hartfettanteil erleichtert es, den Stift wieder schonend von der Wunde zu entfernen.

Am bekanntesten sind die verschiedenen Clauden®-Präparate: Watte, Tupfer, Gaze, Nasentamponade. Sie enthalten tierisches **Thromboplastin**, das die Umwandlung von Prothrombin in Thrombin fördert und so kleinere Blutungen (Schnittwunden, Nasenblu-

ten) stillt. Die Anwendung ist unbedenklich. **Thrombin** kann auch direkt appliziert werden (früher in Topostasin®). Es greift an einem späteren Schritt der Blutgerinnungskaskade ein, indem die Umwandlung von Fibrinogen in Fibrin aktiviert wird.

Ganz anders wirken gerüstbildende Substanzen (s. Tab. 7.13). Die große Oberfläche ihrer Matrix erleichtert die Blutgerinnung, so bei Gelatine, Kollagen und oxidierter Cellulose. Sie sind resorbierbar und finden primär intraoperativ Verwendung, z.T. auch in der Zahnheilkunde. Das früher verfügbare Sorbacel® bestand aus oxidierter Cellulose. Tabotamp® besteht aus oxidierter **regenerierter Cellulose** der Baumwolle und ist somit pflanzlichen Ursprungs. Diese Produkte quellen bei Kontakt mit Blut, bilden eine braune gallertartige Masse und werden ge-

Tab. 7.13: Hämostyptika zur lokalen Anwendung

Material/Wirkstoff		Handelsname®	Zuordnung
Oxidierte Cellulose		Sorbacel	(nicht mehr im Handel)
Oxidierte regenerierte Cellulose		Tabotamp	Medizinprodukt
Watte/Gaze	+ Thromboplastin	Clauden	Medizinprodukt
Kollagen	vom Pferd	Tachotop Vlies	Apothekenpflichtiges Arzneimittel
	vom Rind	Pangen	Apothekenpflichtiges Arzneimittel
	vom Rind	Suprasorb C	Medizinprodukt
	vom Schwein	medifome	Medizinprodukt
Kollagen	+ Thrombin, Fibrinogen, Aprotinin	TachoComb H	Apothekenpflichtiges Arzneimittel, dokumentationspflichtiges Blutprodukt
Gelatine	vom Schwein	Gelaspon	Medizinprodukt
		Spongostan	Medizinprodukt
		Stypro	Apothekenpflichtiges Medizinprodukt
Fibrinkleber	A: Fibrinogen, Faktor XIII	Beriplast CombiSet HS	Apothekenpflichtiges Arzneimittel
	B: Thrombin, Calciumchlorid		Dokumentationspflichtiges Blutprodukt
	A: Fibrinogen, Fibronectin, Faktor XIII, Plasminogen, Aprotinin	Tissucol Duo S	Apothekenpflichtiges Arzneimittel
	B: Thrombin, Calciumchlorid		Dokumentationspflichtiges Blutprodukt

wöhnlich in 2–7 Tagen (größere Teile bis in 6 Wochen) resorbiert. Sie sind nicht geeignet zum Abdecken von Wunden, da sie die Epithelisierung behindern. In diesem Fall werden sie nach der erfolgten Blutstillung wieder entfernt. Vorteilhaft sind die bakteriziden Eigenschaften der oxidierten Cellulose. Als Nebenwirkung können lokale Reaktionen auftreten: wie Schmerzen, Brennen, aber auch Schädigungen von Gewebe oder Nerven durch das Quellen.

Aufbereitetes **Kollagen** stammt von unterschiedlichen Tieren, z.B. von Schwein, Pferd oder Rind, und steht als lokales Hämostyptikum in Form von Vliesschwämmen, Kompressen und Pudern zur Verfügung: Tachotop® Vlies, Pangen®, Suprasorb® C. Die blutstillende Wirkung tritt sehr rasch innerhalb von 1–5 Minuten ein, die Resorption erfolgt innerhalb 8–12 Wochen. Das Kollagen kann auch als Träger von Arzneistoffen fungieren, die die Blutgerinnung fördern: Fibrinogen, Thrombin, Aprotinin (TachoComb® H). Die Wundauflage Promogran® besteht aus Kollagen (Rind) und regenerierter oxidierter Cellulose, weiteres s. Kap. 6.3.5.

Denaturierte **Gelatine** (Gelaspon®, Spongostan®, Stypro®) vermag ein Vielfaches seines Gewichtes an Blut aufzusaugen und bildet in kürzester Zeit eine Abdichtung unter Ausbildung eines Fibrin-Pfropfes. Auch die Gelatine kann als Trägermaterial für Wirkstoffe benutzt werden. Sie wird innerhalb 4–6 Wochen resorbiert. Nebenwirkungen sind selten, beobachtet wurden jedoch vermehrt Infektionen.

Calciumalginat-Wundauflagen sind bekannt für ihre hämostyptischen Eigenschaften (s. Kap. 6.3.1). Sie begründen sich in der Abgabe von Calcium-Ionen, die in die Gerinnungskaskade eingeschleust werden. Dieser Effekt wird klinisch ausgenutzt, z.B. bei der Versorgung von Spalthautentnahmestellen.

Ein **Faktor-XIII**-Mangel, führt nicht nur zu Gerinnungsstörungen, sondern auch zu Wundheilungsstörungen (Wollina 1999). Der Mangel kann angeboren sein, weit häufiger ist er jedoch erworben, so infolge von Leukämien, metastasierenden Tumoren, Leberfunktionsstörungen, ausgedehnten Verbrennungen, massiven Transfusionen. Faktor XIII ist wesentlich beteiligt an der Vernetzung der Fibrinmatrix und somit der Ausbildung eines stabilen Fibringerinnsels (s. Abb. 7.7). Dieses stimuliert seinerseits wiederum die Migration der Fibroblasten und sichert somit die Kollagensynthese. Eine Substitution bei Mangel erfolgt durch parenterale Gabe von Faktor XIII (Fibrogammin® HS). Darüber hinaus finden sich auch Anwendungsbeobachtungen zum lokalen Einsatz von Faktor XIII bei Wundheilungsstörungen (Ulzera, operierte Kopf-Halstumore) (Brockmeier 1998, Wozniak 1996).

Einzelne Faktoren der Blutgerinnung werden vom Chirurgen zur Blutstillung in Form von **Fibrinklebern** (Beriplast®, Tissucol®) eingesetzt. Sie agieren dort als Zwei-Komponenten-Kleber. Beim Mischen zweier Lösungen wird Faktor XIII aktiviert, Fibrinogen zunächst zu Fibrinmonomeren und dann zu einem stabilen Fibrin-Pfropf umgewandelt. Auslöser dieser Reaktion sind wie bei der physiologischen Blutgerinnung Thrombin und Calcium-Ionen. Je nach Bedarf wird Aprotinin als Antifibrinolytikum noch ergänzt. Die Applikation der Lösungen erfolgt direkt hintereinander oder simultan in einer Doppelspritze über ein Y-Stück.

7.6 Arzneipflanzen in der Wundbehandlung

Das Bedürfnis, eine Wunde direkt mit einer guten Medizin zu versorgen, schlägt sich besonders in der Nachfrage nach pflanzlichen Produkten nieder. Hier ist das Vertrauen auf natürliche Produkte ohne zu befürchtende Nebenwirkungen sehr groß. Von zahlreichen Pflanzen bzw. deren Extrakten wird über positive Auswirkungen auf die Wundheilung berichtet. Die Favoriten unter ihnen sind: Arnika, Ringelblume, Kamille, Sonnenhut und Hamamelis. Wer kennt nicht das Johanniskraut-Öl aus der Hausapotheke oder die frühere Branolind® N Gaze mit Perubalsam? Ihnen werden vielfältige Wirkungen zugesprochen: antiphlogistisch, adstringierend, desinfizierend, wundreinigend sowie granulations- und epithelisierungsfördernd (s. Tab. 7.14).

Dass es hierbei keinesfalls um rein traditionelle, volkstümliche Anwendungen geht (Pahlow 1988), zeigen zahlreiche Aufbereitungsmonographien von Pflanzen, die für die Wundbehandlung ausgewiesen sind. Nach Grimme (1999) konnte ein signifikanter Einfluss von Phytotherapeutika auf die Wundbehandlung jedoch bisher noch nicht sicher nachgewiesen werden. Weitere kontrollierte klinische Studien und pharmakologische Untersuchungen sind erforderlich. Dass die Wundbehandlung auch weiter im aktuellen Interesse der Arzneipflanzenforschung steht, zeigen neuere Arbeiten, wie z.B. zu Aloe vera (Vogler 1999), Johanniskraut (Schempp 2000) und zur experimentellen Testung von Pflanzen an Wundmodellen (Phan 2000).

Bevor derartige Pflanzen und ihre Zubereitungen in der Wundversorgung

Tab. 7.14: Arzneipflanzen und ihre Wirkungen auf die Wundheilung (nach Schilcher 1996, Wichtl 2002, Grimme 1999)

Antiphlogistisch	Adstringierend	Wundreinigend
Arnikablüten*	Hamamelisblätter, -rinde*	Kamillenblüten*
Hamamelisblätter, -rinde*	Eichenrinde*	Ringelblumenblüten*
Kamillenblüten*	Schafgarbenkraut	Papain aus der Papaya
Johanniskraut*		Bromelain aus der Ananas
Beinwellwurzeln		
Ringelblumenblüten*		
Aloe vera		
Eichenrinde*		

Antimikrobiell	Granulations- und epithelisierungsfördernd	Hämostyptisch
Kamillenblüten*	Beinwellwurzeln	Hamamelisblätter-, rinde*
Schafgarbenkraut	Hamamelisblätter-, rinde*	
Teebaumöl	Echinaceakraut, -wurzeln	
Pfefferminzöl	Perubalsam*	
Perubalsam*	Ringelblumenblüten*	
Aloe vera		
Arnikablüten*		
Eichenrinde*		

* Anwendungsgebiet Wundbehandlung in der Aufbereitungsmonographie

zur Anwendung gelangen, sollten folgende Aspekte bedacht werden:

- Auch bei den pflanzlichen Produkten gilt der Grundsatz der Wundversorgung, dass Störfaktoren in jedem Fall zu meiden sind und im Zweifelsfall ein Verzicht vor Risiko geht. (Weniger kann mehr sein.) Dies ist besonders in der Granulations- und Epithelisierungsphase zu berücksichtigen, da das zarte Granulationsgewebe hochempfindlich ist und in erster Linie Wundruhe sowie ein feuchtes Wundmilieu benötigt.

- Im feucht-wässrigen Milieu der Wunde wird Fett zum Störfaktor. Eine die Wunde bedeckende Fettschicht verhindert das Abfließen von Wundexsudat durch fehlenden Kontakt mit der Wundauflage und verschlechtert die Wachstumsbedingungen im Wundgebiet durch Verschmieren der Zelloberfläche (Sedlarik 1997). Zahlreiche pflanzliche Wundtherapeutika werden in Form fetthaltiger Salben oder Pasten angeboten, die kein oder nur ein begrenztes Wasseraufnahmevermögen haben. Salben führen in der Wunde zu schmierigen Belägen, ganz entgegen dem Ziel, einen klaren und sauberen Wundgrund zu erhalten bzw. zu schaffen. Das beim Verbandwechsel notwendige Entfernen von Salben ist bei fetthaltigen Grundlagen mühsam. In der Wunde verbleibendes Material bietet einen günstigen Nährboden für Mikroorganismen und birgt ein hohes Risiko für Wundinfektionen. Gleiches gilt für Puder. Diese trocknen die Wunde zusätzlich noch aus und Verklumpen zu großen Partikeln.

- Tinkturen, Gele und homöopathische Präparate enthalten häufig Alkohol. Ihre lokale Anwendung kann zu Brennen und Schmerzen in der Wunde führen.

- Einige Pflanzen und ihre Produkte bergen ein hohes allergenes Potential, führen zur Sensibilisierung und Hautirritationen, so z.B. Perubalsam und Korbblütler, hier besonders Arnika und Kamille.
Bekannt ist zudem, dass chronische Wunden eine hohe Bereitschaft zu allergischen Reaktionen zeigen (vgl. Kap. 14).

- Bei der Beschreibung der Anwendungsgebiete wird z.T. keine scharfe Trennung gemacht zwischen einer leicht verletzten Haut, Hauterkrankungen und einer offenen Wunde. Eine Anwendung auf Haut und Schleimhaut lässt sich nicht einfach auf offene Wunden übertragen. Obwohl Beinwell und Teebaumöl bekannt sind für ihren Einsatz bei Hautverletzungen, darf Beinwell wegen der enthaltenen Pyrrolizidin-Alkaloide nur auf einer intakten Haut angewendet werden (Bundesanzeiger 1990). Teebaumöl ist wegen der in-vitro beobachteten Zytotoxizität auf Verbrennungswunden kontraindiziert (Foagali 1997). Nach Grimme (1999) rechtfertigt das hohe allergene Potential von Arnikablüten nicht ihren Einsatz bei offenen Wunden (s. auch Bedi 2002).

Die Anwendung von pflanzlichen Präparaten sollte sich in der Versorgung offener Wunden allenfalls auf die Verwendung von wässrigen Umschlägen beschränken. Salben eignen sich nur für

Tab. 7.15: Fragwürdige Rezepturen in der Wundbehandlung (nach NRF, Kramer 2000b, Sellmer 2001)

Rezeptur	Bemerkungen
Chloramin-T-Lösung	Potentielles Allergen, Hautreizungen
	Hemmung von Gewebewachstum in-vitro
	Kein Mittel der Wahl für die Wundantiseptik
Ethacridin-Lactat-Lösung (NRF 9.2./Standardzulassung)	Nicht auf Wunden anwenden, nur bestimmungsgemäß zur lokalen Anwendung bei Umschlägen und Teilbädern
	Gefahr der Keimbelastung, NRF: Sterilherstellung; Standardzulassung: keimarme Herstellung, Aufbrauchfrist 7 Tage
Ethanolische Fuchsin-Lösung 0,5 % (NRF 11.26.)	Enthält Alkohol und darf deshalb nicht in die offene Wunde
	Farbstoff Fuchsin ist nicht völlig unbedenklich
	Qualität von Fuchsin beachten, Anteil der Verunreinigung durch freie aromatische Amine
Farbstoff-Lösungen mit Brillantgrün oder Malachitgrün	Schwermetallverunreinigung des Rohstoffs, pharmazeutisch erforderliche Qualität ist nicht gewährleistet, darf nicht abgegeben werden
	Unklare pharmakologisch-toxikologische Nutzen-Risiko-Abwägung
Farbstoff-Lösungen mit Methylviolett (Pyoktanin)	Methylviolett ist obsolet, Negativ-Monographie für die therapeutische Anwendung in der Veterinärmedizin
	Methylviolett besteht zu 96 % aus Methylrosaniliniumchlorid (Kristallviolett) und kann hierdurch ersetzt werden
	Ungeeignet für die Wundbehandlung wegen eingeschränkter Wundbeobachtung und Austrocknen der Wunde
Kaliumpermanganat Kristalle oder Lösungskonzentrat 1 % (NRF 11.82.)	Unzureichende antiseptische Wirksamkeit
	Problematische Handhabung durch nachhaltige Färbung von Haut und Materialien
	Unsichere Dosierung mit Gefahr von konzentrierten ätzenden Lösungen und Kristallen, wenn als Festsubstanz abgegeben
Silbernitrat-Lösungen 0,5/1 % oder 10 % (NRF 11.98., 11.99.)	Konzentrationsabhängige adstringierende, austrocknende, ätzende, gerbende Wirkung; Konzentrationen über 0,5 % sind gewebetoxisch
	Starke Färbung
Solutio Castellani	Als Resorcin-haltige Rezeptur aus dem NRF gestrichen, Resorcin hat aus toxikologischen Gründen eine Negativmonographie erhalten
	Nachfolgerezeptur ethanolische Fuchsin-Lösung ungeeignet für die Wundbehandlung (s.o.)
Sulfonamide – kutane Anwendung	Kutane Anwendung generell nicht mehr vertretbar wegen geringer antimikrobieller Wirksamkeit und zu hoher Sensibilisierungsgefahr (Ausnahme Silber-Sulfadiazin)
Harnstoff-Glucose-Puder (Ex-NRF 11.48.)	Hohe Harnstoffkonzentration wirkt hautreizend und bei 30–40 % keratolytisch
	Austrocknende Wirkung
	Streichung aus dem NRF in 2002

die Behandlung von kleineren, oberflächlichen Wunden, Schürfwunden, kleineren Schnitt- und Kratzwunden, Verbrennungen 1. Grades oder zur Pflege weitgehend intakter Haut.

7.7 Rezepturen in der Wundbehandlung

Bei der Verordnung von Externa nehmen die Rezepturen nach wie vor einen hohen Stellenwert ein. Die Rezepturvielfalt macht dabei vor der offenen Wunde nicht halt. Zum einen ermöglicht die Apothekenrezeptur, neuere Wirkstoffe bereits therapeutisch zu nutzen, bei denen noch kein Fertigarzneimittel zu Verfügung steht (Lavasept®-Lösung/Gel), zum anderen halten sich auch obsolete Rezepturen hartnäckig in der täglichen Praxis. In der Apotheke hergestellte Wundtherapeutika sind z.T. preislich attraktiv, bei Farblösungen beeindruckt nicht selten auch die Farbe. Der unkritische Einsatz traditioneller Rezepturen muss jedoch u.U. teuer bezahlt werden durch Austrocknen der Wunde, Hemmung der Wundgranulation und Behinderung der Wundbeobachtung. Unterliegen die Fertigarzneimittel früher oder später einer kritischen Beurteilung durch die arzneimittelrechtlichen Zulassungsbestimmungen, so fällt die Bewertung von Rezepturen dem Laien wie dem Fachmann weitaus schwerer. Wissenschaftlich verwertbare Daten fehlen häufig, klinische Studien werden nur selten durchgeführt. Seit Mitte der 80er Jahre arbeiten die Arzneimittelkommission der Deutschen Apotheker und eine experimentelle Arbeitsgruppe an der Entwicklung rationaler dermatologischer Rezepturen. Diese finden Niederschlag im „Neuen Rezept Formularium" NRF, in dem auch bedenkliche Rezepturen explizit genannt sind und konkrete Hinweise zum Umgang mit derartigen Verschreibungen gemacht werden. Die im Rahmen der Nachzulassung erarbeiteten Aufbereitungsmonographien stellen ebenfalls einen wertvollen Beitrag zur Beurteilung von Rezepturen dar. Die Arbeit der Kommission B 7 (Dermatologie, Hämatologie) wurde 1994 eingestellt, die Wundbehandlungsmittel blieben dadurch weitgehend unbearbeitet (Garbe 1996).

Mangelnde pharmazeutische Qualität der Rohstoffe, toxische Einflüsse, allergene Risiken und ökologische Be-

Tab. 7.16: Rezepturen mit aktuellem Stellenwert in der Wundbehandlung

Rezeptur	Quellen
Wässrige Eosin-Dinatrium-Lösung 0,5/1 oder 2 %	NRF 11.95. NRF-Rezeptur-Hinweis
Ringerlactat-Gel	s.u.
Polyhexanid-Lösung 0,02/0,04 % (= Lavasept®-Anwendungslösung 0,1/0,2 %)	s.u.
Lavasept-Gel 0,2%	s.u.
Mafenidacetat-Lösung 5 %	s.u.
Metronidazol-Gel 1 % (steril)	s.u.
Polyvidon-Iod-Lösung	NRF 11.16.
Polyvidon-Iod-Salbe 10 %	NRF 11.17.
Polyvidon-Iod-Zucker-Salbe	NRF 11.42. NRF-Rezeptur-hinweis
Feste Zuckerpaste (nach Middleton)	Middleton 1990 s.u.
Wasserstoffperoxid-Lösung 3 %	NRF 11.103. NRF-Rezeptur-hinweis

denken sind die Hauptgründe, die zu einer generellen negativen Risiken-Nutzen-Bewertung zahlreicher dermatologischer Rezepturen führen (s. Tab. 7.15). Wertvolle Hinweise und detaillierte Literaturangaben finden sich in den Rezepturhinweisen zum NRF (www.offizin-online.de). Bei einigen Rezepturen beziehen sich die Bedenken speziell auf ihre Anwendung in der Wundversorgung.

Unter Berücksichtigung der aktuellen Datenlage und den Grundsätzen der modernen Wundbehandlung stellen bestimmte Rezepturen sinnvolle Ergänzungen des Fertigarzneimittelsortiments dar (s. Tab. 7.16).

Im Folgenden wird auf solche Rezepturen näher eingegangen, die nicht in den üblichen Arzneibüchern beschrieben sind. Grundsätzlich besteht die Forderung, dass unter Beachtung der Prinzipien der Asepsis zur Wundversorgung sterile oder zumindest keimarme Produkte verwendet werden sollen (NRF-Rezepturhinweis zur Wundversorgung). Problematisch ist besonders die Festlegung von Haltbarkeit und Aufbrauchfristen. Eine Kontamination ist beschrieben z.B. bei Eosin-Lösungen aufgrund einer zu schwachen antimikrobiellen Wirksamkeit und bei Ethacridinlactat-Lösungen aufgrund des schmalen Wirkungsspektrums.

Ringerlactat-Gel

Bestandteile

Natrosol 250 G Pharm.	350,0 g
Ringerlactat-Infusionslösung	4650,0 g
	5000,0 g

Herstellung

Ringerlactat-Lösung im Becherglas auf ca. 80–90 °C erhitzen und in eine Salbenmaschine geben. Abgewogenes Natrosol 250 G Pharm auf die Oberfläche streuen. Bei 80 % Vakuum auf Stufe 2 rühren. Wenn die Masse homogen ist, wird sie noch warm in 1-Liter-Infusionsflaschen gefüllt (ca. 800 ml) und zugebördelt. Nach dem Erkalten wird das Gel 20 min. bei 121 °C autoklaviert.

Vor dem Abfüllen in Einmalspritzen wird das Gel geschüttelt und in einen vorsterilisierten Druckbehälter (ohne Filter) gefüllt. Das Gel wird dann unter aseptischen Bedingungen in 10 oder 20 ml Injektionsspritzen abgefüllt, mit einem Konus verschlossen und etikettiert.

Lagerung
Im Kühlschrank

Haltbarkeit
6 Monate

Art der Anwendung
Zum Auftragen auf Wundflächen

Hinweis
Zur einmaligen Anwendung

Quelle
Herstellungsvorschrift Apotheke des Marienhospital – Stuttgart

Sterile Metronidazol-Gele 1 %

Bestandteile	Carbomergel	Hypromellosegel
Metronidazol	1,0 g	1,0 g
Carbomer 35.000 (Carbopol® 974p)	1,0 g	–
Trometamol	1,0 g	–
Natriumedetat	0,1 g	–
Mannitol	5,0 g	–
Natriumchlorid	–	0,9 g
Methocel E4M (Hypromellose 2000)	–	2,0 g
Wasser für Injektionszwecke	ad 100,0 g	ad 100,0 g

Herstellung
Sterilisation durch Autoklavierung

Lagerung
Nicht im Kühlschrank lagern, da Gefahr der Auskristallisation

Anwendungsgebiet
Zur lokalen Anwendung auf übel riechenden Wunden (Dekubitalulzera, tumoröse Wunden), die mit Anaerobiern befallen sind.

Art der Anwendung
Zweimal täglich applizieren

Quellen
NRF-Rezepturhinweis Metronidazol-Lösung und Gel zur topischen Anwendung, Jedema 1989

Lavasept®-Anwendungslösung (0,1) 0,2 %

Bestandteile	1 Liter	500 ml
Lavasept® Konzentrat	(1) 2 ml	(0,5) 1 ml
Ringer-Lösung (ohne Lactat)	1000 ml	500 ml

Herstellung
Die benötigte Menge Lavasept® Konzentrat wird mit Hilfe einer sterilen Spritze und Kanüle unter aseptischen Bedingungen aus dem Originalbehältnis entnommen und nach Abnahme der Verschlusskappe und des Gummistopfens direkt in die Originalflaschen der Ringer-Lösung gespritzt. Die Behältnisse werden jeweils wieder mit dem Gummistopfen verschlossen und neu verbörtelt. Anschließend wird 15 min bei 121 °C autoklaviert.

Kennzeichnung
Originaletikett wird mit einem neuen Etikett vollständig überklebt. Wichtig ist der Hinweis, dass diese Lösung nur zur äußeren Anwendung und nicht zur Infusion bestimmt ist (z.B. weiße Schrift rot hinterlegt: „nur zur äußeren Anwendung")

Haltbarkeit
3 Jahre
Aufbrauchfrist: 72 Stunden

Art der Anwendung
Wundantiseptikum zu Spülzwecken, lokal

Quellen
Fresenius AG/Bad Homburg; NRF-Rezepturhinweise; Haber 1995, s.u., s. Kap. 7.3.1.4

Lavasept®-Gel 0,2 %

Bestandteile

Ringer-Lösung (ohne Lactat)	880,50 g
Glycerin 10 % (wasserfrei) DAB	85,00 g
Lavasept® Konzentrat (Fresenius)	2,00 g
Hydroxyethylcellulose, Ph. Eur.	32,50 g
Natrosol® 250 HX (Pharm Aqualon)	
	1000,00 g

Herstellung

Ringer-Lösung wird im Ansatzbehälter vorgelegt, Glycerin und Lavasept® Konzentrat werden nacheinander untergerührt. Der Ansatz wird zur Vermeidung von Klumpenbildung beim Einstreuen der Hydroxyethylcellulose auf 60–80 °C erwärmt. Die pulverförmige Hydroxyethylcellulose wird unter Rühren langsam zugegeben. Der Ansatz wird bis zum klaren Gel homogenisiert und anschließend 15 min bei 121 °C autoklaviert. Danach wird das Gel unter aseptischen Bedingungen in 10 ml Einmalspritzen abgefüllt, jeweils mit einem Konus verschlossen und etikettiert.

Hinweis

Nur klare Gele mit fester Konsistenz verwenden, verflüssigte Gele verwerfen. Die scheinbare Viskosität des Gels wird durch die Hitzesterilisation etwas herabgesetzt. Die Rezeptur variiert bezüglich der Art (z.B. Tylose® H 300, Natrosol 250® G Pharm) und der Konzentration der Hydroxyethylcellulose (z.B. 5 %).

Quellen

Fresenius AG/Bad Homburg; NRF-Rezepturhinweise; Herstellungsvorschrift Apotheke des Marienhospital Stuttgart; Haber 1995, s. auch Kap. 7.3.1.4, s. auch Herstellungsvorschriften aus Krankenhausapotheken (2002). Formularium hospitale. Hrsg. ADKA-Serviceabteilung. Deutscher Apotheker Verlag, Stuttgart

Literatur

Agren, M.S. (1999): Zinc in wound repair, Arch. Dermatol. 135 (10), 1273–1274

AHFS (2001): AHFS Drug information, American Society of Health-System Pharmacists, Bethesda, USA

Ali, S., Albert, K. (1998): Schwermetalle in antimyzetischen Farbstoffen, Pharm. Ztg. 133 (33), 28–29

Ambrose, U., Middleton, K., Seal, D. (1991): In vitro studies of water activity and bacterial growth inhibition of sucrose-polyethylene glycol 400-hydrogen peroxide and xylose-polyethylene glycol 400-hydrogen peroxide pastes used to treat infected wounds, Antimicrob. Agents Chemother. 35, 1799–1803

Archer, H.G., Barnett, S., Irving, S., Middleton, K.R., Seal, D.V. (1990): A controlled model of moist wound healing: comparison between semi-permeable film, antiseptics and sugar paste, J. Exp. Path. 71, 155–170

Auböck, J. (1995): Wundheilung – Praktische Aspekte der Lokaltherapie, ÖKZ 36 (12), 5–15

Mafenidacetat-Lösung 5 %

Bestandteile

Mafenidacetat	500,0 g
Natriumchlorid	90,0 g
Wasser für Injektionszwecke	ad 10,0 Liter

Zubereitung
Die Substanzen werden in Wasser gelöst, filtriert, in 1000 ml Infusionsflaschen der Glasart 2 abgefüllt und mit Stopfen und Bördelkappe verschlossen. Sterilisation bei 121 °C/15 min.

Lagerung
Vor Licht geschützt

Anwendungsgebiet
Topische Behandlung infektionsgefährdeter Wunden, insbesondere Brandwunden

Art der Anwendung
Sterile Wundgazestreifen werden mit der Lösung getränkt und auf die Wunde gelegt. Ein bis zweimal am Tag ist der Verband zu wechseln.

Information und Beratung
Mafenid ist wirksam gegen grampositive und gramnegative Keime, inklusive Pseudomonas aeruginosa, weniger gegenüber Escherichia coli und Proteus Arten. Es wird primär eingesetzt zur Infektionsverhütung bei Verbrennungen 2. und 3. Grades. Aufgrund der Nebenwirkungen (Inbalanzen des Säure-Base-Haushaltes, Schmerzen bei oberflächlichen Wunden, allergische Reaktionen) gilt es nur als Mittel der 2. Wahl. Alternativ kann eine 1 %ige Creme eingesetzt werden.

Literaturhinweise
USP 24, AHFS Drug Information 2001, Produkt-Monographie Fährhaus Pharma GmbH/Hamburg, Herstellungsvorschrift des Zentral-Klinikums-Hannover, siehe auch Kapitel 7.3.2.2.

Aufbereitungsmonographie Sulfacetamid, Sulfadicramid, Sulfisomidin Kommission B 6 vom BfArM (1991): Pharm. Ztg. 136, 2250

Bates-Jensen, B.M. (1998): Management of exsudate and infection, In: Sussmann, C., Bates-Jensen, B.M. (Hrsg.), Wound Care, Aspen Publishers, Gaithersburg, Maryland, USA, S. 173

Becker, S. (1998): Moderne Verbandstoffsysteme, Krankenhauspharmazie 19 (4), 167–177

Bedi, M., Shenefelt, P.D. (2002): Herbal therapy in dermatology, Arch. Dermatol. 138 (2), 232–242

Bischoff, M., Strecker, W., Gebhard, F., Kinzl, L. (1998): Sinnvoller Einsatz von Externa bei der Behandlung von Wundinfektionen, Akt. Traumatol. 28, 181–188

Bischoff, M., Beck, A. (1999): Wundantiseptika – Aktuelles Präparatespektrum und Anwendungsempfehlungen, Krh-Hyg. + Inf.verh. 21 (6), 197–202

Bischoff, M., Beck, A. (2000): Wundantiseptika – Aktuelles Präparatespektrum und Anwendungsempfehlungen, Krh-Hyg. + Inf.verh. 22 (1), 12–17

Bienz, R., Roth, B. (1998): Lokale anitseptische Ulcus cruris Therapie mit Lavasept®-

Feste Zuckerpaste

Bestandteile

Wasserstoffperoxidlösung 30 %	8,66 g
Polyethylenglykol 400	298,0 g
Saccharose	240,0 g
Saccharose, pulverisiert	960,0 g

Zubereitung
Die Herstellung der pulverisierten Saccharose erfolgt im Standmixer. Danach wird sie durch ein Sieb mit dem Einsatz Nr. 300 gesiebt. Die Herstellung der Zuckerpaste erfolgt unter Laminar Airflow (LF). Nach getrenntem Abwiegen der Substanzen wird das Polyethylenglykol 400 vorgelegt und die Wasserstoffperoxidlösung 30 % zugemischt. Die nicht pulverisierte Saccharose wird mit dem Polyethylenglykol-Wasserstoffperoxid-Gemisch angerieben, dann ca. 1 Stunde ziehen lassen. Danach die pulverisierte Saccharose durch Kneten mit den Händen einarbeiten (sterile Einmalhandschuhe verwenden, puderfrei). Die fertige Paste wird in Kruken (à 180 g) abgefüllt, die zuvor mit Isopropylalkohol 70 % desinfiziert und unter LF getrocknet wurden.

Lagerung
Im Kühlschrank

Aufbrauchfrist
6 Monate

Anwendungsgebiet
Infizierte, übel riechende Wunden

Art der Anwendung
Zum Auftragen auf Wundflächen

Quelle
Rezeptur nach Middleton (1990), Herstellungsvorschrift Zentralapotheke Diakonie Klinikum Stuttgart, siehe auch Kapitel 7.2.4

Lösung. In: Wassel, P., Gerngroß, H. (Hrsg.), Moderne Wundbehandlung, Springer-Verlag, Berlin, S. 55–62

Böckers, M., Bork, K. (1986): Kontaktdermatitis durch PVP-Iod, Dtsch. Med. Wschr. 111 (28/29), 1110–12

Brockmeier, S.J., Schub, D., Gloddek, B. (1998): Ist der Einsatz von Faktor XIII bei Wundheilungsstörungen von Patienten mit Kopf-Hals-Tumoren sinnvoll? Laryngo. Rhino. Otol. 77, 715–718

Bundesanzeiger (1988) Nr. 191, S. 4469 v. 11.10.1988: Aufbereitungsmonographie Ethacridin/Ethacridinlactat, Pharm. Ztg. 133 (43), 90 (1988)

Bundesanzeiger (1990) Nr. 138, v. 27.7.1990: Aufbereitungsmonographie Beinwellwurzel

Bundesanzeiger (1991) Nr.97, S. 3511 v. 29.05.1991: Aufbereitungsmonographie PVP-Iod, Pharm. Ztg. 136, 1924 (1991)

Bundesanzeiger (1992) Nr. 3 v. 7.1.1992: Aufbereitungsmonographie 8-Chinolinol, Pharm. Ztg. 137 (30), 2279 (1992)

Bundesanzeiger (1993a) Nr. 59, S. 2911 v. 26.03.1993: Aufbereitungsmonographie Ethacridin für den veterinärmedizinischen Bereich, Pharm. Ztg. 138 (14), 1128 (1993)

Bundesanzeiger (1993b) Nr. 53, S. 2442 v. 18.03.1993: Aufbereitungsmonographie Aminoacridin, Pharm. Ztg. 138 (14), 1127 (1993)

Bundesanzeiger (1993c) Nr. 24, S. 845 v. 5.2.1993: Aufbereitungsmonographie Dexpanthenol, Panthenol, Pantothensäure und -salze

Bundesanzeiger (1994) Nr. 159, S. 9127 v. 24.8.94: Monographie Chlorhexidin und Chlorhexidin-Salze, Pharm. Ztg. 139 (37), 3076–77 (1994)

Burks, R.I. (1998): Povidone-Iodine solution in wound treatment, Phys. Ther. 78 (2), 212–218

Chan, K. (1996): Wound Cleansing Agents, H.K.P.J. 5 (4), 118–120

Chirife, J., Scarmato, G., Herszage, L. (1982): Scientific basis for the use of granulated sugar in treatment of infected wounds, Lancet I, 560–561

Cho, Ch. (1998): Dressing the part, Dermatol. Clin. 16, 25–47

Cooper, R.A., Molan, P.C., Harding, K.G. (1999a): Antibacterial activity of honey against strains of Staphylococcus aureus from infected wounds, J. Roy. Soc. Med., 92: 283–285

Cooper, R.A., Molan, P.C. (1999b): The use of honey as an antiseptic in managing Pseudomonas infection, J. Wound Care, 8: 161–164

Cramer, H.J., Kraft, S. (1970): Arzneimittel induzierte Kontakt Ekzeme, Dtsch. Gesundheitswes. 25, 2293–2295

Daschner, F., Fenner, T. (1991): Indikationen für Rivanol? Intern. Prax. 31, 574

Daschner, F., Dettenkofer, M. (1999a): Wunddesinfektion mit Octenidin, Arzneim.-, Therapie-Kritik 31, 74

Daschner, F., Hauer, T. (1999b): Hautdesinfektion mit Quecksilberverbindungen, Arzneim.-, Therapie-Kritik 31, 185–186

Debus, E. S., Schmidt, K., Ziegler, U.E., Thiede, A. (2000): Wachstumsfaktoren in der Wundbehandlung, Z. f. W. 12 (1), 14–31

Deplazes, C., Möll, F., Panizzon, R. (1996): Dermatologische Magistralrezepturen der Schweiz, S. 105–106, 2. Auflage, Eigenverlag C. Deplazes, Winterthur

Dolder, R., Schneller, P. (1983): Vom Wundzucker zur Iodpovidonzuckersalbe, Schweiz. Apoth.-Ztg. 121, 460

Engst, R. (1998): Stellenwert der Enzyme in der Behandlung des Ulcus cruris. In: van Hallern, B. (Hrsg.), Enzyme in der Wundbehandlung, praxis journal, Verlag für medizinische Publikation, Hammah, S. 19–28

Faoagali, J., Georg, N., Ledischke, J.F. (1997): Does tea tree oil have a place in the topical treatment of burns? Burns 23, 349–351

Finlay, I.G., Bowszyc, J., Ramlau, C. (1996): The effect of topical 0,7 % metronidazole gel on malodorous cutaneous ulcers, J. Pain. Symptom. Manage. 11 (3), 158–162

Fischer, H., Reimann, H. (2000a): Eosin vielleicht überflüssig, aber nicht bedenklich, Pharm. Ztg. 145 (7), 509–510

Fischer, H., Reimann, H. (2000b): Sulfonamide nicht auf die Haut, Pharm. Ztg. 145 (28), 2304

Fährhaus (2001): Mafenidacetat-Monographie, Fährhaus Pharma GmbH, Hamburg

Frank, J. (1997): Die Rolle der Wachstumsfaktoren, Z. f. W. 2(4), 6–11

Fresenius (1994): Lavasept®-Konzentrat, „Packungsbeilage", Fa. Fresenius Kabi Deutschland Bad Homburg

Fresenius (2002): Fa. Fresenius Kabi Deutschland, Bad Homburg, persönliche Mitteilung

Frey, O. (2002): Nutzen und Risiko bei der Anwendung von kolloidalem Silber, Intern. Prax. 42 (1), 159–160

Galindo, P.A., Feo, F., Garcia, R., Gomez, E, Borja, J., Fernandez, F.(1997): Mercurochrome allergy. Immediate and delayed hypersensitivity, Allergy 52, 1138–1141

Garbe, C., Reimann, H, Sander-Bähr, C. (1996): Obsolete, bedenkliche und problematische Stoffe. In: Rationelle dermatologische Rezeptur, Thieme Verlag, Stuttgart, S. 98–109

Gette, M.T., Marks, J.G., Maloney, M.E. (1992): Frequency of postoperative allergic contact dermatitis to topical antibiotics, Arch. Dermatol. 128, 365–367

Goa, K.L., Benfield, P. (1994): Hyaluronic acid. A review of its pharmacology and use as a surgical aid in ophthalmology and its therapeutic potential in joint disease and wound healing, Drugs 47 (3), 536–566

Goroncy-Bermes, P. (1999): Untersuchungen zur Resistenz von MRSA gegen Octenidindihydrochlorid und andere kationenaktive Wirkstoffe, Krh-Hyg. + Inf.verh. 21(5), 144–148

Grimme, H., Augustin, M. (1999): Phytotherapie bei chronischen Dermatosen und Wunden: Was ist gesichert?, Forsch. Komplementärmed. 6 (Suppl 2), 5–8

Haber, M. (1995): Gebrauchsfertige Lavasept®-Lösungen, Krankenhauspharmazie 16 (4) 147–150

Hager (Hrsg.) (1993): Hagers Handbuch, 5. Auflage 1993, Ethacridinlactat: Band 8, S. 100–101; PVP-Iod: Band 9, S. 295–299, Springer Verlag, Berlin

Harke, H.P. (1989): Fein- und Grobdesinfektionsmittel, Krankenhauspharmazie 10 (9), 351–56

Hatz, R.A. (1998): Die Rolle der Kollagenase in der Wundheilung. In: v. Hallern, b., Enzyme in der Wundbehandlung, praxis journal, Verlag für medizinische Publikation, Hammah, S. 2–4

Hauptmann, S., Schäfer, H. (1992): Untersuchung der wachstumsbeeinflussenden Wirkung von Wundsalben an der Zellkultur, Hautarzt 43, 432–435

Heggers, J., Linares, H.A., Edgar, P., Villarreal, C., Herndon, D.N. (1996): Treatment of infections in burns. In: Herndon, D.N., Total burn care, W.B. Saunders Company London, S. 98–135

Höger, P.H. (1998): Topische Antibiotika und Antiseptika, Hautarzt 49 (4), 331–347

Hollander, D.H., Gut, C., Windolf, J. (2000): Clinical experience with a novel hyaluronic acid biopolymer in wound healing, Z.f.W. 14 (1), 11–15

Hunziker, Th., Gollnick, H.P.M. (1998): Die Rolle der Wachstumsfaktoren in der phasengerechten Wundversorgung, II. Therapeutische Möglichkeiten und Grenzen am Beispiel des Einsatzes von thrombozytären Wachstumsfaktoren, Z.f.W. 3 (5), 19–21

Janssen-Cilag (1999): Regranex 0,01 % Gel, Gebrauchsinformation für Fachkreise, Stand März 1999, Fa. Janssen-Cilag

Jedema, J.M. (1989): Rezeptur für eine Gelzubereitung von Metronidazol, arznei-telegramm 11/89. 103

Jones, P.H., Willis, A.T., Ferguson, I.R. (1978): Treatment of anaerobically infected pressure sores with topical metronidazole, Lancet 214, 8057

Jung, W., Winter, H.: Proteinasen in der Wundbehandlung – Wirkungsweisen und Anwendung in der Praxis. In: von Hallern, B. (Hrsg.), Enzyme in der Wundbehandlung, praxis journal, Verlag für medizinische Publikation, Hammah, S. 5–12

Kallenberger, A. (1970): Experimentelle und bakteriologische Untersuchungen zur Wahl des Spülmittels für antibakterielle Spüldrainagen. In: Hierhalzer, G., et al. Die posttraumatische Osteomyelitis, New York

Kallenberger, A., Kallenberger, Ch., Willenegger, H. (1991): Experimentelle Untersuchungen zur Gewebeverträglichkeit von Anitseptika, Hyg. Med. 16, 383–395

Kammerlander, G. (1998): Lokaltherapeutische Standards für chronische Hautwunden, Springer Verlag, Wien, S. 208, 262

Karayil, S. Deshpande, S.D., Koppikar G.V. (1998): Effect of honey on multidrug resistant organisms and its synergistic action with three common antibiotics, J. Postgrad. Med., 44: 93–96

Klöppel, A., Weiler, G. (1985): Erhöhte bis toxische Quecksilberkonzentration nach postoperativer Wundbehandlung mit Merbromin, Beitr. Gerichtl. Med. 43, 169–71

König, B., Reimer, K, Fleischer, W., König, W. (1997a): Effects of Betaisodona on parameters of host defense, Dermatology 195 (Suppl), 42

König, B., König, W. (1997b): Iod – die Stellung eines alten Desinfektionsmittels in der modernen Infektiologie, Dtsch. Med. Wochenschrift 122 (5), 141

Köveker, G, Coerper, S. (1994): Wachstumsfaktoren und Wundheilung, Wundforum 1994 (3), 18–21

Kramer, A. (1993a): Acriflaviniumchlorid, Ethacridinlactat. In: Bruchhausen v.F., Ebel, S., Frahm, A.W., Holgrube, U., Dannhardt, D. (Hrsg.): Hagers Handbuch der Pharmazeutischen Praxis, Stoffe. Springer Verlag, Berlin, Bd. 65, S.1105

Kramer, A., Adrian, V., Adam, C. (1993b): Vergleich der Toxizität von Lavasept® und ausgewählten Antiseptika, Hyg. Med. 18, 9–16

Kramer, A., Adrian, V., Rudolph, P., Wurster, S., Lippert, H. (1998): Explantationstest mit Haut und Peritoneum der neonatalen Ratte als Voraussagetest zur Verträglichkeit lokaler Antiinfektiva für Wunden und Körperhöhlen, Chirurg 69, 840–845

Kramer, A., Adrian, V., Rudolph, P. (1999): Antiinfektiöse Therapie sekundär heilender

Wunden – Möglichkeiten und Grenzen. In v. Hallern, B., Wundheilungsstörungen, Medizin & Praxis Spezial, Verlag für Medizinische Publikation, Stade, S. 46–55

Kramer, A., Pitten, FA (2000a): Möglichkeiten der Infektionsprophylaxe und -therapie mit Antiseptika: Aktueller Diskussionsstand und Entwicklungstendenzen, Hyg. Med. 25 (Suppl. 3), 27–29

Kramer, A., Rudolph, P., Pitten, F.A., Behrens-Baumann, W., Reimer, K., Glück, U., (2000b): Antiseptika im Kampf mit den Keimen, Pharm. Ztg. 145 (2), 87–94

Kramer, A. (2001): Antiseptika und Händedesinfektionsmittel. In: Korting, H.C., Sterry, W. (Hrsg.), Therapeutische Verfahren in der Dermatologie – Dermatika und Kosmetika, Blackwell Wissenschafts-Verlag, Berlin, S. 273–294

Krüger, S., Wassel, P. (1998): Die Rolle der Wachstumsfaktoren in der phasengerechten Wundversorgung, III. Praktische Aspekte bei der Anwendung, Z.f.W. 3 (6), 6–9

Kunze, J., Kaiser, J., Petres, J. (1983): Relevanz einer Iodallergie bei handelsüblichen Polyvidon-Iod-Zubereitungen, Z. Hautkr. 58(4), 255–261

Lang, F., Röthel, H. (1996): Der Verbandwechsel – Anregungen für die Entwicklung von Standards, Wundforum 3/96, 26–33

Lang, F., Paul P. J. (1998): Das Wunddébridement, Wundforum 2/98, 10–15

Lawrence, J. C. (1992): Wound colonization and infection with particular reference to burns and chronic wounds. In: Harting, K. (Hrsg.), Theory-advanced wound-healing resource. Coloplast AIS, DK

Lippert, H., Kramer, A. (1994): Antiseptika anstatt Antibiotika zur lokalen Anwendung in der Chirurgie – eine kritische Betrachtung, Wundforum 1/94, 20–21

Lippert, H. (2001): Wundatlas – Wunde, Wundbehandlung und Wundheilung. J.A. Barth Verlag, Heidelberg, S.28–33

Magaray, J.A. (1993): Absorption of mercurochrome, Lancet 342, 1424

Martindale 1999, The Extra Pharmacopoeia 32. Auflage, The Pharmaceutical Press, London

Mlangeni, D., Daschner, F. (1995): Povidone-Iodine – Evaluation of Povidone-Iodine as an Antiseptic, Antiinfect. Drugs Chemother. 13 (3), 161–167

Middleton, K.R., Seal, D.V. (1990): Development of a semi-synthetic sugar paste for promoting healing of infected wounds. In: Wadstrom, T. (Hrsg.), Pathogenesis of Wound and Biomaterial-associated Infections, Springer-Verlag, London, S. 159–162

Middleton, K.R., Seal, D. (1985): Sugar as an Aid to Wound Healing, Pharm. J. 235, 757–758

Midura, T.F. et al. (1979): Isolation of Clostridium Butolinum from Honey, J. Clin. Microbiol. 9, 282–283

Molan, P.C. (2001): Potential of Honey in the Treatment of Wounds and Burns, Am. J. Clin. Dermatol. 2(1), 13–19

Moore, O.A., Smith, L.A., Campbell, F., Seers, K., McQuay, J.H., Moore, R.A. (2001): Systematic review of the use of honey as a wound dressing, BMC Complement. Altern. Med. 1:2. www.biomedcentral.com/1472–6882/1/2

Morgan, E.D., Bledsoe, S.C., Barker, J (2000): Ambulatory management of burns, Am. Fam. Physician 62 (9), 2015–2032

Neander, K.D., Hesse, F. (2002): Einfluss der Temperatur der Spülflüssigkeit auf die Wundheilung, Z.f.W. 7 (1), 9–12

Niedner, R., Schöpf, E. (1986): Inhibition of wound healing by antiseptics, Brit. J. Dermatol. 115/Suppl. 31, 41

Niedner, R., Pfister-Wartha, A. (1990a): Farbstoffe in der Dermatologie, Akt. Dermatol. 16, 255–261

Niedner, R. (1990b): Lokaltherapie der schlecht heilenden Wunde, Med. Mo. Pharm. 13 (11), 340–348

Niedner, R. (1993): Experimentelle Beeinflussung der Wundheilung durch lokale antimikrobielle Substanzen, Zbl. Haut 162, 647–657

Niedner, R. (1996): Zytotoxizität und Allergisierungsproblematik häufig eingesetzter antiinfektiver Lokaltherapeutika. In: Hierholzer, G., Reimer, K., Weissenbacher, E.R., Topische Infektionstherapie und Prophylaxe, Georg Thieme Verlag, Stuttgart, S. 18

Niedner, R. (1997): Cytotoxicity and sensitization of povidone-iodine and other frequently used anti-infektive agents, Dermatology, 195 (suppl 2), 89–92

Niedner, R. (2000): Becaplermin – Ein Wachstumsfaktor zur Behandlung chronischer

Wunden, Arzneimitteltherapie 18 (6), 170–172

N.N. (1989): Eosin, Schweiz. Apoth. Ztg. 127 (6), 133

N.N. (1990): Oxoferin zur Beschleunigung der Wundheilung: BGA-Zulassung für umstrittenen Wirkstoff, arznei-telegramm 6/90, 52

N.N. (1992): Lokale Wundbehandlung, arznei-telegramm 9/92, 88–90

N.N. (1998a): Hyaluronsäure in der Wundversorgung: Rasche Heilung bei hoher Biokompatibiliät, Medizin Forum Aktuell 97, Urban & Vogel GmbH, S. 1–4

N.N. (1998b): Hautdesinfektion mit Farbstoffen? arznei-telegramm 10/98, 91

N.N. (1999): AMK – Wichtige Mitteilungen Nr. 66, Aromatische Amine in Fuchsin, Dtsch. Apoth. Ztg. 139 (38), 3498–3499

N.N. (2001): Handlungsleitlinien für die ambulante Behandlung chronischer Wunden und Verbrennungen, Compliance Netzwerk Ärzte HFI e.V. (Hrsg.), Blackwell Wissenschafts-Verlag, Berlin, S. 122

Olivieri, J., Eigenmann, P.A., Hauser, C. (1998): Severe anaphylaxis to a new desinfectant: polyhexanid, a chlorhexidine polymer, Schweiz. Med. Wochenschr. 128, 1508–1511

O'Meara, S.M., Cullum, N.A., Majid, M., Sheldon, T.A. (2001): Systemic review of antimicrobial agents used for chronic wounds, Br. J. Surg. 88, 4–21

Pahlow, M. (1988): Hausmittel in der Apotheke – Informationen und Tips aus der Praxis, Dtsch. Apoth. Ztg. 128 (32), 1673–1674

Pfister-Wartha, A. (1992): Antiseptika. In: Niedner, R., Ziegenmeyer, J. (Hrsg.) Dermatika, Wissenschaftliche Verlagsgesellschaft, Stuttgart, S. 106–115

Phan, T.T., Lee, S.T., Chan, S.Y., Hughes, M.A., Cherry, G.W. (2000): Investigating plant-based medicines for wound healing with the use of cell culture technologies and in vitro models. A review, Ann. Acad. Med. Singapore, 29 (1), 27–39

Piatek, S., Lippert, H.(1998): Chirurgisches versus enzymatisches Débidement. In: v. Hallern, B. (Hrsg.), Enzyme in der Wundheilung, praxis journal, Verlag für medizinische Publikation, Hammah, S. 38–45

Pinter, E., Rackur, H., Schubert, R. (1984): Die Bedeutung der Galenik für die mikrobizide Wirksamkeit von Polyvinylpyrrolidon-Jod-Lösungen, Pharmazeut. Ind. 6, 640–645

Pitten, F.A., Kramer, A., Rosin, M. (2001): Welche Substanz für welche Indikation? – Antiseptika des Mund-Rachen-Raumes, PZ-Prisma 8 (3), 185–196

Plaisir, B.R. (2001): Surgical perspectives to control bleeding in trauma, Semin. Anesthesia, periop. Med. and Pain 20 (1), 11–17

Postmes, T., Van den Bogaard, A.E., Hazen, M. (1993): Honey for wounds, ulcers, and skin graft preservation, Lancet 341, 756–57

Presto, S, Wehmeyer, A., Filbry, A, Rippke, F. Bielfeldt, S. (2001): H. G. Z. Hautkr. 76 (2), 86–90

Probst, W., Vasel-Biergans, A. (2000): Lokale Behandlung chronischer Wunden, Pharm. Ztg. 145 (46), 3907–3922

Probst, W. (1988): Synthetische, pharmakologische und analytische Studien an Acridonen von Boenninghausenia albiflora; Darstellung des 9-Nitronoracronycins, Dissertation Westfälische Wilhelms-Universität Münster, Fachbereich Chemie

Prontomed (2003): Prontosan Informationsmappe, Fa. Prontomed, Stand Juli 2003

Rautenstrauch, J. (2001): Honig auf die Wunde. Dtsch. Med. Wschr. 12, A251

Reimer, K., Vogt, P.M., Broegmann, B., Hauser, J., Rossbach, O., Kramer, A., Rudolph, P., Bosse, B., Schreier, H., Fleischer, W. (2000): An innovative topical drug formulation for wound healing and infection treatment: In vitro and in vivo investigations of a povidone-iodine liposome hydrogel, Dermatology 201 (3), 235–241

Rice, T.L. (1992): Topical antibacterials, Hosp. Pharm. 27, 1099–1108

Rietschel, R.L. (1994): Dermatologic manifestations of antimicrobial adverse reactions with special emphasis on topical exposure, Infect. Dis. N. Amer. 8, 607–615

Röhlig, H.W. (2002): Sie sehen alt(ernativ) aus! Wundforum 2: 6–7

Röthel, H., Vanscheidt, W. (1997): Basisinformationen zum Wundmanagement (I): Die Reinigung der Wunde, Wundforum 1/97, 24–28

Roth, B., Bienz, R., Dora, C. (1998): Lokale antiseptische Therapie des diabetischen Fußes. In: Wassel, P., Gerngroß, H. (Hrsg.), Moderne Wundbehandlung, Springer-Verlag, Berlin, S. 139–145

Schempp, C.M., Winghofer, B, Ludtke, R., Simon-Haarhaus, B., Schopf, E., Simon, J.C. (2000): Topical application of St. John's wort (Hypericum perforatum) and of its metabolites hyperforin inhibits the allostimulatory capacity of epidermal cells, Br. J. Dermatol. 142 (5), 979–984

Schilcher, H. (1996): Was ist gesichert in der Phytotherapie? Wunden, Hautverletzungen und stumpfe Traumen, Prax. Mag. Med. 5 (6), 44–46

Schmit-Neuerburg, K.P., Kock, H.J. (1996): Die Behandlung der chronisch-infizierten Wunde bei Frakturen, OP-Journal 12 (1), 36–42

Schmit-Neuerburg, K.P., Bettag, Ch., Schlickewei, W., Fabry, W., Hanke, J., Renzing-Köhler, K., Hirche, H., Kock, H.J. (2001): Wirksamkeit eines neuartigen Antiseptikums in der Behandlung kontaminierter Weichteilwunden, Chirurg (72), 61–71

Schorr, F.W., Wenzel, F.J., Hededus, S.I. (1973): Cross sensitivity and aminoglycosid antibiotics, Arch. Dermatol. 107, 533–539

Simon, C., Stille, W. (2000): Antibiotika-Therapie, Schattauer Verlagsgesellschaft, Stuttgart, 10. Auflage, S. 247–252

Singhal, A., Reis, E.D., Kerstein, M.D. (2001): Options for nonsurgical Débridement of necrotic wounds, Adv. Skin Wound Care 14 (2), 96–101

Sedlarik, K.M. (1997): Fettende Salben zur Wundbehandlung, Med. Mo. Pharm 20 (9), 248

Sellmer, W., Borgmann, H. (1995): Farbstoffe in der Therapie – 1995 noch zeitgemäß?, Krankenhauspharmazie 16 (10), 421–425

Sellmer, W. (1998): Farbstoffe in der Dekubitustherapie, Die Schwester/Der Pfleger 37 (1), 34–35

Sellmer, W. (1999): Die Bedeutung von in-vitro Daten für die Auswahl geeigneter Lokaltherapeutika für chronische Wunden. In: : van Hallern, B. (Hrsg.), Wundheilungsstörungen, Medizin & Praxis spezial, Verlag für medizinische Publikation, Stade, S. 62–65

Sellmer, W. (2000a): Entwicklung und Eigenherstellung von modernen Antiseptika in der Krankenhausapotheke, Vortrag beim 4. Kongress der Deutschen Gesellschaft für Wundheilung und Wundbehandlung e.V. in Würzburg, 29.6.–1.7.2000

Sellmer, W. (2000b): Pharmakokinetische, pharmakodynamische Aspekte von lokalen Antiseptika und Antibiotika, Krh.-Hyg. + Inf.verh. 22 (4), 118–21

Sellmer, W. (2001): Lokaltherapeutika, speziell Antiseptika, in der Behandlung chronischer Wunden – eine aktuelle Bewertung, Medizin & Praxis 2/01, 20–30

Siebenschuh, I., Rösken, F., Koschnik, M., Menger, D., Mutschler, W. (1998): Hyaluronsäure in der Wundbehandlung, Z. f. W. 8 (3), 6–8

Swart, E.L., Buwalda, B.G., van Asten, P. (1992): „Kleurrijke" oplossingen vor het uitdrogen van wonden, Pharm. Weekbl. 127 (29), 733–34

Teepe, R.G.C., Koebrugge, E.J., Löwik, C.W.G.M., Petit, P.L.C., Bosboom, R.W., Twiss, I.M., Boxma, H., Vermeer, B.J., Ponec, M. (1993): Cytotoxic effects of topical antimicrobial and anitseptic agents on human keratinocytes in vitro, J. Traum. 35, 8–19

Teschner, M. (1996): Zytotoxizität von Wundtherapeutika, Wundforum 2/96, 17–22

Thomas, S. (1990): Wound Management and Dressings, The Pharmaceutical Press, London, S. 62–63, 86–87

Vanscheidt, W., Weiss, J.M. (1997): Proteolytische Enzyme zur Wundreinigung, Wundforum 2/97, 14–17

Vanscheidt, W., Sadjadi, W., Lillieborg, S. (2001): Emla® anaesthetic creme for charp leg ulcer Débridement: a review of the clinical evidence for analgesic efficacy and tolerability, Eur. J. Dermatol. 11, 90–96

Vogler, B.K., Ernst, E. (1999): Aloe vera: a systematic review of its clinical effectiveness, Br. J. Gen. Pract. 447 (49), 823–828

Vogt, P.M., Hauser, J., Robbach, O., Bosse, B., Fleischer, W., Steinau, H.U., Reimer, K. (2001): Polyvinyl pyrrolidone-iodine liposome hydrogel improves epithelialization by combining moisture and antiseptics. A new concept on wound therapy, Wound Repair Regen. 9 (2), 116–122

Waldschmidt, J., l'Allemand, D., Grüters-Kieslich, A., Lawin-Mosecker, C., Lempe, M. (1995/96): Anwendung von PVP-Iod bei operierten Neugeborenen, Pädiat. Prax. 50, 631–638

Wainwright, M. (2001): Acridine – a neglected antibacterial chromophore, J. Antimicrob. Chemother. 47, 1–13

Watcher, M.A., Wheeland, R.G. (1989): The role of topical agents in the healing of full-thickness wounds, J. Dermatol. Surg. Oncol. 15, 1188–1195

Werner, H.P., Kramer, A. (1996): Neue Entwicklungen zur antiseptischen Wundbehandlung. In: Sedlarik, K.M., Lippert, H. (Hrsg.), Wundheilung und Wundauflagen, 1. Internationaler Hartmann Wundkongress, Wissenschaftliche Verlagsgesellschaft, Stuttgart, S. 170–179

White, J.W. (1963): The identification of inhibine, the antibacterial factor in honey, as hydrogen peroxid and its origin in a honey glucosidase-oxidase system, Biochem. Biophys. Acta 73, 37–70

Wichtl, M. (Hrsg.) (2002): Teedrogen und Phytopharmaka, Wissenschaftliche Verlagsgesellschaft, Stuttgart

Wilkinson, E.(1999): In reply to Agren (1999), Arch. Dermatol. 135 (10), 1274

Willenegger, H. (1994a): Klinische Erfahrungen mit einem neuen Antiseptikum, Hyg. Med. 16, 227–33

Willenegger, H. (1994b): Lokale Antiseptika in der Chirurgie – Wiedergeburt und Weiterentwicklung, Unfallchirurgie 20 (2), 94–110

Wilson, C.G., Thomas, N.W. (1984): Interactions of tissues with polyethylen glycol vehicles, Pharm. Int. 5, 94–97

Wollina, K. (1999): Einfluß von Hämostyptika und Antihämorrhagika auf die Wundheilung. In: van Hallern, B. (Hrsg.), Wundheilungsstörungen, Medizin & Praxis spezial, Verlag für medizinische Publikation, Stade, S. 56–60

Wozniak, G., Dapper, F., Alemany, J. (1996): Factor XIII in ulcerative leg disease: background and preliminary clinical results, Semin. Thromb. Hemost. 22 (5), 555–558

Wright, J.B., Lam, K., Burell, R.E. (1998): Wound management in an era of increasing bacterial antibiotic resistance: a role for topical silver treatment, Am. J. Infect. Control 26, 572–577

Yamazoe, K., Iwai, K., Horiuchi, T., Mori, M., Katagiri, Y. (1994): Antimicrobial activity of acrinol and pyoktanin against methicillin-resistant Staphylococcus aureus, Jpn. J. Hosp. Pharm. Byoin Yakugaku 20 (3), 200–206

8 Phasengerechte lokale Wundbehandlung

Es gibt keine Standardtherapie für Problemwunden. Auf den individuellen Zustand einer Wunde muss jeweils mit einer adäquaten Therapie geantwortet werden.

Die sekundäre Wundheilung kann entscheidend dadurch gefördert werden, dass ein der jeweiligen Heilungsphase entsprechendes Wundmillieu geschaffen wird. Die Auswahl der optimalen Wundauflage ist nur nach genauer Inspektion und Beurteilung der Wunde und der Wundverhältnisse möglich (s. Kap. 5.2).

Der Anwender sollte sich fragen:

- In welcher Wundheilungsphase befindet sich die Wunde?
  Ist die Wunde hauptsächlich
  nekrotisch belegt,
  infiziert, übel riechend,
  schmierig belegt,
  rötlich granulierend,
  rosa epithelisierend?

- Wie ist die Morphologie der Wunde?
  Ist die Wunde
  oberflächlich,
  wenige Millimeter tief,
  sehr tief, unterhöhlt oder zerklüftet?

- Welche Exsudatmenge liegt vor?
  Sondert die Wunde
  wenig Exsudat,
  mäßig viel Exsudat,
  extrem viel Exsudat ab?

Das geeignete lokale Wundtherapeutikum unterstützt die Heilungstendenz entsprechend der vorherrschenden Wundheilungsphase, passt sich den Wundformen genau an und kontrolliert die Exsudatmenge so, dass ein ideal feuchtes Wundklima aufrecht erhalten wird.

8.1 Auswahl der Wundauflage nach Morphologie und Exsudatmenge

Die Entscheidung für einen Wundauflagentyp hängt zu einem Großteil von den quantitativen Gegebenheiten ab: Wie groß, wie tief ist die Wunde? Wieviel Exsudat wird produziert? Nicht alle Wundauflagen sind bei flachen und tiefen Wunden gleich gut anwendbar. Selbstklebende Wundauflagen (z.B. Hydrokolloide, semipermeable Wundfolien) und Auflagen mit einem Kleberand sind in der Regel für flache Wunden mit wenigen Millimetern Tiefe geeignet. Hat die Wundauflage quellende Eigenschaften (Hydrokolloide, Hydropolymere) werden auch etwas tiefere Läsionen ausreichend ausgefüllt. Alginate oder Hydrofasern passen sich jeder Wundtiefe an.

Durch ihre Tamponierfähigkeit sind sie auch in tiefen Wundhöhlen einsetzbar. Welche sekundäre Auflage zum Abdecken dieser „Wundfüller" gewählt wird, hängt von der anfallenden Exsudatmenge ab. Die teurere Lösung mit z.B. einem Hydrokolloid rechnet sich nur,

Tab. 8.1: Zuordnung der Wundauflagentypen entsprechend ihrer besonderen Eignung zur Behandlung tiefer bzw. flacher Wunden mit unterschiedlichem Exsudatanfall

Exsudatmenge	Flache Wunde	Tiefe Wunde	Wundhöhle
Blutend	Alginat Kollagenschwamm	Alginat Kollagenschwamm	Alginattamponade Kollagenschwamm
Extrem nässend	Saugkompresse	Saugkompresse	Mullkompressen
Stark nässend	Alginat Hydrofaser Hydropolymer Schaumstoffkompresse	Alginat Hydrofaser „Cavity"-Formen von Hydropolymer bzw. Schaumstoffkompresse	Alginat-Tamponade Hydrofaser-Tamponade „Cavity"-Formen von Hydropolymer bzw. Schaumstoffkompresse
Mäßig sezernierend	Hydrokolloid Alginat Hydrofaser Hydropolymer Schaumstoffkompresse Nasstherapeutikum	Alginat Hydrofaser „Cavity"-Formen von Hydropolymer bzw. Schaumstoffkompresse Nasstherapeutikum	Alginat-Tamponade Hydrofaser-Tamponade „Cavity"-Formen von Hydropolymer bzw. Schaumstoffkompresse Nasstherapeutikum Cavi-Care
Wenig sezernierend	Hydrogelkompresse Hydrokolloid dünn Semipermeable Wundfolie	Hydrogel Alginat (evtl. angefeuchtet)	Hydrogel Alginat-Tamponade (evtl. angefeuchtet) Cavi-Care

wenn der Verband mehrere Tage belassen werden kann. Besonders schwächer sezernierende, sauber granulierende Wunden profitieren von solchen Kombinationen. Bei infizierten oder stark nässenden Wunden mit häufigen Verbandwechseln sind konventionelle Saugkompressen die sinnvolle und preiswerte Alternative. Ziel ist die effektive Absorption von Bakterien und Exsudat. Ein Austrocknen der Wunde oder ein Anhaften der Saugkompressen an den Wundgrund sind in diesen Situationen nicht zu befürchten (s. Tab. 8.1).

8.2 Lokaltherapie nach Wundzustand

Die quantitative Bewertung der Wundverhältnisse ist von der qualitativen nicht zu trennen. In welchem Wundheilungsstadium befindet sich die Wunde? Wie sieht der Wundgrund aus? Herrscht die Farbe schwarz, braun, gelb, rot oder rosa vor? Jedes Stadium stellt besondere Anforderungen an die vorhandenen Therapieoptionen.

Tab. 8.2: Vor- und Nachteile unterschiedlicher Methoden zur Nekrosenabtragung bei chronischen Wunden

Methode	Vorteile	Nachteile
Chirurgische Exzision Operation	Überführen einer chronischen Wunde in eine akute Wunde	Sehr weitreichender Eingriff, Anästhesie notwendig, erhebliche Defektvergrößerung, anatomische Grenzen sind vorgegeben.
Scharfe Abtragung Skalpell, Schere, scharfer Löffel	Rasches Entfernen der Nekrosen, Lokalanästhesie meist ausreichend	Beläge können oft nicht vollständig entfernt werden.
Madentherapie Biochirurgische Reinigung	Selektive Abtragung avitalen Gewebes, antibakteriell wirksam, mögliche Stimulation der Wundheilung	Aufwändige Methode, langsamer als chirurgische Abtragung, ästhetisches Problem
Enzymatische Reinigung	Proteolytische Abtragung avitalen Gewebes, sinnvolle Ergänzung zur feuchten Wundbehandlung	Herkömmliche Produkte zeigen geringen Effekt, müssen mehrmals täglich aufgetragen werden oder sind in reine Fettgrundlagen eingearbeitet (s. Kap. 7.2.6).
Autolytische* Reinigung Feuchte Wundbehandlung: Hydrokolloide Hydrogele Nasstherapeutika	Der Selbstreinigungsprozess kann durch Zuführen von Feuchtigkeit beschleunigt und unterstützt werden.	Langsamer Prozess
Mechanische Reinigung Offenporige Schaumstoffkompressen	Erhalten eines stark vaskularisierten Granulationsrasens.	Einwachsen von Granulationsgewebe, schmerzhafter Verbandwechsel
Spülen, Ausduschen	Gleichzeitige Keimreduktion	Festsitzende Beläge werden nicht entfernt; nicht immer einfach durchführbar; Hygieneregeln beachten!
Wischen mit Kompressen, Watteträgern	Einfachste Methode, lockere Beläge zu entfernen	Festsitzende Beläge werden nicht entfernt, Fasern der Zellstoffprodukte können in der Wunde bleiben.

* Autolyse ist die Verflüssigung und Verdauung nekrotischen Gewebes durch Makrophagen und wundeigene proteolytische Aktivität.

8.2.1 Nekrotisch belegte Wunden

Avitales Gewebe muss entfernt werden, um Infektionen zu verhindern und die Granulationsbildung anzuregen. Erst wenn die ledrigen schwarzen oder braunen Nekrosekappen abgetragen sind, kann man das eigentliche Ausmaß der Wunde erkennen. Am schnellsten und effektivsten geschieht die Abtragung chirurgisch unter Lokal- oder Vollanästhesie. Selten wird dadurch eine vollständige Wundreinigung erzielt, weitere Reinigungsmaßnahmen (z.B. enzymatisch, hydrolytisch) schließen sich an (s. Abb. 8.1). Geeignete Wundauflagen müssen in der Lage sein, den autolytischen Selbstreinigungsprozess der Wunde durch Zuführen von Feuch-

Tab. 8.3: Eignung verschiedener Wundauflagentypen zur unterstützenden Behandlung von Wundinfektionen

Eignung	Wundauflagentyp	Handelsname® Beispiele	Bemerkungen
Gut	Silberhaltige Wundauflage	Actisorb Silver 220 Acticoat Aquacel Ag Contreet Silvercel	Indiziert bei infizierten Wunden: bakterizide Wirkung mit sehr breitem Spektrum, müssen z.T. mit Saugkompressen kombiniert werden.
	Nass-/Feuchttherapeutikum	Tender Wet Textus bioactiv	Indiziert bei infizierten Wunden: sehr guter Reinigungseffekt durch kontinuierlichen Saug–Spüleffekt.
	Alginat	Algisite Kaltostat Sorbalgon Trionic	Indiziert bei infizierten Wunden: große Saugkapazität, Keime werden in die Fasern eingeschlossen.
	Osmotisch wirkende Produkte	Iodosorb Zuckerpaste	Bakterien wird osmotisch Wasser entzogen, bakterizider, geruchsbindender Effekt. Sekundärabdeckung ist notwendig.
Bedingt	Aktivkohle-Kompresse	Askina Carbosorb CarboFlex Carbonet	Große Saugkapazität der Auflagen. Bakterien haften an der Aktivkohle an, werden aber nicht abgetötet. Geruchsbindender Effekt.
	Saugkompresse	Cutisorb Filzellin Zetuvit	Große Saugkapazität der Auflagen. Meist mehrmals täglicher Verbandwechsel notwendig.
	Hydropolymer Schaumstoffkompresse	Cutinova hydro Allevyn Suprasorb P	Große Saugkapazität der Auflagen. Je nach Exsudatmenge 1-mal täglicher Verbandwechsel notwendig.
Weniger	Hydrogel	Intrasite Gel Purilon Gel	Geringe Saugkapazität der Gele. Manche Produkte sind bei Infektionen kontraindiziert.
	Hydrokolloid	Comfeel plus Suprasorb H Varihesive	Relativ okklusives Verbandsystem mit vermindertem Sauerstoffzutritt, solange das Hydrokolloid nicht verflüssigt ist. Manche Produkte sind bei Infektionen kontraindiziert.

tigkeit hydrolytisch zu unterstützen. Vor allem Hydrogele und Nasstherapeutika (z.B. TenderWet), in geringerem Maß auch Hydrokolloide besitzen diese Eigenschaft. Die Vor- und Nachteile unterschiedlicher Methoden zur Wundreinigung sind in Tabelle 8.2 zusammengestellt.

8.2.2 Infizierte Wunden

Wundinfektionen (s. Kap. 9.1) verzögern die Heilung erheblich. Meist sind sie verknüpft mit großen Exsudatmengen und unangenehmem Geruch. Geeignete Wundauflagen sollten in dieser Situation bakterizide, absorbierende und geruchshemmende Eigenschaften aufweisen (s. Tab. 8.3). Ausgiebiges

Tab. 8.4: Wundauflagentypen und deren bevorzugter phasengerechter Einsatz

Wundauflagentypen Handelsname® (Beispiele)	Reinigungsphase				Granulations-phase	Epithelisierungs-phase
	Blutend	Exsudativ	Belegt	Infiziert		
Saugkompressen ES-Kompressen, Zetuvit	■	■■	□	□		
Imprägnierte Gazen¹⁾ Adaptic, Atrauman, Grassolind	■	■			□	
Kohlekompressen Actisorb, Carbonet				■■ ²⁾		
Alginate Kaltostat, Sorbalgon, Trionic	■■	■■	■	■■	■	
Hydrofasern Aquacel	■	■■			■	
Hydrogele Hydrosorb, Varihesive Hydrogel, IntraSite-Gel			■■		■■	■
Hydrokolloide Varihesive, Comfeel, Hydrocoll		■	■		■■	■
Schaumstoffe/ Hydropolymere Allevyn, Biatain, Tielle, Cutinova Hydro		■■	■	□	■	
Semipermeable Wundfolien Tegaderm, Opsite flexigrid, Hydrofilm						■■
Nasstherapeutika TenderWet			■■	■■	■	
Silberhaltige Wundauflagen Acticoat, Actisorb, Contreet, Aquacel Ag, Silvercel				■■		

■■ bevorzugt eingesetzt
■ eingesetzt
□ möglich, aber mit Einschränkungen sinnvoll

¹⁾ in Kombination mit Saugkompressen
²⁾ insbesondere bei üblem Geruch

Spülen mit Leitungswasser, steriler Kochsalz- oder Ringer-Lösung und der gezielte Einsatz von Antiseptika, v.a. Octenidin, Polyhexanid und PVP-Iod (s. Kap. 7.3.1) vermindern die Keimlast auf der Wundoberfläche.

8.2.3 Fibrinös belegte Wunden

Lockere Beläge werden mit steriler Kochsalz- oder Ringer-Lösung weggespült. Festsitzende, gelbliche Fibrinbeläge müssen nicht um jeden Preis entfernt werden. Bei durchscheinender Granulation genügt meist die durch

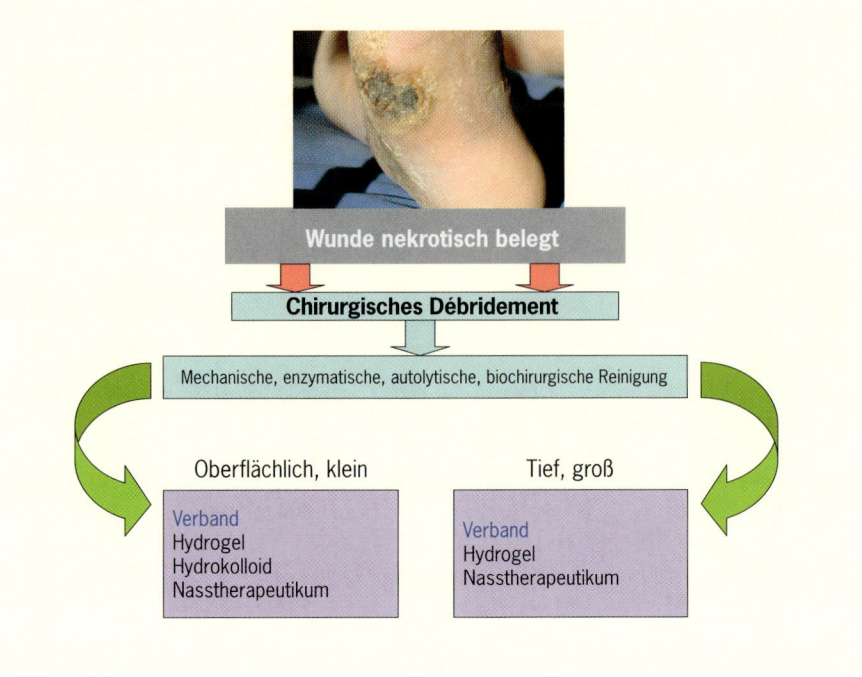

Abb. 8.1: Lokaltherapie nekrotisch belegter Wunden

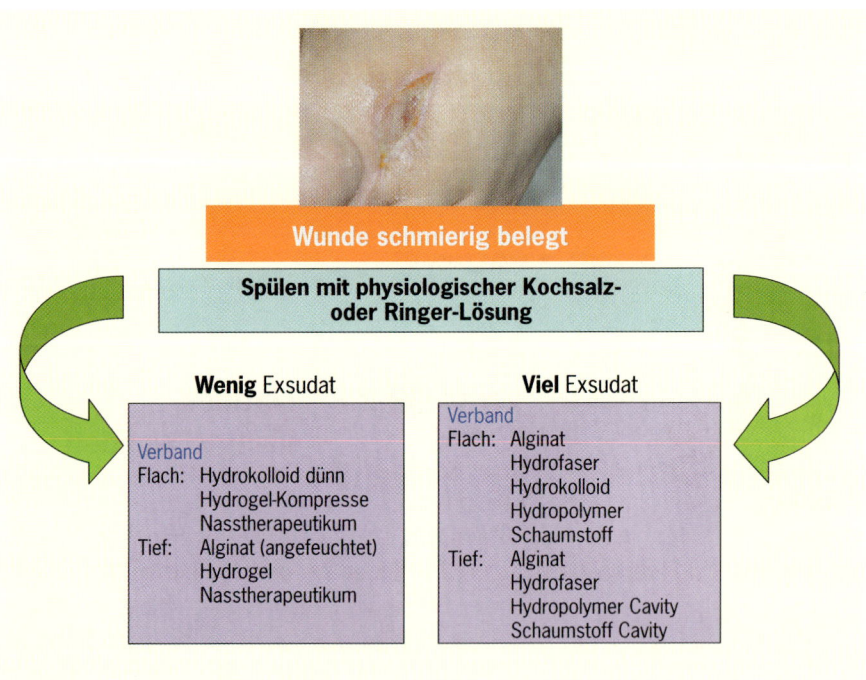

Abb. 8.2: Lokaltherapie schmierig belegter Wunden

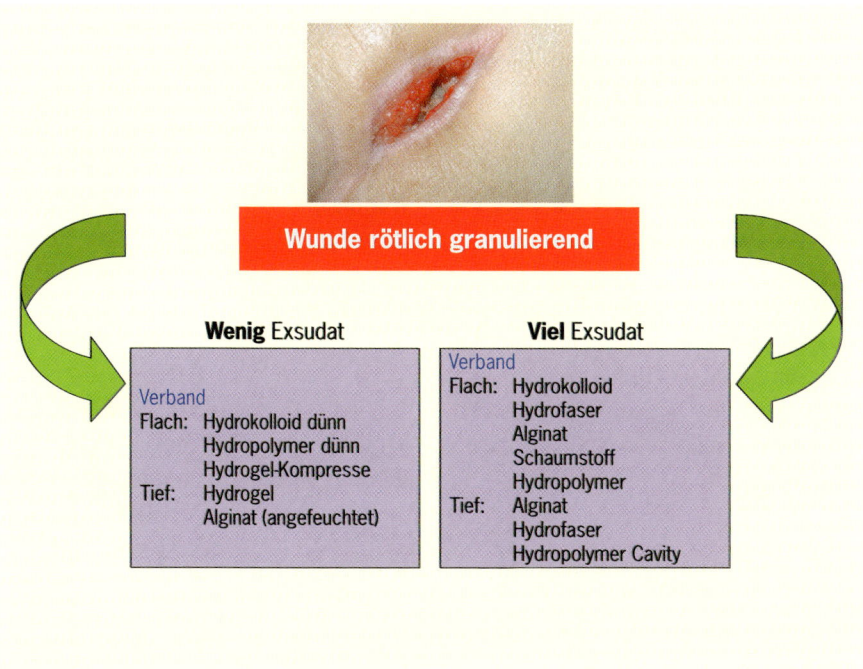

Abb. 8.3: Lokaltherapie granulierender Wunden

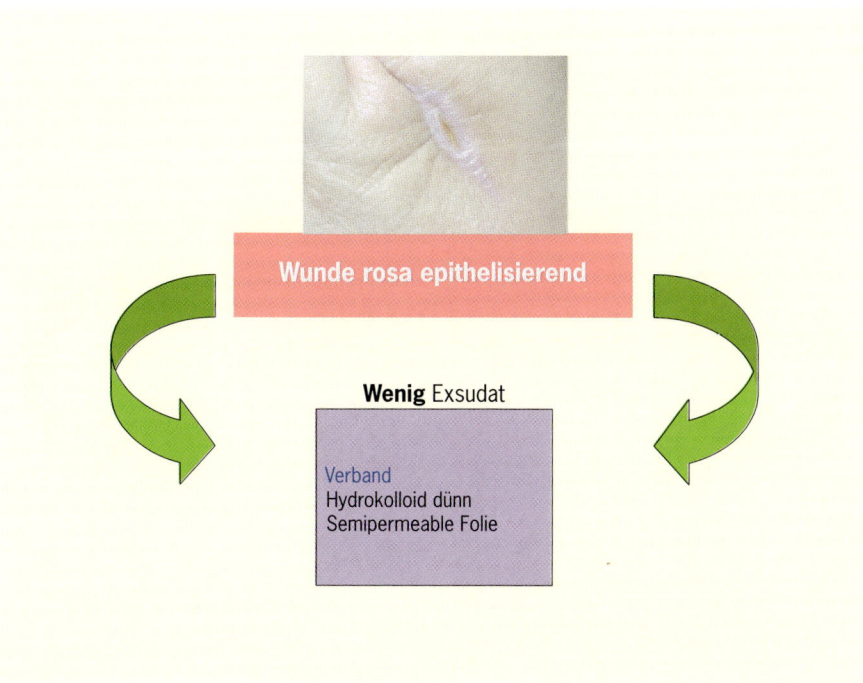

Abb. 8.4: Lokaltherapie epithelisierender Wunden

das feuchte Wundmillieu bewirkte Autolyse, um die Wundreinigung voranzubringen (s. Abb. 8.2).

8.2.4 Granulierende Wunden

Gesundes, kräftig rotes Granulationsgewebe braucht ein ideal feuchtes Wundklima und viel Ruhe. Der Verband sollte so selten wie möglich gewechselt werden, eine Wundspülung ist unnötig (s. Abb. 8.3).

8.2.5 Epithelisierende Wunden

Junges Epithelgewebe ist sehr empfindlich. Es benötigt ein ideal feuchtes Wundklima, um sich über das Granulationsgewebe schieben zu können und muss vor Druck und Reibung geschützt werden (s. Abb. 8.4).

Tabelle 8.4 gibt einen Überblick über verschiedene Wundauflagentypen und deren phasengerechten Einsatz.

9 Wundbett-Konditionierung – Wound Bed Preparation

Das Vorhandensein eines gesunden Wundbettes ist für viele moderne Wundprodukte die Voraussetzung, um optimal wirken zu können. Obwohl die ideal feuchte Wundbehandlung einen großen Beitrag leistet, die Bildung von sauberem Granulationsgewebe zu fördern und zu erhalten, ist sie in vielen Fällen, besonders bei lange bestehenden, chronischen Wunden alleine nicht in der Lage, die Wundsituation entscheidend zu ändern. Bislang wurden die Erkenntnisse, die sich aus der Erforschung der Heilungsabläufe akuter Wunden ergeben, auf die Behandlung chronischer Wunden übertragen. In der Praxis zeigt sich häufig, dass z.B. ein chirurgisches Débridement allein nicht ausreicht, um die chronische Wunde in eine akute Wunde zu verwandeln, die anschließend problemlos abheilt. Erst in jüngster Zeit beginnt man, die mikrobiochemischen Zusammenhänge chronischer Wunden besser zu verstehen. Der von Falanga (2000) geprägte Begriff „Wound bed preparation" umfasst daher Maßnahmen, die weit über das hinausgehen, was bislang unter Wundbettauffrischung verstanden wurde. Obwohl der chirurgischen Wundreinigung weiterhin eine zentrale Rolle in der Behandlung chronischer Wunden zukommt, sollte Wound bed preparation oder Wundbett-Konditionierung das Synonym für eine Therapiestrategie sein, die in einem kontinuierlichen Prozess die der Chronifizierung zugrunde liegenden Ursachen und Wirkungen bekämpfen.

Das Ziel, einen gut durchbluteten, stabilen Wundgrund zu schaffen, der wenig exsudiert und die Voraussetzung für eine optimierte Heilung darstellt, ist bei chronischen Wunden durch 5 Maßnahmen (Falanga 2000) zu erreichen:

- Wiederherstellen des bakteriellen Gleichgewichtes, Behandlung von Wundinfektionen,

- Nekrosenabtragung,

- Exsudatkontrolle,

- Korrektur der gestörten Zellfunktion,

- Wiederherstellen des biochemischen Gleichgewichtes.

Diese Maßnahmen sind nicht isoliert nebeneinander zu betrachten, sondern stehen in engem Zusammenhang miteinander (s. Abb. 9.1). Sicher steht je nach Wunde das eine oder andere Problem im Vordergrund und wird vordringlich angegangen. Häufig jedoch werden durch eine Maßnahme – z.B. chirurgisches Débridement – einige der anderen Probleme mitbeseitigt.

9.1 Wundinfektion

Sekundär heilende Wunden sind niemals keimfrei. Der Nachweis von Keimen durch einen oberflächlichen Wund-

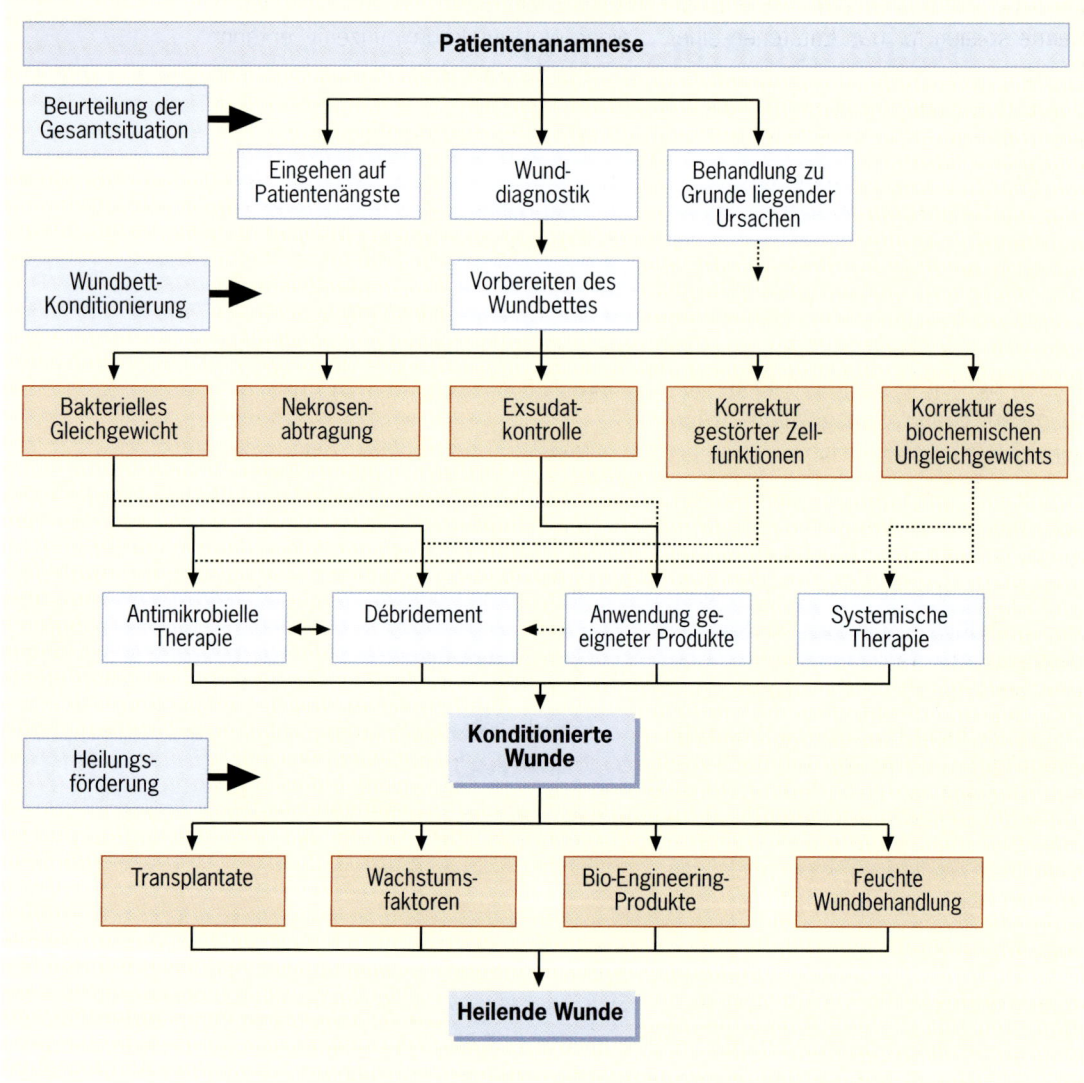

Abb. 9.1: Fließdiagramm zur Wundbett-Konditionierung (nach Falanga 2001)

abstrich ist nicht automatisch gleichzusetzen mit einer Wundinfektion. Man unterscheidet:

- Kontamination: Nachweis einzelner, nicht proliferierender Keime,

- Kolonisation: Keimvermehrung ohne Infektion,

- Infektion: Vorhandensein von mehr als 10^5 Keimen pro Gramm Gewebe.

Eine Lokalinfektion liegt vor, wenn Bakterien in tiefere Gewebeschichten eingedrungen sind und sich dort auf $> 10^5$ Keime pro Gramm Gewebe vermehrt haben.

Nicht nur die Menge der vorhandenen Keime spielen für das Entstehen einer Infektion eine Rolle, auch die Virulenz der Erreger und die Widerstandskraft des Patienten müssen mit berücksichtigt werden. Nach Westaby (1985) ergibt sich folgender Zusammenhang:

$$\frac{\text{Wahrscheinlichkeit}}{\text{einer Infektion}} = \frac{\text{Zahl der Keime x Pathogenität}}{\text{Abwehrlage des Patienten}}$$

Faktoren, die die Abwehrlage des Patienten schwächen, sind in der Regel die gleichen, die auch zu Wundheilungsverzögerungen führen können, z.B. Diabetes, Mangelernährung, geschwächter Immunstatus, Durchblutungsstörungen oder Rauchen. Solche Personengruppen sind durch potentielle Infektionsquellen in ihrer Umgebung besonders gefährdet (s. Abb. 9.2).

Infektionen können sich in allen Wundheilungsstadien entwickeln. Durch Beobachtung des Patienten und sorgfältige Inspektion der Wunde (siehe Kap. 5) sollten die klinischen Zeichen einer Wundinfektion frühzeitig erkannt werden (s. Tab. 9.1).

Bei Anzeichen, Verdacht oder auch Gefahr einer Wundinfektion wird ein Wundabstrich gemacht. Oberflächliche Wundabstriche sind wenig aussagekräftig – sie spiegeln im Wesentlichen die Standortflora der Haut wieder. Wenn möglich, sollte Eiter oder Gewebematerial tief aus dem Wundgrund oder vom Wundrand entnommen werden. Es ist darauf zu achten, dass ein geeignetes Transportmedium gewählt wird und die Transportzeiten eingehalten werden (s. Tab. 9.2).

Die Keime, die eine Wundinfektion auslösen, lassen sich auch mit den Sinnen unterscheiden. Je nach Bakterienart entwickelt die Wunde bzw. das Exsudat ein charakteristisches Aussehen und einen typischen Geruch (s. Tab. 9.3). Wichtige Informationen dazu stecken im Verband: Exsudatmenge, Far-

Tab. 9.1: Klinische Zeichen einer Wundinfektion

Ort	Wundtyp	Klinische Zeichen
Generalisiert		Krankheitsgefühl des Patienten
		Fieber, Tachykardie
		Leukozytenzahl erhöht
		CRP-Wert erhöht
		Blutsenkungsgeschwindigkeit beschleunigt
Lokal	Primär heilende Wunden	Rötung, Schwellung, Verhärtung des wundumgebenden Gewebes
		Klopfender Schmerz, Überwärmung im Wundgebiet und im umgebenden Gewebe
		Nahtdehiszensen nach Entfernen der Fäden
		Entleeren von Eiter oder seröser Flüssigkeit aus Nahtdehiszensen
	Sekundär heilende Wunden	Ungesund aussehendes Granulationsgewebe (blassrosa, wässrig)
		Spontan oder bei leichtem Kontakt blutendes Granulationsgewebe
		Schmerz im Wundgebiet
		Rötung, Schwellung, Überwärmung der Wundumgebung
		Bildung von Eiter oder großen Exsudatmengen
		Geruch

Tab. 9.2: Wundabstrich bei offenen und geschlossenen Wunden (nach Theuretzbacher 1999)

Wunde	Probennahme	Lagerung/Transport
Offene Wunden	**Keine oberflächlichen, trockenen Abstriche einsenden!** Krusten und Beläge entfernen, Material vom Wundgrund oder Wundrändern mit sterilem Tupfer oder scharfem Löffel entnehmen, wenn möglich, Aspiration von Eiter, Gewebeexzision vom Wundrand. Material direkt oder Abstrichtupfer ins Transportmedium geben.	Bei Lagerung < 6 Stunden Transportmedium verwenden, bei Raumtemperatur lagern und transportieren. Bei Lagerung > 8 Stunden: zusätzlich Blutkulturflaschen beimpfen (bei 37 °C lagern und transportieren).
Geschlossene Wunden	**Keine oberflächlichen Abstriche einsenden!** Hautdesinfektion, Punktion des Herdes und Aspiration in sterile Spritze, in Transportmedium geben, das **auch** für **Anaerobier** geeignet ist.	Bei Lagerung < 6 Stunden Transportmedium verwenden, bei Raumtemperatur lagern und transportieren. Bei Lagerung > 8 Stunden: zusätzlich Blutkulturflaschen beimpfen (bei 37 °C lagern und transportieren).

Tab. 9.3: Keimspektrum und klinische Merkmale bei Wundinfektionen

Keim	Merkmale
Staphylococcus aureus	Häufigster Auslöser von Wundinfektionen Eiter: rahmig-gelblich, geruchlos
Staphylococcus epidermidis	Gehört zur physiologischen Hautflora, meist apathogen Fremdkörperinfektionen (künstliche Hüftgelenke, intravasale Katheter)
Streptococcus pyogenes (= GABHS: Gruppe A beta-haemolysierende Streptokokken)	Gefürchtester Keim! Bei Erysipel, Phlegmone; Toxic shock syndrome Bei Verbrennungspatienten und in der plastischen Chirurgie verantwortlich für Wundinfektionen → Hauttransplantate wachsen nicht an Eiter: dünnflüssig, gelbgrau
Escherichia coli Proteus mirabilis	Häufig bei Mischinfektionen (Dekubitalgeschwüre, diabetische Ulzera) Eiter bei E. coli: bräunlich, fäkulent riechend
Pseudomonas aeruginosa	Feuchtkeim Bei großflächigen Verbrennungswunden Charakteristische Blaugrünfärbung der Wundbeläge und der Wundauflage, süßlicher Geruch
Anaerobier	Mischinfektionen bei diabetischen Ulzera, verschmutzten traumatischen Wunden, Bisswunden, gangränösen Phlegmonen, exulzerierenden Tumoren extrem übel riechend

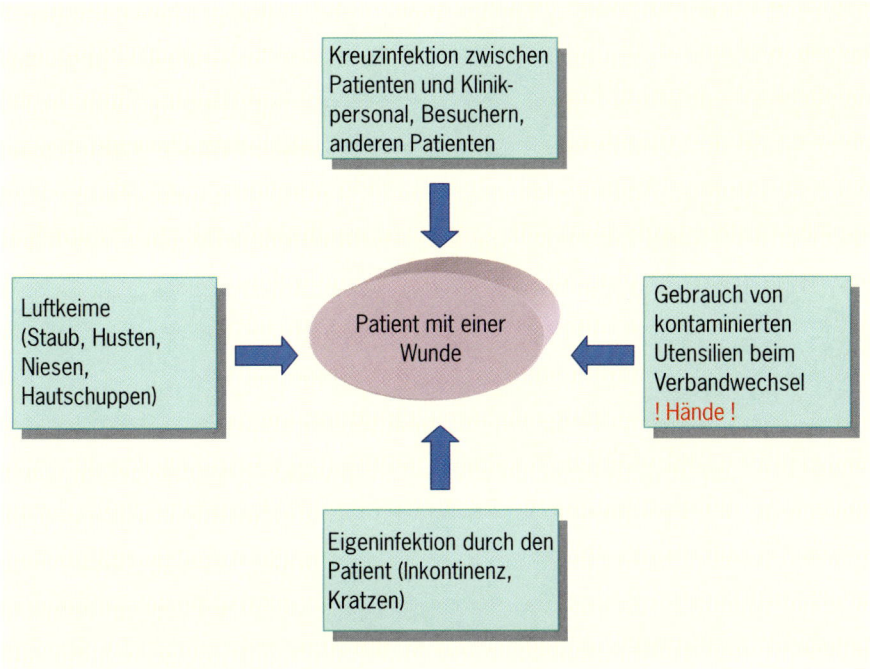

Abb. 9.2: Infektionsquellen am Krankenbett (nach Bale 1997)

be und Geruch, eventuell vorhandener Eiter konzentrieren sich in der Wundauflage und liefern einen erheblichen Teil der Diagnostik (s. Abb. 9.3).

Die Therapie von Wundinfektionen besteht aus einer Reihe von Maßnahmen, die sich gegenseitig ergänzen:

- chirurgisches Débridement,
- systemische Antibiotikagabe,
- Wundspülung,
- lokale antiseptische Behandlung,
- geeignete Wundauflagen.

Chirurgisches Débridement

Wichtigste Maßnahme ist die chirurgische Wundreinigung zur Entfernung sämtlicher Nekrosen und Beläge. Ziel ist ein sauberer, gut durchbluteter Wundgrund. Alle anderen Behandlungsmaßnahmen zur Keimreduktion können das notwendige Débridement nicht ersetzen, sondern nur ergänzen (siehe Kap. 9.2).

Antibiotikatherapie

Wie bereits ausgeführt, ist die **lokale Antibiotikatherapie** obsolet (s. Kap. 7.3.2). Ausnahmen sind resorbierbare Antibiotika in der Orthopädie (Knochenzement mit Aminoglykosiden, Aminoglykosid-Kugelketten), Silbersulfadiazin bei Verbrennungswunden, Metronidazol-Gel bei jauchig-zerfallenden malignen Wunden oder Mupirocin zur lokalen Applikation auf Wunden und Schleimhäuten bei Infektionen mit Methicillin-resistenten Staphylokokken (MRSA).

Die **systemische Antibiotikatherapie** ist bei nachgewiesenen Infektionen unerlässlich, um die in die Tiefe penetrierten Keime von innen heraus zu be-

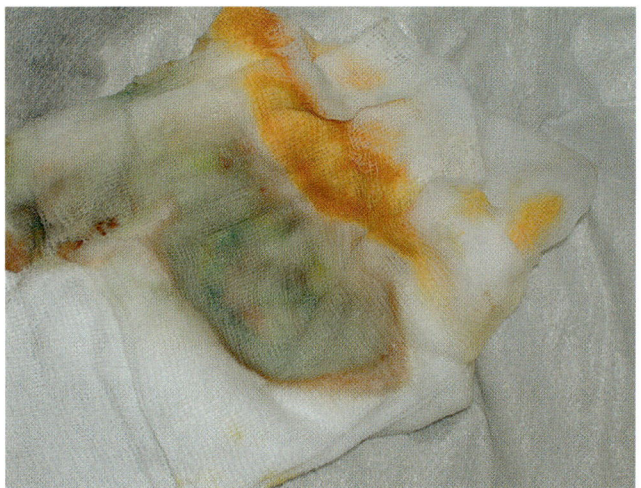

Abb. 9.3: Die typisch grüne Verfärbung des Wundverbandes lässt auf eine Infektion mit Pseudomonas aeruginosa schließen

kämpfen. Die Auswahl des Antibiotikums richtet sich nach der Lokalisation der Infektion, dem vermuteten bzw. mit Antibiogramm nachgewiesenen Keimspektrum und der Gewebegängigkeit des Wirkstoffs.

Wundspülung (s.a. Kap. 7.2.2)

Die systemische Behandlung wird mit lokalen Reinigungsmaßnahmen unterstützt. Ausgiebige Spülungen reduzieren die auf der Wundoberfläche vorhandenen Keime bereits erheblich (Lawrence 1992).

Leitungswasser: Unterschenkelgeschwüre oder diabetische Fußulzera können sehr gut mit körperwarmem Leitungswasser (Voraussetzung: Trinkwasserqualität) geduscht werden. Die Ergebnisse einer randomisierten Studie, die das Reinigen akuter traumatischer Wunden mit Leitungswasser und physiologischer Kochsalz-Lösung vergleicht, zeigt eine geringere Infektionsrate der mit Leitungswasser gereinigten Wunden (Hall Angeras 1992).

Duschwanne und Wandkacheln werden in der Klinik nach der Benutzung nach Hygieneplan gereinigt.

Sterile Kochsalz-Lösung 0,9 %: Standardlösung zur Wundspülung.

Sterile Ringer-Lösung: Enthält neben Natrium- auch Kalium- und Calcium-Ionen. Überlegenheit gegenüber NaCl 0,9 %-Lösung ist bei der Wundspülung nicht nachgewiesen.

Antiseptika

Als lokale Antiseptika werden vor allem PVP-Iod (z.B. Betaisodona®), Octenidin (Octenisept®) oder Polyhexanid (Lavasept®) empfohlen (s. Kap. 7.3.1). Die Behandlungsdauer sollte so kurz wie möglich und so lang wie nötig sein. Bei nachlassenden Infektionszeichen kann auf die ideal feuchte Wundbehandlung übergegangen werden. Da fast alle Antiseptika mehr oder weniger wundheilungsverzögernd wirken, ist eine routinemäßige prophylaktische Wundspülung mit diesen Substanzen nicht gerechtfertigt.

MERKE

Nicht klinisch infizierte Wunden müssen nicht generell gespült werden.

Sinnvoll sind Wundspülungen, um überschüssiges Exsudat, Gewebetrümmer, Bakterien, Beläge oder altes Verbandsmaterial aus der Wunde zu entfernen.

Spülungen von sauber granulierenden Wunden ohne Infektionszeichen sind unnötig. Sie stören die Wundruhe (z.B. Kälteschock, s. Kap. 7.2.2) und sollten unterbleiben.

Wundauflagen und Therapeutika

Gut saugendes Verbandsmaterial sorgt für eine Keimzahlverminderung durch seine Fähigkeit, Zelltrümmer, Exsudat und Bakterien aufzunehmen und aus der Wunde zu entfernen. Häufiger Verbandwechsel – je nach Produkt mindestens 1-mal täglich – ist bei infizierten Wunden unbedingt notwendig. Einige Wundauflagentypen besitzen zusätzliche reinigende oder Bakterien vermindernde Eigenschaften und können bevorzugt zur unterstützenden Keimreduktion eingesetzt werden (s. Tab. 8.3).

Neben den lokalen Therapiemaßnahmen müssen natürlich die vorhandenen und Infektion begünstigenden Grundkrankheiten des Patienten berücksichtigt und behandelt werden. Ohne Beseitigung von Durchblutungsstörungen, venösem Stau oder Stoffwechselstörungen zeigt die Infektionsbekämpfung nur vorübergehenden Erfolg.

9.2 Nekrosenabtragung

Ein Merkmal chronischer Wunden ist das Vorhandensein nekrotischen Gewebes. Nekrosen begünstigen die Entwicklung von Infektionen, die Bildung von Abszessen. Sie sind Ursache von Wundgeruch, fortgesetzter Entzündungsreaktionen, großer Exsudatmengen und verzögerter Heilung. Das Ziel ist, den Wundgrund so weit als möglich von avitalem Gewebe und festsitzenden Belägen zu befreien (s. Abb. 9.4). Selten lässt sich die vollständige Reinigung durch eine einzige chirurgische

> **MERKE**
>
> Es ist nicht immer sinnvoll, eine Nekrose um jeden Preis abzutragen. Bei einem Patienten mit arterieller Verschlusskrankheit wird man eine trockene Zehen- oder Fersennekrose nur abtragen, wenn vorher eine ausreichende Revaskularisierung der betroffenen Extremität sichergestellt ist. Es besteht immer die Gefahr, dass sich aus einer trockenen Gangrän eine potentiell Gliedmaßen gefährdende oder lebensbedrohliche feuchte Gangrän entwickelt. Eine genaue Beobachtung von Aussehen, Verschiebbarkeit und Konsistenz des Nekrosedeckels führt unter sorgfältiger Nutzen/Risiko-Abwägung zur Entscheidung, ob solche Nekrosen abgetragen werden oder nicht.

Abtragung erreichen: Manchmal erschweren die anatomischen Gegebenheiten ein weitgehendes Débridement, häufig bilden sich nach einiger Zeit neue Beläge auf der Wunde. Bei chronischen Wunden braucht der Behandler – gerade was die Wundreinigung angeht – einen langen Atem. Der Reinigungsprozess begleitet den Heilungsprozess wenn nötig über Wochen. Da-

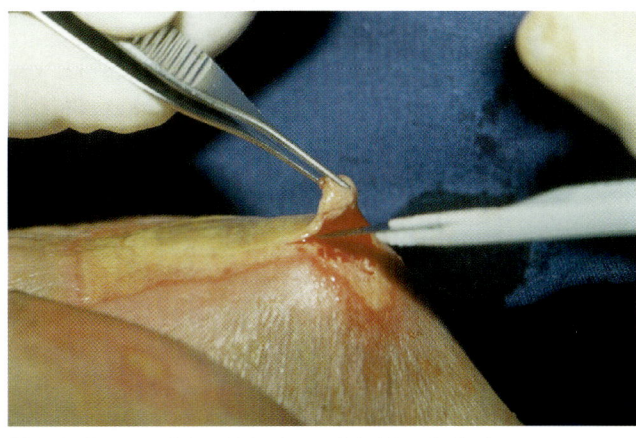

Abb. 9.4: Eine dicke Fibrinplatte wird chirurgisch abgetragen

bei stehen neben den scharfen Abtragungsmethoden mit Schere und Skalpell auch weniger aggressive Methoden zur Verfügung, die flexibel der Wundsituation angepasst zur Anwendung kommen können (s. auch Kap. 7.2). Enzymatische, mechanische, autolytische Wundreinigung oder auch die Madentherapie oder Vakuumversiegelung ergänzen das scharfe Débridement, indem sie die reinigende „Feinarbeit" übernehmen. Nicht selten werden bei einer Wunde mehrere der genannten Methoden zur anfänglichen Grundreinigung und zur anschließenden Dauertherapie eingesetzt (s. Tab. 8.2).

9.3 Exsudat-Kontrolle

Viele chronische Wunden sezernieren kontinuierlich große Mengen Exsudat. Ursachen können nekrotische Beläge und bakterielle Infektionen sein, oder die Wunde verharrt in der Entzündungsphase der Wundheilung. Häufig wird die Exsudatmenge durch das Vorhandensein von Ödemen noch verstärkt. Ein Übermaß an Exsudat behindert die Wundheilung und kann zu Mazerationen der Wundumgebung führen. Lokale Maßnahmen zur Kontrolle großer Exsudatmengen sind der Einsatz saugstarker Wundauflagen (z.B. kombinierte Saugkompressen, Schaumstoffkompressen) oder der Einsatz der Vakuumversiegelung (s. Kap. 10.1). Durch Nekrosenabtragung, Infektionskontrolle und Behandlung von Grunderkrankungen wie Herzinsuffizienz (Ödeme) oder Vaskulitis wird dem Problem stark nässender Wunden ursächlich begegnet. Ebenso durch das Hochlagern der Beine und Kompressionstherapie zum Ausschwemmen von Ödemen oder durch Maßnahmen zur Förderung des Lymphabflusses.

9.4 Gestörte Zellfunktion und biochemisches Gleichgewicht

Dekubitalgeschwüre, Unterschenkelgeschwüre und diabetische Geschwüre sind chronische Wunden, denen eine unterschiedliche Pathogenese zugrunde liegt. Ihnen gemeinsam ist, dass sich biochemische Veränderungen feststellen lassen, die Ausdruck oder Folge ständiger Entzündungsreize sind. Durch eine Stimulation von Zytokin-Entzündungsmediatoren wie Tumornekrosefaktor alpha und Interleukin-1, deren Konzentration in chronischen Wunden erhöht ist, kommt es zu einem Übergewicht von Zellmatrix-abbauenden Enzymen, den Matrixmetalloproteasen (MMP). Bei normaler Wundheilung bauen die MMP´s, zu denen auch Kollagenase gehört, nekrotisches Gewebe ab und tragen zum Aufbau von Granulationsgewebe und Epithelwanderung bei. Übermäßige MMP-Aktivität hat dagegen eine generalisierte Gewebezerstörung zur Folge und scheint eine wichtige Ursache für nicht heilende, chronische Wunden zu sein. Im Vergleich zu Wundflüssigkeit aus akuten Wunden ist im Exsudat chronischer Wunden eine stark erhöhte Konzentration von MMP´s vorhanden. Es konnte nachgewiesen werden, dass diese Erhöhung Grund für den gesteigerten Abbau positiver Wundheilungsfaktoren, wie Fibronektin und Wachstumsfaktoren ist (Mast 1996). Dies könnte erklären, warum die Behandlung chronischer Wunden mit Wachstumsfaktoren weit weniger erfolgreich verlief, als man sich anfangs erhofft hatte (Brantigan 1996).

MMP-haltiges Exsudat verhindert die Proliferation von Keratinozyten, Fibroblasten und Endothelzellen. Diese Zellen werden seneszent, d.h. sie altern, vergreisen, reagieren nicht mehr auf chemotaktische Reize und hören auf, sich zu teilen – die Wundheilung stagniert (Mulder 2002). Um diese Situation zu ändern, gibt es unterschiedliche Angriffspunkte: Als erstes muss die Situation der Grunderkrankung verbessert werden, um den ständigen Entzündungsreiz zu minimieren. Übermäßiges MMP-haltiges Exsudat als Ausdruck eines Verharrens in der Entzündungsphase muss ursächlich (Infektion, Nekrosen, Venostase) bekämpft und effektiv abgeleitet werden (Wundauflagen, Vakuumversiegelung). Seneszente Zellen werden in Form einer „Wundauffrischung" durch chirurgisches Débridement entfernt. Mögliche lokale Ansatzpunkte durch Abfangen und Inaktivierung der Matrixmetalloproteasen mit Hilfe von Kollagen-Wundauflagen (s. Kap. 6.3.5) oder Silber-Ionen (s. Kap. 6.4.2) werden diskutiert. Matrixmetalloproteasen und deren Rolle bei der Heilung chronischer Wunden stehen im Mittelpunkt der aktuellen Forschung. Offensichtlich sind sie ein viel versprechender Ansatzpunkt zum Verständnis chronischer Wunden und lassen für die Zukunft weiterreichende Erkenntnisse erwarten.

Literatur

Bale, S., Jones, V. (1997): Wound care nursing, a patient-centred approach, Bailliere Tindall, London

Brantigan, C.O. (1996): The history of the understanding of the role of growth factors in wound healing, Wounds 8, 78–90

Falanga, V. (2000): Classifications for wound bed preparation and stimulation of chronic wounds, Wound Repair Regen. 8 (5), 347–352

Falanga, V. (2001): Introducing the concept of wound bed preparation, International Forum of Wound Care 16 (1), 1–4

Hall Angeras, M., Brandberg,A., Falk, A., Seeman, T. (1992): Comparison between sterile saline and tap water for the cleaning of acute traumatic soft tissue wounds, Eur. J. Surg. 158, 347–350

Lawrence, J.C. (1992): Wound colonization and infection with particular reference to burns and chronic wounds, In: Harting, K. (Hrsg.): Theory-advanced wound-healing resource. Coloplast AIS, Dänemark

Mast, B. A., Schultz, G.S. (1996): Interactions of cytokines, growth factors and proteases in acute and chronic wounds, Wound Repair Regen. 4, 411–420

Mulder, G.D., Vande Berg, J.S. (2002): Cellular senescence and metalloproteinase activity in chronic wounds. Relevance to debridement and new technologies, J. Am. Podiatr. Med. Assoc. 92 (1), 34–37

Theuretzbacher, U., Seewald, M. (1999): Mikrobiologie im Alltag, Kohlhammer, Stuttgart

Westaby, S., White, S. (1985): Wound infection, In: Westaby, S. (Hrsg.) Wound Care, William Heinemann Medical Books Ltd, London

10 Besondere Verfahren der Wundbehandlung

10.1 Vakuumversiegelung

Die Vakuumversiegelung oder VAC-Therapie (vacuum assisted closure) ist die technisch ausgereifte Weiterentwicklung der chirurgischen Standardmethode, Blut und seröse Flüssigkeit aus Wunden oder dem Operationsgebiet mit Hilfe von Unterdruck abzuleiten. Das Prinzip ist sehr einfach: Ein offenporiger Schaumstoff wird auf Wundgröße zugeschnitten und in die Wunde eingelegt. Das Wundgebiet wird mit einer okklusiven Folie abgedeckt und mittels eines Drainageschlauchs, der in den Schaumstoff eingebracht ist, an ein Vakuum angeschlossen (s. Abb. 10.1). Der Schaumstoff bewirkt, dass der angelegte Unterdruck gleichmäßig über die gesamte Wundoberfläche verteilt wird. Der Sog provoziert eine aktive Wundreinigung durch Abtransport von überschüssigem Wundsekret, von Zelltrümmern und Bakterien aus der Wunde. Wundödeme werden reduziert und damit die Durchblutungssituation im Wundgebiet verbessert (Morykwas 1997a). Außerdem wird die Bildung von Granulationsgewebe beschleunigt. Grund hierfür könnte sein, dass durch den fortgesetzten Unterdruck das Gewebe zur gesteigerten Proteinsynthese, Bildung von Gewebematrix und Angiogenese angeregt wird (Morykwas 1997a, Walgenbach 2000). Seit der ersten Beschreibung der Behandlung traumatischer Wunden mit Hilfe der Vakuumversiegelung durch Fleischmann 1993 hat sich die Technologie zur Vakuumerzeugung weiterentwickelt. Die besonders in den Anfängen, aber auch heute noch eingesetzten Redonflaschen haben den großen Nachteil, dass der in der Wunde aufgebaute Unterdruck weder genau reproduzierbar noch steuerbar ist. Es wurde gezeigt, dass ein Unterdruck von 125 mmHg die Durchblutung im Wundgebiet verbessert und dass ein intermittierender Druck zu einer größeren Granulationsbildung führt als ein kontinuierlicher Druck (Morykwas 1997b). Seit einigen Jahren wird von der Firma KCI ein System zur gut steuerbaren Vakuumversiegelung unter dem Namen V.A.C. angeboten. Die Vakuumpumpen sind in der Lage, intermittierend oder kontinuierlich Unterdruck zwischen 25 und 200 mmHg zu produzieren und bei Druckabfall im Wundgebiet Alarmzeichen zu geben. Es gibt eine größere Pumpe mit einem Auffangvolumen von 500 ml für mobi-

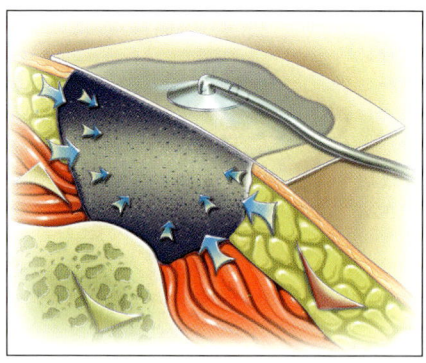

Abb. 10.1: Prinzip der Vakuumversiegelung (Abb.: KCI Medizinprodukte)

litätseingeschränkte Patienten oder für sehr stark sezernierende Wunden (s. Abb. 10.2a). Für mobile, ambulante Patienten mit gering sezernierenden Wunden steht eine leichtgewichtige, tragbare, akkubetriebene Pumpe zur Verfügung mit einem Auffangvolumen von 50 ml (s. Abb. 10.2b). Zweierlei Schaumstoffe werden als Zubehör angeboten. „V.A.C. Dressing" ist ein schwarzer Polyurethanschaum, der größere Poren und damit eine gute Durchlässigkeit für große Mengen Exsudat besitzt. Gleichzeitig wird die Bildung von Granulationsgewebe und die Wundkontraktion stimuliert. Bleibt der offenporige schwarze Schaum länger als 48 Stunden in der Wunde, kann ein Einwachsen von Granulationsgewebe die Folge sein. „V.A.C. Soft foam" ist ein feinporiger weißer Schaumstoff aus Polyvinylalkohol (PVA). Dieser Schaum wird immer dann eingesetzt, wenn das Granulationsgewebe nicht in den Schaum einwachsen soll oder wenn Patienten den schwarzen Schaum wegen zu großer Schmerzen nicht tolerieren. Wegen seiner hohen Dichte benötigt „V.A.C. Soft foam" eine höheres Vakuum als der schwarze Schaum, um das Exsudat effektiv abzuleiten.

Inzwischen liegen eine große Anzahl von Veröffentlichungen vor, die den Nutzen der Vakuumversiegelung bei einer breiten Palette komplizierter, akuter und chronischer Wunden zeigen (Horch 2000; Joseph 2000).

Vorteile der Vakuumversiegelung:

- Auch bei großflächigen Wundsituationen einsetzbar.
- Beseitigung von Wundödemen.
- Eine rasche und effektive Wundreinigung.
- Für den Einsatz bei infizierten Wunden besonders geeignet.
- Verhinderung von bakteriellen Kontaminationen.
- Beschleunigte Ausbildung eines gut durchbluteten Granulationsrasens.
- Gewährleistung eines feuchten Wundmilieus.
- Erhöhter Patientenkomfort durch Schmerzreduktion, frühere Mobilisation, Möglichkeit der ambulanten Anwendung.
- Kosteneffizienz durch seltenere Verbandwechsel und beschleunigte Wundheilung.

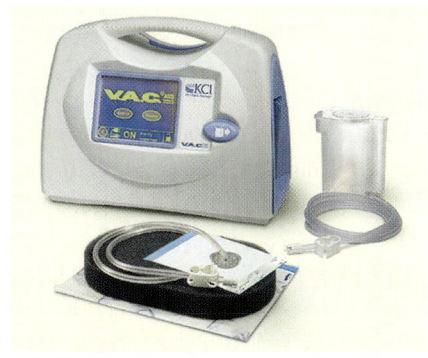

Abb. 10.2 a: V.A.C. ATS-System der Firma KCI

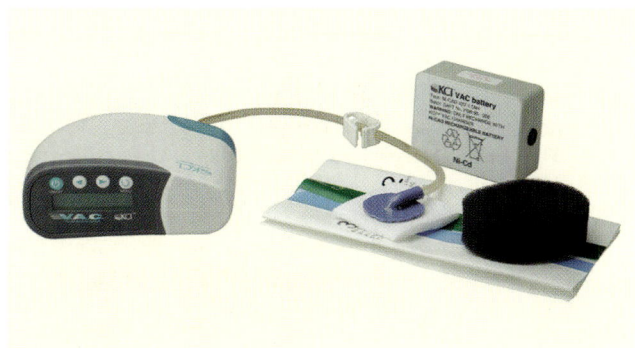

Abb. 10.2 b: mini V.A.C.-System der Firma KCI

Tab. 10.1: Anwendung und Indikation für die V.A.C.-Therapie, Fa. KCI

Diagnose/ Indikation	Wundheilungsphasen (1)	Wundzustand		Der V.A.C.-Verband		Die V.A.C.-Therapieformen und -Einstellungen		
		sauber	belegt	Dressing Kit	Soft Foam	Einstellwerte (2)	Kontin.	Intermitt.
Dekubitus	1. WHP		x	x		125 mmHg	x	
	2. WHP	x		x		125 mmHg		x
Ulcus cruris	1. WHP		x	x		75–100 mmHg	x	
	1. WHP		x		x	125–150 mmHg	x	
	2. WHP	x		x		75–100 mmHg	x	x
	3. WHP	x			x	125–150 mmHg	x	
Diabetische Gangrän	1. WHP		x	x		125 mmHg	x	
	2. WHP	x		x		125 mmHg		x
Sonstige infizierte Wunden (z.B. Nahtdehiszenzen, Weichteilverletzungen usw.)	1. WHP		x	x		75–125 mmHg	x	
	2. WHP	x		x		75–125 mmHg		x
	3. WHP	x			x	125–175 mmHg	x	
Abdomen apertum						Fragen Sie bei KCI nach dem aktuellen Therapiestandard		
Akute traumatische Wunden	Intraoperativ	x			x	200 mmHg	x	
Hauttransplantate Mesh graft Transplantationen (3)	Intraoperativ				x	125–200 mmHg	x	
				x		125 mmHg	x	

Hinweise:

Konsultieren Sie den zuständigen Arzt zur Anordnung der V.A.C.-Therapie unter Berücksichtigung des individuellen Patientenzustandes. Diese Anwendungstabelle ist keine Garantie für die Ergebnisse, sie ist eine Empfehlung, die in Zusammenhang mit der ärztlichen Empfehlung und aller V.A.C.-Anwendungshinweise und Gebrauchsanweisungen zu verstehen ist.

(1) Hinweis zu den Wundheilungsphasen (WHP)
- 1. WHP: Exsudationsphase, Belege
- 2. WHP: Granulationsphase, gut durchbluteter Granulationsrasen
- 3. WHP: Epithelisierung

(2) Hinweis zu den Einstellwerten
Das Schmerzempfinden der Patienten ist individuell unterschiedlich. Deshalb kann es bei Beginn der V.A.C.-Therapie notwendig sein, einen Anfangswert von 75 mmHg für die Therapie zu wählen und dann über einen Zeitraum von ca. 20 min. den Wert auf den genannten Zielwert zu erhöhen. Das gilt insbesondere für Patienten mit Ulcera cruris. Zusätzlich kann zwischen V.A.C.-Verband und Gewebe eine Lage nicht haftender Gaze verwendet werden.

(3) Hinweis zu Hauttransplantaten
Zwischen Mesh graft und V.A.C.-Verband sollte eine Lage nicht haftender Gaze verwendet werden.

Nachteile der Vakuumversiegelung:

- Apparativ aufwändig.
- Technisch anspruchsvoll; spezielle Erfahrungen mit der Anwendung sind notwendig.
- Vakuum muss kontinuierlich überwacht werden.
- Hoher Kostenaufwand für Apparate und Zubehör.

Die Indikationsgebiete für die V.A.C.-Therapie sind:

- chronische Wunden, z.B. Ulcus cruris, diabetische Gangrän, Dekubitus,
- akute Wunden, z.B. traumatische Wunden, Brandwunden,
- subakute Wunden, z.B. Wundheilungsstörung, Nahtdehiszens, Platzbauch, Meshgraft/Lappenplastiken,
- infizierte Wunden.

Kontraindikationen sind:

- maligne Wunden,
- unbehandelte Osteomyelitis,
- freiliegende Gefäße,
- Gewebsnekrosen mit Verkrustungen,
- Fisteln, die zu Organen oder Körperhohlräumen führen.

Mit besonderer Vorsicht sollten Patienten behandelt werden mit

- aktiven Blutungen,
- Gerinnungsstörungen,
- Antikoagulanzientherapie.

Die Verbandwechselhäufigkeit hängt von der Wundsituation und dem verwendeten Schaumstofftyp ab. In der Regel sollte der schwarze PU-Schaum alle 48 Stunden gewechselt werden, der weiße PVA-Schaumstoff kann bis zu 5 Tagen auf der Wunde bleiben. Bei infizierten Wunden wird ein Wechselintervall von 12 Stunden empfohlen.

Die durchschnittliche Therapiezeit beträgt 4 bis 6 Wochen. Manche Wunden können auch schon nach einigen Tagen ausreichend für eine plastische Deckung vorbereitet sein. Bei sekundären Wundheilungssituationen kann die V.A.C.-Therapie bis zum vollständigen Wundverschluss fortgeführt werden. Angaben zur Anwendung und Indikation für die V.A.C.-Therapie der Fa. KCI finden sich in Tab. 10.1.

10.2 Transplantation und Hautersatz

Großflächige Wunden, wie sie bei Verbrennungen, ausgedehnten frischen Weichteildefekten, bei Tumorexzision oder auch bei der Sanierung chronischer Hautdefekte (Ulcus cruris, Dekubitus) entstehen, können durch Transplantate gedeckt werden. Stammen diese vom Patienten selbst (= autolog), ist die Gefahr immunologischer Abstoßungsreaktionen geringer als bei fremden Spendern. Als solche kommen humane (= allogene) wie auch tierische (= xenogene, z.B. vom Schwein oder Rind) Spender in Frage. Grundsätzlich wird unterschieden

- Hauttransplantation (z.B. Spalthaut),
- künstlicher Hautersatz (z.B. Biobrane®),
- kultivierte Hautzellen (z.B. autologe Keratinozytentransplantation).

In den letzten Jahren wurde besonders an der Entwicklung von Kombinationen aus Zellen und künstlichen Materialien gearbeitet. Mit Ausnahme der autologen Transplantationen handelt es sich in der Regel um temporäre Wundabdeckungen, um eine Art Platzhalter, deren Funktionen langsam wieder durch nachwachsendes Gewebe ersetzt werden. Der Erfolg derartiger Maßnahmen hängt entscheidend von der Sauberkeit des Wundgrunds, von der Güte der Gefäßversorgung und der Ausgewogenheit des feuchten Wundmilieus ab.

10.2.1 Haut- transplantationen

Die autologe Hauttransplantation ist der „Goldstandard" der Defektde-

ckung. Hierbei unterscheidet der Chirurg grundsätzlich zwei Verfahren: **die Übertragung eines gestielten Lappens** und die **„freie" Hauttransplantation** (Asmussen 1995). Bei der gestielten Hautverpflanzung wird Haut aus einem zur Wunde benachbarten Areal so auf die Wunde verlagert, dass Arterien, Venen sowie Lymphgefäße als Art Versorgungsbrücke belassen werden. Die Hautlappen werden dabei verschoben, gedreht, geschwenkt. Die erhaltene Versorgung des Transplantats erlaubt, auch tiefere Gewebeschichten, wie Subcutis und Muskulatur mit zu verpflanzen. So ist dies Verfahren besonders für tiefere Wunden geeignet, erfordert aber auch gleichzeitig eine gut durchblutete Hautregion (s. Abb. 10.3 und 10.4).

Eine **freie Hauttransplantation** erlaubt nur die Übertragung der oberen Hautschichten, entweder der Epidermis und Dermis als so genanntes **Vollhauttransplantat** oder nur der Epidermis mit geringen Anteilen der Dermis (Coriumanteil) als so genannte **Spalthaut** (s. Abb. 10.5).

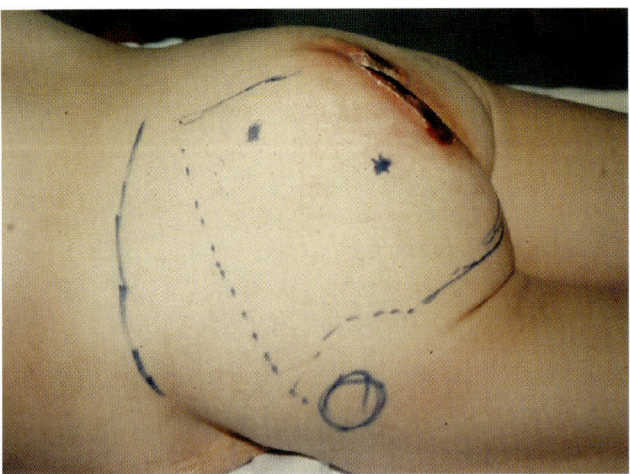

Abb. 10.3: Angezeichnete Schnittführung bei geplanter Schwenklappenplastik zur Deckung eines chronischen Sacralulkus

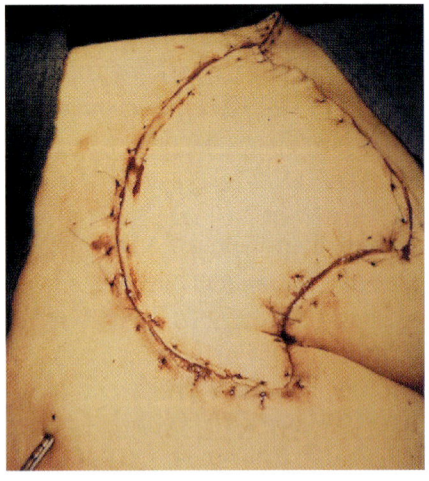

Abb. 10.4: Fertige Schwenklappenplastik

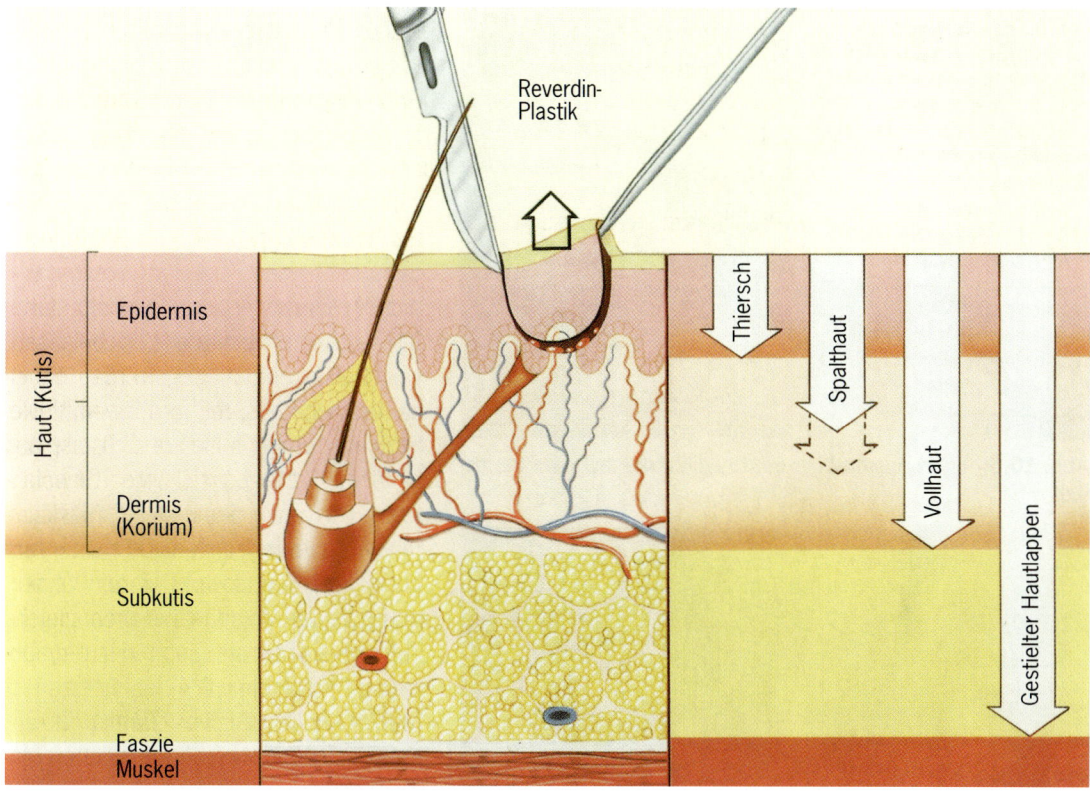

Abb. 10.5: Möglichkeiten der Hauttransplantation. Die Bezeichnung des Transplantats richtet sich nach der Schichtdicke (aus Asmussen 1995)

Spalthaut eignet sich besonders für großflächige Wunden. Als Entnahmestellen der Spalthaut kommen ebene Hautareale in Frage, wie z.B. Oberschenkel, Rücken, Gesäß oder Bauch. Mit einem speziellen Apparat, dem Dermatom, wird die Haut tangential abgetragen. Die dabei gesetzte Wundfläche regeneriert sich vollständig in der Regel relativ rasch in 2–3 Wochen. Durch besondere Aufarbeitung, der so genannten **Meshgraft** (Maschen- oder Netztransplantat), kann die Spalthaut nach der Entnahme gedehnt werden, indem sie durch eine Messerwalze geführt wird (s. Abb. 10.6 und 10.7). So entsteht ein Hautgitter mit dem 3–6fachen der Ausgangsfläche. Die entstandenen Maschen gewährleisten gleichzeitig einen guten Sekretabfluss und eine großflächige Epithelisierung. Das Transplantat heilt in ca. einer Woche an, die Gitterstruktur ist aber noch lange erkennbar (s. Abb. 10.8). Bei der so genannten Reverdin-Plastik werden kleine 3–4 mm große quadratische Epidermisstückchen inselartig auf einen gut vorbereiteten Wundgrund im Abstand von mindestens 5 mm aufgelegt. Von diesen Hautinseln startet konzentrisch dann die Epithelisierung (s. Abb. 10.9).

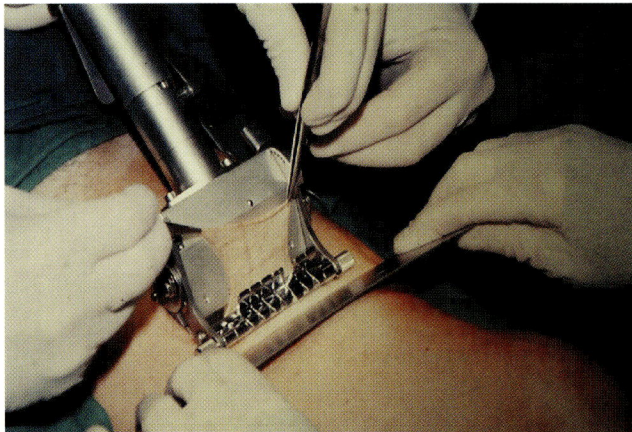

Abb. 10.6: Spalthautentnahme am Oberschenkel mit dem Dermatom

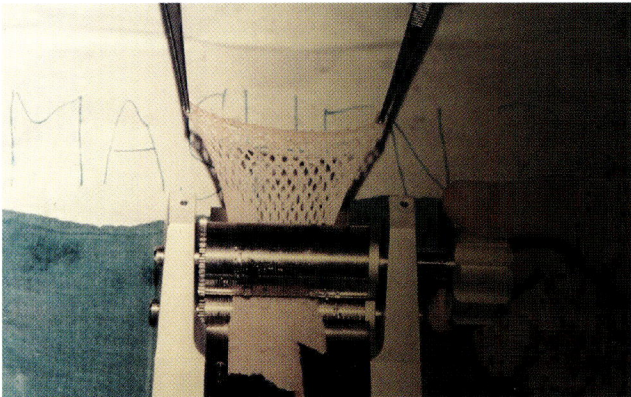

Abb. 10.7: Mittels einer Walze erhält die Spalthaut ihre gitterartige Struktur

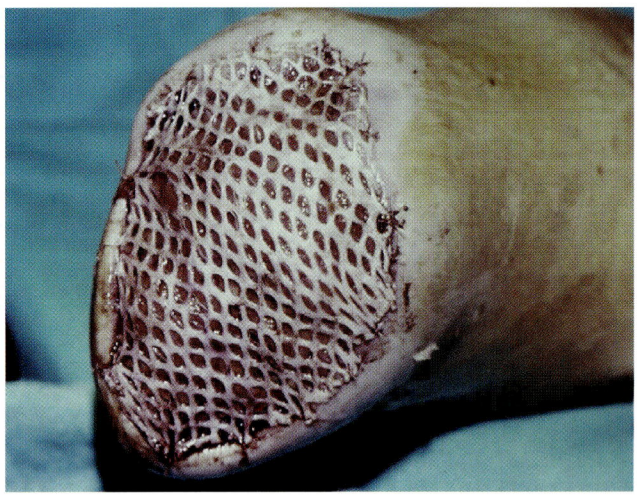

Abb. 10.8: Amputationsstumpf des Unterschenkels: nach offener Wundheilung bedeckt mit Haut-Meshgraft

10.2.2 Hautersatz

Spenderareale für eine Hauttransplantation stehen nicht immer in ausreichendem Maße und zur richtigen Zeit zur Verfügung, sei es bei ausgedehnten hochgradigen Verbrennungen oder dadurch, dass bereits bestehende Wundheilungsstörungen bedingt durch Alter, Cortisoneinnahme oder Stoffwechselstörungen gegen eine Spalthautentnahme sprechen. Ein weiteres Problem ist die fehlende schnelle und einfache Verfügbarkeit der Transplantate. Hierfür wurden in den letzten Jahren verschiedene Arten von Hautersatz entwickelt, die sowohl in der Versorgung akuter Wunden (Verbrennungen, Tumorexzision) als auch bei der Deckung chronischer Wunden eine zunehmende Rolle spielen (Ziegler 2001, Kremer 2000). Neben künstlichen Materialien hat besonders die Züchtung von Zellen und Geweben die Produktpalette bereichert. Die Erforschung und Entwicklung solcher biologischer Substitute entstammen dem Gebiet des Tissue Engineering (Baschong 2001, Schenk 1998, Tanczos 1999). Dabei bedient man sich im Bereich der Wundversorgung des Regenerations- und Differenzierungspotentials z.B. von Keratinozyten und Fibroblasten. Diese werden aus kleinen Hautbiopsaten (Bioseed®-S) oder Haarfollikeln (Epidex®) isoliert und in Zellkulturen gezüchtet (s. Abb. 10.10). Neben der reinen Funktion als Platzhalter vermögen diese Zellen auch noch Wundheilungsvorgänge anzustoßen, da sie im proliferativen Zustand noch in der Lage sind, Hormone, Wachstumsfaktoren sowie verschiedene Matrixkomponenten zu sezernieren. Beispielhaft sei im Folgenden der Ablauf einer **autologen**

Keratinozytentransplantation grob beschrieben: Zu Beginn der Behandlung entnimmt der Arzt beim Patienten ein etwa 1,5 x 1,5 cm großes Vollhautbiopsat, z.B. aus der Leistengegend. Dieses wird in einem speziellen Transportmedium zum eigentlichen Herstellerlabor gesandt. Unter GMP-Bedingungen werden aus dem Hautstück Keratinozyten isoliert und in einer Nährlösung über 2–3 Wochen vermehrt. In diesem Stadium sind die Zellen noch teilungsfähig, aber noch nicht ausdifferenziert. Die Wunde wird zunächst durch Anfrischen des Wundgrunds vorkonditioniert. Dann werden die gezüchteten Keratinozyten als Suspension in einer Thrombinlösung simultan mit einem Fibrinkleber auf die Wunde aufgetragen (s. Abb. 10.10). Eine Spritze reicht aus für eine Wundfläche von mehreren 100 Quadratzentimetern. Erfolgreiche Defektdeckungen sind beschrieben u.a. für Verbrennungen, chronische Fußgeschwüre, Narbenrevisionen, Vitiligo (Weißfleckkrankheit).

Aber auch diese rein epidermalen Transplantate haben ihre Grenzen und sind in ihrer Erfolgsrate den Spalthauttransplantaten bisher nicht überlegen. Es dauert relativ lange, bis die neuen Epidermiszellen mit der Dermis fest verankert sind. Bis dahin sind die Hautareale sehr empfindlich gegenüber mechanischen Einflüssen, wenig elastisch und schutzlos gegenüber Flüssigkeits-, Elektrolyt- und Proteinverlust sowie gegen das Eindringen von Keimen. Es besteht zudem die Gefahr, dass sich Blasen bilden und die Epidermis sich löst. Hierbei wird deutlich, dass die Keratinozytentransplantate als Epidermisäquivalent keinen adäquaten Ersatz für alle Hautschichten darstellen können. Was fehlt sind die Dermisstrukturen mit ih-

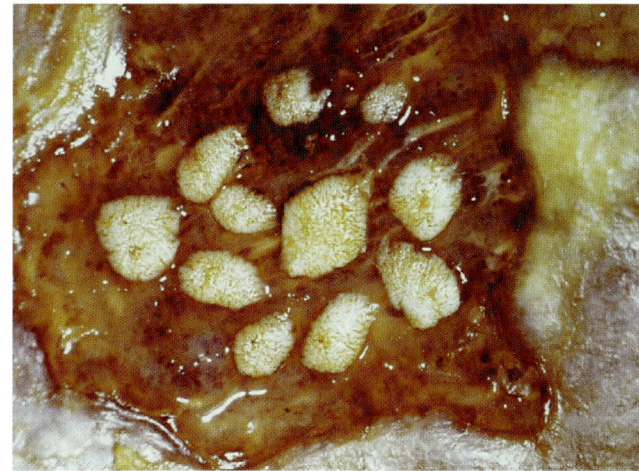

Abb. 10.9: Reverdin-Hautplastik

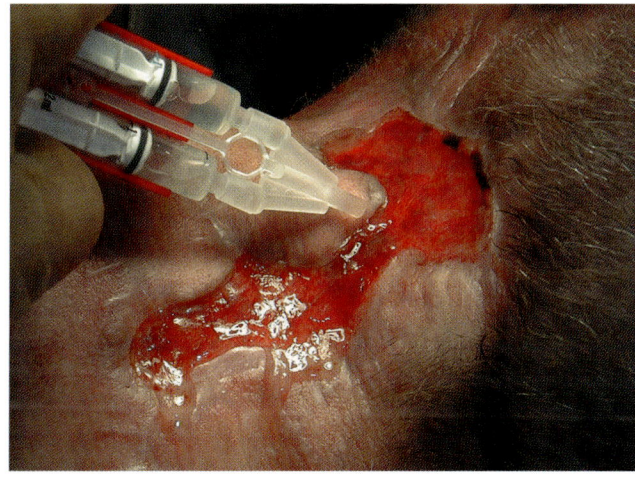

Abb. 10.10: Applikation von autologen Keratinozyten auf einen gut vorbereiteten Wundgrund (Foto: BioTissue Technologies)

rem hohen Anteil an extrazellulärer Matrix und ihren Funktionen bezüglich Elastizität, Stabilität und Polsterung. Entsprechend ist das Ziel der weiteren Entwicklung, epidermale Zellen mit einer Dermiskomponente oder einem entsprechenden Äquivalent zu kombinieren (composite grafts). Die klinische Anwendung dieser Materialien lässt darüber hinaus erkennen, dass insbesondere beim diabetischen Fußsyn-

Tab. 10.2: Übersicht zu Transplantaten und Hautersatz (nach Eich 1999, Bello 2000, Kremer 2000, Ziegler 2001, Hansen 2001)

Art Präparat/ Hersteller bzw. Vertrieb	Funktion der Epidermis	Dermis	Eigenschaften	Indikationen
Hauttransplantation				
Vollhauttransplantat (autolog)	x	x	Eingeschränkte Auswahl der Entnahmestelle Sehr langsames und schweres Einheilen Großer Defekt an Entnahmestelle	Plastische Deckungen kleinerer Wundflächen
Spalthauttransplantat (autolog)	x	(x)	Bleibende Wundabdeckung Sofortige Verfügbarkeit Schmerzhafte Entnahmestelle Begrenzte Entnahmestelle Ausheilungsergebnisse z.T. unbefriedigend	Verbrennungen Akute u. chronische Wunden
Epidermisäquivalente				
Autologes Keratinozytentransplantat Epicel® Bioseed®-S (Bio Tissue Technologies) Autothel® (Surface Care) Epidex® (Euroderm)	x		Großflächige Abdeckung mit minimalem Biopsat Bleibende Wundabdeckung Dauer der Kultivierung 3 Wochen Sehr empfindliches, wenig belastbares Transplantat über einige Monate hin	Verbrennungen Fußgeschwüre
Allogenes Keratinozytentransplantat Allothel®	≈		Sofort verfügbar Nach 10–14 Tagen Ersatz durch autologe Keratinozyten oder Spalthaut In der EU als Medizinprodukt zugelassen	Verbrennungen Grad II Chronische Wunden Hautdefekte nach Spalthautentnahme
Dermisäquivalente				
Fibroblastennylon bzw. resorbierbares mesh Dermagraft® (Smith & Nephew/Advanced Tissue Sciences Cooperation; USA)		≈	Polylactid-Matrix, besiedelt mit neonatalen Fibroblasten Mehrfache Applikationen: einmal wöchentlich für ca. 8 Wochen	Diabetisches Fußulkus
Reine Kollagene Tachotop® (Nycomed) Tachocomb® (Nycomed) Tissue Vlies® (Immuno) Suprasorb® C (Lohmann)		t	Resorbierbar	Chirurgische Wunden als Blutstillung

x: autologe Zellen, Gewebe
≈: allogene Zellen, Gewebe
t: tierischen Ursprungs
s: synthetisch

Tab. 10.2: Übersicht zu Transplantaten und Hautersatz (nach Eich 1999, Bello 2000, Kremer 2000, Ziegler 2001, Hansen 2001) (Fortsetzung, Legende s. S. 236)

Art Präparat/ Hersteller bzw. Vertrieb	Funktion der Epidermis	Dermis	Eigenschaften	Indikationen
Humane allogene aufgearbeitete Haut Alloderm® (AM Scientifics Ltd/CH)		≈	Dezellulierte Leichenhaut Immunologisch unproblematisch Wird nach 14 Tagen vom Empfänger abgestoßen Sofort verfügbar In der EU als Medizinprodukt zugelassen	Chirurgische Wunden Verbrennungswunden Mundchirurgie
Kombinierte Epidermis- und Dermisäquivalente				
Rinderkollagen, Chondroitinsulfat, Silikonmembran Integra® (Johnson & Johnson)	s	t/s	Immunologisch unproblematisch Sofort verfügbar Temporärer Ersatz	Verbrennungen Grad III Narbenkorrektur
Synthetische epidermale Schicht, allogene Dermis TransCyte® (früher Dermagraft TC; Advanced Tissue Sciences, USA)	s	≈	Temporärer Ersatz Wundadhärenz über mehr als 40 Tage	Verbrennungen Grad II und III
Schweinehautkollagen, semipermeable Nylon-silikonmembran Biobrane® (AM Scientifics (Ltd/CH)	s	t	Gut anpassungsfähig Adäquate Hautverdunstung durch die Semipermeabilität Temporärer Ersatz (7–14 Tage)	Verbrennungen Grad II
Fibroblasten auf Rinderkollagen, Keratinozyten Apligraf® (früher Graftskin®, Novartis, Organogenesis,USA)	≈	≈/t	Einfache Handhabung Sofort verfügbar Begrenzte Haltbarkeit (5 Tage) Dauerhafter Wundverschluss	Ulcus cruris Diabetisches Fußulkus
Schweinehaut Mediskin® (Novamedical)	t	t		

drom und beim Dekubitus der Ersatz dermaler Anteile im Vordergrund einer Wundheilungsförderung steht. Dagegen scheint beim Ulcus cruris der Engpass eher die Epithelisierung zu sein. Beim Mal perforans zeigen die Studien, dass bei der Deckung gänzlich auf Keratinozyten verzichtet werden kann. Zahlreiche Kombinationen aus Keratinozyten mit den verschiedensten dermalen Substraten wurden inzwischen erprobt: Kadaverhaut, Schweinedermis, Rinderkollagen mit oder ohne temporärer Silikonschicht. Eine Übersicht zeigt Tabelle 10.2.

Der rechtliche Status dieser Biomaterialien ist von Land zu Land unterschiedlich. Hautersatz aus dem Bereich des Tissue Engineering wird in den USA als Medizinprodukt geführt, in Deutschland sind vom Menschen gewonnene Hauttransplantate grundsätzlich Arzneimittel und unterliegen entsprechend dem Arzneimittelgesetz. Patienteneigene (autologe) Zelltransplantate sind dabei „Rezepturarzneimittel" und bedürfen somit keiner Zulassung. Nicht mit menschlichen Zellen besiedelte Hautersatzmaterialen unterliegen in Deutschland dem Medizinproduktegesetz und tragen nach der EU-Zertifizierung das CE-Kennzeichen.

Die klinischen Erfolge mit den neuen Hautersatzmaterialien klingen verheißungsvoll und wecken große Hoffnungen besonders bei den zahlreichen Patienten mit chronischen Wunden. Einige Produkte ließen sich inzwischen bis zur Marktreife weiterentwickeln. Doch sie sind sehr anspruchsvoll in der Produktion, Applikation und Betreuung. Nicht zuletzt die äußerst hohen Kosten zwingen zu einer sorgfältigen Patientenauswahl. So sind nach Expertenschätzungen von den deutlich über 10.000 in deutschen Kliniken behandelten Verbrennungen pro Jahr nur etwa 50 für einen Einsatz größerer, kommerziell hergestellter Keratinozytentransplantate wirklich geeignet (Schenk 1998). Die Spalthauttransplantation bleibt vorerst der „Goldstandard" für eine großflächige Defektabdeckung der Haut.

10.3 Madentherapie

Der Begriff Biochirurgie (= biosurgery) steht heute für den Einsatz steriler Fliegenmaden in der Wundbehandlung. Die Madentherapie stellt eine besondere Form der enzymatischen und antimikrobiellen Reinigung von nekrotischen, infizierten Wunden dar. Es han-

delt sich dabei um eine sehr wirksame, rational nachvollziehbare und inzwischen intensiv untersuchte Methode, die Ernsthaftigkeit verdient. Übersichtsarbeiten finden sich z.B. bei Fleischmann (2002), Mumcuoglu (2001), Dissemond (2001), Haussmann (2000), Sherman (2000), Fastnacht (1999), Gallenkemper (1999), Marxer (1999).

Historie

Seit Jahrhunderten ist bekannt, dass Fliegenmaden einen positiven Einfluss auf Wunden und ihre Abheilung haben können. Die Anwendungen gehen zurück bis zu den Ureinwohnern Australiens und den Maya-Indianern Südamerikas. Erste noch heute verfügbare Schriftstücke stammen aus dem 2. Jahrhundert vor Christus. Die therapeutische Anwendung durchlebt bis heute einen ständigen Bedeutungswechsel. Besonders in den letzten 5 Jahren wird die Madentherapie wieder vermehrt eingesetzt. Dazwischen waren es unter anderem die Militärärzte (Barron D.J. Larey, Feldarzt Napoleons; Baer, Feldarzt im amerikanischen Bürgerkrieg), die vom Einfluss der Maden in den Kriegswunden berichteten. Bereits in den 30er Jahren wurden Fliegenmaden für die Wundbehandlung in kommerziellem Maßstab von der Firma Lederle in den USA produziert. Die Problematik der Kontamination der Maden sowie der Einzug der Antibiotika verdrängten diese Therapieform jedoch ab 1940 wieder. In den 80er Jahren erfuhr die Madentherapie dann eine Wiedergeburt zunächst in Amerika (Sherman 1988), später in England (Thomas 1996). Über diesen Weg erreichte sie schließlich Mitte der 90er Jahre auch die deutschen Kliniken (Fleischmann 1999) und wurde hierzulande als „Maden aus England" auch in der Bevölkerung sehr bekannt.

Lucilia sericata

Generell kommen verschiedene Fliegenarten in Frage. Durchgesetzt hat sich jedoch in der Wundtherapie die Art *Lucilia sericata*, eine goldgrüne Schmeißfliegenart. Die weibliche Fliege legt innerhalb von 3 Wochen 2000–3000 Eier auf Aas, Wunden, selten Faeces ab. Bereits nach einem Tag schlüpfen die 1–2 mm großen Larven (Maden) und reifen unter optimalen Temperaturbedingungen innerhalb von 5–11 Tagen zu ca. 1 cm großen Maden heran (s. Abb. 10.11). Dabei ernähren sie sich ausschließlich von totem Gewebe (Nekrophagen). Zur Verpuppung verlassen sie ihr Wirtsgewebe und suchen sich einen trockenen Schlupfwinkel im Boden oder in Blattstreu. Zwei Wochen später schlüpft eine neue Fliegengeneration und der Zyklus beginnt von vorne.

Wirkungen

In der Wundbehandlung wird der Zeitraum von Tag 2 bis Tag 6 des Larvenstadiums (Larvalstadium 2) ausgenutzt. Es konnten bisher im Wesentlichen drei Hauptwirkungen der Maden auf die Wundheilung während dieser Zeit nachgewiesen werden. Im Vordergrund stehen das Auflösen von Nekrosen ohne Schädigung des benachbarten gesunden Gewebes und eine antimikrobielle Wirkung zur Reinigung der Wundheilung (s. Abb. 10.12 und 10.13). Daneben wurde eine Stimulation der Wundheilung beobachtet.
Die Maden produzieren einen Speichel mit proteolytischen Enzymen (u.a. Kollagenase) zur extrakorporalen Verdauung von totem Gewebe. Der aus den

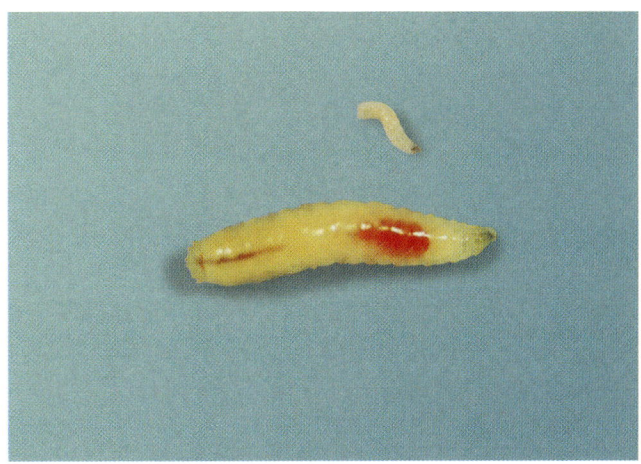

Abb. 10.11: Größenverhältnisse der Fliegenmaden *(Lucilia sericata)* vor und nach 72 Stunden Wundinkubation (Foto: BioMonde)

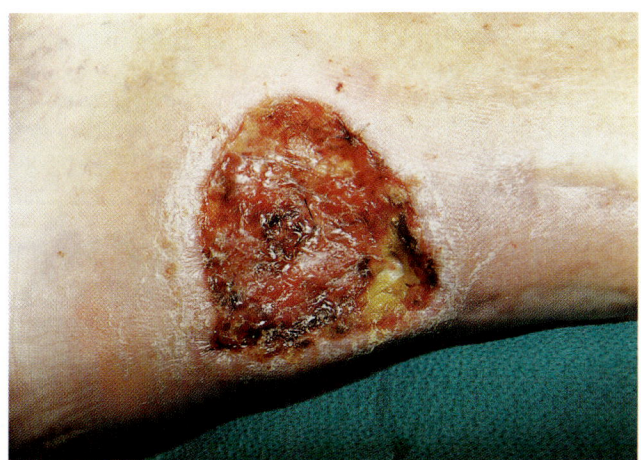

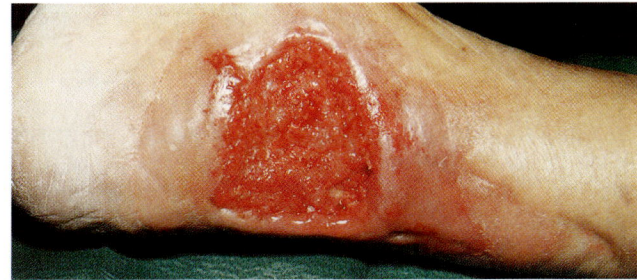

Abb. 10.12 und 10.13: Wundzustand vor und nach einer 2-maligen Anwendung von Fliegenmaden über jeweils 3 Tage. Die Entfernung der Beläge und Nekrosen ist Voraussetzung für ein Fortschreiten der Wundheilung

Maden zur Wundbehandlung

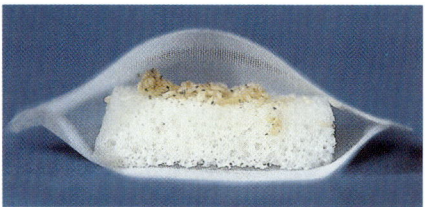

Handelsformen: Biomonde Fliegenmaden zur Wundbehandlung
Pharmazeutischer Unternehmer: BioMonde Medical Technnologies

Produkte: Sterile Fliegenlarven von Lucilia sericata:
Freilaufende: 100 Stück, 200 Stück incl. Nylonnetz
Eingeschlossen im Nylonnetz: BioMonde BioBag mit 100 Stück,
200 Stück (semi-transparent oder nicht transparent)

Hilfsmittel: Bioaktiver Feuchtschwamm als Abstandshalter und
zum Aufsaugen von Sekret: BioMonde HydroPad Wundauflage je
10 Stück ($8 \times 8 \times 1,2$ oder $13 \times 13 \times 1,2$ cm)
Haftgelstreifen zum Abdichten bei freilaufenden Maden: BioMonde
Adhäsive-Gel 3 m Rolle

Lieferung und Haltbarkeit: Auslieferung nur an festen Wochen-
tagen, Anwendung möglichst in den ersten 12 Stunden nach Lieferung. Falls nicht möglich, kühl (4–8 °C) und lichtgeschützt haltbar
bis zu 3 Tagen nach ihrer Herstellung, gekühlt sind die Maden nur
sehr träge, nicht tot!

Typische Indikationen: Nekrolyse und antiinfektive Lokaltherapie
(auch MRSA) bei Ulcus cruris, diabetischem Fußulkus, Dekubitus sowie zur Förderung der Wundgranulation

Dosierung: Ca. 10 Maden pro cm^2 (Fingerspitze 5–6, tiefe Ober-
schenkelwunde 500–600) Dauer der Einzelanwendung: 2–4 Tage,
in der Regel 3, Wiederholung möglich bei chronischen Wunden in
der Regel 3–5-mal, je nach Bedarf auch weitaus häufiger möglich.

Anwendung:
Aufbringen der Maden: Nach Reinigung der Wunde (keine Desinfektionsmittel benutzen!) abtrocknen der Wundränder und umkleben
der Wunde mit den Adhäsive-Klebestreifen. Maden im Glasröhrchen
mit 0,9 %iger Kochsalz-Lösung in Suspension bringen, diese auf
das Nylonnetz geben, Flüssigkeit abtropfen lassen und umgedreht
auf die Wunde bringen, so dass die Maden zwischen Wunde und
Netz sind. Nylonnetz lückenlos an die Adhäsivstreifen kleben und
überständiges Netz abschneiden. Maden sind lichtscheu und im
starken Lichtkegel schneller als man denkt. BioBags locker auf die
Wunde legen oder in die Wundhöhle drapieren. Saugfähige Kompressen locker darüberlegen und fixieren (Mullbinde, Schlauchver-
band). Bei trockenen Wundverhältnissen leicht anfeuchten.

Nekrosen abgebaute „Wundbrei" dient
den Maden als Nahrung, darin enthaltene Bakterien werden lysiert. Im Speichel wie im Sekret der Maden wurden
inzwischen eine Vielzahl von Substanzen identifiziert (s. Tab. 10.3). Allantoin entsteht bei der Zelllyse durch Oxidation von Harnstoff und ist bekannt
für eine epithelisierungsfördernde Wirkung. Ammoniak und Calciumcarbonat
verleihen dem Speichel einen alkali-
schen pH-Wert. Bereits nach 2 Arbeits-
tagen der Maden ist das Wundmilieu
alkalisch. Hierauf wird ein Teil der antimikrobiellen Wirkung zurückgeführt,
ein anderer Teil auf die im Darmsekret
gefundenen Stoffe Phenylacetat und
Phenylacetaldehyd, die als Abbauprodukte von Proteus-Arten bekannt sind
und den Darm von Fliegenmaden be-
siedeln. Madensekret tötet eine Reihe
pathogener Keime ab. In-vitro Versuche mit dem Magensekret zeigen eine
antibiotische Wirkung, besonders gegenüber Streptokokken der Gruppe A
und B sowie Staphylokokken (Thomas
1999). Eine gewisse Wachstumshemmung wurde auch bei Methicillin-resis-

Tab. 10.3: Stoffe, die bisher aus dem Ma-
den-Sekret von *Lucilia sericata* identifiziert
wurden (aus Wollina 2000)

Allantoin
Harnstoff
Calciumcarbonat
Ammoniak
Enzyme:
Trypsin
Chymotrypsin ähnliche Enzyme (LCTa, LCTb)
Leucinaminopeptidase
Carboxypeptidase A & B
Serinprotease
Phenylessigsäure
Phenylacetaldehyd

tenten *Staphylcoccus-aureus*-(MRSA) und *Pseudomonas-Stämmen* beobachtet. Von einer Anwendung bei Pseudomonasbesiedlung ist jedoch abzuraten, da diese mit den Maden um den Sauerstoff konkurrieren und die Maden absterben. Thomas konnte zeigen, dass der antimikrobielle Effekt nicht allein auf eine pH-Wert-Verschiebung zurückzuführen ist.

Die Kriechbewegung der Maden führt durch die mechanische Irritation zu einer Stimulation der Wundheilung, die sich u.a. durch eine ausgeprägte Steigerung des Wundexsudats zeigt. Weiter wurde die Stimulation von Fibroblasten in Zellkulturen durch Produktion wundheilungsfördernder Zytokine durch die Maden nachgewiesen.

Indikationen und Kontraindikationen

Am Beginn einer Madentherapie steht eine sorgfältige Indikationsstellung. Anlass zur Therapie ist insbesondere bei chronischen Wunden nicht selten die ausdrückliche Bitte des Patienten als ultima ratio vor einer Amputation. Bei absehbar hoffnungslosen Fällen ist ein Misserfolg dabei vorprogrammiert. Klare Indikationsstellungen fehlen noch. Die bisherigen klinischen Erfahrungen, insbesondere die Arbeit von Fleischmann (1999) können aber bereits eine Orientierung geben. Dabei geht es immer um therapieresistente, infizierte nekrotische Wunden. Die besten Erfolge wurden bisher bei ausgedehnten Weichteil- und Knocheninfektionen, bei chronischen Hautgeschwüren, vor allem diabetischen Fußulzera, Dekubitus und Ulcus cruris berichtet. Weniger erfolgreich waren die Maden bei Patienten mit arterieller Verschlusskrankheit (AVK) im Stadium IV. Weitere

Abnahme des Verbandes: Ausräumen der Maden mit Hilfe von Kompressen, steriler Lösung, Pinzette.
Entsorgung: wie potentiell infiziertes Verbandmaterial, z.B. doppelte Plastiktüte gut zubinden.
Tipps: Schere zum Zuschneiden der Adhäsivstreifen vorher mit Vaseline einreiben. Undichte Stellen können zusätzlich mit Stomapaste oder Pflasterstreifen abgedichtet werden.

Beobachtung: Der Verband ist täglich zu kontrollieren auf mögliche Blutungen, auf Nässestau im Wundbett, auf Dichtigkeit. Durchgeschlagene Kompressen müssen erneuert werden.

Nebenwirkungen: Leichtes Kribbeln, besonders wenn Maden auf gesunde Wundumgebung kommen; selten Schmerzen, Blutungen im Wundbereich → Behandlung unterbrechen; verstärkter Wundgeruch, meist nur beim ersten Verbandwechsel.

Kontraindikationen: Blutungen bzw. Blutungsneigung im Wundbereich, naheliegende große Blutgefäße, nicht auf Wunden, die mit Körperhöhlen oder inneren Organen in Verbindung stehen. Wenig Erfolg bei AVK Stadium IV. Nicht anwenden bei gleichzeitiger Zytostatika- oder Strahlentherapie.

Stellenwert in der Therapie: Nicht Therapie der ersten Wahl, nur wenn andere Methoden erfolglos waren; relativ nebenwirkungsarm, nicht teurer als z.B. ein Débridement mit enzymatischen Salben; erstaunlich gute Akzeptanz bei den Patienten; Wirkungsweise gut belegt, zahlreiche erfolgreiche Erfahrungsberichte und Beobachungsserien, jedoch erst wenige kontrollierte Studien; Einbetten in Gesamtkonzept mit chirurgischer Wundversorgung und Behandlung der Grundkrankheit; Biobags erleichtern das Handling wesentlich, sind aber z.T. nicht ganz so effektiv.

Information für Patienten und Anwender: Vor der Anwendung gute Aufklärung und Abbau von Bedenken bei Patienten, Pflegepersonal, Ärzten, Angehörigen und Bettnachbarn. Gesundes Gewebe bleibt unversehrt, da die Maden hochspezifisch nur totes Gewebe verwerten. Aus dem BioBag kann keine Made entweichen. Verband nicht komprimieren oder daraufliegen, sonst sterben die Maden ab. Sorgfältige Planung von Liefertermin und Applikation.

Literatur: Gebrauchsinformation und Fachinformation Stand November 2001
Informationsblatt zum Biomonde-Biobag Stand November 2001
Produktbroschüre „Naturgewalten wirken lassen", Biomonde GmbH & Co.KG
Haussmann, W. (2000): Biochirurgie mit Fliegenmaden, PZ Prisma 7 (4), 234–240
Kiss, M. (2002): Erfahrungen im Umgang mit Fliegenmaden aus pflegerischer Sicht, Vortrag anlässlich einer Informationsveranstaltung Fa. Biomonde, Heidenheim

Anwendungen sind z.B. für die chronische Mittelohrentzündung (Mastoiditis) und für nektrotisierte tumoröse Ulzerationen beschrieben. Wunden mit trockenen Nekrosen sind weniger geeignet, gegebenenfalls sind sie entsprechend zu befeuchten. Die Maden sind nicht anzuwenden bei Wunden, die leicht zu Blutungen neigen oder nahe großer Blutgefäße liegen. Gleiches gilt für Wunden, die mit Körperhöhlen oder inneren Organen in Verbindung stehen.

Anwendung

Die therapeutisch angewendeten sterilen Maden gelten als individuell hergestelltes apothekenpflichtiges Rezeptur-Arzneimittel. Sie werden kommerziell produziert und steril in einem Glasröhrchen geliefert. Da der therapeutische Einsatz der Maden eng an ihr Entwicklungsstadium Tag 2–7 gebunden ist, bedarf die Beschaffung und Lagerung der Maden einer guten Planung (s.u. Kurzmonographie Madentherapie). Sie sollten möglichst innerhalb von 12 Stunden nach der Auslieferung appliziert werden. Die Sterilität der Maden ist dadurch möglich, dass bereits die Eier desinfiziert werden und eine ständige bakterielle Kontrolle während der Madenaufzucht stattfindet. Die Wunde wird durch Spülen und Abkleben der Wundränder mit einem doppelseitigen Klebestreifen vorbereitet. Die Maden werden dann in die Wunde eingebracht und mit einer auf den Klebestreifen haftenden Gaze abgedeckt. Saugfähige Kompressen werden locker aufgelegt und saugen übermäßiges Wundexsudat ab. Die optimale Anwendungszeit liegt bei 2–4 Tagen. In dieser Zeit haben die Maden ihre Anfangsgröße auf das 10–20fache gesteigert. Die Anwendungen können je nach Bedarf wiederholt werden. Bei größeren chronischen Wunden reichen oft 3–5 Anwendungen aus. Es sind auch weitaus häufigere Wiederholungen möglich.

Drei Probleme stehen bei der Handhabung der Maden im Vordergrund und sind zu berücksichtigen:

- Ausbruch der Maden aus ihrem „Verbandskäfig",

- ausreichende Sauerstoffversorgung,

- ausreichende Feuchtigkeit ohne Nässestau.

Die Begrenzung der Maden auf die Wundfläche muss sichergestellt sein. Die größte Gefahr bei „Madenflucht" besteht in einer möglichen Keimverschleppung. Dieses Problem wurde inzwischen durch eine technische Weiterentwicklung gelöst, indem die Maden bereits eingeschlossen in einem Nylonsäckchen geliefert werden können (BioMonde®-BioBags) (s. vorstehende Monographie). Dies hindert die Maden nicht nur vor der Flucht, sondern erleichtert das Aufbringen und Entfernen der Maden erheblich. Die Wirksamkeit ist auch für diese Form weiterhin gewährleistet. In ihrer Effektivität sind die freien Maden denen im Biobag durch den etwas intensiveren Kontakt zum Wundgrund aber leicht überlegen.

Maden brauchen ausreichend Sauerstoff und halten sich deshalb bevorzugt an der Wundoberfläche auf. Ist die Wunde zu nass, der Druck auf die Wunde zu stark oder der Luftaustausch durch den Sekundärverband nicht gewährleistet, sterben die Maden ab. Nässt der Verband durch, sind die

Kompressen zu wechseln. Die Maden bleiben dabei auf der Wunde.

Nebenwirkungen

Behandlungen mit Fliegenmaden sind risikoarm und in der Regel gut verträglich. In seltenen Fällen wurde von leichtem Kribbeln, leichten Schmerzen im Wundgebiet berichtet. Bei der ersten Anwendung kann eine kurzfristige Verstärkung des Wundgeruchs auftreten, später kommt es eher zu einer Minderung von üblen Wundgerüchen. Sollten Blutungen in der Wunde auftreten, ist die Behandlung zu stoppen. Ekel oder Akzeptanzprobleme sind weniger bei den Patienten als eher beim Pflegepersonal, den Ärzten, Angehörigen oder Bettnachbarn zu beobachten. Teilweise wandelt sich die anfängliche Abneigung in Neugierde. Beruhigen sollte die Tatsache, dass die Maden gesundes Gewebe gänzlich unberührt lassen. Der Leidensdruck einer chronischen Wunde sowie der drohende Verlust von Extremitäten begründen beim Patienten in der Regel eine positive Einstellung zur Madentherapie. Eine positive Haltung auf Seiten der Behandelnden ist unbedingt Voraussetzung und ist mitentscheidend für eine gute Aufklärung und den Therapieerfolg.

Stellenwert

Die Erwartungen an die Madentherapie sind insbesondere bei den Patienten enorm hoch. Doch Maden sind keine Alleskönner. Die Behandlung ist keine Therapie der ersten Wahl, sie ist eine Alternative für therapierefraktäre Wunden unbedingt in Ergänzung anderer Maßnahmen, wie z.B. dem chirurgischen Débridement oder einer systemischen Antibiotikatherapie (Kreck 2001). In wenigen Fällen kommt es spontan nach der Behandlung zu einer Epithelisierung der Wunde. Meistens liegt der Wert in einer guten Vorreinigung des Wundgrundes und lokalen Infektionsbeherrschung für eine anschließende Vakuumversiegelung bzw. Hauttransplantation. Auch wenn bisher nur wenige kontrollierte Studien (Bonn 2000) zur Madenbehandlung vorliegen, scheint sich das Verfahren im Klinikbereich und durch leichtere Handhabung mit den Biobags auch im ambulanten Bereich in Deutschland zu verbreiten. Dies sollte aber immer im Zusammenhang mit einer konsequente Behandlung von eventuell vorhandenen Grunderkrankungen stehen.

Literatur

Asmussen, P.D., Söllner, B. (1995): Wundversorgung (Bd. 2) Wundmanagment – Prinzipien und Praxis, Hippokrates Verlag, Stuttgart, S. 108–119

Baschong, W. (2001): Tissue-Engineering: vom Flickwerk zum Realersatz, Wundforum 1/01, 16–21

Bello, Y.M. Phillips, T.J. (2000): Recent advances in wound healing, J.A.M.A. 283 (6), 716–718

Bonn, D. (2000): Maggot therapy: an alternative for wound infection, Lancet 356, 1174

Dissemond, J. (2001): Biochirurgie – Wundbehandlung mit Fliegenmaden, Wundforum 1/01, 27–29

Eich, D., Stadler, R. (1999): Differenzierte Lokaltherapie chronischer Wunden mit modernen Wundauflagen, V.A.S.A. 28, 3–9

Fastnacht, S. (1999): Wundbehandlung mit Fliegenmaden, Die P.T.A. in der Apotheke 28 (2), 64–67

Fleischmann, W., Grassberger, M. (2002): Erfolgreiche Wundbehandlung durch Maden-Therapie, TRIAS Verlag, Stuttgart

Fleischmann, W., Strecker, W., Bombelli, M., Kinzl, L (1993): Vakuumversiegelung zur Behandlung von Weichteildefekten bei offenen Frakturen, Unfallchirurg 96 (9), 488–492

Fleischmann, W., Russ, M., Moch, D., Marquardt, Ch. (1999): Biochirurgie – Sind Fliegenmaden wirklich die besseren Chirurgen? Chirurg. 70, 1340–1346

Gallenkemper, G. (1999): Biochirurgie in der Behandlung von Problemwunden, Z. f. W. 4 (2), 6–10, 38–40

Hansen, S.L., Voigt, D.W., Wiebelhaus, P., Paul, C. (2001): Using skin replacement produckts to treat burns and wounds, Advanc. Skin Wound Care 14 (1), 37–46

Haussmann, W. (2000): Biochirurgie mit Fliegenmaden, PZ Prisma 7 (4), 234–240

Horch, R.E., Gerngroß, H. Hrsg (2000): Sonderheft Zeitschrift für Wundbehandlung: V.A.C. Therapie Z.f.W. 13/2

Joseph, E., Hamori, C.A., Bergman, S., Roaf, E., Swann, N.F., Anastasi, G.W. (2000): A prospective randomized trial of vacuum-assisted closure versus standard therapy of chronic nonhealing wounds, Wounds 12, 60–67

Kreck, C. (2001): Therapie bei Maden bei schlecht heilenden Wunden, Arzneim.-, Therapie-Kritik 33, 227–230

Kremer, M., Berger, A. (2000): Perspektiven des künstlichen Hautersatzes, Dtsch. Ärztebl. 97 (18), A-1222–A-12227

Marxer, N. (1999): Fliegenmade – Saubermann für die Wunde, Pharm. Ztg. 144 (31), 2478

Morykwas, M.J., Argenta, L.C. (1997): Non-surgical modalities to enhance healing and care of soft tissue wounds, J. South. Orthop. Assoc.; 6(4), 279–88

Morykwas, M.J. Argenta, L.C., Sheltin-Brown, E.I., McGuirt, W. (1997): Vacuum-assisted closure: a new method for wound control and treatment: animal studies and basic foundation, Ann. Plast. Surg. 38(6), 553–62

Mumcuoglu, K.Y. (2001): Clinical applications for maggots in wound care, Am. J. Dermatol. 2 (4), 219–227

Schenk, K. (1998): Tissue Engineering – Neue Chancen für eine aktive Wundbehandlung? Wundforum 2/98, 15–19

Sherman, R.A., Pechter, E.A. (1988): Maggot therapy: a review of the therpeutic applications of fly larvae in human medicine, especially for treating osteomyelitis, Med. Vet. Entomol. 2, 225–330

Sherman, R.A. (2000): Medical maggots: an ancient remedy for some contemporary afflictions, Annu. Rev. Entomol, 45, 55–81

Tanczos, E., Horch, R.E., Bannasch, H., Andree, C., Walgenbach, K.J., Voigt, M., Stark, G.B. (1999): Keratinozytentransplantation und Tissue Engineering, Zentralbl. Chir. 124 (Suppl 2), 85–90

Thomas, S., Jones, M., Shutler, S. Andrews, A. (1996): All you need to know about maggots, Nurs. Times 92 (46), 63–66, 68, 70

Thomas, S., Andrews, A.W., Hay, N.P., Bourgoise, S. (1999): The anti-microbial activity of maggots secretions: result of a preliminary study, J. Tissue Viability, 9 (4), 127–132

Walgenbach, K.-J., Riabikhin, A.W, Andree, C., Galla,.T.J., Schaefer, D.J., Kopp, J., Bannasch, H., Voigt, M., Horch, R.E., Stark, G.B. (2000): Induktion von Angiogenese durch Vakuumversiegelung, Sonderheft Zeitschrift für Wundbehandlung: V.A.C. Therapie Z.f.W. 13/2, 9–10

Wollina, U., Karte, K., Herold, C., Looks, A. (2000): Biosurgery in wound healing – the renaissance of maggot therapy, J. Eur. Academ. Dermatol. Venerol. 14, 285-289

Ziegler, U.E., Debus, E.S., Keller, H.P., Thiede, A. (2001): Hautersatzverfahren bei chronischen Wunden, Zentralbl. Chir. 126 (Suppl. 1), 71–74

11 Was Sie vermeiden sollten

In den letzten Jahren konnten sich die Prinzipien der ideal feuchten Wundbehandlung mehr und mehr durchsetzen. Trotzdem halten sich immer noch hartnäckig Praktiken, die diesen Prinzipien zuwiderhandeln mit Begründungen wie: „Das haben wir immer so gemacht", „Ich habe gute Erfolge gesehen", „Der Arzt hat es so angeordnet". Natürlich gibt es kaum ein Gebiet in der Medizin, das ähnlich viel Empirie zulässt wie die Wundbehandlung. Chronische Wunden lassen sich nicht miteinander vergleichen – jede hat ihre eigene Entstehungsgeschichte, Morphologie und komplizierende Faktoren. Vor allem steht hinter jeder Wunde ein Individuum, das seine ureigensten Voraussetzungen mitbringt, die eine Wundheilung gelingen lassen oder auch nicht.

Auch wegen der langwierigen Heilungsverläufe sind vergleichende wissenschaftliche Untersuchungen am Menschen nur sehr schwer durchzuführen, Therapierichtlinien im Sinne von „evidenced based medicine" existieren kaum. Aus diesem Grund wird nach wie vor häufig nach dem Motto gehandelt „Wer heilt hat recht!" Tatsächlich kann man immer wieder beobachten, dass selbst seltsam anmutende Außenseitermethoden erstaunliche Erfolge erzielen. Da der Beweis, dass eine rationale Therapie ähnlich erfolgreich oder womöglich besser gewesen wäre, nicht erbracht werden kann, sind Argumente gegen dubiose Therapien oft wenig erfolgreich.

Ein häufig angeführter Grund, sekundär heilende Wunden weiterhin trocken zu verbinden, ist der hohe Preis moderner Wundauflagen. Inzwischen liegen ausreichend Berechnungen vor, die zeigen, dass sich durch geringere Zahl der Verbandwechsel und beschleunigte Heilung die Therapiekosten für z.B. Hydrokolloide im Vergleich zu konventionellen Mullverbänden um wenigstens die Hälfte verringern lassen. Schwer berechnen lässt sich der Gewinn an Lebensqualität für den Patienten, den er durch seltenere, weniger schmerzhafte Verbandwechsel und verkürzter Krankheitsdauer erfährt.

Oberstes Gebot in der Wundbehandlung sollte es sein, nur Methoden einzusetzen, die der Wunde nicht schaden. Unstrittig ist der Vorteil, den eine Wunde durch die ideal feuchte Wundbehandlung gewinnt. Es gibt eine lange Liste von Verfahren, die erwiesenermaßen zu einer Verzögerung der Wundheilung führen.

Im Sinne einer guten Behandlungs- und Pflegepraxis sollte es nicht schwerfallen, sich von einigen alten Zöpfen zu verabschieden.

11.1 Planloses Handeln

Polypragmasie: Das Ausprobieren vieler Behandlungsmethoden und Lokaltherapeutika macht keinen Sinn.

Chronischen Wunden muss man genügend Zeit geben, bevor über Erfolg oder Misserfolg einer Therapie geurteilt wird.

Mangelnde Dokumentation: Nur eine transparente und lückenlose Dokumentation der Therapie- und Pflegemaßnahmen macht die notwendigen Maßnahmen nachvollziehbar und erhöht die Sicherheit des Patienten im Sinne einer gleichbleibenden Behandlungsqualität.

Unkoordinierte Medikation der Schmerzen: Die Prämedikation mit Analgetika oder Lokalanästhetika sollte **rechtzeitig** vor dem Verbandwechsel erfolgen. Die Zeit bis zum Erreichen einer ausreichend starken Wirkung sollte abgewartet und die Wirkdauer berücksichtigt werden (s. Kap. 15).

11.2 Schmieren und Salben hilft allenthalben?

Lokaltherapeutika: Ob Salben, Puder, Lösungen oder Tinkturen – in der Wundbehandlung gilt: Weniger ist mehr! Nur wenige Produkte sind tatsächlich sinnvoll (s. Kap. 7).

Perubalsam: Perubalsam soll granulationsfördernde Eigenschaften haben, riecht wunderbar, ist aber leider ein starkes Allergen. Die Anwendung auf Wunden ist zu vermeiden.

Salben: Fetthaltige Salben verhindern den freien Abfluss von Wundsekret. Unter der luftdichten Fettschicht bildet sich eine feuchte Kammer, die hochgradig infektionsgefährdet ist. Hydrophile Gele sind fetthaltigen Salben vorzuziehen.

Wundrandabdeckung: Wenn Wundränder mazerieren, ist das ein Zeichen mangelnder Behandlungsqualität. In diesem Fall muss nicht der Wundrand geschützt, sondern die Exsudatmenge reduziert werden (s. Kap. 9.3). Therapieoptionen sind: Wahl einer möglichst saugstarken Wundauflage, Verkürzung des Verbandwechsel-Intervalls, Abklären, ob eine Infektion vorliegt, ob und wie eventuell vorhandene Ödeme zu behandeln sind. Generell gilt: eine Therapie die für die Wunde gut ist, kann auch dem Wundrand nicht schaden. Zu warnen ist besonders vor der Abdeckung von Wundrändern mit Zinkoxid-Salbe oder Paste: die Wundränder trocknen aus, werden rissig und sind dadurch infektionsgefährdet. Die Produkte lassen sich nur schwer entfernen und verhindern die Beobachtung des Wundrandes

Falsche Anwendung von Enzympräparaten: Enzympräparate benötigen Wundfeuchtigkeit, um aus ihren Trägersubstanzen gelöst und wirksam werden zu können. Auf trockene Nekrosen oder Beläge aufgetragen, sind sie nutzlos. Merke: frühzeitiges chirurgisches Débridement spart Zeit und Geld!
Enzyme sind in wässriger Lösung nur begrenzt stabil. Die Enzymsalbenpräparate enthalten aus diesem Grund Fettsalben als Wirkstoffträger. Die Präparate dürfen nur **dünn** aufgetragen werden, um das Entstehen einer feuchten Kammer zu vermeiden! (s. Kap. 7.2.6).

Alles so schön bunt hier

Enzympräparate werden oft fälschlicherweise bei Wundinfektionen eingesetzt. Die „reinigende Wirkung" bezieht sich ausschließlich auf die zu entfernenden Beläge, nicht auf Mikroorganismen!

11.3 Nur die trockene Wunde ist eine gute Wunde?

Mullkompressen: Direktes Aufbringen von Verbandmull oder Gaze auf oder in Wunden – speziell in der Granulationsphase – ist zu vermeiden. Trockene Kompressen verkleben mit dem Wundgrund. Sich neu bildendes Granulationsgewebe wächst in die Gitterstruktur ein und wird beim Verbandwechsel, der sehr schmerzhaft ist (Trauma!), mitgerissen.

Puder: Puder trocknen die Wunde aus und wirken damit der Granulation entgegen. Puderreste lassen sich nur schwer entfernen.

Imprägnierte Wundgazen: Mit Paraffin bzw. Vaseline getränkter Gittertüll gilt als wenig mit der Wunde verklebende Wundauflage. Trotzdem ist Vorsicht geboten bei wenig nässenden, oberflächlichen Wunden: Der Tüll kann mit dem Wundgrund verkleben. Anweichen mit wässrigen Lösungen hat wegen der wasserabstoßenden Imprägnierung der Gaze kaum Erfolg, die Entfernung ist gegebenenfalls nur unter Lokalanästhesie möglich.
Fetthaltige Gazen dürfen niemals 2- oder 3-mal gefaltet auf die Wunde gelegt werden. Die Poren des Tülls werden dadurch vollständig abgedichtet,

Sekret kann nicht mehr abfließen. Es bildet sich eine feuchte Kammer, die hochgradig infektionsgefährdet ist.

11.4 Alles so schön bunt hier!

Farbstofflösungen: Farbstofflösungen sind in der Wundbehandlung generell kontraindiziert. Sie behindern durch intensive Färbung die Wundbeobachtung, trocknen die Haut stark aus, sind zelltoxisch und verzögern die Wundheilung (s. Kap. 7.3.1.5).

Merbromin (Mercuchrom®): Mercuchrom® wirkt nur bakteriostatisch und ist stark zelltoxisch. Bei großflächiger Anwendung wirkt resorbiertes Quecksilber nephrotoxisch. Mercuchrom® trocknet die Wundoberfläche aus. Diese Gerbung widerspricht den Prinzipien der modernen Wundbehandlung und ist allenfalls für wenige Restindikationen (Fixateur extern) erwünscht. Seit Juni 2003 ist Mercuchrom® als Fertigpräparat nicht mehr verfügbar.

Triphenylmethanfarbstoff-Lösungen (Gentianaviolett, Methylviolett, Brillantgrün): Die Lösungen wirken zelltoxisch und behindern durch ihre intensive Farbe die Wundbeobachtung.

Ethacridinlaktat (Rivanol®): Rivanol® wirkt nur bakteriostatisch, ist ein starkes Allergen und verzögert die Wundheilung. Eine mutagene Wirkung wird diskutiert. Feuchte Umschläge mit Rivanol® führen zur Gelbfärbung der Bettwäsche und entsprechend hohen Folgekosten.

11.5 Pseudohygiene

Routinespülungen mit Antiseptika: Antiseptika sind mit wenigen Ausnahmen (s. Kap. 7.3.1) potentiell zelltoxisch und verzögern die Wundheilung. Ein unkritischer Einsatz, besonders in der Granulationsphase sollte unterbleiben. Antiseptika werden bei klinisch infizierten oder infektionsgefährdeten Wunden so lange wie nötig und so kurz wie möglich angewendet.

Wasserstoffperoxid-Lösung 3 %: Wasserstoffperoxid wird durch das in der Wunde vorhandene Enzym Katalase in Wasser und Sauerstoff gespalten. Der freiwerdende Sauerstoff wirkt mechanisch Schmutz und Belag lösend, die antiseptische Wirkung ist gering. Die Anwendung in Wundhöhlen kann zu Sauerstoffembolien führen. Wasserstoffperoxid ist in der Wundbehandlung weitgehend verzichtbar, der reinigende Effekt kann auch mit Duschen oder Spülen mit physiologischer Kochsalz-Lösung erreicht werden.

Oxoferin®-Lösung: Die Oxoferin®-Lösung besteht unter anderem aus Natriumchlorit ($NaClO_2$) sowie aus Natriumhypochlorit (NaOCl). Die für das Präparat postulierte „verbesserte Sauerstoffversorgung der Wunde" ist fraglich. Oxidierende Chlorverbindungen wirken in höheren Dosen zytotoxisch. Das Präparat ist sehr teuer.

Iodoform-Gaze: Iodoform behindert Zellwachstum und Wundheilung, allergische Reaktionen können vorkommen.

Topische Anwendung von Antibiotika: Die lokale Anwendung von Antibiotika ist obsolet. Lokalantibiotika bergen die Gefahr der Selektion resistenter Bakterienstämme und der Sensibilisierung des Patienten in sich. Die Antibiotika wirken nur oberflächlich, Keime im Gewebe können nur systemisch erfasst werden (s. Kap. 7.3.2).

11.6 Pflegerituale

Tägliche Inspektion der Wunde: Ist nicht immer nötig! In der Granulationsphase und der Epithelisierungsphase ist das Einhalten einer möglichst langen Wundruhe sehr wichtig! Sitz und Beschaffenheit des Verbandes müssen trotzdem selbstverständlich **täglich** kontrolliert werden. Bei Bedarf wird ein neuer Verband angelegt.

Wundspülung bei jedem Verbandwechsel: Wundspülungen sind nicht in jeder Heilungsphase notwendig. Sie sind sinnvoll, um überschüssiges Exsudat, Gewebetrümmer, Bakterien, Beläge oder altes Verbandmaterial aus der Wunde zu entfernen. Die Wunde wird in der Reinigungsphase und bei Infektionen durch ausgiebiges Spülen (s. Kap. 7.2.2) unterstützt. Bei infektfreien, sauber granulierenden oder epithelisierenden Wunden erübrigt sich diese Reinigung. Die Wunden werden durch Spülungen unnötig in ihrer Wundruhe gestört. Es konnte gezeigt werden, dass zimmerwarme Spüllösungen die Temperatur auf der Wundoberfläche dramatisch absinken lassen und die Sauerstoffversorgung des Wundrandes verschlechtern (Meyers 1982; Neander 2002). Aus diesem Grund sollten Wundspüllösungen vor der Anwendung auf Körpertemperatur angewärmt werden.

Routine-Wundabstrich: Sekundär heilende Wunden sind immer mit der Standortflora des Patienten kontaminiert oder kolonisiert. **Oberflächliche** Routine-Wundabstriche haben deshalb nur begrenzte Aussagekraft. Bei Verdacht oder Vorliegen einer Wundinfektion wird Eiter oder Gewebematerial vom Wundgrund oder Wundrand entnommen und in einem geeigneten Medium eingeschickt (s. Kap. 9.1).

Saubere Wunden zur Visite: Wunden sollten nicht für die Arztvisite vorbereitet, sondern erst während der Visite aufgebunden werden. Die Wunde kühlt bei längeren Verzögerungen (fast immer!) unnötig aus. Im Verband stecken die wichtigsten Informationen über die Wunde: Exsudatmenge, Farbe und Geruch des Exsudats, Blutreste, Eiter. Diese Informationen sollten dem behandelnden Arzt nicht vorenthalten werden!

Verbandwechsel direkt vor der Chefvisite: Sinnvolle Koordination spart Zeit und Geld!

Literatur

Neander, K.-D., Hesse, A. (2002): Einfluss der Temperatur der Spülflüssigkeit auf die Wundheilung,. Z. f. W. 1, 9–12

Meyers, J. A. (1982): Modern plastic surgical dressings, Hlth. Soc. Serv. J. (18 march), 336–337

12 Hautpflege

Die Haut als äußere Hülle des Körpers schützt den Organismus gegen mechanische, physikalische und chemische Einflüsse von außen und gegen das Eindringen von Mikroorganismen. Je widerstandsfähiger die Haut ist, umso besser kann sie ihre Aufgaben erfüllen. Ziel der Hautpflege ist es, die Schutzfunktionen der Haut zu erhalten oder bei gefährdeter Haut, Schäden abzuwehren. Dabei ist eine Analyse der Hautbeschaffenheit und der individuellen Situation des Patienten unerlässlich, um nicht durch ungeeignete Pflegemaßnahmen Schäden herbeizuführen oder bestehende Probleme zu verstärken. Speziell trockene Altershaut oder zu Allergien neigende Haut erfordern große Aufmerksamkeit. Eine genaue Beobachtung des Hautzustandes lässt Rötungen oder Verletzungen rechtzeitig erkennen, Gegenmaßnahmen können ergriffen werden. Kompetente, auf den Patienten abgestimmte Hautpflege leistet einen wichtigen Beitrag zur Verhütung von Hautläsionen und zur Dekubitusprophylaxe (Bienstein 1997).

12.1 Allgemeine Maßnahmen

Ernährung und Flüssigkeitszufuhr: Mangelernährung und verringerte Flüssigkeitszufuhr ist bei älteren Patienten häufig zu finden und ein entscheidender Faktor in der Entstehung von Dekubitalgeschwüren und Wundheilungsstörungen. Eine ausgewogene, vitaminreiche Ernährung mit ausreichender Eiweißzufuhr ist essentiell zur Erhaltung einer widerstandsfähigen Haut. Eine dem täglichen Bedarf von 2 Litern angepasste Flüssigkeitszufuhr wirkt einer Minderdurchblutung und Austrocknung der Haut entgegen, erhöht die Elastizität und wirkt als Temperaturregulator durch Verdunstung über die Haut (s. Kap. 3.1.2)

Durchblutungsförderung: Eine geistige und körperliche Mobilisation ist die beste Maßnahme zur Durchblutungsförderung bei Dekubitus-gefährdeten Patienten (Ebert 1998). Geistige Anregung trägt zur Körperwahrnehmung und daraus folgend zur körperlichen Bewegung bei. Je nach den vorhandenen Ressourcen sollte der Patient regelmäßig motiviert werden, selbst aktiv zu werden, um z.B. seine Position zu wechseln. Die Körperwahrnehmung wird auch durch basale Stimulation der Sinneswahrnehmung „Fühlen" gefördert: Die Ganzkörperwaschung gegen die Wuchsrichtung der Körperhaare wirkt belebend und wird intensiv auch an wahrnehmungsschwachen Körperzonen wie Rücken, Gesäß und Trochanterbereich erlebt. Dadurch erhöht sich gleichzeitig die Wahrnehmung von Schmerz, der durch zu lange andauernden Druck entsteht – wichtige Voraussetzung um Dekubitalgeschwüre zu vermeiden. Extrem vorsichtig sollte man mit lokalen Maßnahmen zur Durchblutungsförderung sein: Wechseltemperaturmethoden wie „Eisen und Fönen" oder hyperämisierende Substanzen wie Kampfer oder Menthol haben keinen erwiesenen Nutzen. Im Gegenteil: Sie gefährden den Patienten durch Verschlechterung der Durchblutungssituation (Neander 1997) oder führen zu einer Schmerzausschaltung durch die lokalanästhetische Wirkung der ätherischen Öle.

Alkoholhaltige Lösungen wie Franzbranntwein haben zwar durch ihre rasche Verdunstung einen vom Patienten als angenehm empfundenen erfrischenden Effekt, trocknen die Haut aber extrem aus.

Auf Massagen an gefährdeten Hautarealen sollte ganz verzichtet werden.

Trockenhalten der Haut: Übermäßige Feuchtigkeit oder Nässe führt zur Mazeration der Haut. Aufgeweichte Haut ist besonders durch Druck und Reibung gefährdet. Sie wird wund, Ulzera entstehen. Es ist darauf zu achten, dass der Patient vor übermäßigem Schwitzen, verursacht durch wenig atmungsaktive Wäsche, Bettunterlagen oder Lagerungshilfsmitteln, geschützt wird. Es sind geeignete wasserdampfdurchlässige Materialien zu verwenden und feuchtgewordene Leib- und Bettwäsche umgehend zu wechseln. Inkontinente Patienten müssen engmaschig auf Ausscheidungen kontrolliert werden. Urin ist alkalisch und zerstört in Abhängigkeit von der Kontaktzeit den Säureschutzmantel der Haut. Bei Harnwegsinfektionen kommt die Belastung mit pathogenen Keimen hinzu. Besonders dünnflüssiger Stuhl ist sehr aggressiv und muss schnellstmöglich entfernt werden. Wasserfeste Unterla-

gen oder Windelhosen schützen die Bettwäsche, verursachen aber Wärme- und Nässestau und begünstigen ein Klima, das Pilzinfektionen im Intim- und Sakralbereich Vorschub leistet. Inkontinenzmanagement schließt neben häufigem Vorlagen-/Windelwechseln und lokalem Hautschutz, die medikamentöse Behandlung der Harninkontinenz, des Harnweginfekts oder Durchfalls mit ein. Harnblasen- und Toilettentraining und Toilettengang nach Zeitplan sind weitere Optionen, das Problem auf längere Sicht in den Griff zu bekommen (s.a. Kap. 17.1.3.2).

12.2 Hautreinigung

Inkontinenz ist nicht nur wegen der Hautreizungen durch die Ausscheidungen ein Problem, auch das notwendige häufige Reinigen trägt zu den Irritationen bei.

Auf der Hautoberfläche bildet sich aus Talg (mehr als 90 %), Schweiß und Hornzellmasse eine Emulsion, die den gesamten Körper überzieht. Dieser feine Film, der Hydrolipidfilm oder Säureschutzmantel genannt wird, hält die Haut geschmeidig und sorgt für einen physiologischen pH-Wert der Haut im leicht sauren Bereich zwischen 5,4 und 5,9, der das Eindringen von Mikroorganismen verhindert. Allein das Waschen mit Wasser vermindert die Konzentration des Schutzfilmes auf der Haut. Je wärmer das Waschwasser ist, umso größer ist dieser Effekt. Alkalische Reinigungsmittel oder waschaktive Substanzen (Tenside) lösen nicht nur fetthaltigen Schmutz von der Haut, sondern entfernen auch den schützenden Säuremantel. Bei häufigem Anwenden

Tab. 12.1: Unterschiedliche Hauttypen und ihre Zuordnung zum Lebensalter (nach Bender 2000)

Hauttyp	Hautbeschaffenheit	Zuordnung
Normale Haut	Glatt, straff, weich, geschmeidig, gut durchblutet, rosig, kleinporig, ohne Falten, unempfindlich, weder zu trocken, noch zu fett	Findet man ausschließlich beim jungen Menschen. Etwa mit Beenden des 3. Lebensjahrzehnts ändert sich die Haut von Natur aus in Richtung trocken-fettarmer Zustand.
Fett-feuchte Haut	Dick, kräftig, grobporig, fettglänzend, Mitesser, vor allem im Gesicht, auf Rücken und Dekolletee, wiederstandsfähig, späte Faltenbildung	Tritt nach Eintritt in die Pubertät auf. Mit zunehmendem Alter wird die Haut fettärmer und trockener.
Mischhaut	Gemischt fett-feuchte, normale, trocken-fettarme Areale	Geht mit zunehmenden Alter in den trocken-fettarmen Zustand über.
Trocken-fettarme Haut	Rau, schuppig, glanzlos, gespannt, frühzeitige Faltenbildung, fleckig, extrem empfindlich, entzündlich, sehr kleine Poren	Ab dem 40. bis 50. Lebensjahr geht normale Haut in trocken-fettarme Haut über. Ab dem 60. Lebensjahr haben praktisch alle Menschen eine trocken-fettarme Haut.
Altershaut	Alle Kennzeichen der trocken-fettarmen Haut, pigmentiert, faltig, pergamentartig, dünn, brüchig, extrem trocken, juckend, Ekchymosebildung durch brüchige Gefäße, Verschiebbarkeit von Oberhaut und Lederhaut gegeneinander	Je nach körperlicher Verfassung, Ernährungszustand, Grunderkrankungen ist die Ausprägung der Altershaut mit zunehmendem Alter unterschiedlich stark.

oder empfindlicher Haut trocknet die Haut aus, es häufen sich Ekzeme und Infektionen. Da die Sekretion aller Hautdrüsen im Alter nachlässt, ist der Hydrolipidfilm älterer Personen nicht mehr lückenlos. Trocken-fettarme Haut ist der vorherrschende Hauttyp in der Altergruppe über 60 Jahre (s. Tab. 12.1).
Entsprechend empfindlich reagiert dieser Personenkreis auf die verschiedenen Reinigungsprodukte.

Seifen: Durch das Kochen von pflanzlichen oder tierischen Fetten und Ölen mit Alkalilaugen entstehen Natrium- oder Kaliumsalze längerer Fettsäuren, die Seifen. Obwohl ihre Reinigungskraft sehr gut ist, weisen sie einige entscheidende Nachteile auf:

- Mit Wasser reagieren sie stark alkalisch mit pH-Werten zwischen 9 und 11.

- Bei häufigem Waschen, ungenügendem Abspülen oder bei Altershaut kann sich der Säureschutzmantel nur sehr langsam regenerieren, die Haut trocknet aus.

- Durch regelmäßiges Waschen mit Seife erhöht sich der pH-Wert der Haut dauerhaft, dadurch steigt die Infektanfälligkeit der Haut.

MERKE

Seifen sollten nicht zur Reinigung von Gesichtshaut, Babyhaut, Haut von Diabetikern (bereits veränderte Hautflora) und Altershaut benutzt werden.

Die Hornschicht quillt auf, Mikroorganismen können eindringen.

Bei hartem Wasser (hoher Calciumgehalt) fallen Kalkseifen aus, die sich auf der Haut ablagern, zu Juckreiz führen, Poren verstopfen und dadurch Entzündungen auslösen können.

Feinseifen, Cremeseifen und Babyseifen enthalten rückfettende Substanzen in Form von unverseiften Fetten oder Ölen, die den fehlenden Lipidfilm jedoch nicht ersetzen können. Deo-Seifen sind mit antiseptischen Substanzen gegen Körpergeruch versetzt. Sie verstärken das Problem der Schädigung der gesunden Mikroflora auf der Haut. Sie provozieren besonders häufig allergische Reaktionen und sollten überhaupt nicht benutzt werden.

Flüssigseifen: Flüssigseifen sind cremige Waschlotionen aus Seife, die mit Wasser verflüssigt werden. Die Nachteile sind mit denen der Seifen identisch.

Syndets: Synthetische Detergentien enthalten waschaktive Substanzen, die Tenside. Tenside sind Lösungsvermittler, die hydrophile und lipophile Gruppen in ihrem Molekül besitzen und dadurch in der Lage sind, gleichzeitig Fett und Wasser an sich zu binden. Der Reinigungseffekt besteht darin, dass fettlöslicher Schmutz wasserlöslich gemacht wird und weggespült werden kann (s. Abb. 12.1).
Ein Vorteil der Syndets gegenüber Seifen besteht darin, dass sie auf beliebige pH-Werte eingestellt werden können. Syndets mit neutralem pH-Wert beeinträchtigen den Säureschutzman-

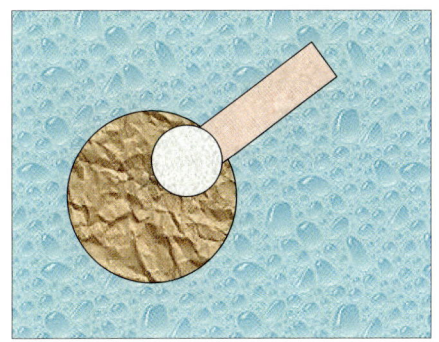

 Wasser
Fetttropfen
Lipophiler Teil des Tensids
Hydrophiler Teil des Tensids

Abb. 12.1: Lösungsvermittlung durch Tenside

tel der Haut ähnlich wie Seifen, wenn auch in schwächerer Form. Die geringsten Auswirkungen haben die schwach sauren Syndets (auch „hautneutral" genannt), die außerdem zu keiner Quellung der Hornschicht führen. Ältere Tenside führen zur Ausschwemmung hauteigener Feuchthaltesubstan-

Tab. 12.2: Maß der austrocknenden Eigenschaften einiger Tenside

Stark austrocknend	Weniger austrocknend	Schwach austrocknend
Natriumlaurylsulfat (Sodium Laurylsulfate)	Alkylethersulfate (z.B. Sodium Laurethsulfate)	Olefine
		Amphoacetate (z.B. Sodium Cocoamphoacetat)
	Isethionate (z.B. Sodium Cocoyl Isethionate)	Sulfosuccinate (z.B. Disodium Lauryl Sulfosuccinate)
		Betaine (z.B. Cocamidopropyl Betaine)
		Eiweißfettsäurekondensate
		Alkylpolyglycoside

Tab. 12.3: Unterschiedliche Waschlotionen (Produktbeispiele)

Handelsname®	Eingesetzte Tensidklassen	Zusätze, sonstige wirksame Bestandteile	Konservierungsstoffe
Balneum Intensiv Dusch/Waschlotion	Fettalkoholethersulfat, Zuckertensid, Ethercarbonsäure,	Ceramid 3, Feuchthaltesubstanz: Harnstoff 5 % Physiologische Lipide	Keine
Bepanthol Roche Waschlotio für trockene Haut	Fettalkoholethersulfat, Betainderivat, Amphoacetat	Duftstoffe Dexpanthenol rückfettende Substanzen	Benzoesäure Polyaminopropylbiguanid
Esemtan skin care Waschlotion	Fettalkoholethersulfat, Zuckertensid	Duftstoff Allantoin Feuchthaltesubstanz: Milchsäure rückfettende Substanzen	Phenoxyethanol Methyldibromoglutaronitril
Eubos med flüssig Wasch + Dusch-Emulsion blau	Fettalkoholethersulfat, Amphoacetat, Sulfosuccinat	Feuchthaltesubstanz: PCA (Eubos rosa: Duftstoff)	Natriumbenzoat Kaliumsorbat
Eucerin Empfindliche Haut pH 5 Waschlotion	Fettalkoholethersulfat, Zuckertensid, Amphoacetat	Duftstoff Feuchthaltesubstanz: Glycerin	Natriumbenzoat Natriumsalicylat
Eucerin Empfindliche Haut pH 5 Duschcreme	Fettalkoholethersulfat	Duftstoff 7 % pflegende Lipide	Phenoxyethanol
Eucerin Trockene Haut 5 % Urea Waschfluid	Fettalkoholethersulfat, Amphoacetat, Zuckertensid	Feuchthaltesubstanzen: Harnstoff 5 %, Natriumlactat, Glycerin, Milchsäure	Natriumbenzoat Natriumsalicylat
frei öl Wasch/Duschcreme	Fettalkoholethersulfat, Eiweißfettsäurekondensat, Amphoacetat	Duftstoff Feuchthaltesubstanz: Harnstoff rückfettende Substanzen	Methylparaben Propylparaben Benzoesäure
Menalind professional Waschlotion	Fettalkoholethersulfat, Sulfosuccinat	Duftstoff Panthenol Kamillenblütenextrakt Bisobolol	Methylchloroiso-thiazolinon/Methyliso-thiazolinon
Menalind sensitive Milde Waschemulsion	Fettalkoholethersulfate, Zuckertensid, Betainderivat	Duftstoff Panthenol Bisabolol rückfettende Substanzen	Phenoxyethanol Methylparaben Ethylparaben Propylparaben Butylparaben
Sebamed Exclusiv Waschemulsion	Alkylpolyglykosid, Sulfosuccinat, Ethercarbonsäure, Eiweißfettsäurekondensat	Duftstoff	Phenoxyethanol Methylparaben Ethylparaben Propylparaben Butylparaben Methyldibromoglutaronitril

zen und haben dadurch relativ stark austrocknende Wirkung. Neuere und neueste Tenside reinigen dagegen besonders mild und trocknen die Haut kaum noch aus (s. Tab. 12.2). In Kombination mit den älteren, gut reinigenden Tensiden werden deren reizenden Eigenschaften stark abgemildert. Trotzdem sind auch den Syndets rückfettende Substanzen (Lanolin, Paraffin) zugesetzt. Syndets gibt es in Form von Waschstücken, meist werden sie jedoch in flüssiger Form als Waschlotionen oder Duschgele (mit Parfumzusätzen) angeboten (s. Tab. 12.3).

Syndets mit einem pH-Wert im **leicht sauren, hautneutralen** Bereich (pH-Wert: 5,5–6) sind zum Reinigen aller Hauttypen geeignet.

Syndets mit antibakteriellen Zusätzen: Diese Syndets sollten nicht routinemäßig, sondern nur bei immungeschwächten Patienten eingesetzt werden.
Produktbeispiele: Sanalind® (Fresenius): Antiseptikum Polyhexanid,
Prontosan® (Prontomed): Antiseptikum Polyhexanid.

Desinfizierende Waschung des ganzen Körpers: Bei Besiedlung mit MRSA (Methicillin-resistenter Staphylococcus aureus) werden zur unterstützenden Dekontamination desinfizierende Ganzkörperwaschungen empfohlen. Eingesetzt werden kann z.B. Octenisept® (Schülke & Meyer) in der Verdünnung von 1:1 mit lauwarmem Wasser.

Ölbäder: Bestehen meist aus pflanzlichen Ölen, wie Mandel-, Avocado-, Oliven-, Erdnuss- oder Sojaöl. Als Lösungsvermittler ist ein Tensid zugesetzt, das das Öl im Badewasser verteilt. Die Reinigungskraft ist gering, da-

Tab. 12.4: Ölbäder – Produktbeispiele (nach Schürer 2000)

Handelsname®	Wirksame Bestandteile	Konzentration (%)
Balneum Hermal	Sojabohnenöl	85
Balneum Hermal F	Erdnussöl	46
	Dünnflüssiges Paraffin	47
Balneum Hermal plus	Sojabohnenöl	83
	Polidocanol	15
Eucerin Trockene Haut Omega Fettsäuren Ölbad	Sojabohnenöl	90
Kneipp Neurodermitis Bad	Sojabohnenöl	90
Linola fett N Ölbad	Dickflüssiges Paraffin	48
	Fettsäureester	44
Ölbad Cordes	Sojabohnenöl	78
Ölbad Cordes F	Erdnussöl	88

MERKE

Um übermäßiges Austrocknen zu vermeiden, gilt bei der Hautreinigung:
Weniger ist mehr!

- Notwendigkeit der Reinigungsmaßnahme überdenken. Ganzkörperwaschungen als Pflegeritual sind wenig sinnvoll!

- Reinigende Ganzkörperwaschung: mit warmem Wasser (etwa Körpertemperatur); nur bei stark verschmutzter Haut dem Wasser Syndet (auf Dosierung achten!) zusetzen. Mit klarem Wasser nachwaschen.

- Inkontinenz: dem warmen Wasser Syndet (auf Dosierung achten) zufügen. Mit klarem Wasser nachwaschen. Angetrocknete Kotreste mit feuchtem Waschhandschuh vorher anweichen. Starkes Reiben vermeiden!

- Erfrischende Waschung: lauwarmes Wasser (etwa 25 °C) ohne Waschzusatz zur Förderung der Körperwahrnehmung und Hautdurchblutung.

- Desinfizierende Waschung: Nur bei Patienten mit Immunschwäche sinnvoll.

für wird die Haut mit einem Fettfilm überzogen (s. Tab. 12.4).

Ölbäder sind zur 1–2-mal wöchentlichen Anwendung bei sehr trockener Haut geeignet.

12.3 Rückfettende Pflege

Die Hautpflege mit fetthaltigen Produkten soll die Haut unterstützen, das Defizit an Hydrolipidfilm, das durch die Reinigung entstanden ist, möglichst rasch wieder auszugleichen. Sie trägt dazu bei, die Haut vor Umwelteinflüssen wie trockene Luft (geheizte Räume, Klimaanlage) zu schützen und kann den durch Veranlagung oder fortgeschrittenem Alter vorhandenen Mangel an Feuchtigkeit ausgleichen.

Emulsionen: Der überwiegende Teil der rückfettenden Hautpflegeprodukte sind Emulsionen, die je nach Konsistenz als Creme (halbfest) oder Lotion (flüssig) bezeichnet werden.

Die Emulsionen bestehen aus den beiden Phasen Wasser und Fett, die sich mit Hilfe von Emulgatoren mischen lassen. Je nach Emulgatortyp entstehen so genannte Wasser-in-Öl (W/O)- oder Öl-in-Wasser (O/W)-Emulsionen.

Bei einer Öl-in-Wasser-Emulsion bildet Wasser die äußere zusammenhängende Phase, in der sich feine Ölkügelchen verteilen (s. Abb. 12.2).

Bei Wasser-in-Öl-Emulsionen ist die Verteilung umgekehrt. Die äußere Phase bestimmt die fettenden Eigenschaften der Emulsion.

W/O-Emulsionen überziehen die Haut mit einem Fettfilm, die enthaltenen Wassertröpfchen sorgen für ausreichende Luftdurchlässigkeit und verhindern einen Wärmestau. O/W–Emulsionen sind meist dünnflüssiger und ziehen schneller ein als W/O–Emulsionen. Dafür führt die rasche Verdunstung der äußeren Wasserphase zu einem Ausschwemmen der körpereigenen Feuchthaltefaktoren. Die Haut fängt nach kurzer Zeit zu spannen an. Dieser Effekt ist umso ausgeprägter, je höher der Wasseranteil in der O/W-Emulsion ist. Gehaltvolle, d.h. überfettete O/W-Emulsionen haben dagegen ausreichend fettende Eigenschaften.

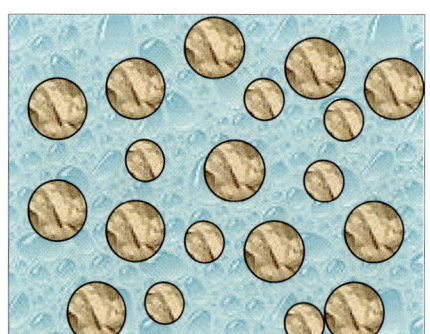

Öl-in-Wasser-Emulsion: Die Ölphase liegt fein verteilt in der Wasserphase vor.

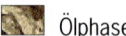 Ölphase

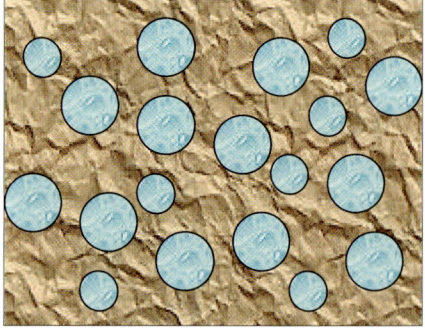

Wasser-in-Öl-Emulsion: Die Wasserphase liegt fein verteilt in der Ölphase vor.

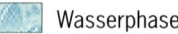 Wasserphase

Abb. 12.2: O/W- und W/O-Emulsionen

Fettarm-trockene Haut und Altershaut sind wegen ihres Fett- und Feuchtigkeitsmangels und ihrer extremen Empfindlichkeit am problematischsten. Diese Haut sollte bevorzugt mit W/O-Produkten gepflegt werden. Der feine Lipidfilm verhindert das übermäßige Verdunsten von Wasser. Bei extrem trockener Haut reicht das Zuführen von Fett alleine oft nicht aus, Feuchthaltesubstanzen (moisturizer) werden den Produkten zugefügt. Der natürliche Feuchthaltefaktor der Haut (NMF: natural moisturizing factor), der sich unter anderem aus Aminosäuren, Pyrrolidoncarbonsäure (PCA) und Harnstoff zusammensetzt, bindet Wasser an sich und hält die Feuchtigkeit in der Hornschicht fest. Feuchthaltesubstanzen, die in Pflegeprodukten verwendet werden, sind den Bestandteilen des natürlichen Faktors sehr ähnlich oder mit ihnen identisch (s. Tab. 12.5). Besonders mit Harnstoff ist eine deutliche Erhöhung des Feuchtigkeitsgehaltes der

> **MERKE**
>
> Zur Rückfettung trockener Haut sollten W/O-Emulsionen oder reichhaltige O/W-Emulsionen eingesetzt werden. Das ideale Produkt fettet ausreichend intensiv, lässt sich ohne starkes Reiben verteilen und zieht rasch ein, ohne zu kleben.
> Bei sehr trockener Haut sind Produkte mit Feuchthaltesubstanzen, wie z.B. Harnstoff zu empfehlen.

Haut zu erreichen. Eine Auswahl von Körperpflegeprodukten für trockene Haut findet sich in Tabelle 12.6.

Fettsalben: Reine Fettpräparate sollten in der Regel nicht zur Hautpflege eingesetzt werden. Besonders Produkte aus Erdölraffinaten, wie Paraffin und Vaseline schließen die Haut luftdicht ab, verstopfen die Poren und führen so zu einem Hitzestau. Speziell bei Altershaut soll das Abdecken mit diesen Fettprodukten die sowieso schon ein-

Tab. 12.5: Feuchthaltesubstanzen in Pflegeprodukten

Wirkstoff	INCI	Eigenschaften
Glycin	Glycine	Aminosäuren können relativ viel Wasser binden.
Pyrrolidoncarbonsäure	Sodium PCA	Starke Wasserbindungsfähigkeit
Harnstoff	Urea	Die Konzentrationen liegen zwischen 2 und 10 %. Aus W/O-Produkten gelangt Harnstoff in tiefere Schichten der Epidermis und Dermis. Extrem gute feuchtigkeitsbindende Eigenschaften. Wirkt juckreizstillend, entzündungshemmend und antimikrobiell.
Milchsäure Natriumlactat	Lactic Acid Sodium Lactate	Milchsäure und ihre Salze sind stark feuchtigkeitsbindend
Glycerol	Glycerin	Ist sehr hygroskopisch, wird häufig in Hand- und Fußcremes eingesetzt.
Propylenglykol	Propylene Glycol	Wie Glycerol. Wird häufig zugesetzt, um das Produkt selbst vor dem Austrocknen zu schützen.
Hyaluronsäure	Hyaluronic Acid	Effektivster Wirkstoff, wird wegen des hohen Preises seltener verwendet.

INCI: International Nomenclature of Cosmetic Ingredients

Tab. 12.6: Zur Anwendung bei trockener Haut angebotene Körperpflegelotionen (Produktbeispiele) nach Schürer 2000

Handelsname®	A. Emulsionstyp B. Lipidanteil	Feuchtigkeitsspendende Substanzen	Sonstige Pflegestoffe
Balneum Intensiv Lotion [1,2])	A O/W B 35 %	Propylenglykol, Harnstoff (5 %), Natriumlactat, Milchsäure	Ceramid 3
Bepanthol Intensiv Körperlotion	A W/O B 29 %	Propylenglykol, Harnstoff (0,2–0,3 %), Natriumlactat, Milchsäure, Glycerin, Sorbitol, Aminosäuren	Panthenol Allantoin
Esemtan skin care Körperlotion	A W/O B 20 %	Propylenglykol,	–
Eubos Hautbalsam F	A W/O B 30 %	Sorbitol	–
Eucerin Trockene Haut 12 % Omega Fettsäuren Lotio[1])	A W/O B 27 %	Glycerin	Nachtkerzensamenöl
Eucerin Trockene Haut 10 % Urea Lotio[1])	A W/O B 21 %	Harnstoff 10 %, Natriumlactat, Glycerin, Milchsäure	–
Excipial U Lipolotio	A W/O B 36 %	Harnstoff 4 %, Natriumlactat, Milchsäure	–
Menalind professional Körperlotion	A W/O B 20 %	Propylenglykol	Panthenol Kamillenblütenextrakt Bisabolol
Praecutan Lotio F	A W/O B 29 %	Glycerin	–
Sebamed Exclusiv Pflege-Lotion	A W/O B 30 %	Sorbitol, Natriumlactat, Algenextrakt	Panthenol Allantoin Vitamin-E-acetat
Sebamed Exclusiv Urea-Lotion	A W/O B 30 %	Harnstoff 5 %, Sorbitol, Natriumlactat, Algenextrakt	Panthenol Allantoin Vitamin-E-acetat

[1]) ohne Duftstoffe   [2]) ohne Konservierungsstoffe

Tab. 12.7: Hautreinigung und Hautpflege bei verschiedenen Hauttypen (nach Bender 2000)

Hauttyp	Reinigung	Körperpflege
Normale Haut	Hautneutrale Syndets	O/W-Lotion
Fett-feuchte Haut	Hautneutrale Syndets, keine Seifen!	O/W-Lotion
Fettarm-trockene Haut	Hautneutrale Syndets, rückfettende Ölbäder	W/O-Lotion mit Feuchthaltesubstanzen
Mischhaut	Hautneutrale Syndets	O/W-Lotion
Altershaut	Hautneutrale Syndets, rückfettende Ölbäder, keine Seifen!	W/O-Lotion mit Feuchthaltesubstanzen (wichtig!)

geschränkte Regeneration der Epidermis weiter verschlechtern. Nicht allgemein bekannt ist, dass Melkfett im Wesentlichen nichts anderes als Vaseline ist und für die Hautpflege wenig geeignet erscheint. Sinnvoll ist der Einsatz bei rissiger Hornhaut, z.B. an den Füßen, um die Haut geschmeidiger zu machen und das anschließende Abtragen mit Hornhautschwämmen zu erleichtern.

Eine kurze Zusammenfassung zur Hautreinigung und Hautpflege bei verschiedenen Hauttypen zeigt die Tabelle 12.7.

12.4 Hautschutz

Der beste Hautschutz ist, Waschprozeduren auf das notwendige Maß zu beschränken und Waschzusätze sparsam einzusetzen.

Große Probleme tauchen aber immer dort auf, wo große Mengen aggressiver Körperflüssigkeiten die Haut angreifen oder durch Flüssigkeitsstau Mazerationen entstehen. In diesen Fällen ist es unerlässlich, neben der ursächlichen Behandlung des Problems auch die betroffene Haut schützend abzudecken.

Vaseline, Melkfett decken die Haut wasserdicht ab. Nachteilig sind die zähe Konsistenz, die das Auftragen erschwert und die bereits erwähnten porenverschließenden Eigenschaften.

Zinksalben werden von Patienten mit Durchfall und wunder Haut im Analbereich als schmerzlindernd und angenehm empfunden. Kleinere Defekte heilen unter Zinksalbe rasch ab. Nach jedem Stuhlgang muss die Salbe erneuert werden. Nachteilig ist, dass durch die weiße Abdeckung eine Hautbeobachtung unmöglich wird.

Zinkpasten erhalten durch einen höheren Gehalt an Zinkoxid ihre feste, stark deckende Konsistenz. Sie sind weniger leicht aufzutragen als die Zinksalben, bieten dafür einen festhaftenden Schutz vor aggressivem Stuhlgang.

Zur Wundrandabdeckung erscheinen Zinksalben oder -pasten wenig sinnvoll (s. Kap. 11.2).

Siliconöle sind hochmolekulare Siliciumverbindungen, die sich sehr gut auf der Haut verteilen und einen wasserabweisenden Film hinterlassen. Sie sind transparent, lassen Wasserdampf passieren und vermitteln ein angeneh-

---

MERKE

Zum Schutz vor schädigenden Körperflüssigkeiten muss solange wie nötig eine Abdeckung erfolgen. Das ideale Präparat sollte einfach aufzutragen sein, eine Hautbeobachtung erlauben und die Haut nicht schädigen. **Lokale Wundermittel zum Schutz vor Dekubitus gibt es nicht!** Druck lässt sich nicht durch Salben oder Folien beseitigen!

---

mes Hautgefühl. Phenylmethylpolysiloxan findet sich in Hautschutzsprays oder -schäumen, die das Auftragen sehr erleichtern.

In Kombination mit Polyacrylaten ergeben sich Produkte, die auf der Haut einen transparenten, atmungsaktiven und wasserdichten Film bilden, der bis zu mehreren Tagen schützend wirkt (z.B. Cavilon®, 3M Medica).

Semipermeable Wundfolien setzen durch ihre glatte Oberfläche die Scherkräfte herab und sollen gefährdete Areale oder Dekubitalgeschwüre 1. Grades schützen. Folien haben bei dieser Indikation einige Nachteile: Sie ersetzen nicht die notwendigen Umlagerungen oder Bewegungsförderungsmaßnahmen, wiegen aber eventuell in fal-

scher Sicherheit! Die Folien lassen sich auch bei sachgerechter Handhabung bei Altershaut nur schwer entfernen, häufig entstehen Läsionen. Schwitzt der Patient stark, hebt sich die Folie ab, da der Kleber nur auf trockener Haut haftet. Sinnvoll können Folien über Knöchel oder Ellbogen angebracht werden, wenn der Patient sehr unruhig ist und sich an diesen Stellen aufscheuern würde.

Literatur

Bender, S. (2000): Körperpflegekunde. Wissenschaftliche Verlagsgesellschaft, Stuttgart

Bienstein, C. (1997): Hautpflege und Körperwahrnehmung. Aus: Bienstein, C., Schröder, G., Braun, M., Neander, K.-D. (Hrsg); Dekubitus: Die Herausforderung für Pflegende, Thieme Verlag, Stuttgart

Ebert, G. (1998): Prophylaxe von Wundinfektionen, Heilberufe 50, (8): 40–44

Eucerin Inhaltsstoffe, Galenik, Methoden. Broschüre 2/2000, Fa. Beiersdorf, Geschäftsbereich Dermatologie, Hamburg

Neander, K.-D. (1997): Pflegerituale am Beispiel „Eisen und Fönen". Aus: Bienstein, C., Schröder, G., Braun, M., Neander, K.-D. (Hrsg); Dekubitus: Die Herausforderung für Pflegende, Thieme Verlag, Stuttgart

Schürer, W., Kresken, J. (2000): Die trockene Haut, Wissenschaftliche Verlagsgesellschaft, Stuttgart

13 Narben

Endphase und Ergebnis der Wundheilung ist die Ausbildung einer Narbe. Noch Wochen bis Monate (bis zu Jahren) nach dem eigentlichen Wundverschluss entwickelt sich das Narbengewebe weiter. Erst nach ca. 50 Tagen werden elastische Fasern gebildet, nach 100 Tagen erreicht die Dermis etwa 70 % der Reißfestigkeit des normalen Gewebes. Die Dermis wird dadurch widerstandsfähiger, dass sich die zunächst ungerichteten Kollagenfasern im Laufe der Zeit entlang der Hautspannungslinien (s. Abb. 13.1) anordnen.

Eine anfänglich noch rötlich bis braune bzw. blaurötliche Narbe verblasst, nimmt das Hautniveau der Umgebung an und verbleibt im Idealfall kaum noch sichtbar als „Haarliniennarbe". Qualitativ zeigt das Narbengewebe jedoch immer Defizite. Bei Hautbräunung bleibt die Narbe blass, da Melanozyten fehlen. Weiter fehlen Haare, Schweiß- und Talgdrüsen sowie das typische Hautmuster. Ein Mangel an elastischen Fasern führt zur Schrumpfung und Verhärtung des Gewebes. Gut stehen die Chancen auf eine unauffällige Narbe bei frischen Schnittverletzungen mit glatten Wundrändern sowie bei chirurgisch gesetzten Schnitten (Asmussen 1995). Bei stärkerem Gewebeverlust, großflächigen Defekten, Infektionen und chronischen, sekundär heilenden Wunden kommt es leicht zu störenden Ausprägungen der Narben: Sie können kosmetisch wie funktionell zu einem Problem werden. Sie können die Beweglichkeit einschränken, jucken, schmerzen oder schlimmstenfalls wuchern. Es kommt zu einer **Narbenhyperthrophie** (Hyperthrophie = Überernährung) (s. Abb. 4.2) und besonders im Bereich von Gelenken zu **Narbenkontrakturen** (Schrumpfung, Zusammenziehung). Derartige Narben entstehen häufig nach Verbrennungen, großen Operationswunden, Tumorexzisionen, Amputationen, aber auch in Folge von Akne, bei Verbrühungen

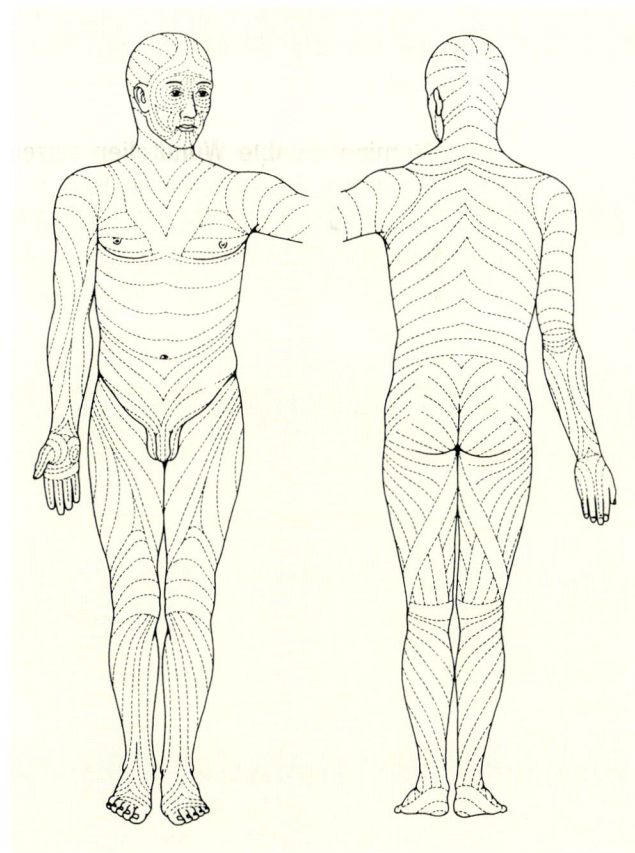

Abb. 13.1: Langer-Hautlinien (nach Allgöwer 1972)

oder Piercing. In ihrer extremsten Ausprägung entwickelt sich die Narbe zu einem **Keloid** (griech.: cheloid = krebsscherenartig), bei dem das Gewebe über das ursprüngliche Wundgebiet, inflitrierend in gesundes Gewebe hinauswuchert (s. Abb. 4.3). Es handelt sich zunächst um eine gutartige Wucherung. In seltenen Fällen kann sich hieraus ein Narbenkarzinom entwickeln (meist Plattenepithelkarzinom). Die Abgrenzung zwischen einer hypertrophen Narbe und einem Keloid hat Konsequenzen für die Behandlung. Weitere Charakteristika zeigt Tabelle 13.1. Wird bei mangelnder dermaler Gewebeauffüllung nicht mehr das alte Hautniveau erreicht, wie bei schüsselförmig eingesunkenen Aknenarben und der Wundheilung im Alter, spricht man von einer **Narbenatrophie.**

Pathophysiologisch handelt es sich bei den Narben um faserreiches Gewebe, bei dem das Gleichgewicht zwischen Kollagenaufbau und -abbau gestört ist. Es kommt zu Fehlregulationen von Wachstumsfaktoren und anderen Zyto-

kinen mit den Folgen einer Gewebewucherung (Lippert 1998, Knapp 1999). Fehlfunktionen beim Aufbau der Peptidketten des Kollagens zeigen sich in einer deutlichen Erhöhung der Enzymaktivität von Prolinhydroxylase auf der einen Seite. Auf der anderen Seite ist die Aktivität des kollagenabbauenden Enzyms, der Kollagenase, in hypertrophen Narben und Keloiden signifikant gesteigert. Bekannt ist weiter ein erhöhter Anteil des Typ-III-Kollagens, von Chondroitinsulfat und ein vermehrter Verbleib von Lymphozyten im Wundgebiet. Bei Keloiden wird eine anhaltend hohe Zellaktivität und eine höhere Anzahl von Fibroblasten beobachtet (Slavkin 2000).

Ziel einer Narbenbehandlung ist neben einer ästhetischen Korrektur, dass das Narbengewebe elastisch und belastbar wird und die Funktionseinschränkungen verschwinden. Doch die Erfolge, besonders bei Keloiden lassen oft zu wünschen übrig, nicht zuletzt, weil die Therapie sehr viel Disziplin, Ausdauer und Mitarbeit seitens des Patienten er-

Tab. 13.1: Charakteristika von hypertrophen Narben und Keloiden

	Hypertrophe Narben	**Keloide**
Aussehen	Anfangs gerötet, bläulich-rosa, zunehmend verblassend zu hautfarben bis weiß innerhalb 6–12 Monate Erhaben über dem Hautniveau Begrenzt auf den Wundbereich	Rötlich bis violett, Oberfläche glänzend, glasig Erhaben über dem Hautniveau Überragt die ursprüngliche Wundfläche, wächst infiltrierend ins umliegende gesunde Gewebe
Starker Einfluss durch	Erhöhte Zugkräfte im Wundbereich	Disponierende Faktoren: junges Alter, dunkle Hautfarbe, Lokalisation (Sternum, Rücken)
Heilung	Spontane Rückbildungstendenzen (innerhalb 6–12 Monaten) Ausheilung ohne große Rezidivrate	Keine spontane Rückbildungstendenzen, schwierige, oft sehr langwierige Behandlung Hohe Rezidivrate, insbesondere nach Reduktion und Abtragen (45–100 %)

fordern. Es heißt, die beste Narbentherapie sei ihre **Prophylaxe** (Knapp 1999). Folglich gilt es, bereits im Frühstadium die fehlgesteuerte Kollagensynthese zu kontrollieren. Hierbei spielen die **Ursachen** und **Risikofaktoren** eine wichtige Rolle. Wird z.B. auf eine Wundregion mechanischer Zug ausgeübt, so provoziert dies eine verstärkte Narbenhypertrophie. Im Bereich von Gelenken, an Beuge- und Dehnstellen der Haut und bei ungünstigem Verlauf von Schnittverletzungen, etwa vertikal zu den natürlichen Hautspannungslinien (s. Abb. 13.1), sind derartige Einflüsse nur schwer zu vermeiden. An Körperstellen, die physiologischerweise unter erhöhter Spannung stehen (Sternum, Rücken, Schulter, Nacken, Ohren, unterer Gesichtsbereich), treten bevorzugt Keloide auf. Aus alledem ergeben sich auch Konsequenzen für eine angemessene Wundruhe, für Schnittführungen bei Operationen, für spannungsfreie Nähte sowie termingerechtes Entfernen von Fäden und Klammern (6.–12. Tag, je nach Körperregion). Kinder und Jugendliche neigen weit häufiger als Erwachsene dazu, hypertrophe Narben und Keloide zu entwickeln. Weitere Dispositionsfaktoren sind eine dunkle Hautfarbe, familiäre Neigung, weibliches Geschlecht (Frauen doppelt bis dreimal so häufig wie Männer) und Hormone (erhöhte Östrogene oder Thyroxin infolge von Schwangerschaft, Pubertät, Stoffwechselerkrankungen). Fremdkörper, z.B. verbleibende Schmutzpartikel, und Wundinfektionen fördern ebenso die Narbenbildung. Genutzt wurden derartige Zusammenhänge bereits von afrikanischen dunkelhäutigen Urvölkern bei den Tätowierungen ihrer Stammeszeichen oder australischen Ureinwohnern beim Setzen von Schmucknarben. Therapeutisch hingegen zielt alles hin auf die Vermeidung störender Einflüsse und die frühzeitige Erkennung von disponierten Wunden. Letzte profitieren von früher **Narbenpflege**, wie Massieren, Geschmeidighalten mit Salben, frühzeitige gezielte Bewegungsübungen zur Vorbeugung von Kontrakturen. Frische Narben sollten im ersten halben bis ein Jahr vor äußeren Reizen und Austrocknen geschützt werden: Schutz vor intensiver Sonnen- und UV-Bestrahlung (Sonnenschutzfaktor über 15), Kälte, Reibung oder Druck durch enge Kleidung, Gürtel, Schuhe, Gewalteinwirkung. Zur Vermeidung von Hypertrophien hat sich die Ausübung von gezieltem Gegendruck in Form einer Kompressionstherapie sehr bewährt. Grundsätzlich zeigen hypertrophe Narben spontane Rückbildungstendenzen innerhalb von 6–12 Monaten. Diese fehlt den Keloiden, die ganz im Gegenteil eine hohe Rezidivrate (45–100 %) aufweisen, wenn sie chirurgisch entfernt werden.

Bei der **Narbenbehandlung** kommen zunächst konservative Methoden mit Salben, Narbenverbänden oder physikalischen Behandlungen zum Einsatz, bei unbefriedigendem Ergebnis gefolgt oder kombiniert mit invasiven Methoden: Operation, intraläsionale Corticoidinjektionen, radiologische Maßnahmen usw. (s. Tab. 13.2). Die wissenschaftlichen Grundlagen der Methoden variieren, häufig fehlt es an aussagekräftigen Studien.

Außer einer Behandlung bleibt für relativ glatte Narben im Gesicht, am Hals oder im Dekolletee-Bereich noch die Möglichkeiten einer Camouflage (= frz. Verschleiern). Dies ist eine gezielte Schminktechnik, bei der die Narben

Tab. 13.2: Therapieoptionen zur Vermeidung und Reduzierung von hypertrophen Narben und Keloiden (nach Lippert 2001, Hellwig 1999, Poston 2000)

Konservative Therapie	Narbenexterna mit Allantoin, Harnstoff, Heparin, Extr. Cepae (Contractubex®, Kelofibrase®)
	Steroide: lokal (okklusiv) und intraläsional (Volon® A Kristallsuspension)
	Narbenverbände (Hansaplast® Narben Reduktion)/Silikongelfolien (Mepiform®, Cica-Care®)/Silikongel (Dermatix®)
	Kompressionsbehandlung
	Physikalische Therapie (Krankengymnastik, Bäder, Massagen)
	Camouflage
Operative Therapie	(Exzision, Dermabrasion bes. bei Aknenarben)
Kryotherapie	(mit flüssigem Stickstoff)
Röntgenweichstrahltherapie	
Lasertherapie	
Ultraschall	

kosmetisch mit getönten Cremes und Pudern abgedeckt werden (Arbeitskreis Camouflage e.V. s. Anhang).

Narbenexterna und Steroide

Bei frühzeitiger, regelmäßiger und ausdauernder Anwendung von Narbensalben können durchaus befriedigende Ergebnisse erzielt werden. Der Patient ist darüber gut aufzuklären, zumal es einer erheblichen Mitarbeit seinerseits bedarf. Die Behandlung sollte bei bekannter Neigung zu überschießender Narbenbildung möglichst frühzeitig beginnen, frühestens jedoch 14 Tage nach einer Operation oder Verletzung. Das noch zarte Narbengewebe wird zu Beginn nur vorsichtig eingestrichen, mit zunehmender Festigkeit kann die Salbe kräftig einmassiert werden. Auch bei älteren Narben lohnt sich noch ein Versuch. Es wird eine 1–3-mal tägliche Anwendung über mehrere Monate je nach Ausgangssituation empfohlen. Der Effekt lässt sich teilweise durch Einwirkung unter Okklusion mit Hilfe einer semipermeablen Folie verstärken. Die zur äußerlichen Anwendung angebotenen Zubereitungen enthalten vor allem Substanzen, die die Wasserbindung im Narbengewebe erhöhen (Harnstoff, Heparin, Allantoin), die das Gewebe geschmeidiger machen (fetthaltige Grundlagen) und solche, die zur Auflockerung des Gewebes beitragen (Mark 1992). Der mechanische Druck beim Einmassieren wirkt zusätzlich unterstützend. Campher und Allantoin können einen vorhandenen Juckreiz mildern. Weitere Wirkungen: Entzündungshemmung, Hemmung der Fibroblastenproliferation (Zwiebelextrakt, Heparin) (Koch 1994, Hänsel 1992, Majewski 1988), Förderung der Epithelisierung (Allantoin, Dexpanthenol), Hyperämisierung (Kamille, Rosskastanie, Arnika, Melisse). Allantoin hat zusätzlich keratolytische und penetrationsfördernde Eigenschaften. Eine Auswahl von derzeit angebotenen freiverkäuflichen Narbenexterna zeigt Tabelle 13.3., näheres zur Anwendung von Contractubex® beschreibt die nachfolgende Kurzmonographie.

Contractubex Gel

Merz + Co. GmbH & Co.

Handelsformen: Tuben à 30 g, 50 g, 100 g

Hersteller: Merz Pharma

Inhaltsstoffe:

Wirkstoff(e): 100 g enthalten Extractum Cepae (Zwiebelextrakt) 10 g, Heparin Natrium 5.000 I.E., Allantoin 1 g

Konservierungsmittel: Sorbinsäure, Methyl-4-hydroxybenzoat

Hilfsstoffe: Macrogol 200, Xanthan Gum, gereinigtes Wasser, Geruchsstoffe

Anwendungsgebiet: U.a. hypertrophische, keloidförmige, bewegungseinschränkende und optisch störende Narben nach Operationen, Amputationen, Verbrennungen und Unfällen; Narbenschrumpfungen

Wirkung: Hemmung der Fibroblastenproliferation, Hemmung der Proteoglykan- und Kollagenbildung, Verbesserung der Narbenelastizität, Auflockerung der Kollagenstruktur.
Für die Einzelkomponenten sind folgende Wirkungen beschrieben:
Extr. Cepae (Zwiebelextrakt): antiphlogistisch, antiproliferativ, antibakteriell.
Allantoin: penetrationsfördernd, juckreizstillend, hydratisierend, keratolytisch, wundheilungsfördernd.
Heparin: antiphlogistisch, hydratisierend, antiproliferativ, auflockernder Effekt auf Kollagenstruktur.

Anwendungshinweise: 1–3-mal täglich messerrückendick auftragen und mit den Fingerkuppen sternförmig von der Mitte nach außen einstreichen oder einmassieren bis zum völligen Eindringen des Gels. Es dürfen dabei keine Schmerzen entstehen. Vorheriges Anfeuchten der Haut, soll die Aufnahme der Wirkstoffe optimieren. Bei großflächigen Narbenflächen empfiehlt sich, das Gewebe vorher mit warmen Kompressen aufzuweichen.

Nebenwirkungen: Auch bei langfristiger Anwendung gute Verträglichkeit, sehr selten lokale Hautreaktionen, z.B. Juckreiz

Anwendungsbeschränkung: Überempfindlichkeit gegenüber Parabenen

Hinweise: Wirkung kann verstärkt werden durch Einwirken unter Okklusion (semipermeable Folie, Salbenverband), durch zusätzlichen Druckverband, durch zusätzlichen Silikongelverband. Insbesonders alte Narben profitieren von einer nächtlichen Anwendung unter Okklusion

Stellenwert in der Therapie: Ausdauer und Sorgfalt vorausgesetzt, lohnender Therapieversuch zur Minimierung frischer und alter Narben

Information für Patienten und Anwender: Beim Einstreichen bzw. Einmassieren Druck anpassen an die Widerstandsfähigkeit der Narbe; Beginn frühestens 10–14 Tage nach Wundverschluss; Aussicht auf Erfolg nur bei langfristiger, regelmäßiger Anwendung (mehrere Wochen, bei älteren Narben 6–12 Monate)

Literatur: Gebrauchsinformation für Fachkreise, Stand Juni 2001
Patientenbroschüre: Damit Narben nicht zum Problem werden, Contractubex, Merz + Co. GmbH & Co., Stand August 2000
Wissenschaftliche Basisinformation, Merz + Co. GmbH & Co., Stand 2001
Vogt, H.J. (1993): Narben, Hippokrates Verlag, Stuttgart

Zur Narbenprophylaxe und Therapie eignet sich auch die lokale Applikation von **Steroiden** unter Okklusivbedingungen. Als Mechanismus wird eine Hemmung der Kollagensynthese sowie eine Erhöhung der Kollagenaseaktivität diskutiert. Weiter kommt die antiproliferative, vasokonstriktorische und antiphlogistische Wirkung der Steroide zum Tragen. Vogt (1993) empfiehlt zur Minimierung der typischen steroidinduzierten Nebenwirkungen (Teleangiektasien, Hautatrophie, Pigmentveränderungen) die lokale Anwendung von Steroiden bei Keloiden auf die Zeit zu begrenzen, in der deutliche Aktivitätszeichen (Rötung und Jucken) vorliegen (Lenk 1993, Vogt 1993). Eine noch stärkere Wirkung, insbesondere bei älteren Narben und Keloiden, ist von der direkten Injektion von Steroiden ins Narbengewebe (intraläsional) zu erwarten. Hierzu eignet sich z.B. eine Triamcinolon Kristallsuspension in Kombination mit einem Lokalanästhetikum. Die Applikation kann nach 3–4 Wochen wiederholt werden (Vogt 1993). Bewährt haben sich Kombinationen von Steroidinjektionen mit anderen Methoden wie Narbenexzision und Kryotherapie (Kältetherapie mit flüssigem Stickstoff).

Narbenverbände

Narbenpflaster (Hansaplast® Narben Reduktion) und Silikongelfolien (Mepiform® safetac, Cica-Care®) werden zur Behandlung junger wie alter Narben angeboten. Beim Hansaplast® Narben Reduktionspflaster handelt es sich um selbstklebende atmungsaktive Polyurethanpads. Die Wirkung wird einer lokalen Druck- und Temperaturerhöhung zugesprochen. Hierdurch soll die Feuchtigkeit erhöht und durch Anregung der Stoffwechselvorgänge die Neustrukturierung im Narbengewebe aktiviert werden (Beiersdorf 2002). Bereits seit den 80er Jahren wird Silikongel in Form halbfester Zubereitungen mit Erfolg bei hypertrophen Narben und Keloiden eingesetzt (Sedlarik 1993, Slavkin 2000, Poston 2000). In Deutschland steht seit kurzem das Präparat Dermatix®Gel zur Verfügung. Favorisiert werden zunehmend Silikongel-

Tab. 13.3: Narbenexterna, ihre Inhaltsstoffe und Anwendungsbereiche

Handelsname®	Wirkstoffe (pro 100 g)	Anwendungsgebiete
Contractubex Gel	Extr. Bulb. Cepae fld. Spir. (Zwiebelextrakt) (10 g) Heparin-Natrium (5000 I.E.) Allantoin (1 g)	Behandlung und Prophylaxe hypertropher Narben und Keloide
Kelofibrase Creme	Harnstoff (6,5 g) Heparin-Natrium (60.000 I.E.) Campher (0,4 g)	Behandlung und Prophylaxe hypertropher Narben und Keloide
Linoladiol N Creme	Estradiol (0,01 g)	Nachbehandlung von Narben und Hautatrophien (u. andere)
PC 30 V Liquidum	Rosskastaniensamentrockenextrakt (1 g) Dexpanthenol (2,5 g) Kamillenblütentrockenextrakt (0,6 g)	Behandlung von Narben durch orthopädische Apparate (u.a.)

folien. Zahlreiche Studien belegen ihren sicheren und effektiven Einsatz zur Prophylaxe und Therapie von Narben und Keloiden (Mustoe 2002). Der genaue Wirkungsmechanismus von Silikongel ist bislang nicht genau geklärt. Diskutiert werden eine Hydrierung der Haut durch Abgabe einer niedermolekularen Silikonflüssigkeit, ein entstehender Druck als Ersatz für eine ungenügende Hautspannung sowie eine statische Aufladung durch Reibung. Die Auflagen sind mindestens 12 Std., möglichst 24 Std. am Tag zu tragen. Die gesamte Behandlungsdauer beträgt je nach Alter der Wunde 2–12 Monate. Silikongelfolien sind zudem für die Prophylaxe von Narben und Keloiden, sowie Keloidrezidiven nach einer operativen Entfernung geeignet. Die Silikongelfolie Mepiform® besteht aus einem semipermeablen Polyurethanfilm und einem mit Silikongel beschichteten Vliesstoff. Die Auflage kann bis zu 7 Tage verwendet werden, zwischenzeitliches kurzfristiges Entfernen, z.B. zum Waschen ist möglich. Silikongelfolien können mit anderen Maßnahmen kombiniert werden. Der mechanische Druck von Kompressionskleidungsstücken (s.u.) kann die Wirkung von Silikongelfolien ergänzen.

Kompressionsbehandlung

Mechanischer Druck von oben auf das Narbengewebe kann dessen überschießende Ausbildung verhindern. Hierbei wird die natürliche Hautspannung nachgeahmt. Soweit diese fehlt, wie bei großflächigen Wunden, kommt es zu einer überschießenden Kollagenbildung. Da Kinder und Jugendliche ein erhöhtes Risiko einer Narben- und Keloidbildung tragen, wird bei ausgedehnten Verbrennungen bereits prophylaktisch eine so genannte Redressbehandlung durchgeführt. Elastische Kompressionskleidungsstücke (Jobskin®) werden maßgeschneidert angefertigt und müssen über den ganzen Tag über einen sehr langen Zeitraum (12–18, mindestens aber 6 Monate) getragen werden. Auch bei gelenkübergreifenden Narben kann das Ausmaß von Kontrakturen durch eine derartige Kompressionsbehandlung wesentlich reduziert werden.

Injizierbare Füllmaterialien

Die Ausprägung atrophischer Narben (häufig Aknenarben) soll durch die direkte Injektion von hochgereinigtem dermalen Rinder-Kollagen (Zyderm®, Zyplast®) sowie durch Hyaluronsäure-Produkte (Hylaform® Gelimplantat) kurzfristig gebessert werden. Ziel ist die Auffüllung des Gewebedefekts. Bei den Produkten aus Rinderkollagen ist wegen des Allergierisikos Vorsicht geboten. Meist sind mehrere Anwendungen notwendig, da mit dem natürlichen Abbau dieser beiden Substanzen gerechnet werden muss.

Literatur

Allgöwer, M. (1972): Allgemeine und spezielle Chirurgie, Springer Verlag, Berlin

Asmussen, P.D., Söllner, B. (1995): Wundversorgung Band 2: Wundmanagement – Prinzipien und Praxis, Hippokrates Verlag, Stuttgart, S. 163–164

Beiersdorf AG (2002), Dtsch. Apoth. Ztg. 142 (25), 2157

Hänsel, R. (Hrsg.) (1992): Hagers Handbuch der pharmazeutischen Praxis, Bd. 4. Drogen: A-D, SpringerVerlag Berlin, S. 184–187

Hellwig, S., Raulin, C. (1999): Gepulste Laser in der Narbenbehandlung, Hautarzt (50), 465–469, www.laserklinik.de/veroeff/narben/narben.htm

Knapp, U. (1999): Wundheilung. In: Knapp, U., Hansis, M., Die Wunde, Thieme Verlag, Stuttgart, S. 51–63

Koch, H.P. (1994): Die Küchenzwiebel – eine zu Unrecht vernachlässigte Arzneipflanze, Pharmazie in unserer Zeit 23 (6), 333–339

Lenk, M.H., Sebastian, G. (1993): Therapie der überschießenden Narbenbildung, Die Schwester/Der Pfleger 32 (6), 538–539

Lippert, H. (1998): Problem der Hypergranulation, Wundforum 2/98, 33

Lippert, H. (2001): Wundatlas – Wunde, Wundbehandlung und Wundheilung, J.A. Barth Verlag, Heidelberg, S. 41–44

Majewski, S., Chadzynska, M. (1988): Effects of heparin, allantoin and cepae extract on the proliferation of keloid fibroblasts and other cells in vitro. Dermatol. Monatsschr. 174 (2), 106–129

Mark (1992): Narbenbehandlung. In: Hamacher, H., Bornkessel, B.(Hrsg.), Selbstmedikation, Arzneimittelinformation und Beratung in der Apotheke, Deutscher Apotheker Verlag, Stuttgart, S. B.11/1

Mustoe, T.A., Cooter, R.D., Gold, M.H., Hobbs, R., Ramelet, A.-A., Shakespeare, P.G., Stella, M., Téot, L., Wood, F.M., Ziegler, V.E. (2002): International clinical recommendations on scar managemnt, Plast. Reconstr. Surg. 110(2), 560–571

Poston, J. (2000): The use of silicone gel sheeting in the management of hypertrophic and keloid scars, J. Wound Care 9 (1), 10–16

Sedlarik, K.M. (1993), Exogene Faktoren. In: Sedlarik, K.M. (Hrsg.), Wundheilung, Urban & Fischer Verlag, München, S. 145–164

Slavkin, H.C. (2000): The body's skin frontier and the challenges of wound healing: keloids, J. Am. Dent. Assoc., 131 (3), 362–365

Vogt, H.J. (1993): Narben, Hippokrates Verlag, Stuttgart

14   Wundbehandlung und Allergien

Die lokale Verabreichung von Arzneimitteln und Hilfsstoffen birgt generell ein höheres Risiko allergischer Reaktionen als die systemische Gabe. Wenn zudem die Haut geschädigt ist oder gar fehlt, wie bei einer Wunde, erhöht sich dieses Risiko. Mehrfache Kontaktsensibilisierungen spielen bei Patienten mit chronischen Wunden eine bedeutende Rolle. Ganz besonders betroffen davon sind Patienten mit Ulcus cruris. „Ein Ulkus-Patient ist gleichzeitig ein Patient, der unter einer Kontaktallergie leidet", so beschrieben Degreef und Dooms-Goossens ihre Beobachtungen 1986. In der Durchschnittsbevölkerung weisen 2–9 % aller Menschen eine oder mehrere Sensibilisierungen im Sinne einer Typ-IV-Reaktion auf (Eberlein 1999). Hingegen wird die Häufigkeit von Kontaktallergien bei Patienten mit Ulcus cruris und Unterschenkelekzem in der Literatur mit 40–80 % angegeben (Lange-Ionescu 1996). Allergietests bei diesen Patienten zeigen eine Risikozunahme im Alter, mit zunehmender Erkrankungsdauer und bei weiblichem Geschlecht. Die Wundumgebung, besonders wenn sie mazeriert ist, ist empfänglich für Kontaktekzeme (Typ-IV-Allergie). Beim Ulcus cruris sind es wahrscheinlich die gestörten Abflussverhältnisse im venösen und lymphatischen System, die den Weg für immunologische Reaktionen in Form einer Kontaktdermatitis bahnen. Mitentscheidend ist auch die hohe Anwendungshäufigkeit und -dauer von Externa bei diesen Patienten. Der Ausbruch allergischer Reaktionen kann dann zu weiterem Verlust von Epithel in der Wundumgebung und einer Vergrößerung der Wunde führen, nicht selten auch durch Aufkratzen der juckenden Haut durch den Patienten.

Kontinuierlich werden in Deutschland Austestungen an einer Vielzahl von Patienten durchgeführt, um favorisierte auslösende Substanzen zu erkennen (Brasch 1998, Lohfink 1999).

Diese sind insbesondere unter den Antibiotika, den Phytotherapeutika, den Konservierungsmitteln sowie den Salbengrundlagen zu finden (s. Tab. 14.1). In der „Hitliste" weit oben mit ausgesprochen hoher allergener Potenz werden immer wieder genannt: **Perubalsam, Arnika, Wollwachsalkohole und Neomycin** (Wilson 1991, Le Coz 1998). Perubalsam (enthalten in Peru-Lenicet® Pflegesalbe, füher in Branolind® N) steht insgesamt auf Platz drei (hinter Nickel und Duftstoffmix) und ist besonders wegen seiner weiten Verbreitung in Lebensmitteln und Kosmetika problematisch (König 1997). Von

Tab. 14.1: Stoffe mit hoher allergener Potenz, die in Wundtherapeutika enthalten sind (Ernst 2000, Lohfink 1999, Engst 1998, Kammerlander 1998, Löchner 1997)

Antibiotika/ Antiseptika	Phytotherapeutika	Hilfsstoffe
Neomycin	Perubalsam	Wollwachsalkohole
Bacitracin	Arnika	Cetylstearylalkohol
Chloramphenicol	Kamille	(Lanette O)
Polymyxin	Ätherische Öle	Parabene
Ethacridinlactat		Propylenglykol
PVP-Iod		Zinkoxid-Kautschuk

der topischen Anwendung als Arzneimittel wird abgeraten (Dusemund
1992, Rezepturhinweise NRF). Liegt
die Rate der epikutanen Sensibilisierung gegenüber Neomycin in der Nor-
malbevölkerung bei ca. 1–4 %, klettert
sie bei chronisch-venöser Insuffizienz
auf 41 %. Bei 40–55 % der Neomycin-
sensibilisierten Personen finden sich
Kreuzreaktionen mit Gentamicin (Höger 1998).

Die genannten Stoffe sind noch in zahlreichen Arzneimitteln enthalten, die zur
Anwendung bei Wunden beworben werden. Nach derzeitiger Nutzen-Risiko-
Abwägung haben sie jedoch keine Bedeutung mehr in der modernen Wundbehandlung und sollten konsequent gemieden werden. Einzelne Bewertungen
und Alternativen finden sich in den Kapiteln 7.3 und 7.6.

Bekannt als Ursache allergischer Reaktionen sind darüber hinaus die **Kleb-
stoffe** von Pflastern und anderen Wundauflagen. Verursacher sind vor allem
die weißen Zinkoxid-Kautschuk-Klebe-
massen. Bei den Unverträglichkeiten
gegenüber Wundauflagen handelt es
sich aber nicht immer um echte allergische Reaktionen sondern auch um reine Hautirritationen. Durch den Austausch der natürlichen Harze, Colopho-
nium und Dammar, gegen synthetische
Harze (Kunstkautschuk) sowie durch
die Verwendung von hypoallergenen
Polyacrylaten stehen inzwischen zunehmend Wundauflagen mit hautver-
träglicheren Adhäsionsschichten zur
Verfügung (Riedel 1995). Polyacrylat-
kleber zeigen dabei das geringste
Allergiepotential, schließen aber Hautreaktionen keinesfalls aus (Lohfink
1999). In solchen Fällen kann zum Beispiel der Wechsel auf eine Wundauflage mit synthetischem Kautschuk eine

Alternative bieten. Darüber hinaus
lohnt ein Versuch, ein Polyacrylat enthaltendes Produkt eines anderen Herstellers auszuprobieren, da auch die
unterschiedlichen Hilfsstoffe der Klebe-
massen als Ursache für Hautreaktionen in Frage kommen. So wurden Kontaktallergien gegen moderne Hydrogel-
und Hydrokolloidverbände beobachtet,
verursacht durch die Feuchthaltesubs-
tanz Propylenglykol (Lohfink 1999).

Bei Verdacht auf eine Allergie ist das
vermutete Agens sofort abzusetzen.
Danach sollte auf eine gute Dokumentation Wert gelegt werden und eine
Austestung von Einzelsubstanzen im
Epikutantest durch einen Dermatologen durchgeführt werden. Die hohe
Sensibilität von Patienten mit chronisch venöser Insuffizienz fordert eine
generelle Zurückhaltung in der Anwendung lokaler Wundtherapeutika und einen Verzicht auf bekannte potente
Allergene.

Literatur

Brasch, J., Geier, J., Schnuch, A. (1998): Differenzierte Kontaktallergenlisten dienen der
Qualitätsverbesserung, Hautarzt 49 (3),
184–191

Dusemund, B., Goll, M., Grunow, W., Huwer, T.
(1997): Gesundheitliche Beurteilung von
Perubalsam, Bundesgesundheitsbl. 34,
568–573 (1991). Referiert in Dtsch. Apoth.
Ztg. 132, 522–523

Engst, R. (1998): Stellenwert der Enzyme in
der Behandlung des Ulcus cruris. In: v. Hallern, B. (Hrsg.), Enzyme in der Wundbehandlung, Verlag für Medizinische Publikation, Hammah S. 19–28

Eberlein, T., Kammerlander, G. (1999): Wund-
patient und Hautpflege, Z.f.W. 10 (2),
12–14

Ernst, E. (2000): Adverse effects of herbal
drugs in dermatology, Br. J. Dermatol.
143, 923–929

Höger, P.H. (1998): Topische Antibiotika und
Antiseptika, Hautarzt 49 (4), 331–347

Kammerlander, G. (1998): Lokaltherapeutische Standards für chronische Hautwunden, Springer-Verlag, Wien, S. 201

König, J. (1997): Allergene aus der Natur, Pharm. Ztg. 142, 41–42

Lange-Ionescu, S., Pilz, B., Geier, J., Frosch, P.J. (1996): Kontaktallergien bei Patienten mit Stauungsdermatitis oder Ekzem der Beine, Dermatosen 44 (1), 14–22

Le Coz, C.J., Scrinvener, Y., Santinelli, F., Heid, E. (1998): Sensibilisation de contact au cours de l'ulcère de jambe, Ann. Dermatol. Venereol 125, 694–699

Löchner, J., Agathos, M., Geier, J., Breit, R. (1997): Die Bedeutung von Kontaktallergien bei der Behandlung älterer Menschen mit Stauungsdermatitis, Phlebol. 26, 111–114

Lohfink, H.D. (1999): Trends der Kontaktsensibilisierung am Unterschenkel, Dt. Derm. 47 (3), 207–210

Riedel, E., Triebsch, W., Sedlarik, K.M. (1995): Verbandstoff-Fibel, Wissenschaftliche Verlagsgesellschaft mbH, Stuttgart, S.135–145

Wilson, C.L., Cameron, J., Powell, S.M., Cherry, G., Ryan, T.J. (1991): High incidence of contact dermatitis in leg-ulcer patients – implication for management, Clin. Exp. Dermatol. 16, 250–253

15 Schmerztherapie in der Wundversorgung

Wunden sind in der Regel schmerzhaft, das gilt für akute, traumatische genauso wie für chronische Wunden. Es erstaunt jedoch sehr, dass trotz der Häufigkeit und großen Bedeutung der Wundschmerzen ihrer Erfassung und Behandlung relativ wenig Aufmerksamkeit geschenkt wird. Dies zeigt sich sowohl an einer sehr begrenzten Zahl an Veröffentlichungen zu diesem Thema als auch an der Erfahrung in der täglichen Praxis. Übersichtsartikel finden sich bei Rook (1997), Ellermann (1998), Casey (1998), Emflorgo (1999), Prins (1999), Senecal (1999), Danzer (2003). In einer von Rook (1996) veröffentlichen Studie über die Lebensqualität von Patienten mit Beingeschwüren gaben 67 % der Patienten starke Schmerzen an, 20 % leichte bis mittelstarke und mehr als 59 % klagten über Juckreiz. Rook (1997) beschreibt weiter Patienten mit Dekubitalulzera im fortgeschrittenen Stadium, von denen 59 % starke Schmerzempfindungen mitteilen. Hofman (1997) berichtet, dass 65–80 % der Patienten mit venösen Ulzera erhebliche Schmerzen angeben.

Die Schmerzempfindung bei Wunden reicht allgemein von einer Indolenz bis zu unerträglichen Schmerzen. Zum einen kann es vorkommen, dass ein Diabetiker aufgrund neuronaler Störungen selbst ein größeres Débridement mit Manipulationen am Knochen ohne Analgesie toleriert. Zum anderen kann allein das Aufdecken einer Wunde bei einem Patienten mit Gefäßerkrankungen schon massive Schmerzen produzieren. Geschwüre mit arterieller Komponente sind bekanntermaßen schmerzhaft. Gleiches gilt für Verbrennungen vom Grad 2a und Schürfwunden aufgrund freiliegender Nervenendigungen.

Auch in der Wundversorgung gilt der Grundsatz der Schmerztherapie, dass am besten der betroffene Patient selbst seinen Schmerz beurteilen kann. Verbale sowie nonverbale Schmerzäußerungen sind in jedem Fall ernst zu nehmen und zu berücksichtigen. Schmerzen behindern die Wundheilung. Sie führen nicht nur zu Muskelverspannungen, sondern auch zu Ängsten, Depressionen und Schlaflosigkeit und mindern so ausgesprochen die Lebensqualität mit allen Konsequenzen einer Chronifizierung der Schmerzen und Einschränkungen im körperlichen, psychischen und sozialen Bereich. Die psychosozialen Folgen führen ihrerseits wieder zu einer verminderten Schmerztoleranz. Es steht ohne Zweifel fest, dass sowohl bei akuten als auch bei chronischen Schmerzen deren Beseitigung oder Linderung zu den vordringlichsten Aufgaben auch in der Wundversorgung zählen.

15.1 Schmerzerfassung

Am Beginn jeder Schmerzbehandlung sollte eine angemessene Schmerzerfassung stehen. Diese stützt sich auf eine Differenzierung der Schmerzen u.a. nach Art, Beschreibung, Lokalisation, Intensität, Verlauf, Ursache bzw. Auslöser. Weiter ist zu erkunden, inwiefern die Wundschmerzen die täglichen Aktivitäten einschränken. Krasner (1995) entwickelte ein Modell für den Umgang mit Schmerzen bei chronischen Wunden. Hierbei werden nichtzyklisch akute, zyklisch akute und chronische Wundschmerzen unterschieden. **Nichtzyklisch akute** Schmerzen bezeichnen eine einzelne Episode akuter Wundschmerzen, wie sie bei einem einmaligen scharfen Débridement oder durch Entfernen von Drainageschläuchen entstehen können. Bei **zyklisch akuten** Schmerzen handelt es sich um wiederholte schmerzhafte Manipulationen durch Verbandwechsel (Collier 2000)

oder Umlagerungen. Sind die Wundschmerzen permanent vorhanden, unabhängig von Manipulationen, werden sie als **chronisch** bezeichnet.

Schmerzen werden individuell sehr unterschiedlich empfunden und sind ein stark emotionelles Geschehen. Zur Beschreibung des **Schmerzcharakters** bieten sich Begriffe an, wie stechend, bohrend, klopfend, ausstrahlend, elektrisierend, dumpf, scharf (Zenz 2001). Um die **Schmerzintensität** zu erfassen und – soweit möglich – zu objektivieren, können verschiedene einfach verwendbare Skalen genutzt werden (Scott 1976). Bei der **visuellen Analog-Skala (VAS)** ordnet der Patient mit einem Schieber auf einer ca. 10 cm langen Linie seine Schmerzen zwischen „kein Schmerz" und „unerträglicher Schmerz" frei ein.

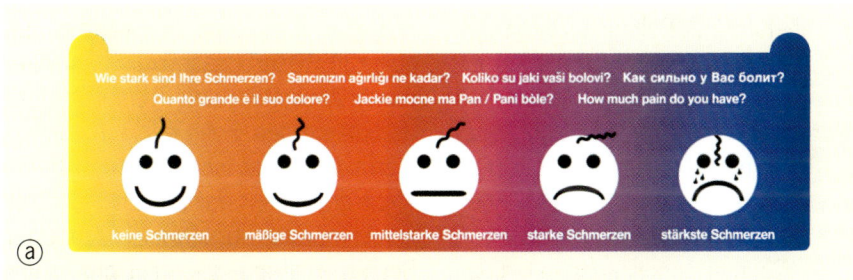

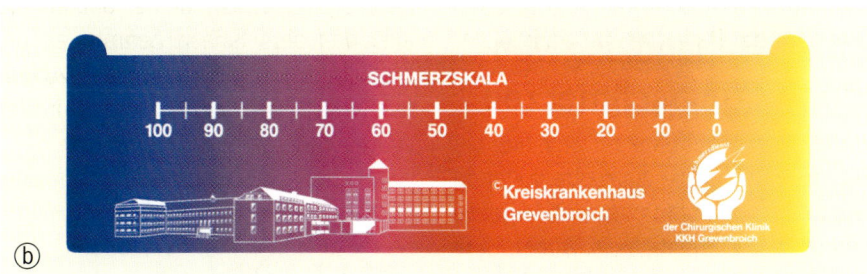

Abb. 15.1: Schmerzskala: Schmerzdienst der Chirurgischen Klinik des Kreiskrankenhauses Grevenbroich
a) Der Patient ordnet seinen Schmerz zwischen „keine Schmerzen" und „stärkste Schmerzen" frei ein.
b) Auf der Rückseite wird die der Schmerzintensität entsprechende Zahl zwischen 0 (keine Schmerzen) und 100 (stärkste Schmerzen) abgelesen.

Dieser Markierung wird auf der Rückseite analog eine Zahl zwischen 0 und 10 zugeordnet und dokumentiert.

Mit einer **numerischen Rangskala (NRS** = numeric rating scale) kann der Patient auch direkt seine Schmerzen zwischen 0–10 oder 0–100 einordnen. Schmerzbeschreibende Adjektive in Stufen zunehmender Schmerzintensität werden dem Patienten bei einer **verbalen deskriptiven Skala (VRS** = verbal rating scale) angeboten: kein Schmerz – leichter – mäßiger – starker – sehr starker – stärkster vorstellbarer Schmerz. Bei Kindern oder kognitiv eingeschränkten Patienten kann es sehr schwierig sein, aussagekräftige Schmerzäußerungen zu erfassen. Hier hat sich die **Faces Pain Rating Skala (FRS)** bewährt, die eine Serie von sechs Gesichtern zeigt. Sie beginnt mit einem lächelnden, glücklichen Gesicht und endet mit einem weinenden, finsteren Gesicht (Smiley-Skala). Ein gelungenes Beispiel für die Kombination von visueller-, numerischer- und Smiley-Skala hat der Schmerzdienst der Chirurgischen Klinik des Kreiskrankenhauses Grevenbroich in Form eines Schiebers entwickelt (s. Abb. 15.1).

15.2 Behandlung von Wundschmerzen

Das Wissen um die zugrunde liegende Ursache von Schmerzen ist wegweisend für die Behandlung. Außer dem eigentlichen Trauma kommen weitere Ursachen in Frage:

- Wundinfektion,
- Fremdkörper (Metall, Holz, Schmutz),
- lokaltherapeutische Maßnahmen, Austrocknen der Wunde, Wundtherapeutika (osmotisch aktive Substanzen, wie Zucker, Dextranomer, Enzympräparate),
- Gefäßentzündungen und ihre Folgen,
- Hämatome,
- Verletzung der Nervenendigungen, z.B. bei frischen flächigen Wunden (oberflächliche Verbrennungen, Abschürfungen).

Auch im Rahmen der Wundbehandlung behält der Schmerz seinen Sinn und kann als nützliches Warnsignal fungieren, so z.B. beim Erkennen von Wundinfektionen. Eine große Bedeutung kommt dem Schmerz in dieser Funktion beim Dekubitus Grad I und II zu. Der Patient kann – soweit möglich – durch Lageveränderungen Schmerzzustände selbst beenden. Der Lagewechsel gilt bei Dekubituspatienten als adäquate und notwendige Reaktion und sollte in dieser Phase möglichst nicht durch Analgetika und Tranquilizer gedämpft werden. Fehlt der Schmerz als Warnsignal oder ist er vermindert, besteht die Gefahr der Bildung oder Verschlimmerung von Druckgeschwüren. Bei den Diabetikern fehlt durch neuronale Störungen an den Füßen häufig ein adäquates Schmerzempfinden als Warnsignal. Wärmeerzeugende Maßnahmen (Wärmflasche, Fußbad) können leicht zu Verbrennungen führen.

Unter der Chronifizierung von Wundschmerzen verliert die Warnfunktion der Schmerzen an Bedeutung und fordert eine konsequente symptomatische Behandlung. Gleiches gilt für schmerzhafte Manipulationen (Verbandwechsel, Umlagerungen).

15.2.1 Medikamentöse Behandlung

Zur Schmerzbehandlung kommen neben den klassischen Nicht-Opioid- und Opioidanalgetika auch andere Wirkstoffgruppen, wie z.B. Lokalanästhetika, Narkotika und Benzodiazepine zum Einsatz. Die Auswahl richtet sich nach der Art und Intensität der Schmerzen. Weiter sind das Alter, der Allgemeinzustand, die Nieren- und Leberfunktion des Patienten zu berücksichtigen. Ängstliche, schmerzgeplagte Patienten profitieren von der Anxiolyse und Amnesie der Benzodiazepine. Diese Behandlung ist jedoch eher stationären Patienten vorbehalten. Gleiches gilt für den kurzfristigen parenteralen Einsatz der schnellwirksamen Arzneistoffe Midazolam, Fentanyl, Remifentanyl, Propofol.

Analgetika

Die initiale Auswahl, Kombination und Titration der Analgetika kann sich grundsätzlich nach der „analgetischen Dosierungsleiter" richten, dem WHO-Stufenschema zur Behandlung chronischer Schmerzen (s. Abb. 15.2). Dies hat inzwischen seine Gültigkeit auch bei nicht-malignen Schmerzen gefunden.

Dabei werden auf der ersten Stufe bei schwächeren Schmerzen Paracetamol und nicht-steroidale Antirheumatika (NSAID) gegeben. Reicht der analgetische Effekt nicht aus, werden auf der 2. Stufe schwache Opioide ergänzt (Codein, Tramadol, Tilidin). Bei Bedarf werden schließlich auf der 3. Stufe die schwachen gegen starke Opioide (Dipidolor, Morphin, Buprenorphin, Fentanyl) ausgetauscht. Kurzfristige Schmerzspitzen können mit zusätz-

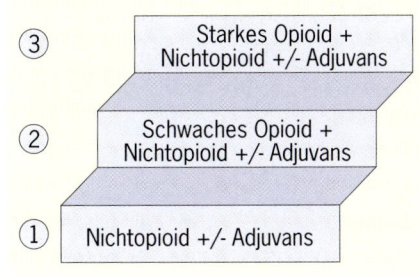

Abb. 15.2: WHO-Stufenschema zur Schmerztherapie. Als Adjuvantien kommen z.B. in Frage: Antidepressiva, Benzodiazepine, Lokalanästhetika, Antikonvulsiva

lichen kurzwirksamen Opioden (Sevredol®, Morphin Merck® Tropfen, Actiq®) abgefangen werden. Jede Stufe lässt sich bedarfsgerecht durch Lokalanästhetika oder Benzodiazepine ergänzen. Zusätzliche Antikonvulsiva oder Antidepressiva können neuropathische Schmerzen lindern.

Die **kurzfristige Behandlung akuter Schmerzen** fordert insbesondere, die Zeit bis zum Wirkungseintritt und die Wirkdauer der Analgetika zu berücksichtigen. Einen Überblick hierzu gibt Tabelle 15.1.

Bei der medikamentösen Behandlung **chronischer Schmerzen** sind die folgenden Grundregeln zu beachten:

- Einnahme nach festem Zeitschema,

- bevorzugte Gabe von Zubereitungen mit langer Wirkdauer,

- konsequente Prophylaxe bzw. Behandlung der Nebenwirkungen

Lokalanästhetika

Bei akuten Schmerzphasen im Rahmen kurzfristiger Manipulationen an der Wunde (Débridement, Wundverschluss) genügen häufig **Lokalanästhetika**. Bei kleineren Eingriffen kann dies in

Tab. 15.1: Analgetika und ihre Zeit-Wirkungsprofile (nach Willenbrink 1996, Gebrauchsinformationen für Fachkreise, Drugdex Datenbank 2002)

Arzneistoff	Handelsname®/ Applikation	Pharmakokinetik		Wirkprofil		Einzeldosis
		Halbwertszeit	t_{max}	Wirkeintritt [Wirkmaximum] nach	Wirkdauer	(Erwachsener)
Nichtopioide						
Paracetamol	Oral	1,5-2,5 h	0,5–1,5 h	30 min	4–6 h	500–1000 mg
Metamizol	Novalgin oral	3 h	1,1–1,4 h	30 – 60 min	4–6 h	500–1000 mg
	Novalgin rektal	(akt.Met.)	2,4 h	K. A.	K. A.	1000 mg
Ibuprofen	Diverse	2 h	1,5 h	15 min [30–90 min]	6–8 h	400–800 mg
Diclofenac	Voltaren dispers	1–2 h	1 h	30 min	6–8 h	50–100 mg
	Voltaren resinat		1 – 4 h	1 h	12 h	
	magensaftresistent		2 (–7) h	3 h (und mehr)	6–8 h	
	Voltaren		1 h	30–60 min	4–6	
	Suppositorien			[90–150 min]	(–12) h	
Opioide						
Tilidin	Valoron N Lösung/ Kps.	5 h	0,8 h/2,5 h	10 min [25–50 min]	4–6 h	50–100 mg
Tramadol	Tramal Tropfen/Kps.	6 h	1,2 h/2 h	10 min [60 min]	4 h	50–100 mg
Hydromorphon	Paladon retard	2–4 h	3 h	K. A.	8–12 h	4–24 mg
Oxycodon	Oxygesic retard	4–6 h	3 h	K. A.	8–12 h	10–20 mg
Morphin	i.v.	2–3,5 h	K.A.	5–10 min.	4–6 h	5–10 mg
	s.c./i.m.		K.A.	15–30 min	4–6 h	10–30 mg
	Morphin Merck Tropfen		50 min	30–90 min [1,5–2 h]	4 h	ab 10 mg
	Sevredol Tabl.		1 h	20 min	4 h	ab 10 mg
	MST-Retardtabl. Mundipharma		3 h	60–90 min [4–6 h]	8–12 h	ab 10 mg
	MSR-Suppositorien Mundipharma		0,5–1 h	20–60 min	4 h	10–30 mg
Piritramid	Dipidolor i.m.	8 h	K.A.	10–15 min [10—60 min]	5–8 h	15–30 mg
Buprenorphin	Temgesic i.m.	3 h	5 min	0,5–1 h	6–8 h	0,3–0,6 mg
	Temgesic sublingual		3,3 h	0,5 h [1–2 h]	6–8 h	0,2–0,4 mg
	Transtec transdermal	ca. 24 h	36–60 h	[initial ca. 24 h]	72 h	35–70 µg/h
Fentanyl	Fentanyl i.v.	4–7 h	K.A.	Sofort	0,5–1 h	25–50 µg
	Fentanyl i.m.		K.A.	7–8 min	1–2 h	50–100 µg
	Actiq Lutschtablette		20–40 min	15 min [20–30 min]	2–3 h	200 µg
	Durogesic transdermal	17 h	36 h	12 – 24 h	48–72 h	25–100 µg/h

K.A. = Keine Angaben

Form der Infiltrationsanästhesie geschehen, wobei die Wunde um- oder unterspritzt wird. Alternativ kann das Lokalanästhetikum auch nicht-invasiv, lokal ins Wundbett eingebracht werden, z.B. mit Hilfe von getränkten Kompressen (mit 2 %iger Lidocain-Lösung) oder als Creme unter Okklusion. Lokalanästhetische Lösungen sollten bei Anwendungen im Bereich von Wunden keinen Zusatz eines Vasokonstriktors (z.B. Adrenalin) enthalten, da eine Gefäßkontraktion die Wundheilung erschwert.

Der Effekt eines Lokalanästhetikums in wässriger Lösung wird übertroffen von der Anwendung einer Lidocain/Prilocain Creme unter Okklusion (EMLA®). In dem Verhältnis von 1 : 1 bilden Lidocain und Prilocain ein eutektisches Gemisch, welches bei Raumtemperatur in öliger Form vorliegt und in eine O/W-Emulsion eingearbeitet ist. Der Schmelzpunkt des Gemisches liegt bei 18 °C, die der Einzelkomponenten bei 67 °C (Lidocain) und bei 37 °C (Prilocain) (Niesel 1989). Der pH-Wert der Creme beträgt 9,5. Die beiden Lokalanästhetika liegen in dieser Zubereitung als Base, d.h. in nicht-protonierter Form und somit direkt in ihrer Wirkform vor. Dies ist nicht der Fall in wässriger Lösung oder bei einem sauren pH-Wert (wie er in einer Wunde herrscht). Die Zulassung von EMLA® wurde Mitte 2001 auch in Deutschland von der Anwendung auf der intakten Haut auf die Anwendung in offenen Wunden bei Fußgeschwüren erweitert. Zahlreiche Studien zeigen unter EMLA® eine signifikante Schmerzreduktion während des Wunddébridements (Vanscheidt 2001). Wagner (1994) berichtet ein Nachlassen der Wirkung nach bereits 45 Minuten. Es wird eine Einwirkzeit

EMLA®

Apothekenpflichtig

Handelsformen: Creme (Tuben zu 5 g und zu 30 g)
Pflaster (Einzeldosis für ein begrenztes, 10 cm^2 großes Hautareal)
Hersteller: AstraZeneca

Wirkstoff(e): Lidocain und Prilocain je 25 mg/100 g Creme

Hilfsstoffe: Carbopol zur Verdickung, Arlatone als Emulgator

Anwendung: Lokalanästhesie vor mechanischer Wundreinigung (Débridement) von Beingeschwüren u.a.

Nebenwirkungen: Häufig vorübergehende milde Rötung oder Blässe, Ödeme.
Gelegentlich anfangs leichtes Jucken, Brennen, Wärmegefühl, Missempfindungen.
Selten allergische Reaktionen (bis zum anaphylaktischen Schock).

Anwendungsbeschränkung: Bei Überempfindlichkeit gegenüber Lokalanästhetika vom Amid-Typ (Lidocain, Prilocain).
Bei Patienten mit angeborener Methämoglobinämie.

Anwendungshinweise: Messerrückendicke Schicht auftragen (1–2 g Creme/10 cm^2 bis maximal 10 g) 30 min. vor dem geplanten Débridement.
Maximal 2–3-mal pro Woche, insgesamt nicht häufiger als 10-mal
Um eine gleichmäßige Wirkung zu erhalten, kann es hilfreich sein, EMLA mit einer Kompresse unter der Folie zu fixieren.
Bei größeren Wunden kann auch handelsübliche Frischhaltefolie zur Okklusion verwendet werden.

Stellenwert in der Therapie: In Deutschland erst seit 2001 zur Anwendung in der Wunde zugelassen. Es eröffnet eine einfache und effektive Methode zur Lokalanästhesie für ein geplantes Wunddébridement.

Information für Patienten und Anwender: Die Einwirkzeit von (20–) 30 (–60) min je nach Dicke des Wundbelags ist sorgfältig zu beachten, das Débridement muss unmittelbar nach Entfernen der Creme erfolgen.

Literatur: Fachinformation EMLA®, Stand August 2001
Vanscheidt, W., Sadjadi, W., Lillieborg, S. (2001): Emla® anaesthetic creme for charp leg ulcer Débridement: a review of the clinical evidence for analgesic efficacy and tolerability, Eur. J. Dermatol. 11, 90–96

von 30(–60) Minuten unter Okklusion empfohlen. Die Einwirkzeit variiert im Bereich der Wunde, z.B. je nach Dicke der Nekrose oder je nach Einbeziehung des Wundrandes. Unter günstigen Resorptionsbedingungen reichen bereits 20 Minuten Einwirkzeit aus (Austestung empfohlen). Eine Okklusion ist immer erforderlich und erfolgt entweder unter dem beiliegenden semiokklusiven Folienverband oder alternativ – insbesondere bei größeren Wunden – unter einer handelsüblichen Frischhaltefolie. Einwirkzeiten und Anästhesiedauer weichen von denen bei der Applikation auf der intakten Haut ab. Die Wirkung tritt schneller und intensiver ein, hält aber kürzer an, bedingt durch eine schnellere und stärkere Resorption im Wundbereich, ähnlich wie bei den Schleimhäuten und bei vorgeschädigter Haut (s. Tab. 15.2). Nach Entfernen des Pflasters fällt die anästhesierende Wirkung rasch ab, so dass unmittelbar danach mit dem Débridement zu beginnen ist. Für die Praxis bedeutet dies, dass nur ein sehr enges Zeitfenster für den Eingriff bleibt und eine gute Zeitplanung erforderlich ist. Die Resorptionsquote ist bei Wunden erwartungsgemäß höher als bei intakter Haut (5–10 %), gemessene Blutspiegel liegen jedoch um ein vielfaches unter den Bereichen, die eine toxische systemische Wirkung erwarten lassen. Brennen und Juckreiz (bei ca. 15 % der

Patienten) waren in den Studien die am häufigsten beobachteten Nebenwirkungen. Ein typischer lokalanästhetischer Begleiteffekt ist die anfängliche Blässe im behandelten Hautareal, bedingt durch eine periphere Konstriktion der Kapillaren. Nach längerer Applikationszeit folgt der Blässe eine Rötung und Erwärmung (Vasodilatation).

Weitere Berichte liegen zur Anwendung von EMLA® bei Dekubitalulzera vor (s. auch Monographie EMLA®).

15.2.2 Nichtmedikamentöse Behandlung

Schmerzen sind ein multifaktorielles Geschehen, dem außer mit Medikamenten mit weiteren vielfältigen Möglichkeiten begegnet werden kann. Hierzu gehören z.B. eine angemessene Patientenaufklärung über geplante Maßnahmen und angewendete Produkte. Auch die Auswahl spezieller Wundauflagen kann zur Schmerzlinderung beitragen. Schmerzlinderungen sind für Calciumalginate, Hydrogele, Hydrokolloide und transparente, okklusive Verbände beschrieben. Eine feuchte Wundumgebung schützt vor schmerzhaftem Einreißen ausgetrockneter Wundoberflächen. Umlagern sowie Hochlagern betroffener Areale kann bei Verbrennungen, Druck- oder venösen Ulzerationen Schmerzen und Ödeme reduzieren. Entspannungstechniken können Ängste abbauen. Anwesenheit der Eltern bei schmerzhaftem Verbandwechsel vermittelt Kindern Sicherheit und macht die Schmerzen erträglicher.

Nichtmedikamentöse Maßnahmen zur Behandlung von Wundschmerzen (Senecal 1999, Osterbrink 2001):

Tab. 15.2: Einwirkzeiten und Anästhesiedauer von EMLA® Creme

		Intakte Haut	Wundgebiet
Einwirkzeit unter Okklusion	minimal	(30–) 60 min	(20–) 30 min
	maximal	5 h	60 min
Anästhesiedauer nach Entfernen der Creme		1(–4) h	45 min

- Einbeziehung des Patienten,
- Einbeziehung von Angehörigen und Freunden,
- Wahl angemessener Wundauflagen mit schmerzlinderndem Charakter,
- atraumatischer Verbandwechsel (sachgemäßes Ablösen von selbsthaftenden Wundauflagen, bei Bedarf Anfeuchten von Verbänden mit Kochsalz- oder Ringer-Lösung),
- Minimierung der Häufigkeit der Verbandwechsel (Wundruhe),
- Ablenkung (Erinnerungen an schöne Ereignisse),
- Entspannungstechniken (Musik, Massagen, warme und kalte Packungen außerhalb des Wundbereichs) (cave: bei peripherer arterieller Verschlusskrankheit ist Kälte kontraindiziert),
- transkutane elektrische Nervenstimulation (TENS),
- Adäquate physikalische Maßnahmen, z.B. bei venösen Ulzera Beinhochlagerung, Kompressionsbehandlung, Gehübungen, intermittierende pneumatische Kompressionstherapie.

Literatur

Casey, G. (1998): The management of pain in wound care, Nurs. Stand. 13 (12), 49–50, 53–54

Collier, M., Hollinworth, H. (2000): Pain and tissue trauma during dressing change, Nurs. Stand. 14 (40), 71–73

Danzer, S., Kühn, A. (2003): Schmerztherapie bei Patienten mit chronischen Wunden, Wundforum 2/2003, 8–15

Ellermann, K. (1998): Wundversorgung in der Pflege, 11. Teil Wundschmerzen, Heilberufe 50 (7), 52–56

Emflorgo, C.A. (1999): The assessment and treatment of wound pain, J. Wound Care 8 (8), 384–385

Harth, I. (2000): Schmerzdiagnose – Schmerztherapie; Sicht der Pflege. In: Gutjahr, P. (Hrsg.), Schmerz bei Kindern. Schmerztherapie in Arztpraxis und Krankenhaus, Wissenschaftliche Verlagsgesellschaft, Stuttgart, S. 182–195

Hofmann, D., Ryan, T.J., Arnold, F., Cherry, G.W., Lindholm, C., Bjellerup, M., Glynn, C. (1997): Pain in venous leg ulcers, J. Wound Care 6, 222–224

Krasner, D. (1995): The chronic wound pain experience: a conceptual model, Ostomy Wound Management 41, 20–25

Niesel, Ch., Kaiser, N. (1989): Chemie und Pharmakologie von EMLA®, Workshop Hamburg Fa. Astra, Kleins Druck- und Verlagsanstalten, Lengerich

Osterbrink, J. (2001): Schmerztherapie bei chronischen Wunden – Eine interdisziplinäre Herausforderung, Vortrag beim 5. Kongress der Deutschen Gesellschaft für Wundheilung und Wundbehandlung Juni 2001 in Ulm, Hefte zur Wundbehandlung 5, Kongress 2001, S. 45–6

Prins, C., Piguet, V., Salomon, D. (1999): Plaies chronique et douleurs: une entité negligée, Med. Hyg. 57, 964–7

Rook, J.L.(1997): Wound care pain management. Nurs. Pract. 22, 122–136

Rook, J.L.(1996): Schmerztherapie in der Wundbehandlung, Wundforum 2/97, 8–13 Nachdruck von Wound care pain management, Adv. Wound Care 9 (6), 24–31 (1996)

Scott, J., Huskinsson, E.C (1976): Graphic representation of pain, Pain 2, 177–184

Senecal, S.J. (1999): Pain management of wound care, Nurs. Clin. North Am. 34 (4), 847–860

Vanscheidt, W., Sadjadi, W., Lillieborg, S. (2001): Emla® anaesthetic creme for charp leg ulcer Débridement: a review of the clinical evidence for analgesic efficacy and tolerability, Eur. J. Dermatol. 11, 90–96

Wagner, G., Barghorn, A.(1994): Praxis der perkutanen Anästhesie bei Verwendung einer Lidocain-Prilocain-Creme (Emla® Creme 5 %), Arcis Verlag GmbH, München

Willenbrink, H.J. (1996): Schmerzbehandlung bei Tumorpatienten, Eigenverlag, 5. Auflage

Zenz, M., Jurna, I. (2001): Lehrbuch der Schmerztherapie, Wissenschaftliche Verlagsgesellschaft, Stuttgart

Teil 3   **Wunden und ihre Behandlung**

16 Akute Wunden

Vorrangige Ziele bei der **Erstversorgung** – d.h. **provisorischen Wundversorgung** – akuter Wunden sind die Blutstillung und das Fernhalten weiterer schädigender Einflüsse (Hitze, Bakterien). Bei der **endgültigen Versorgung** geht es darum, gute Voraussetzungen für eine schnelle, schmerz- und narbenfreie Wundheilung zu schaffen, und zwar durch Wundreinigung, Wundverschluss, Stimulation und Wundschutz. Diese seit Jahrtausenden angewendeten vier Prinzipien der Wundbehandlung gelten auch heute noch als Eckpfeiler der modernen Wundversorgung (Asmussen 1995). Stimulation und Wundschutz tragen inzwischen den Stempel der feuchten Wundbehandlung.

Mit Ausnahme von Bagatellwunden gehört die Inspektion und Behandlung von Wunden in die Hand eines Arztes. Doch nicht-ärztliche Erste-Hilfe-Maßnahmen sind oft schon am Unfallort zu leisten und können für das weitere Schicksal der Wunde entscheidend sein. Kleinere Schürf-, Schnitt-, Brandwunden können vom Laien auch endgültig selbst versorgt werden. Im Rahmen dieser Selbstversorgung kann sich der Apotheker vielfältig einbringen, wenn es darum geht abzuschätzen, welche Wunde einer ärztlichen Behandlung bedarf, aus dem großen Sortiment eine wund- und patientengerechte Wundauflage auszuwählen oder Empfehlungen für eine Haus- und Reiseapotheke zu geben.

16.1 Erste Hilfe

Jede schwerwiegende akute Wunde sollte möglichst bald, unbedingt aber innerhalb von 6 Stunden von einem Arzt beurteilt und endgültig versorgt werden. Bis dahin geht es im Rahmen der Erstversorgung im Wesentlichen darum, die Wunde keimarm abzudecken (Notverband). Lebensrettende Maßnahmen, wie Freihalten der Atemwege, Reanimation, Schocklage haben selbstverständlich Vorrang.

Bei den Maßnahmen der Ersthelfer ist bei **schwerwiegenden Wunden** grundsätzlich zu beachten (Pfaff 2001, DRK 1994, Hartmann 2002):

- Wunde und Wundumgebung nicht mit den Händen berühren, wenn möglich Schutzhandschuhe tragen.

- Wunde nicht auswaschen oder reinigen.

- Wunde nicht mit Puder, Salben, Sprays oder Desinfektionsmittel behandeln.

- Fremdkörper nicht entfernen.

Im Vordergrund steht als erstes die **Blutstillung**, vor allem, wenn es um lebensbedrohliche Blutungen geht. Dies geschieht in der Regel durch Hochlagern und durch Anlegen eines Kompressionsverbandes (Druckverband). Betroffene Extremitäten werden dabei über Herzniveau gehalten. Die Blutstillung ist möglichst am liegenden Verletzten durchzuführen. Bei Kindern bis ins Schulalter reicht zur Blutstillung meist ein normaler Bindenverband. Bei starken lebensbedrohlichen Blutungen, eventuell pulsierend mit hellrotem arteriellen Blut, wird ein Druckverband angelegt. Bei Verletzungen, z.B. am Arm wird dieser zunächst hochgehalten und mit den Fingern einer Hand in der Muskellücke der Innenseite des Oberarmes die dort verlaufende Arterie gegen den Oberarmknochen abgedrückt. Anschließend wird ein Druckverband mit Hilfe von zwei Verbandpäckchen angelegt (s. Abb. 16.1). Bei Blutungen am Bein wird vergleichbar verfahren. Starke Blutungen an Kopf oder Körperrumpf werden durch direktes Aufpressen von Verbandmaterial oder Tüchern gestillt. Der Druck muss ggf. bis zum Eintreffen des Rettungsdienstes beibehalten werden. Heute wird ein Abbinden der Extremitäten nicht mehr empfohlen, da es mehr schadet als nützt. Die Gefahr, dass Nerven und andere Gefäße hierbei verletzt werden ist zu groß.

Wunden sollten bereits am Unfallort möglichst **steril** (keimarm) **abgedeckt** werden. Stehen keine sterilen Auflagen zur Verfügung, kann auch ein sauberes Wäschestück aus Baumwolle (frisches Stofftaschentuch oder Geschirrhandtuch) Hilfe leisten. Der Verband sollte trocken und rutschfest angelegt werden. Durch zusätzliches Schienen kann bei Bedarf die betroffene Körperregion ruhig gestellt werden. Wunden dürfen bei dieser provisorischen Versorgung nicht gereinigt oder desinfiziert werden. Auf keinen Fall Salben, Puder oder sonstige „Hausmittel" in die Wunde einbringen.

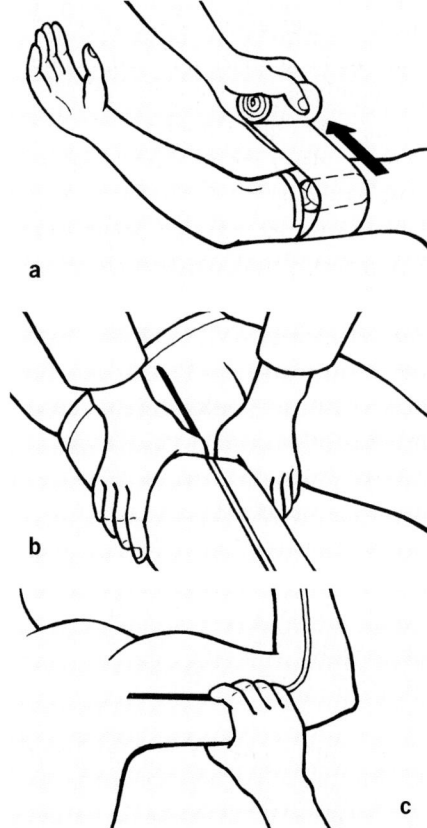

Abb. 16.1: Erstmaßnahmen bei starken Blutungen:
a) Anlegen eines Druckverbandes: Abdecken mit steriler Mullkompresse, darauf Druckpolster (Verbandpäckchen, zusammengerolltes Taschentuch usw.), fest anwickeln (Binde, Dreiecktuch, Stoffstreifen usw.) b) Abdrücken der Beinschlagader c) Abdrücken der Oberarmschlagader (Abb. Paul Hartmann AG)

Fremdkörper, die in den Organismus eingedrungen sind (Messer, Ast, Nagel), dürfen nicht entfernt werden. Ein Entfernen von Fremdkörpern würde in jedem Fall zu einer Wundvergrößerung führen. Hierbei besteht das Risiko, Nerven, Sehnen und besonders Gefäße zu verletzen. Letztes verstärkt entsprechend die Blutung. Zudem könnte es beim Manipulieren zum Abbrechen des Fremdkörpers kommen (s. Abb. 1.3 und 1.4).

Nicht nur der Verlust ganzer Gliedmaßen, wie Finger, Hand, Zehen, sondern auch geringfügige Verluste von Körperteilen, wie Fingerkuppen und Zähne gehören zu den **Amputationsverletzungen**. Da grundsätzlich jedes Amputat replantierbar ist, lohnt es sich in jedem Fall, dieses sicherzustellen. Hierzu sollte das Amputat ungereinigt in sterile Kompressen gewickelt in einen Plastikbeutel gelegt und verschlossen werden. Dieser Beutel kommt dann in einen zweiten Plastikbeutel, der mit Eiswasser gefüllt ist. Das Amputat darf wegen Erfrierungsgefahr keinen direkten Kontakt zum Eis haben. Die Sicherung eines Amputats geschieht immer erst im Anschluss an die allgemeinen Hilfsmaßnahmen, wie Notruf, Blutstillung und Schockprophylaxe.

In Ausnahmefällen sind zusätzliche Maßnahmen im Rahmen der ersten Hilfe empfohlen: Kühlung mit Wasser bei Verbrennungen, Spülung mit Wasser bei Verätzungen, Auswaschen von Wunden mit Seife oder fettlösenden Spülmittel bei Verdacht auf Tollwuterregern.

Die sich anschließende **ärztliche Versorgung** umfasst die sorgfältige Reinigung und Desinfektion der Wunde, den Wundverschluss mit dem Ziel einer primären Wundheilung und den Schutz der Wunde mit einem sterilen Verband. Der Patient wird aufgefordert, die Wunde zunächst möglichst ruhig zu stellen. Besondere Wundverhältnisse zwingen zu einer zum Teil vorübergehenden offenen Wundbehandlung. Dies ist der Fall bei zu starker Verunreinigung, großen Gewebedefekten, die nicht gedeckt werden können, sowie bei Wunden, die älter als etwa 12 Stunden sind, bei infizierten und diffusen Verletzungen mit zerklüfteten Wundrändern.

16.2 Versorgung von Bagatellwunden

Sie sind harmlos und alltäglich, die „kleineren" Wunden. Doch auch sie können es in sich haben: das aufgeschürfte Knie, der Schnitt am Finger, die leichte Verbrennung am Arm. Ihnen wird oft erst vermehrte Aufmerksamkeit geschenkt, wenn sie unangenehm spürbar werden, Komplikationen machen, wie Wundinfektionen, Zweitverletzungen autreten, sich die Wundheilung langwierig verzögert oder sie unschöne Narben hinterlassen. Dabei sind heute auch bei den kleineren akuten Wunden die Prinzipien der feuchten Wundbehandlung zu beachten. Weiter kann der gezielte Einsatz hydroaktiver Wundauflagen den Heilungsprozess beschleunigen, Schmerzen vermeiden (atraumatischer Verbandwechsel) sowie die Narbenbildung reduzieren. Folgendes grundsätzliches Vorgehen bei der Versorgung gilt für alle Arten von kleineren Wunden, egal ob Schnitt, Schürf- oder Quetschwunde und wird im Folgenden näher ausgeführt: reinigen, gegebenenfalls desinfizieren, abdecken und beobachten (DRK 1994, Asmussen 1995, Blank 1999, Pfaff 2001, Weber 2001).

Wundreinigung: Auch auf den ersten Blick „sauber" erscheinende Wunden sollten gespült werden, um vorhandene Keime und Schmutzpartikel in Blut und Wundexsudat auszuwaschen. Zur Spülung eignen sich sterile physiologische Kochsalz-Lösung oder Ringer-Lösung. Für den Notfall kann auch auf fließendes Leitungswasser zurückgegriffen werden. Die Menge der Spüllösung sollte je nach Verschmutzungsgrad reichlich bemessen sein. Weitere Hilfsmittel sind sterile Tupfer, Kompressen und für eine Entfernung von Schmutzpartikeln eine sterile Kanüle oder Pinzette. Der Druck beim Spülen kann etwas erhöht werden durch Verwendung einer Spritze mit Kanüle, um so etwa kleine Partikel leichter zu entfernen.

Desinfektion: Verschmutzte Wunden sind nach der Reinigung mit einem speziellen Wundantiseptikum zu desinfizieren. Bewährt haben sich Octenidin-Lösung (Octenisept®) und unter Beachtung der Anwendungsbeschränkungen auch PVP-Iod-Lösungen (Braunol®, Braunovidon® und viele andere). Alternativ kann auch ein PVP-Iod-Gel (Traumasept®, Braunovidon® Salbe) in die Wunde eingebracht werden. Die Wundantiseptika verbleiben auf der Wunde. Eine wiederholte Anwendung ist in der Regel nicht notwendig.

Abdecken: Die Auswahl der Wundauflage richtet sich primär nach der Menge der Sekretion von Blut und Wundexsudat. Mit Zunahme der Sekretion muss zum einen ein guter Sekretabfluss sichergestellt sein, zum anderen ist das Verkleben der Wundauflage mit der Wunde zu verhindern:

- Geringe Sekretion: Eine gute Alternative zum Wundschnellverband sind Fertigverbände, d.h. sterile Pflaster mit zentralem Wundkissen und einer Rundum-Klebefläche (z.B. Hansaplast® Aquaprotect Strips) oder die Kombination aus einem Stück steriler Kompresse, fixiert mit einem breitflächigen Fixierpflaster (z.B. Hypafix®). Hierunter wird die Wunde rundum vor Schmutz und Keimen geschützt. Bei minimaler Sekretion kann die Wunde früh mit einem semipermeablen Folienverband zugeklebt werden (Tegaderm®, Opsite® plus).

- Mittlere Sekretion: Salbenkompresse plus Mullkompresse alternativ dazu nicht verklebende kombinierte Saugkompresse (z.B. Comprigel®); Hydrokolloidverband; Hydrogelwundauflage, fixiert mit Heftpflaster oder Fixierbinden.

- Starke Sekretion: nicht verklebende kombinierte Saugkompresse (Cutisorb®, Zetuvit®, Surgipad®) alternativ dazu imprägnierte Wundgazen plus Mullkompresse.

Bei gutem Heilungsverlauf wird die Sekretion nachlassen, entsprechend ist bei der Folgeversorgung der Verband zu wählen.

Beobachten: Die Wunde und Wundumgebung ist regelmäßig auf Anzeichen einer Wundinfektion, wie Schwellung, Rötung, Überwärmung, Schmerzen zu inspizieren. Bereits der Verdacht erfordert den Gang zum Arzt. Vorteile bieten bei der Inspektion transparente Wundverbände (Folien, Hydrogele). Sie erlauben trotz mehrtägigem Verbleiben auf der Wunde eine permanente Wundbeobachtung. Dies spart Kosten und Zeitaufwand.
Schließlich gilt es, eine ausreichende **Tetanusschutzimpfung** sicherzustellen. Jede auch harmlos erscheinende Wunde, z.B. hervorgerufen durch Holzsplitter oder Dornen bzw. durch Verschmutzung mit Garten- oder Walderde, birgt die Gefahr einer Tetanusinfektion. Tabelle 16.1 zeigt die Emp-

Tab. 16.1: Tetanus-Immunprophylaxe im Verletzungsfall (STIKO 2003)

Vorgeschichte der Tetanus-Immunisierung (Anzahl der Impfungen)	Saubere, geringfügige Wunden		Alle anderen Wunden[1]	
	Td oder DT[2]	TIG[3]	Td oder DT[2]	TIG[3]
Unbekannt	Ja	Nein	Ja	Ja
0–1	Ja	Nein	Ja	Ja
2	Ja	Nein	Ja	Nein[4]
3 oder mehr	Nein[5]	Nein	Nein[6]	Nein

[1] Tiefe und/oder verschmutzte (mit Staub, Erde, Speichel, Stuhl kontaminierte) Wunden, Verletzungen mit Gewebezertrümmerung und reduzierter Sauerstoffversorgung oder Eindringen von Fremdkörpern (z.B. Quetsch-, Riss-, Biss-, Stich-, Schusswunden)
- schwere Verbrennungen und Erfrierungen
- Gewebenekrosen
- septische Aborte

[2] Kinder unter 6 Jahren DT, ältere Personen Td (d.h. Tetanus-Diphtherie-Impfstoff mit gegenüber dem DT-Impfstoff verringertem Diphtherietoxoid-Gehalt)

[3] TIG = Tetanus-Immunglobulin, im Allgemeinen werden 250 IE verabreicht, die Dosis kann auf 500 IE erhöht werden; TIG wird simultan mit Td/DT-Impfstoff angewendet.

[4] Ja, wenn die Verletzung länger als 24 Stunden zurückliegt.

[5] Ja (eine Dosis), wenn seit der letzten Impfung mehr als 10 Jahre vergangen sind.

[6] Ja (eine Dosis), wenn seit der letzten Impfung mehr als 5 Jahre vergangen sind.

fehlungen zur Tetanusimpfung im Verletzungsfall.

Schnittwunde

Klaffende, tiefe Schnittwunden sind vom Arzt zu versorgen, und zwar innerhalb der ersten 6 Stunden nach der Verletzung. Zur Abschätzung des Infektionsrisikos ist die Art des schneidenden Gegenstandes wichtig. Die oft starke Blutung kann mit einem Druckverband und Hochlagern der verletzten Körperregion gemindert werden. Je nach Lokalisation (in gut durchblutetem Gewebe, z.B. im Gesicht) und Tiefe der Wunde oder auch bei Kindern kann alternativ zum Nähen ein Wundverschlussstreifen (Steri-Strip®, Leukostrip®/S) oder auch Klammerpflaster (Band-Aid® Butterfly, Heliostrip®) die Wundränder zusammenhalten. Statt mit einer Naht werden heute kleinere Schnittwunden zunehmend mit Hautklebern (Dermabond®, Indermil®) verschlossen. Diese Zweikomponenten-Gemische trocknen rasch und halten die Wundränder zuverlässig zusammen. Für Schnittwunden an den Fingern eignen sich besonders Wundschnellverbände mit dezentralem Wundkissen (z.B. Hansaplast Finger Strips).

Kleinere Schnittwunden sollen zunächst etwas ausbluten, sind bei Bedarf unter fließendem Wasser abzuspülen, gegebenenfalls zu desinfizieren und mit einem Wundschnellverband zu versorgen.

Schürfwunde

Bei der Schürfwunde kommt es zur Verletzung der obersten Hautschicht, der Epidermis. Dermis (Lederhaut) und Subcutis bleiben meistens unversehrt. Die Epidermis heilt in der Regel ohne Narbenbildung in wenigen Tagen wieder zu. Das Gewebe wird vollständig regeneriert. Doch drei Dinge charakterisieren die Schürfwunde und machen sie unangenehm: Sie ist oft heftig verunreinigt, sie ist sehr schmerzhaft und sie blutet und nässt stark. Die Schmutzpartikel (z.B. Straßenschmutz, Aschenbahn) können fest in die Haut eingerieben sein und erfordern eine sehr sorgfältige, gegebenenfalls aber auch „rigorose" mechanische Reinigung (eventuell sogar mit einer sterilen Bürste mit abgerundeten Borsten und unter Schmerzausschaltung). Im Gewebe verbleibende Partikel sind Infektionsherde und führen außerdem zu unschönen Schmutztätowierungen. Die heftigen Schmerzen rühren daher, dass bei der oberflächlichen Schädigung zahlreiche Nervenendigungen freigelegt werden. Gleiches gilt für die Blutkapillaren, erkennbar an punktförmigen Blutungen. Hierüber können mehr oder weniger große Exsudatmengen abgegeben werden. In der Anfangsphase eignen sich bei Schürfwunden imprägnierte Gazen (z.B. Atrauman®, Adaptic®, kombiniert mit Baumwollkompressen) oder spezielle Kompressen, die nicht mit der Wunde verkleben (z.B. Comprigel®), oder Silikon beschichtete Gazen (Mepitel®). Bei nachlassendem Exsudat besteht unter Verwendung reiner Fettgazen (z.B. Grassolind®, Jelonet®, Oleo-Tüll®) die Gefahr, dass der Wundverband doch mit der Wunde verklebt und sich beim Verbandwechsel nur sehr schmerzhaft entfernen lässt. Auch Hydrokolloide und Hydrogele lassen sich entsprechend ihres Exsudataufnahmevermögens sinnvoll bei der Versorgung von Schürfwunden einsetzen, außerdem lindern sie zusätzlich die Schmerzen. Der blutstillende Effekt der Alginate kann ebenfalls genutzt werden.

Leichte Schürfwunden, insbesondere bei junger Haut, können auch unbedeckt bleiben. Bei Bedarf kann ein Sprühverband (z.B. Flint® Sprühverband, Hansaplast®-Sprühpflaster, Band-Aid®-Sprühpflaster) aufgetragen werden. Sprühpflaster dürfen nicht auf schmutzige, blutende oder nässende Wunden gebracht werden. Sprühverbände können auf der verletzten Haut etwas brennen.

Hautblasen

Druck und Reibung, wie sie bei schlecht passendem Schuhwerk an den Füßen, durch ungewohnte schwere Arbeit (Rudern, Graben) an den Händen oder übermäßige Reibung benachbarter Körperglieder entstehen, können zum Abheben der Epidermis führen. Gleichzeitig sammelt sich darunter Flüssigkeit an. Es entsteht die so genannte „Blase" (Knapp 1995, Haut 1999). Sie ist gleichzusetzen mit einer Verbrennung vom Grad II a. Ist die Blase intakt, bildet sie einen idealen natürlichen, sterilen Feuchtverband, der für die schnellstmögliche Heilung sorgt. Soweit möglich soll ein Öffnen und Abtragen der Blasen unterbleiben, um Keimeinschleppungen und Austrocknen zu vermeiden. Nur bei größeren Spannungsblasen kann eine Punktion mit einer sterilen Kanüle sinnvoll sein, bevor sie ungewollt aufreißen. Die Haut bleibt meist als natürlicher Schutz belassen. Sowohl für geschlossene wie für offene Blasen eignen sich dünne Hydrokolloidverbände, die speziell für diese Verwendung in den passenden Größen mit abgeflachten Rändern angeboten werden: Compeed® Blasenpflaster, Fenistil® Wundpflege bei Blasen, Dermaplast® hydro-aktive Blasenpflaster. Der erste Verbandwechsel erfolgt in der

Regel nach 2–3 Tagen. Bei gutem Halt (sorgfältiges Anmodellieren mit der warmen Hand bzw. zusätzliches Fixieren) können die Pflaster bis zu 7 Tage auf der Haut verbleiben, auch beim Duschen oder Baden. In dieser Zeit hat sich meist schon eine neue noch dünne Epithelschicht gebildet.

Auch zur Prophylaxe vor drohenden Blasen sind diese Hydrokolloidverbände geeignet, wenn sie rechtzeitig vorher aufgebracht werden. Hierzu können auch hauchdünne Folienverbände oder Tapeverbände verwendet werden, da sie nur wenig auftragen. Entscheidend ist, bereits bei den ersten Anzeichen von Druck- bzw. Reibungsstellen oder bei gefährdeten Stellen rechtzeitig das entsprechende Areal zu schützen.

Platz- und Quetschwunde

Infolge begleitender Weichteilquetschungen entstehen Blutergüsse und ödematöse Schwellungen. Das zerstörte Gewebe ist sehr infektionsgefährdet und nässt stark. Bereits bei der Erstversorgung kann nach dem Abdecken der Wunde die Region mit kühlen Umschlägen oder Eispackungen zur Abschwellung und Schmerzlinderung gekühlt werden. Auch diese Wunden sind innerhalb der ersten 6 Stunden vom Arzt zu versorgen.

Kratz- und Bissverletzung

Offene Biss- und Kratzwunden von Tieren sehen teilweise harmlos aus, bergen aber in jedem Fall ein sehr hohes Infektionsrisiko (s. Abb. 1.9). Über den Speichel der Tiere können eine Vielzahl virulenter Keime übertragen werden, die sich dann in dem frischen Gewebe schnell ausbreiten und vermehren. Infektionsgefährdet sind besonders Verletzungen an der Hand sowie tiefe oft nur kleine Punktionen durch Katzenzähne, aber auch Menschenbisse. Die Infektionsraten bei Katzen- und Menschenbissen liegen bei 50 %. Bisswunden neigen zu frühzeitigen Infektionen, meist innerhalb von 6 bis 24 Stunden. (Kuntz 1996). Kleine Tiere mit spitzen Zähnen hinterlassen manchmal kaum erkennbare Einstichstellen.

Darunter verbergen sich unter Umständen größere Kavernen. Hämatome, gequetschtes Gewebe, zerklüftete Wundränder, Zerstörung tiefergelegener Strukturen charakterisieren die größeren Verletzungen. Die Wunden müssen unbedingt ärztlich versorgt werden. Die Erstversorgung entspricht den allgemeinen Maßnahmen. Sollte Tollwutverdacht bestehen, empfiehlt sich zusätzlich sofort die Wunde mit Seifenlösung auszuwaschen, da diese den größten Teil der Keime unschädlich macht.

Insektenstich oder -biss

Insektenstiche werden kaum als Wunde wahrgenommen, erst wenn sie sich sekundär durch Kratzen infizieren, der Stachel des Tieres oder Teile einer Zecke in der Wunde verbleiben. In letztem Fall ist eine Infektion mit Viren (FSME) und Bakterien (Borrelien) zu befürchten. Der Stachel ist sobald möglich – falls greifbar mit einer Pinzette – aus der Haut zu entfernen. Zecken sollten mit einer speziellen Zeckenzange herausgedreht werden, um das Risiko zu minimieren, dass Körperteile stecken bleiben oder dass die Zecke zerdrückt wird. Im Anschluss daran empfiehlt sich eine einmalige Desinfektion mit einer Octenidin- oder PVP-Iod-Lösung. Von einer Desinfektion vor der Zeckenentfernung ist abzusehen, genauso wie vom Gebrauch von Öl oder Klebstoff, da sonst die Gefahr einer Erregerübertragung steigt (N.N. 1999). In den folgenden Tagen ist die Wundregion sorgfältig auf Infektionsanzeichen (Rötung, Schwellung, Überwärmung, Schmerzen) hin zu beobachten. Treten solche Erscheinungen auf, ist umgehend ein Arzt aufzusuchen.

Schlangenbiss

Charakteristisch für Schlangenbisse (Mebs 1990, DRK 1994) sind zwei (selten auch vier) etwa 1 cm auseinanderliegende nadelkopfgroße Stichwunden. Sie bluten nur leicht, können aber z.T. sehr stark schmerzen. Die umgebenden Weichteile schwellen rasch an und können bei hämolytischer Wirkung des Schlangengifts (Vipern-Arten, z.B. Kreuzotter, Klapperschlange) sich bläulich-violett verfärben. Die Wunde selbst ist weniger problematisch und bedarf zunächst keiner speziellen Versorgung. Im Vordergrund steht hingegen, eine Ausbreitung des Gifts im gesamten Körper zu verhindern. Der Betroffene sollte daher sofort absolut ruhig liegen, denn Bewegung fördert die Giftverteilung. Da der Biss meist in die Beine oder Arme erfolgt, sollte die entsprechende Extremität nach unten hängen. Mit einem Tuch wird dann am Oberarm oder Oberschenkel eine Staubinde angelegt: das Tuch wird aber nur soweit zugezogen, dass die Venen geschlossen, die Arterien noch offen sind (Pulskontrolle). Der Betroffene wird liegend ins Krankenhaus transportiert zur weiteren Versorgung gegebenenfalls unter Gabe eines Schlangenserums als Antidot. Ein Aussaugen der Wunde ist obsolet, es hat keinen Nutzen. Der Biss ungiftiger Schlangen entspricht einer Wunde, wie sie durch kleine Tiere mit spitzen Zähnen entstehen.

Quallenverletzung

Es muss nicht unbedingt ein Bad an den Küsten Australiens oder Südostasiens sein, welches zu einem unangenehmen Kontakt mit Quallen führt. Auch im europäischen Atlantik, im Mittelmeer, in der Nord- und Ostsee gibt es Quallenarten, deren Nesselgifte zu starken Schmerzen und Hautläsionen führen können. Hierzu zählen die:

- Kompassqualle (*Chrysaora hysoscella*/Mittelmeer, Atlantik, Nord- und Ostsee),

- Feuer- oder Haarqualle (*Cyanea capillata*/kalte und gemäßigte Zonen des Atlantiks),

- Leuchtqualle (*Pelagia nocti luca*/ Mittelmeer),

- Würfelqualle (*Carybdea marsupialis*/ Mittelmeer).

Dabei werden aus den tausenden von Nesselzellen, die an der Oberfläche der Tentakel der Quallen sitzen, blitzartig Nesselkapseln entladen, die sich in die Haut des Opfers bohren und Giftstoffe freisetzen. Ein Teil dieser Toxine konnte bereits identifiziert werden. Es handelt sich um Proteine (z.B. Adrenalin, Kinine, 5-Hydroxytryptamin), Amine, Polysaccharide (Heeger 1998). Wie stark die Reaktion ist, hängt von vielen Faktoren ab, in erster Linie von der Quallenart, weiter vom Alter des Betroffenen, seiner Sensibilität, seiner Konstitution sowie der Intensität und der Lokalisation des Quallenkontakts. Die meisten Verletzungen durch zufälligen Quallenkontakt sind harmlos. Das mehr oder weniger starke Brennen lässt nach einigen Stunden nach. Die anfänglichen peitschenhiebartig abgebildeten Läsionen bilden sich innerhalb einiger Stunden oder Tage wieder zurück. Sie können jedoch auch übergehen in nässende Hautausschläge, blasenbildende, nekrotisierende Hautveränderungen, die einer Verätzung gleichen (Mebs 1990) und gefolgt sind von rezidivierenden Exanthemschüben. Ihre Ausheilung dauert dann Monate bis Jahre und hinterlässt Narben oder Narbenkelloide (s. Abb. 16.2). Derartige Verletzungen sind nicht nur wegen einer möglichen langwierigen Wundbehandlung, sondern auch wegen der Gefahr von Muskelkrämpfen und Schock sehr ernst zu nehmen. Sie gehören sobald wie möglich in ärztliche Behandlung.

Die Erstmaßnahmen zielen darauf hin, zu verhindern, dass noch mehr Fremdmaterial aus den Nesselkapseln in den Körper eindringt. Heeger (1998) rät stark davon ab, die betroffenen Stellen mit Meerwasser oder Süßwasser zu spülen, wie es stellenweise geschrieben steht (Preus 2000). Abspülen mit Wasser würde die Nesselzellen der Tentakelreste genau mit dem Medium versorgen, das für die Entladung der Nesselkapseln benötigt wird (Raupp 1996). Raupp empfiehlt, sofern keinerlei Hilfsmittel verfügbar sind, die Läsionen zunächst mit Sand oder einem Handtuch zu bedecken, um das Abtrocknen zu erleichtern. Tentakelreste sind so schnell wie möglich zu entfernen (mit Pinzette oder scharfem Gegenstand). Die Nesselkapseln werden fixiert, die Toxine inaktiviert mit Essigsäurelösung (4–10 %) oder alternativ mit Isopropanol (40–70 %). Bei Feu-

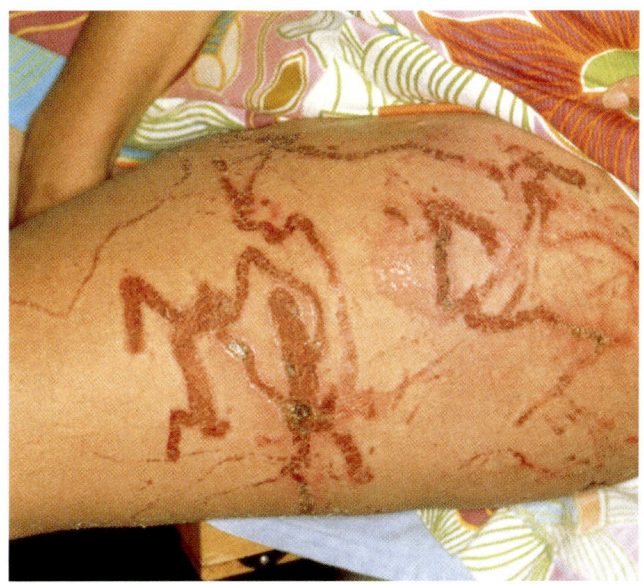

Abb. 16.2: Quallenverletzung: Kontakt mit einer toxischen Würfelqualle kann zu problematischen Wunden führen und hinterlässt auch nach Jahren noch furchtbare Narben (aus Heeger 1998)

er- oder Haarquallen kann Natriumbicarbonat (Auftragen von Backpulver) das Gift neutralisieren. Genauere Darstellungen finden sich unter Preuss (2000), Heeger (1998), Raupp (1996).

16.2.1 Haus- und Reiseapotheke

Lokaltherapeutika und Wundauflagen sind wesentliche Bestandteile von Haus- und Reiseapotheken. Eine überlegte Grundausstattung, Griffbereitschaft und zeitnaher Ersatz von verbrauchten oder veralteten Bestandteilen sind die Basis, um im Notfall gut gerüstet zu sein. Wesentliche Dinge für die erste Hilfe und Selbstversorgung akuter Wunden finden sich in den vorgeschriebenen Verbandkästen für Kraftfahrzeuge und Krafträder. Darüber hinaus werden zahlreiche Erste-

Tab. 16.2: Bestandteile verschiedener Erste-Hilfe-Sets

Verbandkasten für Kraftfahrzeuge (DIN 13164 B)

1 Heftplaster DIN 13019-A, 5 × 2,5
8 Wundschnellverbände DIN 13019-E, 10 × 6
1 Verbandpäckchen DIN 13151-G
1 Verbandpäckchen DIN 13151-M
1 Verbandtuch DIN 13152-A
2 Verbandtücher DIN 13152-BR
2 Fixierbinden DIN 61634-FB-6
3 Fixierbinden DIN 61634-FB-8
6 Wundkompressen 10 × 10 cm
2 Dreiecktücher DIN 13168-D
1 Schere DIN 58279-A
1 Rettungsdecke
4 Einmalhandschuhe DIN EN455-1 u. -2, groß
1 Erste-Hilfe-Broschüre
1 Inhaltsverzeichnis

Erste-Hilfe-Material für Krafträder (DIN 13167-krad)

1 Heftpflaster DIN 13019-A, 5 × 1,25
8 Wundschnellverbände DIN 13019-E, 10 × 6
2 Verbandpäckchen DIN 13151-M
1 metallisierte Polyesterfolie als Decke

Erste-Hilfe-Set für Fahrradfahrer*

2 Wundpflaster, wasserdicht
4 Wundpflaster, sensitive
3 Blasenpflaster
1 Rettungsdecke
1 Verbandpäckchen
2 Reinigungstücher
2 Einmalhandschuhe

Erste-Hilfe-Set für die Reise**

2 Wundpflaster, wasserdicht
2 Wundpflaster, sensitiv
20 Pflasterstrips, wasserfest
4 Pflasterstrips für Kinder
1 Spule Fixierpflaster
3 Blasenpflaster
1 Verbandpäckchen
1 Fixierbinde, haft-elastisch
5 Reinigungstücher
4 Einmalhandschuhe
1 Rettungsdecke
1 Schere
1 Pinzette

* Bike First Aid Hartmann   ** Travel First Aid Hartmann

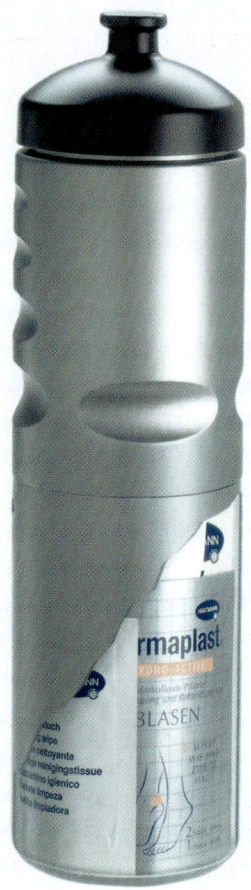

Abb. 16.3: Fahrradtrinkflasche mit integriertem Erste-Hilfe-Set (Foto: Paul Hartmann AG)

Hilfe-Sets angeboten, z.T. sind sie zugeschnitten auf spezielle Anwendungsbereiche, wie Haushalt, Reisen, Fahrrad fahren, Inline-Skaten oder Wandern (s. Abb. 16.3).
Sie enthalten vorwiegend sterile Wundauflagen, Fixierhilfen und Wundschnellverbände. Zum Teil sind hydroaktive Wundauflagen vorhanden, meist in Form von Hydrokolloiden für Blasen und Verbrennungen (s. Tab. 16.2).
Geht die Versorgung über die erste Hilfe hinaus hin zur Selbstbehandlung zu Hause oder auf Reisen, kann das Sorti-

ment je nach Bedarf noch sinnvoll ergänzt werden. Empfohlen werden:

- **Desinfektionsmittel** ohne Alkoholzusatz (z.B. Octenisept®, PVP-Iod-Lösung oder Salbe) zur kurzfristigen Desinfektion von verschmutzten und infektionsgefährdeten Wunden.

- **Wirkstofffreie, imprägnierte Wundgazen** (z.B. Atrauman®, Adaptic®, Urgotüll®), um das Anhaften von Wundkompressen zu vermeiden (Schürfwunden, Brandwunden).

- **Hydrogel** als halbfeste Zubereitung (z.B. Varihesive® Hydrogel, Brand- und Wundgel Medice®), um Verbrennungen 1. Grades zu kühlen, offene Wunden feucht zu halten und um das Ankleben von Wundauflagen (Kompressen, Wundschnellverbänden, Fertigverbänden) zu vermeiden.

- **Hydrokolloide** auch in etwas größerem Format (10 × 10 cm) für Schürfwunden und Verbrennungen (z.B. Comfeel®, Varihesive®, Tielle®).

- **Semipermeable Folie** z.B. im Format 10 × 10 cm für leichte, wenig nässende Schürfwunden und Verbrennungen, aber auch als Fixierhilfe von Mullkompressen (Tegaderm®, Opsite®).

- **Sterile Kanülen** zur Entfernung von Schmutzpartikel aus der Wunde, zum Eröffnen von störenden und gefährdeten Hautblasen.

- **Splitterpinzette** und **Zeckenzange**.

- **Mullkompressen** und **elastische Fixierbinden** können Verbandpäckchen ersetzen.

- **Heftpflaster (Leukosilk®, Leukoplast®)**.

16.3 Thermische Wunden

16.3.1 Verbrennungswunden

Die Häufigkeit von Verbrennungen wird in den Industrieländern mit 0,3 % der Bevölkerung pro Jahr angegeben (Debien 1999). Die Anzahl der Brandverletzten wird in Deutschland auf 12000 pro Jahr geschätzt, von denen 1400 einer intensivmedizinischen Betreuung bedürfen (van Bömmel 2001, Fastnacht 2002). Der überwiegende Teil der Verletzungen wird durch Verbrühungen im Haushalt verursacht. Besonders gefährdet sind kleine Kinder im Alter bis 5 Jahren, aber auch ältere Menschen oder solche, die Sensibilitätsstörungen an Händen und Füßen haben, etwa durch Alkoholabusus oder Diabetes mellitus (s. Abb. 1.10). Verbrennungen entstehen durch Berührung heißer Gegenstände, durch heiße Flüssigkeiten, Dämpfe, Gase oder offenes Feuer sowie durch Explosion, elektrischen Strom, UV-Strahlen (Sonnenbrand, Solarium) oder Reibung. Die Schwere der Schädigung hängt ab von der Temperatur, der Einwirkzeit und der Größe der betroffenen Körperfläche. Allein der Kontakt mit 55 °C heißem Wasser über 40 Sekunden führt zu einer Verbrennung vom Grad II (s.u.), zu einem Verlust der physikalischen Barriere der Haut. Flüssiges Fett kann bis 200 °C, heißes Eisen bis 600 °C, Flammen bis 1200 °C heiß sein. Die direkte, auch wenige Sekunden dauernde Hitzeeinwirkung über 65 °C auf die Haut führt bereits zu einem Gewebeuntergang. Es kommt zu Koagulationsnekrosen durch Denaturierung der Struktur- und Enzymproteine. Durch Zerstörung der Kapillaren und frei werdende Entzündungsmediatoren wird ein exsudativer Entzündungsprozess ausgelöst. Plasma- und Elektrolytverlust können schließlich bei ausgedehnten Verbrennungen zum hypovolämischen Schock führen (N.N. 2001). Im Zentrum der Behandlung von Verbrennungen steht die Wundversorgung, um eine schnelle Wiederherstellung von Gewebe und Haut in funktioneller und kosmetischer Hinsicht sicherzustellen. Je nach Ausmaß der Verbrennung müssen darüber hinaus eine Schockphase (innerhalb der ersten 48 Stunden) und sich anschließende interne Komplikationen behandelt werden, die so genannte Verbrennungskrankheit, die 2–4 Wochen anhält. Sie ist gekennzeichnet durch große Flüssigkeits- und Eiweißverluste, Wärmeverlust, immunologische Störungen, Ausschüttung von Toxinen, Infektionen. Im schlimmsten Fall folgen Sepsis und Multiorganversagen. Dies erfordert spezielle intensivmedizinische Maßnahmen. Die besondere Problematik von Verbrennungswunden jeglicher Art ergibt sich zum einen durch das sehr hohe Infektionsrisiko, welches immerhin 50 % der Todesfälle durch Verbrennungen ausmacht. Zum anderen dadurch, dass vitale Funktionen massiv beeinträchtigt sein können, dass die Behandlung schmerzhaft, langwierig und bedingt durch Narbenbildung nur mäßig erfolgreich sein kann.

Die folgenden Ausführungen beschränken sich auf die Wundversorgung. Deren Ziele sind: die Minimierung einer bakteriellen Kontamination, der Erhalt dermaler Strukturen, die Entfernung von totem Gewebe und die frühestmögliche Deckung des Gewebedefektes. Die Versorgungsindikation (ambulant oder stationär) sowie die Prognose der Behandlung sind sehr von der Ausdehnung der Verbrennung, die Art der Behandlung sehr vom Schweregrad, d.h. der Tiefe der Verbrennung abhängig. Die **Ausdehnung** wird berechnet als Anteil der betroffenen Körperoberfläche mit Hilfe der „Neunerregel". Jede bezeichnete Körperpartie entspricht beim Erwachsenen etwa 9 % der gesamten Körperoberfläche

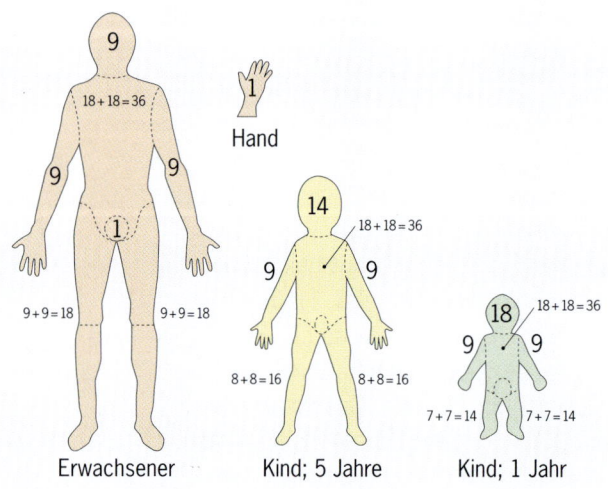

Abb. 16.4: Neunerregel nach Wallace zur Abschätzung der Relation von Verbrennungsfläche zur gesamten Körperoberfläche (in Prozent)

oder ein Vielfaches von 9 % (s. Abb. 16.4). Verbrennungen vom Grad I und II a gehen nur zur Hälfte in die Endberechnung mit ein. Eine Faustregel besagt, dass die Handfläche eines Menschen ca. 1 % seiner Körperoberfläche ausmacht. Für Kinder gelten andere Oberflächenverhältnisse.

Der **Schweregrad** einer Verbrennungswunde richtet sich nach der Tiefe des Schadens. Hierbei werden folgende vier Grade unterschieden (s. Abb. 16.5 und Tab. 16.3) (Brychta 1995, Morgan 2000):

Verbrennungen Grad I: Oberflächliche funktionelle Schädigung der Haut, die nur die obersten Schichten der Epidermis (Stratum corneum) betrifft, und zu Rötung (Erythem durch Hyperämie), Schwellung (Ödem), Spannungsgefühl und Schmerzen durch freigesetzte Entzündungsmediatoren führt. Das Maximum des Erythems wird erst einige Stunden nach der Noxe erreicht. Üblich sind derartige Verbrennungen besonders durch den typischen Sonnenbrand. Die Heilung erfolgt spontan ohne Narbenbildung in 3–6 Tagen.

Verbrennungen Grad II a (oberflächlich dermal): Zerstörung der Epidermis bis zum Stratum basale, charakteristisch ist die Bildung von Brandblasen unter Flüssigkeitsansammlung zwischen Epidermis und Dermis durch Plasmaaustritt aus verletzten Kapillaren. Die Blasenbildung tritt mit Verzögerung nach 12–24 Stunden auf. Freigelegte Nervenendigungen im Bereich der Papillarschicht der Dermis sind Ursache für die ausgesprochen heftigen Schmerzen, die sich bei Luftzutritt und Berührung noch verstärken. Noch ausreichend vorhandene vitale Zellen der Dermis und Hautanhangsgebilde ermöglichen eine meist narbenfreie Reepithelisierung innerhalb von 1–3 Wochen.

Verbrennungen Grad II b (tief dermal): Die Schädigung umfasst die ganze Dermis, es sind nur noch wenige Hautanhangsgebilde vorhanden, die Wunde ist leicht feucht, hellrot oder gelb-weiß, wobei sich die Rötung kaum noch wegdrücken lässt im Vergleich zur oberflächlich dermalen Verbrennung. Vorhandene Blasen sind meist zerstört. Die Schmerzempfindung ist deutlich reduziert wegen der weitgehenden Zerstörung der Nervenendigungen. Die Ausheilung benötigt über 3 Wochen mit hohem Risiko der Bildung hypertropher Narben und Narbenkontrakturen. Die Wunde kann leicht übergehen in eine Verbrennung Grad III, deren klinisches Bild und Behandlungskonzept sehr der vom Grad II b ähnelt (s. Abb. 1.11).

Verbrennungen Grad III: Alle Hautschichten sind betroffen, Epidermis

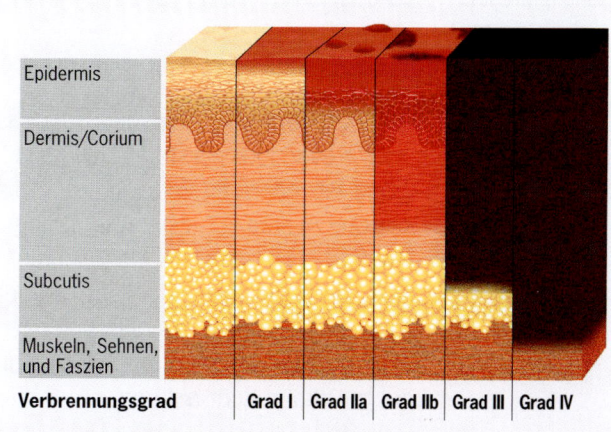

Abb. 16.5: Klassifikation des Schweregrads einer Verbrennungswunde in Abhängigkeit von der Tiefe des Schadens (Abb. Paul Hartmann AG)

Tab. 16.3: Merkmale von Verbrennungen unterschiedlichen Schweregrades (nach Morgan 2000, N.N.2001)

Verbrennungsgrad	I	II a	II b	III	IV
Ursachen	UV-Strahlen Stichflamme	Verbrühung Stichflamme	Verbrühung Flamme Öl, Fett	Flamme, Öl, Fett, Verätzung, Starkstrom	
Aussehen	Rötung	Blasenbildung	Blasenbildung	Blasenbildung Brandschorf	Trockene verbrannte Hautfetzen Freiliegende tiefere Strukturen
Wundgrund	Keine Wunde	Rötlich	Weißlich	Weißlich	Weiße Denaturierung Schwarze Verkohlung
Rötung wegdrückbar	Ja	Ja	Kaum/nein	Nein	Nein
Wundfläche	Keine Wunde	Feucht	Feucht	Trocken	Gelblich, wachsartig
Haare	Festsitzend	Festsitzend	Locker sitzend	Ausfallend	Ausfallend
Schmerz	Deutlich Später Juckreiz	Sehr deutlich, besonders auf Luft und Temperatur	Herabgesetzt Sensibel auf Druck	Fehlt	Fehlt
	Spontane Heilung		**Chirurgische Intervention**		
Ausheilung	Ohne Narben	Ohne Narben Gelegentlich Pigmentstörung	Hohes Risiko von hypertrophen Narben und Kontrakturen	Sehr hohes Risiko von Kontrakturen	
Heilungsdauer	3–6 Tage	7–21 Tage	Über 21 Tage	Monate bis Jahre, wenn überhaupt	

und Dermis sowie Teile der Subcutis sind irreversibel zerstört. Der Wundgrund ist lederartig trocken, weiß bis schwarz verkohlt, eine Berührungsempfindlichkeit ist stark eingeschränkt oder fehlt. Eine Defektheilung erfolgt nach chirurgischer Intervention nach Wochen und Monaten, oft gefolgt von ausgeprägten Kontrakturen.

Verbrennungen Grad IV: Mitbeteiligung und Verkohlung weiterer Gewebe wie Muskeln, Sehnen, Knochen.

Die frühe Beurteilung über das Ausmaß der Verbrennung bildet die Basis für die Entscheidung über eine ambulante oder stationäre Behandlung in einer Normal- oder einer Spezialklinik. Hierfür existieren sehr genaue Entscheidungskriterien (van Bömmel 2001, Höcht 1997). Neben dem Ausmaß der Verbrennung sprechen Faktoren wie das Alter (Säuglinge, Kleinkinder, ältere Patienten), eine Problemlokalisation (gravierende Verletzung von Händen, Füßen, Gesicht und Genitalien) und die

Ursache (Inhalationstrauma und Starkstromverletzung) für die Behandlung in einem Zentrum für Schwerbrandverletzte. Zurzeit stehen 43 derartige Zentren in Deutschland zur Verfügung (156 Betten, davon 44 Kinderbetten). Das Ausmaß der Verbrennung muss in den ersten Tagen wiederholt beurteilt werden, da sich innerhalb der ersten drei Tage die Verbrennung durch das so genannte „Nachbrennen" noch ausdehnen kann. Der Gewebeuntergang setzt sich fort. Diesem Phänomen gelten einige Maßnahmen der Erstversorgung (Kühlung, Entfernung von Kleidung).

Erste Hilfe

Eine möglichst rasche Erstversorgung ist wegweisend für den Heilungsverlauf und erfolgt unabhängig vom Ausmaß der Verbrennung. Da sie in der Regel von Laien durchgeführt wird, besteht ein hoher Informationsbedarf im Bereich der ersten Hilfe. Im Vordergrund steht die sofortige Beendigung der Hitzeeinwirkung, um das Nachbrennen zu verhindern und einer Verbrennungskrankheit entgegenzuwirken (DRK 1991, DRK 1994, Brychta 1995, Monafo 1996b, Fowler 1998, N.N. 2001, Fastnacht 2002):

- Brennende Kleidung löschen (durch Wälzen am Boden, mit Decken, Wasser).

- Verunglückten aus dem Gefahrenbereich entfernen.

- Kleidung und Schmuck entfernen, ohne jedoch die Kaltwasserbehandlung zu verzögern (Stoff und Metall speichern die Hitze), mit der Haut verklebte Kleidung belassen.

- Sobald wie möglich das verbrannte Areal mit Wasser (15–20 °C kaltes Leitungswasser) übergießen oder abduschen über 15 bis 20 Minuten. Diese Kaltwasserbehandlung lindert auch die Schmerzen etwas und kann durch Auflegen feuchter Kompressen fortgeführt werden. Kein Eis oder Eisbeutel zur Kühlung benutzen, da zu tiefe Temperaturen das Risiko eines zusätzlichen Gewebeuntergangs bergen. Eine Kühlung kann noch bis 1 Stunde nach dem Ereignis sinnvoll sein. Anschließend geht es nur noch um eine Schmerzlinderung. Bei großflächiger Anwendung besteht die Gefahr einer Unterkühlung, in diesem Fall ist für eine ausreichende Wärmeerhaltung der nicht verbrannten Körperteile zu sorgen (Decke).

- Brandwunden keimfrei, locker mit sterilem Wundverband abdecken, soweit vorhanden mit Metalline® Tüchern, notfalls mit Alufolie oder nicht fusselnden, sauberen Tüchern.

- Verunglückten zur ärztlichen Versorgung bringen bzw. Rettungsdienst alarmieren. Noch auf dem Transport wird eine Flüssigkeitstherapie und Schmerzbekämpfung begonnen.

Bei der Erstversorgung dürfen die Wunden nicht berührt, vorhandene Brandblasen nicht geöffnet sowie keine Salben, Puder oder „Hausmittel" wie Mehl oder Öl angewendet werden. Mit dem Auftreten eines Kreislaufschocks muss bereits bei großflächigen Verbrennungen vom Grad I oder II a gerechnet werden (über 15 % der Körperoberfläche beim Erwachsenen, über 7–8 % beim Kind). Hier ist der Notarzt zu rufen.

Lokalbehandlung

Bezüglich der endgültigen Versorgung wird im Folgenden primär die Lokalbehandlung der Verbrennungen Grad I und II beschrieben (Monafo 1996, Monaco 2000, Morgan 2000, N.N. 2001, Can Cedidi 2001). Einen Überblick gibt Tabelle 16.4.

Verbrennungen vom Grad I können ohne ärztliche Hilfe selbst versorgt werden. Es genügt zunächst eine Kühlung mit Gelen oder Lotionen (z.B. Brand- und Wundgel Medice®) oder feuchten Umschlägen (auch mit Jogurt oder Quark), später eine Hautpflege mit fetthaltigen Salben oder Cremes (Nivea®, pH-5 Eucerin®, dexpanthenolhaltige Salben). Die Kühlung verschafft eine Linderung von Schmerzen und von später aufkommendem Juckreiz. Die Rötung verschwindet nach einigen Tagen, die Haut fängt an sich zu schuppen. Der Bereich bleibt zunächst empfindlich gegenüber Hitze und UV-Strahlen (Sonne) und sollte deshalb sorgfältig geschützt werden.

Behandlung von Verbrennungen Grad II a: Zum Umgang mit geschlossenen Blasen finden sich unterschiedliche Empfehlungen (Lippert 2001, Morgan 2000, Asmussen 1995). Sollen sie geöffnet werden, abgetragen werden oder nicht? Wichtig ist, dass eine intakte Blase ein ideales Milieu für eine feuchte Wundbehandlung in steriler Umgebung bietet. Sie stellt einen idealen natürlichen Wundverband dar. Geschlossene Blasen sind zudem in der Regel weniger schmerzhaft als offene. Soweit möglich sollten Blasen, insbesondere die kleineren, unberührt bleiben und mit einer Mullkompresse oder Vlies trocken abgedeckt werden. Alternativ eignen sich auch Hydrokolloide, semipermeable Folien oder Hydrogele. Bei Verdacht auf eine infizierte Blase, gefüllt mit trüber Flüssigkeit, bei Gefahr einer ungewollten Schädigung von prall gefüllten, störenden Blasen (z.B. in der Nähe von Gelenken) kann ein Öffnen der Blase sinnvoll sein, so wie es

Tab. 16.4: Möglichkeiten der Lokalbehandlung von Verbrennungen Grad I und II

Verbrennungsgrad	I	II a	II b
	Kühlung mit feuchten Umschlägen Gelen, Lotionen	Blasen geschlossen bzw. steril punktiert: trockene Kompresse oder Hydrokolloid oder semipermeable Folie	Chirurgische Intervention vorwiegend stationäre Behandlung Silbersulfadiazin-Creme + Fettgaze + Kompresse
	Pflege mit Salben oder Cremes	Blasen offen: Fettgaze + Kompresse oder Hydrogelwundauflage oder Hydrokolloid oder semipermeable Folie oder vorübergehenden Hautersatz (Omniderm®, Biobrane®, TransCyte®)	oder vorübergehender Hautersatz (Omiderm®, Biobrane®, TransCyte®) oder Schaumstoffe (Allevyn®, Syspur-derm®, Epigard®) Kompressionsbehandlung

vielfach bei der ärztlichen Versorgung von derartigen Verbrennungen empfohlen wird. Das Öffnen hat in jedem Fall unter aseptischen Bedingungen mit einer sterilen Kanüle zu geschehen. Die Blase wird abpunktiert, das Epithel als natürlicher Schutz belassen. Kleine Verbrennungen können dann mit einem Salbenverband, einem Hydrokolloid oder einer semipermeablen Folie versorgt werden. Es ist auf jeden Fall zu verhindern, dass die Wundauflage mit der Wunde verklebt, entweder durch Auswahl eines nicht verklebenden Wundschnellverbands (z.B. Curaplast®, Curapor®, Urgoderm®), durch Verwendung einer imprägnierten Wundgaze (Atrauman®, Adaptic®) oder durch eine mit Silikon beschichtete Gaze (Mepitel®). Eisenbeiß (2001) beschreibt eine Beschleunigung der Heilung zweitgradiger Verbrennungen unter dem Einfluss von Hydrokolloiden, die alle 2–3 Tage gewechselt wurden.

Zerstörte, offene Blasen sind zu entfernen und die Wunde zunächst mit warmem Wasser oder physiologischer Kochsalz-Lösung gut zu reinigen, bei Bedarf mit einem Antiseptikum (Octenidin oder PVP-Iod) behandeln. Bei größeren Brandwunden sowie bei noch unklarer Differenzierung zwischen einer Verbrennung vom Grad II a und II b sollte eine antibiotische Prophylaxe durch Auftragen von Silbersulfadiazin-Creme (Flammazine®) und imprägnierte Wundgaze erfolgen. Der Verbandwechsel erfolgt einmal täglich, evtl. unter der Dusche mit warmem Wasser. Im weiteren komplikationslosen Verlauf kann der Abstand zwischen den Verbandwechseln verlängert werden. Gleiches ist beim Übergang zu hydroaktiven Wundauflagen wie Hydrokolloiden oder semipermeablen Folien möglich.

Die Entwicklung neuer synthetischer und halbbiologischer Hautersatzmaterialien ermöglicht alternative Wundversorgungen für Verbrennungen vom Grad II. Sie bieten im Vergleich zur Behandlung mit Silbersulfadiazin-Creme und imprägnierten Wundgazen die Vorteile einer schnelleren Wundheilung, einer z.T. niedrigeren Infektionsrate, schmerzlindernder Effekte sowie den Wegfall von häufigen Verbandwechseln (Wolf 1997, Ou 1998, Barret 1999). Hierzu zählen die Produkte Biobrane®, Integra®, TransCyte®. Eine Beschreibung zu den Materialien findet sich im Kapitel 10.2.2. Dieser vorübergehende Hautersatz muss innerhalb von 6 Stunden nach der Verbrennung appliziert werden. Das Aufbringen direkt auf die gut gereinigte Brandwunde erfordert einige Erfahrungen und Fertigkeiten sowie eine absolut aseptische Arbeitsweise. Die Materialien sind teurer als konventionelle Wundauflagen, bedürfen jedoch einer Gesamtkalkulation der Behandlungskosten. Da sie zum Teil bis zur Epithelisierung auf der Wunde verbleiben (7–14 Tage), ermöglichen sie eine frühe ambulante Behandlung. Besonders geeignet sind sie für Kinder und unkooperative Patienten. Einige Materialen (Biobrane®, TransCyte®) stehen zurzeit noch nicht direkt auf dem deutschen Markt zu Verfügung, sondern müssen aus dem Ausland importiert werden.

Innerhalb von ca. 2 Wochen ist mit einem weitgehend narbenfreien Abheilen von Verbrennungen Grad II a zu rechnen. Schädigungen der Melanozyten können zu irreversiblen Pigmentverschiebungen führen.

Tritt nach 10–14 Tagen keine Heilung auf, ist dies ein Hinweis, dass es sich um eine tiefer gehende Verbrennung

(Grad II b oder sogar III) handeln kann. Diese sind dann in jedem Fall operativ zu versorgen.

Unter allen Umständen soll verhindert werden, dass eine Brandwunde austrocknet, ganz nach den Prinzipien der feuchten Wundbehandlung. Auch das Gerben von Wunden mit dem Ziel, sie auszutrocknen, wird als obsolet betrachtet (Eisenbeiß 2001). Es führt zur Bildung eines Wundschorfes unter weiterem Verlust dermaler Anteile und Beeinträchtigung der Wanderungsfähigkeit von Keratinozyten. Die Wundheilung wird verlangsamt. Der starre Schorf behindert zudem eine frühe krankengymnastische Behandlung.

Sobald die Haut der Brandwunde nicht mehr intakt ist, ist auf äußerste Asepsis zu achten und der Sekretablauf zu sichern. Bei diesen Wunden sollte auf das Auftragen jeglicher pflegender, wundheilungsfördernder Externa in Form von Salben oder Cremes verzichtet werden, da sie das Kontaminationsrisiko erhöhen und den Abfluss von Wundsekret behindern. Bei zahlreichen angebotenen Wundsalben wird bei der Beschreibung der Anwendungsgebiete nicht differenziert zwischen den verschiedenen Formen der Verbrennungen zweiten Grades, zwischen intakter und offener Hautfläche.

Verbrennungen Grad II b: Tiefe dermale Verbrennungen, wie sie bei Verbrennungen Grad II b vorliegen, werden vorwiegend stationär behandelt. Sie werden je nach klinischem Bild konservativ mit antibiotischer Creme (Sulfadiazin-Silber) und klassischem Verband (imprägnierte Wundgaze plus Mullkompresse) oder chirurgisch mit Hauttransplantation versorgt. Bei der konservativen Behandlung wird die Brandwunde zunächst gründlich chirurgisch gereinigt (meist unter Anästhesie). Dabei wird jegliches avitales Gewebe entfernt und die Wunde gründlich mit physiologischer Kochsalz-Lösung oder PVP-Iod-Lösung gespült. Unbestritten ist die sich anschließende Prophylaxe mit einem topischen Antibiotikum. Verbrennungswunden tragen ein extrem hohes Risiko für Wundinfektionen. Nach ca. 1 Woche ist jede größere offene Brandwunde als infiziert anzusehen. Die häufigsten Keime sind: *Staphylococcus aureus, Pseudomonas aeruginosa, Proteus, Klebsiella, Candida albicans, Clostridien.* Die antimikrobielle Prophylaxe vermag keine Kolonisation zu verhindern. Ziel der Prophylaxe ist vielmehr, die Anzahl der Mikroorganismen in der Wunde möglichst gering zu halten und Zeitpunkt und Ausmaß einer Kolonisation hinauszuschieben. Diesbezüglich hat sich die Verwendung von Sulfadiazin-Silber als sehr effektiv erwiesen. Die klinische Wirksamkeit ist gut belegt. Nur selten kommt es zu einem Versagen. Brychta (1995) warnt vor einem unkritischen Einsatz bei kleinen oberflächlichen Brandwunden, wodurch Resistenzentwicklungen unnötig gefördert würden. Die gute Handhabung, der 12- bis 24-stündliche Verbandwechsel und eine relativ gute Verträglichkeit haben Sulfadiazin-Silber zu einem bei Verbrennungen sehr häufig eingesetztem Externum gemacht. Vergleichsstudien von Sulfadiazin-Silber mit Mepitel® und semibiologischen Hautersatzmaterialen weisen jedoch darauf hin, dass Sulfadiazin-Silber die Wundheilung möglicherweise verzögert (Wolf 1997, Bugman 1998). Aktuell wird in der Literatur noch der Einsatz von Silbernitrat-Lösung (0,5 %), Mafenid-Lösung oder

-Creme, PVP-Iod und Natriumhypochlorit beschrieben (Monafo 1996a, Heggers 1996). Mafenid zeichnet sich durch eine starke Wirksamkeit gegen Pseudomonas sowie durch eine gute Penetration in die Brandwunde aus. Dieser Vorteil kann gezielt im Fall von vorliegenden Wundinfektionen eingesetzt werden. Eine strenge Indikationsstellung ist durch die Risiken systemischer Nebenwirkungen (metabolische Azidose, Hyperventilation), Schmerzen der Wunde und Hypersensibilität (15 %) gegeben.

Sind Epidermis und Dermis vollständig zerstört, muss zunächst die nekrotische Haut entfernt (Nekrektomie) und der Defekt operativ durch Transplantation gedeckt werden. Hier kommen bevorzugt autologe Hauttransplantate (Vollhaut, Spalthaut) zum Einsatz, da sie Aussicht auf eine definitive, terminale Deckung bieten. Steht nicht genügend Spendermaterial zur Verfügung, wird die Wunde temporär mit synthetischen Wundauflagen (z.B. Polyurethan-Schaumstoffauflagen wie Epigard®, Syspur-derm®, Allevyn®) oder biologischen Hautersatzmaterialien, wie Integra® abgedeckt. Transplantate aus Keratinozytenkulturen sind bei Brandverletzten den anderen Transplantationsverfahren bisher unterlegen (Koschnik 2001).

Verbrennungen vom Grad III: Diese Wunden müssen in jedem Fall stationär behandelt werden, sie sind operativ zu versorgen vergleichbar den Defektdeckungen bei Verbrennungen vom Grad II b.

Kontrolle des Verlaufs und Nachbehandlung: Aufkommende Infektionsanzeichen bzw. eine ausbleibende oder verzögerte Epithelisierung erfordern eine kontinuierliche Inspektion der Verbrennungswunde. Bekannt ist, dass je länger die Epithelisierung einer Verbrennungswunde dauert, desto schlechter ist das funktionelle und kosmetische Resultat. Bei einem Heilungsverlauf über 3 Wochen ist mit der Ausbildung hypertropher Narben und Narbenkontrakturen zu rechnen, bei kleinen Kindern und Dunkelhäutigen bereits nach 2 Wochen (Morgan 2000). Eine Minimierung ist durch frühe gezielte Krankengymnastik sowie Kompressionstherapie möglich. Die maßgeschneiderten Kompressionskleidungsstücke müssen über 6–12 (–24) Monate fast ununterbrochen (maximale Unterbrechung 30 min/Tag) getragen werden. Dies ist sehr belastend und erfordert eine ausgesprochen gute Mitarbeit des Patienten. Ist keine Kompressionstherapie möglich oder handelt es sich um ältere Narben, so lohnt sich der Versuch mit Silikongelfolien (z.B. Cica-Care®, Mepiform®), die über Wochen bis Monate auf der Narbe getragen werden (s. Kap. 15). Hierunter bessern sich auch Juckreiz und Rötung.

Bevor die Narbe nicht voll ausgeheilt ist (bis ca. 12 Monate), sollte sie vor direktem Sonnenlicht (UV-Strahlen) geschützt werden (Sonnenschutzfaktor über 15). Andernfalls kommt es zu einer Hyperpigmentierung.

Grundsätzlich profitiert jede epithelisierende Wunde von der Pflege mit einer feuchtigkeitsspendenden Creme oder Salbe, bis der natürliche Schutz vollständig regeneriert ist.

16.3.2 Erfrierungen

Erfrierungen sind lokale Gewebeschädigungen, deren Ausmaß sowohl von der Tiefe der Temperatur als auch von der Dauer ihrer Einwirkung abhängt. Ist diese entsprechend lang, können selbst bei Temperaturen von 0 °C und nasskalter Witterung Erfrierungen auftreten (Nässegangrän). Betroffen sind besonders die Akren und exponierte Stellen, wie Nase, Ohrläppchen, Zehen, Finger (s. Abb. 1.12). Dort vermindert die Kälte die Durchblutung der Kapillargefäße, es kommt zur Vasokonstriktion und Verlangsamung des Blutstroms. Ähnlich wie bei den Verbrennungen orientiert sich der Schweregrad an der Tiefenausdehnung der Schädigung (Asmussen 1995, Rether 1999, DRK 1994).

Erfrierungen 1. Grades: Nur die Epidermis ist betroffen. Die Haut ist durch den kältebedingten Gefäßspasmus zunächst blass, kalt und gefühllos. Später färbt sie sich blaurot, schwillt an und schmerzt erheblich. Als Dauerschaden kann eine gewisse Kälteempfindlichkeit zurückbleiben.

Erfrierungen 2. Grades: Der Schaden reicht bis in die Dermis. Die Areale sind zunächst weiß-gelb, später nach dem Erwärmen bilden sich Blasen und schwere Schwellungen (Frostbeulen). Flüssigkeit evt. auch Blut tritt aus dem Gewebe aus. Der feuchte Wundgrund ist sehr schmerzempfindlich. Die Wunden heilen spontan aus, was bleiben kann sind Parästhesien und Kälteempfindlichkeit.

Erfrierungen 3. Grades: Außer der Haut sind noch tiefe Gewebeschichten betroffen. Die Bereiche sind zunächst weiß-grau, kalt, hart und gefühllos. Nach Schwellung und Blasenbildung kommt es schließlich durch die irreversible Gefäßschädigung zur Nekrose, die sich innerhalb einiger Tage (bis Wochen) schwarzblau verfärbt und demarkiert.

Erstmaßnahmen

Lokale Erfrierungen sind von einer systemischen Unterkühlung (Hypothermie) abzugrenzen, auch wenn sie oft damit einhergehen. Bei der Unterkühlung sinkt die Kerntemperatur des Körpers unter 35 °C ab. Sie ist lebensgefährlich und muss vorrangig behandelt werden.

Liegt keine Unterkühlung vor, werden bei Erfrierungen 1. und 2. Grades die betroffenen Körperteile schonend erwärmt durch eigene Körperwärme oder Bewegen der Gliedmaßen. Die Areale sollten auf keinen Fall gerieben werden, geschädigte Füße sollten möglichst nicht belastet werden. Druck kann die Gefäße zusätzlich schädigen. Schonende Erwärmung kann auch durch ein Wasserbad mit aufsteigenden Temperaturen von 10 auf 40 °C (in etwa 30 Minuten) erfolgen (Lippert 2001). Hautschäden werden steril abgedeckt. Bei Erfrierungen 3. Grades dürfen die Körperteile weder erwärmt noch bewegt werden. Die Behandlung erfolgt stationär.

Bei gleichzeitiger Unterkühlung sollte keine direkte Wärme angewendet werden. Hierbei würde der Sauerstoffbedarf im geschädigten Gewebe plötzlich stark zunehmen, diesem kann aber durch die noch vorliegende Vasokonstriktion in keiner Weise Genüge geleistet werden. Hier muss zunächst eine Erwärmung des Körpers „von innen nach außen" erfolgen (angewärmte Infusionen, Vollbäder mit aufsteigenden Temperaturen mit Ausnahme des erfrorenen Areals).

Versorgung

Erfrierungen 1. Grades bedürfen nach dem Erwärmen in der Regel keiner besonderen lokalen Maßnahmen. Bei Bedarf können die Schmerzen mit Analgetika gemildert werden. Die Hautschäden bei zweitgradigen Erfrierungen werden ähnlich versorgt wie bei Verbrennungen. Die Blasen werden steril punktiert, die Blasenhaut soweit möglich nicht entfernt und die Wunde mit einem hydroaktiven Verband, z.B. Hydrokolloid abgedeckt.

16.4 Operationswunden

Wird eine Wunde durch eine Naht verschlossen, hat der Wundverband im Wesentlichen zwei Funktionen: das Aufnehmen eventueller Sickerblutungen und den Schutz der Wunde vor Infektionen und mechanischen Irritationen (Köverker 1999, Assenheimer 2000). Postoperativ wird eine Wunde steril trocken abgedeckt, z.B. mit Mullkompressen und diese fixiert mit elastischen Mullbinden. Oft reicht auch ein steriler Fertigverband, wie z.B. Hansapor® steril, Curapor® Wundverband steril. Ist keine Exsudatmenge zu erwarten, genügt ein semipermeabler Folienverband. Dieser bietet durch seine Transparenz einen besonderen Vorteil für die so wichtige Wundbeobachtung. Zudem erlaubt ein semipermeabler Folienverband dem Patienten schon bald zu duschen. Die regelmäßige Wundinspektion auf Anzeichen von Schmerzen,

Schwellung und Spannung ist Voraussetzung, um mögliche Wundkomplikationen rechtzeitig zu erkennen. Am 3. postoperativen Tag sind aneinanderliegende Wundränder bereits miteinander verklebt. Fäden werden je nach Lokalisation der Wunde aber erst am 6.–12. Tag nach der Operation entfernt. Ausreichend Festigkeit für alltägliche Belastungen (z.B. Duschen, Gymnastik) hat die Hautnaht nach 12–14 Tagen. Die Kollagenfasern in Faszien und Bändern erreichen nach 6 Wochen 80 % der entgültigen Narbenfestigkeit.

Auf eine Behandlung mit Externa ist in den ersten 14 Tagen gänzlich zu verzichten. Eine routinemäßige Wundantiseptik beim Verbandwechsel ist nicht angebracht.

Die **Spalthautentnahmestelle** (s. Abb. 1.7) ist eine Sonderform einer Operationswunde und entspricht einer tiefen Schürfwunde. Sie kann anfangs z.B. mit einer imprägnierten Gaze (z.B. Jelonet, Urgotül, Adaptic) oder einer Silikon beschichteten Gaze (Mepitel) kombiniert mit einer Saugkompresse abgedeckt und mit leichter Kompression fixiert werden. Bei komplikationslosem Verlauf lässt die Exsudatmenge bereits ab dem 2. postoperativen Tag deutlich nach. Die Abdeckung kann dann mit einem (dünnen) Hydrokolloidverband (z.B. Varihesive extra dünn) oder einer Hydrogelkompresse (z.B. Hydrosorb), die eine Beobachtung der Wunde zulässt, erfolgen. In beiden Fällen kann der Verband bis zu 7 Tage auf der Wunde bleiben.

Literatur

Asmussen, D., Söllner, B. (1995): Wundversorgung Band 2 – Wundmanagement: Prinzipien und Praxis, Hippokrates Verlag, Stuttgart, S. 165–192

Assenheimer, B., Schröder, G., Sitzmann, F. (2000): Prinzipien der Wundbehandlung. In: Kellnhauser, E. (Hrsg.), Thiemes Pflege: entdecken – erleben – verstehen – professionell handeln, Thieme Verlag, Stuttgart, S. 1528–1550

Barret, J.P., Dziewulski, P., Ramzy, P.I., Wolf, S.E., Desai, M.H., Herndon, D.N. (1999): Biobrane versus 1 % silver sulfadiazine in second degree pediatric burns, Plast. Reconstr. Surg. 105 (1), 62–65

Blank, I. (1999): Die Behandlung akuter, traumatischer Wunden, Wundforum 1/99, 8–16

Brychta, P. (1995): Die Verbrennungswunde – Pathophysiologie und Therapieprinzipien, Wundforum 3/95, 12–21

Büttemeyer, R., Vogt, P.M., Peter, F.W., Steinau, H.U. (1995): Behandlung von Verbrennungen, Med. Mo. Pharm.18 (2), 31–39

Bugmann, Ph., Taylor, S., Gyger, D., Lironi, A., Genin, B., Vunda, A., La Scala, G., Birraux, J., Le Coultre, C. (1998): A silicon-coated nylon dressing reduces healing time in burned paediatric patients in comparison with standard sulfadiazine treatment: a prospective randomized trial, Burns 24, 609–612

Can Cedidi, C., Germann, G. (2001): Die Behandlung von großflächigen Grad I – II a Verbrennungen. In: Lilienkamp, M. (Hrsg.), Verbrennungen, Medizin & Praxis spezial, Stade, S. 9–14

Debien, B., Stephanazzi, J., Ainaud, P., Le Bever, H., Boudjemline, Y., Carsin, H. (1999): Traitement ambulatorie des brulures de l'enfant, Arch. Pédiatr. 6, 1113–1121

DRK Deutsches Rotes Kreuz (1991): Erste-Hilfe-Handbuch

DRK – Deutsches Rotes Kreuz (1994): Handbuch für den Sanitätsdienst, 2. Auflage, Nottuln

Eisenbeiß, W. (2001): Einsatz von Hydrokolloidverbänden bei Verbrennungen. In: Lilienkamp, M. (Hersg.), Verbrennungen, Medizin & Praxis spezial, Stade, S. 45–48

Fastnacht, S. (2002): Verbrennungen – Medizin für Haut und Seele, Die PTA in der Apotheke 31 (6), 18–26

Fowler, A. (1998): Nursing management of minor burn injuries, Nurs. Stand. 12 (49), 47–52, 55–56

Hartmann (2002): www.hartmann-online.de, Erste Hilfe

Haut, E. (1999): Wundmanagement Fußläsionen – Blasen, Druckgeschwüre, Nagelfalzentzündungen, Nekrosen, Rhagaden, Schürfwunden und Stiche, Ein Ratgeber für Pflegende, Eigenverlag, Oerlenbach-Rottershausen

Heeger, T. (1998): Quallen – gefährliche Schönheiten, Wissenschaftliche Verlagsgesellschaft, Stuttgart, S. 129–172

Heggers, J., Linares, H.A., Edgar, P., Villarreal, C., Herndon, D.N. (1996): Treatment of infections in burns. In: Herndon, D.N., Total burn care, W.B. Saunders Company London, S. 98–135

Höcht, B. (1997): Wichtige Primärversorgung wegweisend für Heilungsverlauf, Krankenhaus Arzt 70 (3), 87–90

Knapp, U. (1995): Grundlagen der Wundheilung und Wundbehandlung, Med. Mo. Pharm. 18 (8), 219–230

Knapp, U. (1999): Spezielle Wundbehandlung: Mechanische Wunden. In: Knapp, U., Hansis, M. (Hrsg.), Die Wunde, Thieme Verlag, Stuttgart, S. 99–112

Köveker, G., Coerper, S., Knapp, U. (1999): Allgemeine Wundbehandlung: Verband und Nachbehandlung. In: Knapp, U., Hansis, M. (Hrsg.), Die Wunde, Thieme Verlag, Stuttgart, S. 88–92

Koschnik, M., Germann, G. (2001): Methoden der Defektdeckung von Verbrennungen, Wundkongress DGfW, Ulm

Kuntz, P., Pieringer-Müller, E., Hof, H. (1996): Infektionsgefährdung durch Bissverletzungen, Dtsch. Ärztebl. 93 (15), A-969–A-972

Lippert, H. (2001): Wundatlas – Wunde, Wundbehandlung und Wundheilung, J.A. Barth Verlag, Heidelberg, S. 115–121

Mebs, D. (1990): Stich- und Bissverletzungen durch giftige Tiere, Med. Mo Pharm. 13 (11), 330–339

Monafo, W.W., Bessey, P.Q. (1996a): Wound care. In: Herndon, D.N., Total burn care, W.B. Saunders Company London, S. 88–97

Monafo, W.W. (1996b): Initial management of burns, N. Engl. J. Med. 335, 1581–1586

Morgan, E.D., Bledsoe, S.C., Barker, J. (2000): Ambulatory management of burns, Am. Fam. Physician 62, 2015–2026

N.N. (1999): Desinfektion bei Zeckenbiss?, arznei-telegramm 7/99, 76

N.N. (2001): Handlungsleitlinien für die ambulante Behandlung von Verbrennungen 1. und 2. Grades. In: Compliance Netzwerk Ärzte HFI e.V. (Hrsg.), Handlungsleitlinien für die ambulante Behandlung chronischer Wunden und Verbrennungen, Blackwell Wissenschafts-Verlag, Berlin, S. 131–158

Ou, L.F., Lee, S.Y., Chen, Y.C., Yang, R.S., Tang, Y.W. (1998): Use of Biobrane in pediatric scald burns – experience in 106 children, Burns 24, 49–53

Pfaff, K. (2001): Ersthelfer in Apotheken. In: Roth, H.J. (Hrsg.), Pharmazeutisches Ring-Taschenbuch, Wissenschaftliche Verlagsgesellschaft, Stuttgart, S. 45–57

Preuss, J.M. (2000): Marine envenomations and toxidromes, Top. Emerg. Med. 22 (2), 44–73

Raupp, U., Milde, P, Goerz, G., Plewig, G., Burnett, J., Heeger, T. (1996): Fallstudie einer Quallenverletzung, Hautarzt 47, 47–52

Rether, J. R. (1999): Spezielle Wundbehandlung: Thermische Gewebeschäden. In Knapp, U., Hansis, M. (Hrsg.), Die Wunde, Thieme Verlag, Stuttgart, S. 180–191

STIKO (2003): Impfempfehlungen der Ständigen Impfkommission, Robert Koch Institut, Stand: Juli 2003

van Bömmel, T., Vastmans, J., Schifferdecker, A., Ishida, A., Mentzel, H.E., Bühren, V. (2001): Intensivmedizinische Maßnahmen bei Brandverletzten – aus ärztlicher Sicht. In: Lilienkamp, M. (Hrsg.), Verbrennungen, Medizin & Praxis Spezial, Stade, S. 20–26

Weber, R. (2001): Merkblatt Wundversorgung, Deutscher Apotheker Verlag, Stuttgart

Wolf, S.E., Debroy, M., Herndon, D.N. (1997): The cornerstones and directions of pediatric burn care, Pediatr. Surg. Int. 12, 312–320

17   Chronische Wunden

17.1   Das Dekubital-
geschwür

17.1.1 Entstehung

Der Dekubitus ist eine Verletzung der oberflächlichen Haut und/oder des darunter liegenden Gewebes, das durch anhaltende lokale Druckeinwirkung verursacht wird. Das Ausmaß der Schädigung wird bestimmt durch die Höhe und die Zeitdauer des einwirkenden Drucks und die individuellen Risikofaktoren des betroffenen Patienten. Beim Sitzen oder Liegen wirkt dem Druck, den der menschliche Körper auf die Auflagefläche ausübt, ein Gegendruck auf die aufliegenden Hautareale entgegen. Der physiologische arterielle Kapillardruck, der bei 25–35 mmHg liegt, wird dabei um ein Vielfaches überschritten. Durch die Komprimierung der Kapillargefäße kommt es zu einer verminderten Durchblutung und zu Sauerstoffmangel (Hypoxie) in dem aufliegenden Hautgebiet. Etwa 2 Stunden soll die Hypoxietoleranz der Hautzellen betragen, d.h. innerhalb dieses Zeitrahmens trägt das betroffene Gewebe bei einem gesunden Erwachsenen in der Regel keinen Schaden davon. Bei Entlastung füllen sich die Kapillaren reaktiv mit Blut, das betroffene Areal zeigt eine intensive Rötung. Blasst diese Rötung bei leichtem Fingerdruck (Fingertest) ab, ist das das Zeichen dafür, dass die Mikrozirkulation noch intakt ist. Normalerweise reagiert der Körper auf das Überschreiten der Hypoxietoleranz mit einem warnenden Druckschmerz, der den Menschen veranlasst, seine Lage zu ändern und die entsprechenden Regionen zu entlasten. Ist der Mensch unfähig, diesen Schmerz wahrzunehmen oder aus eigener Kraft die Lage zu wechseln, führt die anhaltende Minderdurchblutung zu einer Anhäufung gewebetoxischer Stoffwechselprodukte. Es kommt zu einer lokalen Entzündungsreaktion mit Gewebeazidose, Zellmembranschädigung und Ödembildung. Die dabei auftretende Hautrötung lässt sich bei Durchführung des Fingertests nicht mehr wegdrücken und bleibt auch nach Druckentlastung über längeren Zeitraum bestehen (Dekubitusstadium I, s. u.) (s. Abb. 5.6 und 5.7). In diesem Stadium können sich die Zellen noch regenerieren, vorausgesetzt die Druckentlastung erfolgt vollständig und konsequent. Bei weiterhin bestehendem Druck kommt es zu einer irreversiblen Schädigung und Absterben der Hautzellen, das Dekubitalgeschwür entsteht. Lokal können bei der Entstehung des Geschwürs neben der Druckeinwirkung auch die Faktoren Reibung und Scherkräfte eine wichtige Rolle spielen.

- Reibung zwischen der Hautoberfläche und der Liege- bzw. Sitzfläche entsteht, wenn z.B. der Patient durch Ziehen in eine gewünschte Position gebracht wird.

- Scherkräfte entstehen durch das Zusammenwirken von Druck und

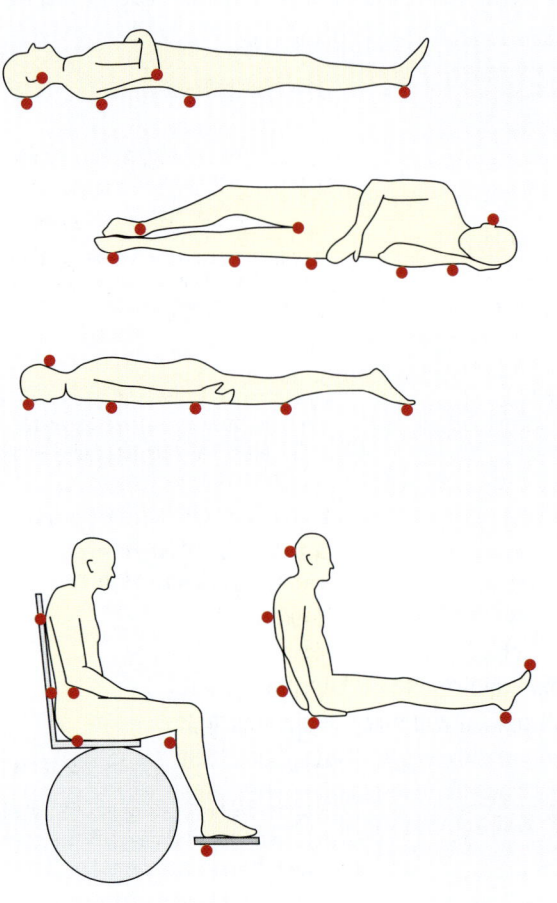

Reibung. Rutscht z.B. der Patient in halb sitzender Position in seinem Bett nach unten, kommt es durch Verschiebungen im Unterhautfettgewebe zur Verdrillung von Blutgefäßen, die die Minderdurchblutung weiter verstärken. Wird dann das Gewebe durch den Druck des Körpergewichts, das der Erdanziehung folgt, gegen die Auflagefläche verschoben, genügt ein geringerer Auflagedruck, um den Sauerstoffpartialdruck in den Kapillaren auf ein kritisches Maß abzusenken, das Dekubitusrisiko steigt (Braun 1997).

17.1.2 Lokalisationen

Im Prinzip können bei entsprechend lang anhaltendem und ausreichend hohem Druck an jeder Stelle des Körpers Druckläsionen entstehen. Besonders gefährdet sind jedoch die Areale, an denen Knochenvorsprünge nahe der Hautoberfläche liegen. Hier ist nur wenig abpolsterndes, elastisches Muskel- und Unterhautfettgewebe vorhanden, das den Druck verteilen könnte.

Abb. 17.1: Durch rote Punkte markierte Prädilektionsstellen für die Dekubitusentstehung

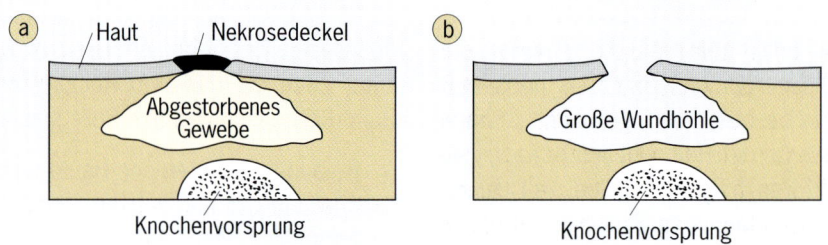

Abb. 17.2: Ausbildung tiefer Wundtaschen über Knochenvorsprüngen (aus Bale 1997)
a) Über Knochenvorsprüngen ist der Druck in der Gewebetiefe größer als an der Hautoberfläche, ausgedehnte Gewebeschäden entstehen
b) Nach Entfernen der Nekrosen findet man unter der kleinen Öffnung eine große Wundhöhle

Im Liegen und im Sitzen finden sich daher die typischen Prädilektionsstellen (s. Abb. 17.1 und Abb. 5.1). Besonders häufig ist der Sakralbereich betroffen: 44,5 % aller Druckgeschwüre sind am Kreuzbein lokalisiert (Dealey 1991), gefolgt von den Fersen (19 %), den Sitzbeinen (13,1 %) und dem großen Rollhügel (Trochanter major, 8,8 %).

Die Skelettkonturen sind an diesen Stellen konvex; hier ist der Druck in der Tiefe nahe dem Knochen höher als an der Hautoberfläche. Häufig entstehen an diesen Stellen Gewebenekrosen zuerst in der Tiefe bei oberflächlich intakter Haut (geschlossener Dekubitus). Die Defekte lassen sich z.B. an den Fersen als blau-schwarze Verfärbung unter der Haut erkennen oder machen sich (z.B. bei zu langer oder harter Lagerung auf OP-Tischen) erst mit zeitlicher Verzögerung von einigen Tagen in ihrem ganzen Ausmaß bemerkbar. Nicht selten finden sich in Folge unter relativ kleinen Hautläsionen ausgedehnte nekrotische Wundtaschen (s. Abb. 17.2).

17.1.3 Prävention

17.1.3.1 Risikoerfassung

Die erste und wichtigste Voraussetzung, um Druckschäden zu vermeiden, ist das Gefährdungspotential eines Patienten richtig einzuschätzen. Viele Faktoren tragen dazu bei, aus einem kranken Menschen einen Risikopatienten im Hinblick auf die Entwicklung eines Dekubitus zu machen. Aus der Zusammenstellung dieser Faktoren in Tabelle 17.1 wird klar, warum vor allem alte Menschen hochgradig gefährdet

Tab. 17.1: Risikofaktoren für die Entstehung eines Dekubitus

Risikofaktor	Beispiele
Vollständige/relative Immobilität	Querschnittslähmung
	Apoplex
	Bewusstseinsstörung: Koma, neurologische Defizite, Demenz, Sedierung
	Narkose, lange Operationszeiten
	Schmerzen: Tumorerkrankung, rheumatische Erkrankung, Osteoporose, Wirbelbrüche, Frakturen
	Alter
Reduzierter Allgemeinzustand	Chronische oder schwere Erkrankungen: Tumorerkrankung, Skelett-, Gelenkveränderungen, Arthritis, Leberzirrhose, Sepsis
	Malnutrition: Kachexie, Adipositas
	Dehydratation: Diuretika, nicht ausreichende Trinkmenge
	Multimorbidität
	Alter
Reduzierte Schmerzwahrnehmung	Bewusstseinsstörung
	Polyneuropathie
	Medikamente: Analgetika, Sedativa
Verminderte Durchblutung	Grunderkrankungen: Diabetes, Anämie, Arteriosklerose, Herzinsuffizienz, arterielle Verschlusskrankheit, Schock
	Medikamente: hochdosierte Katecholamine
	Erhöhter Sauerstoffbedarf: Fieber
Vorgeschädigte Haut	Atrophische Cortisonhaut
	Atrophische Altershaut
	Feuchtigkeit, Mazeration bei Inkontinenz
	Soor, Ekzeme
Psychosozialer Aspekt	Mangelnde Mitarbeit des Patienten
	Depression, Psychosen

Tab. 17.2: Einschätzung des Dekubital-Risikos nach Braden (Braden Skala)

	1 Punkt	2 Punkte	3 Punkte	4 Punkte
Sensorisches Empfindungsvermögen Fähigkeit, adäquat auf druckbedingte Beschwerden zu reagieren	☐ **Fehlt** – Keine Reaktion auf schmerzhafte Stimuli, mögliche Gründe: Bewegungslosigkeit, Sedierung oder – Störung der Schmerzempfindung durch Lähmungen, die den größten Teil des Körpers betreffen (z.B. hoher Querschnitt)	☐ **Stark eingeschränkt** – Eine Reaktion erfolgt nur auf starke Schmerzreize – Beschwerden können kaum geäußert werden (z.B. nur durch Stöhnen oder Unruhe) oder – Störung der Schmerzempfindlichkeit durch Lähmungen, wovon die Hälfte des Körpers betroffen ist.	☐ **Leicht eingeschränkt** – Reaktion auf Ansprache oder Kommandos – Beschwerden können aber nicht immer ausgedrückt werden (z.B. dass die Position geändert werden soll) oder – Störung der Schmerzempfindung durch Lähmung, wovon eine oder zwei Extremitäten betroffen sind	☐ **Vorhanden** – Reaktion auf Ansprache, Beschwerden können geäußert werden oder – keine Störung der Schmerzempfindlichkeit
Feuchtigkeit Ausmaß, in dem die Haut Feuchtigkeit ausgesetzt ist	☐ **Ständig feucht** – Die Haut ist ständig feucht durch Urin, Schweiß oder Kot – Immer wenn der Patient gedreht wird, liegt er im Nassen	☐ **Oft feucht** – Die Haut ist oft feucht, aber nicht immer – Bettzeug oder Wäsche muss mindestens einmal pro Schicht gewechselt werden	☐ **Manchmal feucht** – Die Haut ist manchmal feucht und etwa einmal pro Tag wird neue Wäsche benötigt	☐ **Selten feucht** – Die Haut ist meist trocken – Neue Wäsche wird selten benötigt
Aktivität Ausmaß der physischen Aktivität	☐ **Bettlägerig** – Ans Bett gebunden	☐ **Sitzt auf** – Kann mit Hilfe etwas laufen – Kann das eigene Gewicht nicht allein tragen – Braucht Hilfe, um aufzusitzen (Bett, Stuhl, Rollstuhl)	☐ **Geht wenig** – Geht am Tag allein, aber selten und nur kurze Distanzen – Braucht für längere Strecken Hilfe – Verbringt die meiste Zeit im Bett oder im Stuhl	☐ **Geht regelmäßig** – Geht regelmäßig 2–3-mal pro Schicht – Bewegt sich regelmäßig
Mobilität Fähigkeit, die Position zu wechseln und zu halten	☐ **Komplett immobil** – Kann auch keinen geringfügigen Positionswechsel ohne Hilfe ausführen	☐ **Mobilität stark eingeschränkt** – Bewegt sich manchmal geringfügig (Körper und Extremitäten) – Kann sich aber nicht regelmäßig allein ausreichend umlagern	☐ **Mobilität gering eingeschränkt** – Macht regelmäßig kleine Positionswechsel des Körpers und der Extremitäten	☐ **Mobil** – Kann allein seine Position umfassend verändern

Tab. 17.2: Einschätzung des Dekubital-Risikos nach Braden (Braden Skala) (Fortsetzung)

	1 Punkt	2 Punkte	3 Punkte	4 Punkte
Ernährung Ernährungs- gewohnheiten	☐ **Sehr schlechte Ernährung** – Isst kleine Portionen nie auf, sondern nur etwa 2/3 – Isst nur 2 oder weniger Eiweißportionen (Milchprodukte, Fisch, Fleisch) – Trinkt zu wenig – Nimmt keine Ergänzungskost zu sich oder – Darf oral keine Kost zu sich nehmen – Nur klare Flüssigkeiten – Erhält Ernährungs-Infusionen länger als 5 Tage	☐ **Mäßige Ernährung** – Isst selten eine normale Essensportion auf, isst aber im allgemeinen etwa die Hälfte der angebotenen Nahrung – Isst etwa 3 Eiweißportionen – Nimmt unregelmäßig Ergänzungskost zu sich oder – Erhält zu wenig Nährstoffe über Sondenkost oder Infusionen	☐ **Adäquate Ernährung** – Isst mehr als die Hälfte der normalen Essensportionen – Nimmt etwa 4 Eiweißportionen täglich zu sich – Verweigert gelegentlich eine Mahlzeit, nimmt aber Ergänzungskost zu sich oder – Kann über Sonde oder Infusionen die meisten Nährstoffe zu sich nehmen	☐ **Gute Ernährung** – Isst immer die angebotenen Mahlzeiten auf – Nimmt 4 oder mehr Eiweißportionen zu sich – Isst auch manchmal zwischen den Mahlzeiten – Braucht keine Ergänzungskost
Reibung und Scherkräfte	☐ **Problem** – Braucht viel bis massive Unterstützung bei Lagewechsel – Anheben ist ohne Schleifen über die Laken nicht möglich – Rutscht im Bett oder im (Roll-)Stuhl ständig herunter, muss immer wieder hochgezogen werden – Hat spastische Kontrakturen oder – Ist sehr unruhig (scheuert auf den Laken)	☐ **Potentielles Problem** – Bewegt sich etwas allein oder braucht wenig Hilfe – Beim Hochziehen schleift die Haut nur wenig über die Laken (kann sich etwas anheben) – Kann sich über längere Zeit in einer Lage halten (Stuhl, Rollstuhl) – Rutscht nur selten herunter	☐ **Kein Problem zurzeit** – Bewegt sich in Bett und Stuhl allein – Hat genügend Kraft, sich anzuheben – Kann eine Position über lange Zeit halten, ohne herunterzurutschen	

(aus: Bienstein (1997))

Geringes Risiko	16–15 Punkte	Hohes Risiko	11– 9 Punkte
Mittleres Risiko	14–12 Punkte	Sehr hohes Risiko	< 9 Punkte

Patient: _____
Datum/Zeit: _____
Handzeichen: _____

sind: Bei ihnen treffen viele der prädisponierenden Risikofaktoren zusammen. Besonders viel Aufmerksamkeit erforden die ersten zwei Wochen nach einer Krankenhauseinweisung, wenn sich der Allgemeinzustand durch die aktuelle Erkrankung akut verschlechtert hat und der Patient zu relativer oder völliger Immobilität gezwungen ist (Bliss 1990). Wird ein Patient bei der Einweisung als potenziell gefährdet erkannt, ergibt sich daraus die Notwendigkeit, den Gefährdungsgrad des Patienten zu ermitteln und zu dokumentieren. Hilfreich dabei sind Risikoskalen, die patientenspezifische Parameter bestimmen, wie

- physischer Allgemeinzustand,
- mentaler Status,
- Aktivität,
- Mobilität,
- Inkontinenz,
- Ernährungsstatus.

Immer größere Verbreitung auch in Deutschland findet die aus USA stammende Skala nach Braden (s. Tab. 17.2). Hier werden die einzelnen Bewertungskriterien genau beschrieben. Dies bedeutet zwar einen relativ großen Leseaufwand, hat aber den Vorteil, dass bereits viele pflegerelevante Aspekte abgefragt werden, die in die Pflegeplanung einfließen können. Die Addition von Punkten, die den einzelnen Kriterien zugeordnet sind, ergibt die Risikoeinschätzung für den Patienten. Je weniger Punkte vergeben werden, umso größer ist die Gefährdung. Die Punktebewertung wird nicht in einem festen Zeitraster wiederholt, sondern immer dann, wenn sich die individuelle Situation des Patienten verändert. Auf diese Weise soll sichergestellt werden, dass die notwendigen Maßnahmen bei

Bedarf möglichst zeitnah ergriffen werden.

17.1.3.2 Risikominimierung

Um die Entstehung eines Dekubitus bei einem gefährdeten Patienten zu verhindern, entwickelt ein multidisziplinäres Team aus Ärzten, Pflegekräften, Physiotherapeuten und Diätassistenten, bei Bedarf auch Logopäden und Stoma-Therapeuten einen Therapieplan, der neben der Behandlung der Grunderkrankungen folgende Punkte umfasst:

- adäquate Druckentlastung,
- Bewegungsförderungsmaßnahmen,
- Hautbeobachtung, Hautpflege,
- Ernährungstherapie,
- psychosoziale Betreuung.

Die Maßnahmen werden frühzeitig geplant, die Anordnungen und Durchführung dokumentiert.

Druckentlastung

Patienten, deren Mobilität stark eingeschränkt ist oder die nicht in der Lage sind, ihre Liege- bzw. Sitzposition selbstständig zu ändern, werden von Pflegepersonen gelagert. Druckentlastung durch regelmäßiges Umlagern ist die wirksamste Maßnahme zur Dekubitusprophylaxe. Gleichzeitig trägt diese Maßnahme zum Wohlbefinden des Patienten bei und unterstützt weitere therapeutisch/pflegerische Ziele wie Pneumonie-, Kontraktur- und Thromboseprophylaxe (Schröder 1997). Die Lagerungstechnik bzw. die Auswahl der Lagerungshilfsmittel hängt vom Gefährdungsgrad des Patienten ab und von seiner Zugänglichkeit für Bewegungsförderungsmaßnahmen. Die folgenden Lagerungsmöglichkeiten sind nach steigender Effektivität bei der Druckentlastung geordnet. Gleichzeitig ist zu beachten, dass damit auch die Eigenmobilität des Patienten zunehmend eingeschränkt bzw. unmöglich gemacht wird.

- Umlagerung auf einer Normalmatratze mit Kissen als Hilfsmittel,
- Lagerung im Kissenbett,
- Lagerung auf Spezialmatratzen,
- automatisches Umlagern/Lagern auf einer Spezialmatratze bzw. in einem Spezialbett.

Umlagerung

In der Regel wird der Patient alle 2 Stunden, bei Bedarf auch in kürzeren Intervallen umgelagert. Mit der Uhrzeit versehene Lagerungspläne am Krankenbett erleichtern die Durchführung. Die Bedürfnisse und Wünsche des Patienten dürfen dabei nicht vernachlässigt werden. Der Patient wird über die Lagerungsmaßnahmen informiert und wenn möglich, zur Mitarbeit motiviert. Gleichzeitig wird er ermutigt, sich bei Druckgefühl, Schmerzen und gewünschter Lageänderung zu melden.

Als Lagerungshilfen werden zusammengerollte Bettdecken und Kissen mit mäßiger Füllung eingesetzt.

Die **30°-Schräglagerung** (siehe Abb. 17.3) entlastet den Sakralbereich, das Schulterblatt und den Ellbogen. Zwei große Kissen oder eine zusammengerollte Decke werden in kompletter Länge unter die linke bzw. rechte Körperhälfte gelegt. Die Lagerung ist richtig, wenn man eine flache Hand unter Kreuzbein und Trochanter schieben kann. Ein Kissen zwischen den Beinen verhindert das Aufeinanderliegen von Knie und Knöchel. Es wird darauf geachtet, dass die Fersen freigelagert sind.

Im Wechsel mit der 30°-Schräglagerung erfolgt die **Rückenlagerung**. Bei erhöhtem Kopfteil ist darauf zu achten, dass die Hüftbeugung mit der Bett-

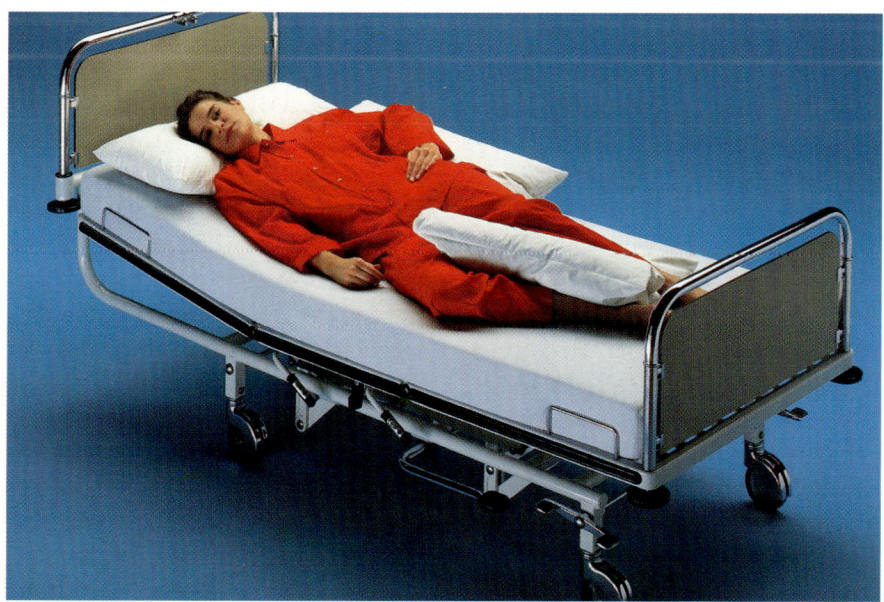

Abb. 17.3: Die 30°-Schräglagerung (Foto: Fa. Paul Hartmann)

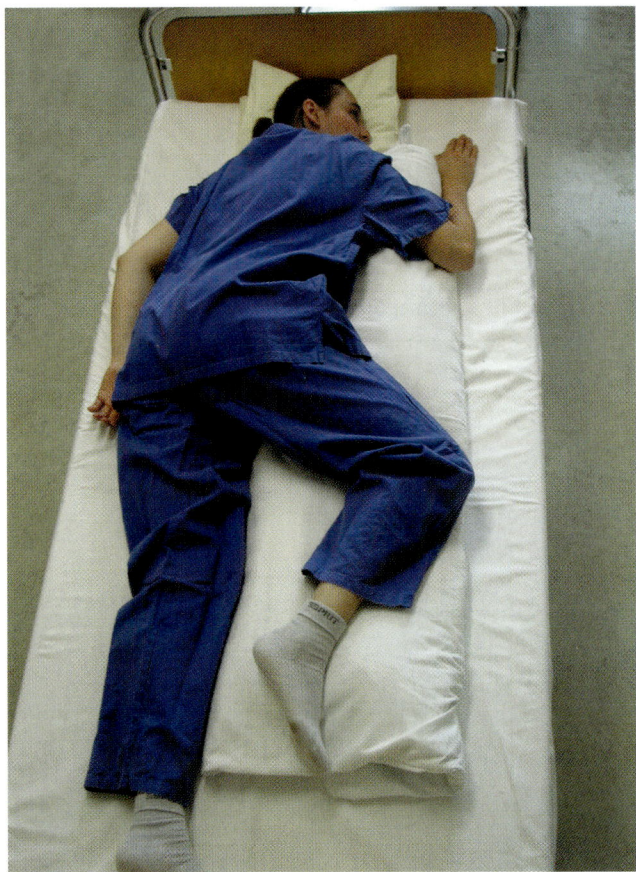

Abb. 17.4: Die 135°-Lagerung

Wenn keine Kontraindikationen bestehen (z.B. orthopädische, neurochirurgische Operationen) entlastet die **135°-Lagerung** (s. Abb. 17.4) optimal den Sakralbereich. Von der Seitenlage ausgehend wird der Patient bäuchlings auf eine zusammengerollte Decke oder zwei Kissen gelagert. Die Lagerung ist korrekt, wenn der unten liegende Trochanter major ohne Druckbelastung ist. Der unten liegende Fuß kann durch ein dünnes Kissen, das unter den Unterschenkel gelegt wird, freigelagert werden.

Als Ergänzung zu den Umlagerungen können so genannte **Mikrolagerungen** durchgeführt werden. Ein kleines Kissen oder Handtuch wird für etwa eine Stunde im Uhrzeigersinn unter jeweils linkes und rechtes Becken und linke und rechte Schulter gelegt.

Weichlagerung

Die Weichlagerung mit Hilfe von Kissen oder Spezialmatratzen vergrößert durch das Einsinken des Körpers zwar die Auflagefläche und reduziert dadurch den Auflagedruck erheblich, führt aber auch zu einem Rückgang der Spontanbewegungen des Patienten. Je weicher und nachgiebiger die Liegefläche ist, umso weniger ist der Patient in der Lage, aus eigener Kraft Bewegungen auszuführen, die Gefahr für Kontrakturen steigt. Durch die mangelnde Rückmeldung des Auflagedrucks an das Zentralnervensystem kommt es zu einer gestörten Körperwahrnehmung (Körperschemastörung), der Anreiz zu Spontanbewegungen geht weitgehend verloren (Neander 1994), spätere Mobilisierungsmaßnahmen werden infolge erheblich erschwert. Es ist falsch, zu glauben, dass ein weichgelagerter Patient weni-

abknickung übereinstimmt und der Rücken des Patienten vollständig anliegt. Das Herunterrutschen des Patienten und damit eine übermäßige Belastung des Sakralbereichs kann durch eine „Rutsch-Bremse" vermieden werden. Hierfür wird ein zusammengelegtes Betttuch (oder 2 Handtücher) unter beide Oberschenkel bis an die Sitzbeinhöcker herangelegt. Die Arme und Ellbogen liegen bequem auf Kissen. Die Fersen werden mit einem dünnen Kissen bei leichter Spreizung der Beine freigelagert. Fersenschützer aus Fell oder Gelkissen alleine ohne Freilagerung verhindern keinen Fersendekubitus!

ger bewegt werden muss. Das Gegenteil ist der Fall: Regelmäßige Umlagerung zusammen mit stimulierender Hautpflege unterstützten die Körperwahrnehmung des Patienten. Körperfunktionen wie Atmung, Kreislauf, Darm- und Blasentätigkeit, mentale Anreize müssen durch Lagerungsmaßnahmen angeregt und unterstützt werden (Schröder 1997). Daraus ergibt sich, dass die Indikation zum Einsatz von Weichlagerungshilfsmitteln genau überprüft und bei Bedarf mit Umlagerungsmaßnahmen kombiniert werden muss.

Das **Kissenbett** kombiniert Weichlagerung mit Freilagern gefährdeter Körperregionen. Bei der 5-Kissenlagerung werden die Kissen so quer zur Matratze unter den Patienten gelegt, dass Fersen, Sakralbereich und Schultern freiliegen (s. Abb. 17.5). Bei der 3-Kissenlagerung wird speziell der Sakralbereich entlastet, indem links und rechts je ein Kissen in Längsrichtung unter Rücken und Gesäß des Patienten platziert wird.

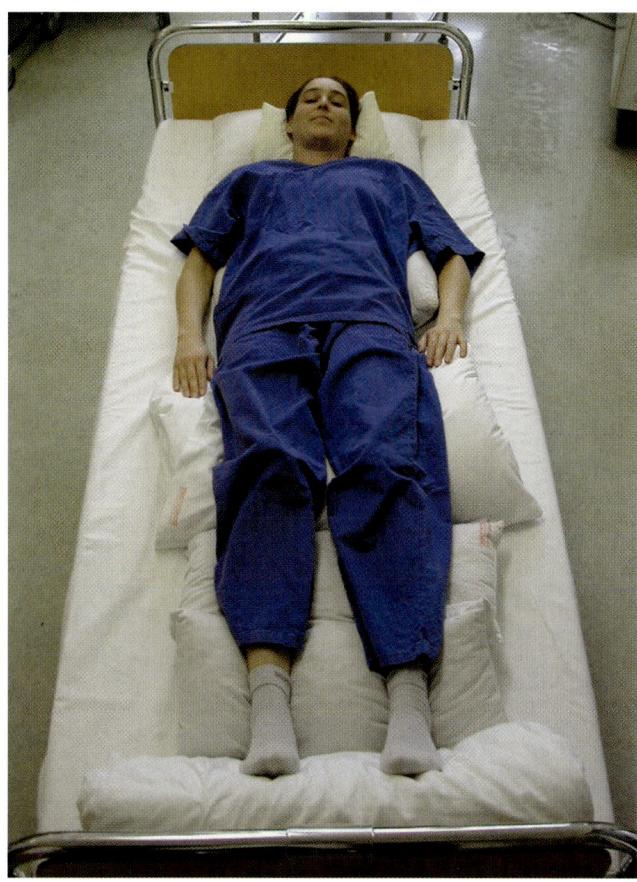

Abb. 17.5: Weichlagerung im Kissenbett

Weichlagerung mit Antidekubitusmatratzen

Kleine abgerundete Würfel oder hohe Elastizität der Oberfläche reduzieren bei **Schaumstoffmatratzen** den Auflagedruck. Schaumstoffmatratzen lassen sich gut mit Gleitmatten und Lagerungskissen kombinieren.

Zur Weichlagerung höhergradig gefährdeter Patienten werden **luftgefüllte Matratzen** eingesetzt. Bei statischen Systemen werden die Luftkammern mit einem konstanten Druck individuell auf den Patienten eingestellt. Die Luftkammern von **Wechseldruckmatratzen** werden in stetem Wechsel von einer elektrischen Pumpe aufgeblasen und entlüftet und führen so periodisch zu partiellen Druckentlastungen gefährdeter Körperregionen. **Luftstrommatratzen** lassen durch Mikroporen langsam Luft austreten und halten den Körper dadurch möglichst trocken. Bei **Luftstrompulsationsmatratzen** wird der Körper trocken gehalten und durch einzelne Luftkammern, die mit geringerem, aber pulsierendem Luftstrom gefüllt sind, zusätzlich leicht massiert.

Spezialbetten

Wenn Patienten nicht umgelagert werden können oder dürfen (z.B. bei schwersten Schmerzzuständen bei Tumorpatienten), kommen Spezialsyste-

MERKE

Bettlaken auf Antidekubitusmatratzen dürfen nur locker aufgelegt werden. Je straffer das Laken gespannt wird, um so geringer wird der druckentlastende Effekt der Spezialmatratzen.
Zusätzliche Stecklaken, Krankenunterlagen, Moltons oder Gummilaken heben die Wirkung praktisch auf und haben auf Antidekubitusmatratzen nichts verloren.

me zum Einsatz, die den Auflagedruck weitgehend aufheben.

Luftkissenbetten (Low-air-loss-System) mit großzelligen, quer verlaufenden Luftkammern versetzen den Patienten in eine Art Schwebezustand. Im **Mikroglaskugelbett** (High-air-loss-System, Clinitron-Bett, Fluidair-Bett) können Patienten ohne jegliche Bewegung und Umlagerung behandelt werden (z.B. Verbrennungspatienten). Der warme Luftstrom, der die Mikroglaskugeln in feinste Bewegung versetzt, umströmt auch den Patienten und hält die Hautoberfläche trocken.

Die einzusetzenden Lagerungshilfsmittel sollten nach folgenden Kriterien ausgewählt werden (Deutsches Netzwerk – Expertenstandard Dekubitusprophylaxe in der Pflege, 2002):

- Pflege- und Therapieziele, die im Vordergrund stehen,

- Möglichkeiten der Eigenbewegung des Patienten/Betroffenen,

- gefährdete Körperstellen,

- Gewicht des Patienten/Betroffenen,

- Abwägung von Kosten und Nutzen.

Charakteristika verschiedener Lagerungssysteme sind in Tabelle 17.3 zusammengestellt.

Bewegungsförderungsmaßnahmen

Durch geeignete Lagerung soll der Patient in seiner Selbstständigkeit unterstützt und gefördert werden. Wenn immer möglich, sollte die Druckentlastung auf einer Normalmatratze durch Umlagern erfolgen. Lagerungshilfen, wie z.B. Kissen sollen den Patienten entlasten, aber nicht in seinen Eigenbewegungen behindern. Es ist darauf zu achten, dass die Sinne des Patienten durch optische oder akustische Reize aktiviert werden. Bilder oder Blumen

Tab. 17.3: Charakteristika verschiedener Lagerungssysteme (nach Sussman 1998)

Eigenschaften	Mikro-glaskugel	Luftkissen	Wechsel-druck	Statischer Luftstrom	Schaum-stoff	Normale Matratze
Vergrößerte Auflagefläche	Ja	Ja	Ja	Ja	Ja	Nein
Geringe Feuchtigkeitsspeicherung	Ja	Ja	Nein	Nein	Nein	Nein
Reduzierter Wärmestau	Ja	Ja	Nein	Nein	Nein	Nein
Reduktion der Scherkräfte	Ja	Ja	Ja	Ja	Nein	Nein
Druckentlastung	Ja	Ja	Ja	Ja	Ja	Nein
Dynamisch	Ja	Ja	Ja	Nein	Nein	Nein
Tageskosten	Sehr Hoch	Sehr Hoch	Hoch	Mäßig	Niedrig	Niedrig

im Blickfeld bereichern das 2-stündige Lagerungsintervall. Durch Drehen des Bettes hat der Patient die Möglichkeit, aus dem Fenster zu blicken oder am Geschehen im Zimmer teilzuhaben. Entsprechend der Ressourcen des Patienten sollten alle Maßnahmen zur Erhöhung von Eigenaktivität und Mobilität ergriffen werden. Getränke können in solcher Entfernung auf dem Nachttisch stehen, dass sie mit etwas Anstrengung zu erreichen sind. Der Patient wird ermutigt, Eigenbeiträge bei der Umlagerung zu leisten oder selbst mit Hilfe des Bettgalgens oder Bettgitters seine Position zu verändern. Auch Bettzügel, an denen sich der Patient hochziehen kann, erhöhen die Unabhängigkeit. In Zusammenarbeit mit den Physiotherapeuten und unter Einbeziehung der Bedürfnisse und Möglichkeiten des Patienten wird ein Mobilisationsplan und -programm aufgestellt, die die schrittweise Verbesserung der Bewegungsfähigkeit von der Muskelstärkung bis zur vollständigen Mobilisation zum Ziel haben.

Hautbeobachtung

Zur Pflege bettlägeriger Patienten gehört die sorgfältige Beobachtung des Hautzustands. Bei der täglichen Körperpflege und beim Umlagern wird besonders auf Rötungen an den gefährdeten Körperregionen über den Knochenvorsprüngen geachtet. Patienten mit trockener Altershaut oder pergamentartiger Cortisonhaut reagieren besonders empfindlich auf Reibung und Scherkräfte. Durch die Verschiebbarkeit von Dermis und Epidermis gegeneinander reagieren diese Patienten schon bei geringem Anlass mit Blasenbildung oder Ablösen der Epidermis (s. Abb. 17.6). Übermäßige Feuchtig-

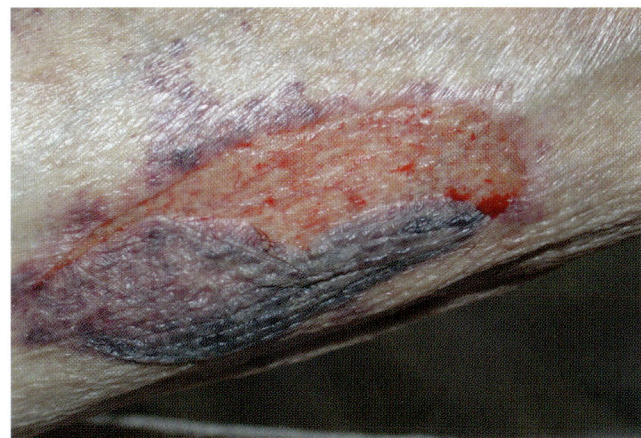
Abb. 17.6: Läsion bei empfindlicher Altershaut

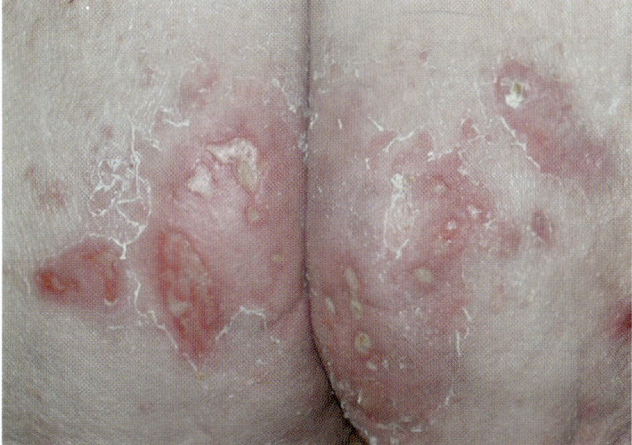
Abb. 17.7: Bei feuchter Haut durch Reibung entstandene multiple, oberflächliche Läsionen

keit durch Schwitzen oder Inkontinenz führt zur Mazeration und erhöhter Empfindlichkeit der Haut. Besondere Aufmerksamkeit gilt auch den Stellen, bei denen Haut auf Haut liegt, wie Brust- und Bauchfalte oder Leiste. Bei inkontinenten Patienten entwickelt sich nicht selten im Windelbereich eine Dermatitis. Durch Nässe- und Wärmestau begünstigt, können sich zusätzlich Pilzinfektionen im Intim- und Sakralbereich ausbreiten.

Die Dermatitis-bedingte dauerhafte Rötung blasst auf Druck ab und unter-

Folgende Punkte sollten im Rahmen der Dekubitusprophylaxe besonders beachtet werden:

Ernährung	Erkennen und Beseitigen einer Mangelernährung, ausreichende Flüssigkeitszufuhr.
Durchblutungs-förderung	Adäquate Umlagerung, geistige Mobilisation, körperliche Mobilisation, Erhöhung der Körperwahrnehmung durch Ganzkörperwaschungen (basale Stimulation).
Vermeiden von Reibung und Scherkräften	Bewegung des Patienten im Bett mit geeigneten Techniken (z.B. Kinästhetik), bei hochgestelltem Kopfteil des Bettes Rutschbremse unter die Oberschenkel legen (zwei Handtücher bis an die Sitzbeinhöcker heran), Essenskrümel oder versehentlich vergessene Gegenstände aus dem Bett entfernen, auf die Lage und mögliche Auswirkung von Katheterschläuchen achten, bei häufigen, unwillkürlichen oder willkürlichen Bewegungen, reibungsgefährdeten Stellen (Knöchel, Ellbogen, Ferse) mit semipermeabler Wundfolie oder dünnem Hydrokolloid schützen (Achtung: Dies ist **kein** Schutz vor Druck!).
Feuchtigkeits-reduktion	Regelmäßiger Leib- und Bettwäschewechsel bei stark schwitzenden Patienten, Wasserdampf-durchlässige oder Feuchtigkeit-absorbierende Matratzen und Lagerungshilfsmittel verwenden, Verzicht auf wasserdichte Krankenunterlagen, soweit möglich, Windeleinlagen mit Netzhöschen statt wasserdichte Windelhosen verwenden.
Inkontinenz-management	Engmaschige Kontrolle auf Ausscheidungen, bei Bedarf unverzüglicher Wechsel von Einlage, Windelhose, Krankenunterlage und Bettwäsche, gezielte Darmentleerung mit Klysmen; Analtamponade, Verwendung von Urinalen, Therapie von Harnwegsinfekt bzw. Durchfall, Therapie von Polyurie, die durch Glukosurie oder Hypercalcämie verursacht ist, Hautschutz bei dünnflüssigem Stuhl: Zinksalbe, silikonhaltige Salben oder Hautschutzfilm, Stuhlkollektoren bei Durchfall (Stomatherapeutin), Harnblasen-/Toilettentraining, Nachtstuhl nach Zeitplan (Rhythmus des Patienten berücksichtigen).
Reinigung	Ganzkörperwaschung mit körperwarmem Wasser. Syndetzusatz nur für Füße, Achsel- und Intimbereich; mit klarem Wasser nachwaschen, bei starken Verschmutzungen und Inkontinenz warmes Wasser mit Syndetzusatz verwenden, starkes Reiben vermeiden, mit klarem Wasser nachwaschen, sorgfältiges, vorsichtiges Abtrocknen der Haut und besonders der Körperfalten.
Rückfettende Pflege	Je nach Hauttyp leichte bzw. reichhaltigere W/O-Emulsion verwenden, bei sehr trockener Haut, harnstoffhaltige W/O-Emulsion verwenden.

scheidet sich damit von der nicht wegdrückbaren Rötung eines Dekubitus im Stadium I. Allerdings entwickeln sich auf der vorgeschädigten Haut leicht multiple oberflächliche Läsionen (s. Abb. 17.7), die weniger durch Druck, als durch Reibung entstehen. Typischerweise sind diese Läsionen nur wenige Millimeter tief, oft in der Analfalte oder auf den Pobacken lokalisiert und von einer diffusen, wegdrückbaren Rötung umgeben.

Hautpflege

Die Hautpflege umfasst ein ganzes Maßnahmenpaket, das weit über Reinigung und eventuelles Nachfetten der Haut hinausgeht (siehe Kap. 12, Hautpflege).

Ernährungstherapie

Etwa 80 % der älteren Menschen in Kliniken und Pflegeheimen sind mangelernährt. Mangelernährung ist ein entscheidender Faktor in der Entstehung von Druckgeschwüren und von Wundheilungsstörungen (s. Kap. 3.1.2). Bei vielen Senioren liegt eine Protein-Energie-Mangelernährung vor, die durch bedarfsgerechte Nahrungszufuhr ausgeglichen werden muss. Der Eiweiß- und Energiebedarf von über 65-Jährigen sieht folgendermaßen aus (Lares 2001, Hess 2002):

Der optimale Ernährungsplan für Senioren entsprechend dem Deutschen Institut für Ernährungsmedizin und Diätetik (D.I.E.T) sieht eine regelmäßige, abwechslungsreiche Kost mit reichlich Getränken vor (s. Tab. 17.4).

Aus vielen Gründen (z.B. mangelnder Appetit, Kau- und Schluckschwierigkeiten, Verdauungsprobleme, soziale Isolation, mangelnde Mobilität, Depression, Demenz) ist das Einhalten eines solchen ehrgeizigen Ernährungsplans für viele Senioren nur mit Hilfe und steter Motivation durch Dritte durchführbar. Neben dem Anbieten von Lieblingsspeisen und hochkalorischen kleinen Zwischenmahlzeiten sollten Pflegende und Angehörige den Senior zum regelmäßigen und reichlichen Essen ermuntern und Erfolge durch Lob bestärken.

Bei Verdacht auf oder Vorliegen einer Mangelernährung ist die Erhebung des Ernährungstatus mit Hilfe eines Anamnesebogens (s. Abb. 17.8) und die Bestimmung von Serumalbumin und Lymphozytenzahl sinnvoll. Bei einem Body-Mass-Index (BMI) < 18,5, einem Serumalbumin von < 30 g/l (Normwert 35–45 g/l) und einer Lymphoyzytenzahl von < 1000/mm^3 sollte eine Ernährungstherapie nach dem Fließdiagramm in Abbildung 17.9 eingeleitet

	Täglicher Eiweißbedarf g/kg Körpergewicht (g/60kg)	Täglicher Energiebedarf kcal/kg Körpergewicht (kcal/60kg)
Normal	0,8 (48)	25–30 (1500–1800)
Senioren	1,0–1,25 (69–75)	30–35 (1800–2100)
Protein-Energie-Mangel	1,5 (90)	30–35 (1800–2100) Fettanteil: 30 % der Energie

Täglicher Wasserbedarf: 30 ml/kg Körpergewicht oder 1000 ml/1000 kcal
(soweit keine Flüssigkeitsrestriktion vorliegt)

Tab. 17.4: Optimaler Ernährungsplan für Senioren gemäß des Deutschen Instituts für Ernährung und Diätetik (Lares 2001)

Forderungen des Deutschen Instituts für Ernährungsmedizin und Diätetik an eine optimale Ernährung für Senioren im dritten Jahrtausend: „Ernährung ist Leben – daher:"

1. Regelmäßige, abwechslungsreiche und bedarfsgerechte Ernährung mit 4 bis 6 appetitlichen Mahlzeiten mit reichlich Getränken.

   Täglich 3 bis 4 Scheiben Brot (entspricht 150 bis 200 g) oder 2 bis 3 Brötchen

   Täglich 2 Teile Obst

   Täglich 1 großer frischer Salat

   Täglich 1 große Portion Gemüse

   Täglich 1 große Portion Kartoffeln, Reis oder Nudeln

   Täglich Milchprodukte (mindestens 2 Scheiben Käse und 1 Becher Joghurt oder Milch)

   Täglich 1 Esslöffel Salatöl (beispielsweise Oliven- oder Rapsöl)

   Täglich 1 Esslöffel Zubereitungsöl (beispielsweise Sonnenblumen- oder Maiskeimöl)

   Täglich 1 Esslöffel Butter und 1 Esslöffel Diät- oder Reformmargarine

   2-mal wöchentlich Seefisch

   2- bis 3-mal wöchentlich ein gut durchgegartes Hühnerei

   2- bis 4-mal wöchentlich Fleisch oder Geflügel und 2 bis 3 Scheiben Wurst wöchentlich

   Wenig Süßigkeiten

   Kein bis moderater Alkoholkonsum

   Täglich 4 Tassen Tee, 1 Glas Gemüsesaft, 1 Glas Obstsaft und 4 Gläser Mineralwasser

2. Bedarfsgerechte Energiezufuhr von 1700 bis 2400 Kilokalorien pro Tag und täglich 1 bis 2 g Eiweiß pro kg Körpergewicht

3. Falls eine normale Ernährung nicht oder nur unzureichend möglich ist, muss sofort eine künstliche Ernährung mit Zusatz-, Trink- und Sondennahrung eingeleitet werden.

4. Überwachung des Ernährungsstatus

5. Hilfe beim Essen, wenn erforderlich

werden. Ist die normale Nahrungsaufnahme unzureichend oder unmöglich, kommen bilanzierte, hochkalorische Trink- und Zusatznahrung, Sondennahrung (über naso-gastrale Sonde oder PEG-Sonde) oder (möglichst kurzzeitig) totale parenterale Ernährung in Frage. Auf eine ausreichende Flüssigkeitszufuhr ist zu achten.

Der Mangel an Vitaminen, Spurenelementen und Mineralstoffen kann durch Nahrungsergänzungspräparate (Multivitamin-, Spurenelement- oder Kombinationspräparate) ausgeglichen werden.

Psychosoziale Betreuung

Die psychosoziale Betreuung hat zum Ziel, den Patienten zur Eigenverantwortlichkeit bei der Dekubitusprophylaxe zu motivieren. Durch persönliche Gespräche erklärt die Pflegeperson dem Patienten und seinen Angehörigen die Dekubitusgefährdung und die Notwendigkeit von prophylaktischen Maßnahmen. Möglichkeiten der Druckentlastung, Hautpflege und Ernährungsverbesserung werden beschrieben und die Betroffenen in deren Anwendung geschult. Je nach Ressourcen und per-

Name:		Vorname:		Geschlecht:	Datum:

Alter, Jahre: ____ Gewicht, kg: ____ Größe, cm: ____ Kniehöhe, cm: ____
(bestimmen, wenn Körpergröße nicht messbar ist)

Füllen Sie den Bogen aus, indem Sie die zutreffenden Zahlen in die Kästchen eintragen. Addieren Sie die Zahlen in den ersten 6 Kästchen. Wenn der Wert 11 oder kleiner 11 ist, fahren Sie mit der Anamnese fort, um den Gesamt-Index zu erhalten.

Vor-Anamnese

A Hat der Patient einen verminderten Appetit?
Hat er während der letzten 3 Monate wegen Appetitverlust, Verdauungsproblemen, Schwierigkeiten beim Kauen oder Schlucken weniger gegessen (Anorexie)?
0 = schwere Anorexie
1 = leichte Anorexie
2 = keine Anorexie ☐

B Gewichtsverlust in den letzten 3 Monaten
0 = Gewichtsverlust > 3 kg
1 = weiß es nicht
2 = Gewichtsverlust zwischen 1 und 3 kg
3 = kein Gewichtsverlust ☐

C Mobilität / Beweglichkeit
0 = vom Bett zum Stuhl
1 = in der Wohnung mobil
2 = verlässt die Wohnung ☐

D Akute Krankheit oder psychischer Stress während der letzten 3 Monate?
0 = ja   2 = nein ☐

E Psychische Situation
0 = schwere Demenz oder Depression
1 = leichte Demenz oder Depression
2 = keine Probleme ☐

F Körpermassenindex (Body-Mass-Index, BMI)
(Körpergewicht / (Körpergröße)^2, in kg/m^2)
0 = BMI < 19
1 = 19 ≤ BMI < 21
2 = 21 ≤ BMI < 23
3 = BMI ≥ 23 ☐

Ergebnis der Vor-Anamnese (max. 14 Punkte) ☐ ☐

12 Punkte oder mehr: normaler Ernährungszustand

11 Punkte oder weniger: Gefahr der Mangelernährung

Anamnese

G Wohnsituation: Lebt der Patient unabhängig zu Hause?
0 = nein   1 = ja ☐

H Medikamentenkonsum: Nimmt der Patient mehr als 3 Medikamente (pro Tag)?
0 = ja   1 = nein ☐

I Hautprobleme: Schorf oder Druckgeschwüre?
0 = ja   1 = nein ☐

J Mahlzeiten: Wie viele Hauptmahlzeiten isst der Patient pro Tag?
(Frühstück, Mittag- und Abendessen)?
0 = 1 Mahlzeit
1 = 2 Mahlzeiten
2 = 3 Mahlzeiten ☐

K Lebensmittelauswahl: Isst der Patient
• mindestens einmal pro Tag Milchprodukte?   ja ☐   nein ☐
• mindestens ein- bis zweimal pro Woche Hülsenfrüchte oder Eier?   ja ☐   nein ☐
• jeden Tag Fleisch, Fisch oder Geflügel   ja ☐   nein ☐
0.0 = wenn 0 oder 1 mal «ja»
0.5 = wenn 2 mal «ja»
1.0 = wenn 3 mal «ja» ☐.☐

L Isst der Patient mindestens zweimal pro Tag Obst oder Gemüse?
0 = nein   1 = ja ☐

M Wie viel trinkt der Patient pro Tag?
(Wasser, Saft, Kaffee, Tee, Wein, Bier…)
0.0 = weniger als 3 Gläser / Tassen
0.5 = 3 bis 5 Gläser / Tassen
1.0 = mehr als 5 Gläser / Tassen ☐.☐

N Essensaufnahme mit / ohne Hilfe
0 = braucht Hilfe beim Essen
1 = isst ohne Hilfe, aber mit Schwierigkeiten
2 = isst ohne Hilfe, keine Schwierigkeiten ☐

O Glaubt der Patient, dass er gut ernährt ist?
0 = schwerwiegende Unter-/Mangelernährung
1 = weiß es nicht oder leichte Unter-/Mangelernährung
2 = gut ernährt ☐

P Im Vergleich mit gleichaltrigen Personen schätzt der Patient seinen Gesundheitszustand folgendermaßen ein:
0.0 = schlechter
0.5 = weiß es nicht
1.0 = gleich gut
2.0 = besser ☐.☐

Q Oberarmumfang (OAU in cm)
0.0 = OAU < 21
0.5 = 21 ≤ OAU ≤ 22
1.0 = OAU > 22 ☐.☐

R Wadenumfang (WU in cm)
0 = WU < 31   1 = WU ≥ 31 ☐

Anamnese (max. 16 Punkte) ☐ ☐.☐

Ergebnis der Vor-Anamnese ☐ ☐

Gesamt-Index (max. 30 Punkte) ☐ ☐.☐

Auswertung des Gesamt-Index

Mehr als 24 Punkte   zufriedenstellender Ernährungszustand ☐

17 bis 23,5 Punkte   Risikobereich für Unterernährung ☐

Weniger als 17 Punkte   schlechter Ernährungszustand ☐

Abb. 17.8: Anamnesebogen zur Bestimmung des Ernährungszustandes älterer Menschen. Mini Nutritional Assessment MNA, Nestlé

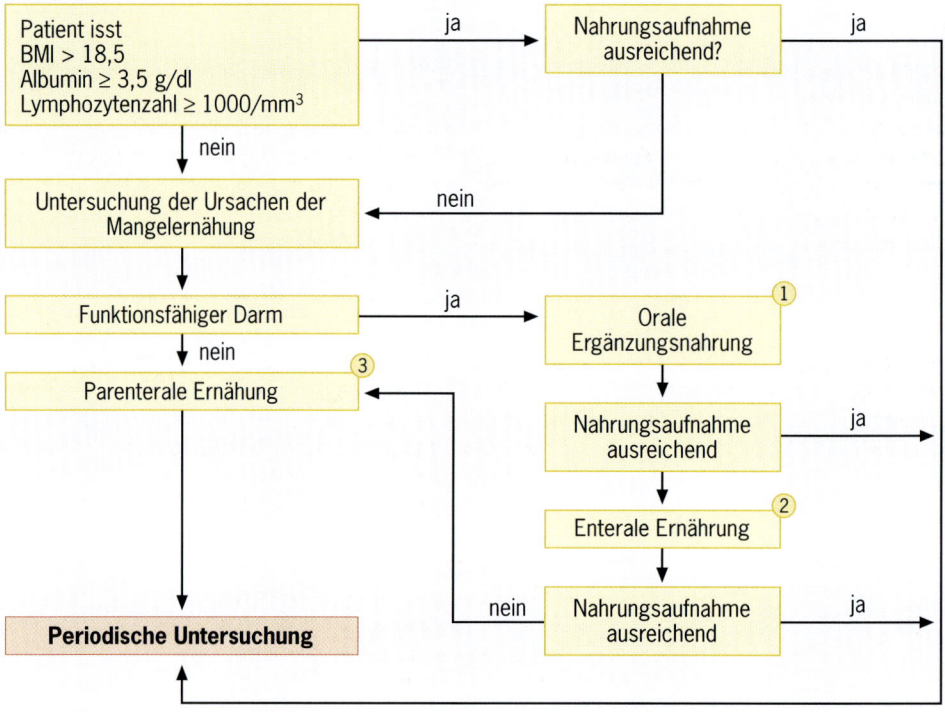

① Patienten zu höherer Nahrungsaufnahme ermuntern und gegebenenfalls bilanzierte, hochkalorische Zusatznahrung verordnen.

② Geeignet ist die perkutane endoskopische kontrollierte Gastrostomie (PEG).

③ Geeignet ist ein Port oder zentralvenöser Katheter.

Abb. 17.9: Entscheidungsdiagramm zur Therapie von Mangelernährung (aus Compliance Netzwerk Ärzte/HFI e.V. 2001)

sönlichen Bedürfnissen des Patienten werden Pläne zur Förderung der Eigenbewegung und Druckreduktion erstellt, die die Selbstpflegekompetenz und die Unabhängigkeit des Patienten und dessen Angehörigen erhöhen soll.

Die Effektivität der prophylaktischen Maßnahmen muss von der verantwortlichen Pflegeperson kontrolliert und deren kontinuierliche Einhaltung sichergestellt sein.

Expertenstandard

Seit dem Jahr 2000 existiert ein nationaler „Expertenstandard zur Dekubitusprophylaxe in der Pflege" (siehe Tab. 17.5). Er gilt juristisch als eine Art „vorweggenommenes Sachverständigengutachten" (Grünewald-Funk, 2002). Die Einhaltung dieses Standards wird von Pflegekräften und Pflegeeinrichtungen erwartet. Bei Auftreten eines Dekubitus muss nachgewiesen werden, dass danach gehandelt wurde.

Tab. 17.5: Expertenstandard zur Dekubitusprophylaxe (Deutsches Netzwerk für Qualitätsentwicklung in der Pflege 2002)

Standardaussage: Jeder dekubitusgefährdete Patient/Betroffene erhält eine Prophylaxe, die die Entstehung eines Dekubitus verhindert.

Begründung: Ein Dekubitus gehört zu den gravierenden Gesundheitsrisiken hilfe- und pflegebedürftiger Patienten/Betroffener. Angesichts des vorhandenen Wissens über die weitgehenden Möglichkeiten der Verhinderung eines Dekubitus ist die Reduzierung auf ein Minimum anzustreben. Von herausragender Bedeutung ist, dass das Pflegefachpersonal systematische Risikoeinschätzung, Schulung von Patienten/Betroffenen, Bewegungsförderung, Druckreduzierung und die Kontinuität prophylaktischer Maßnahmen gewährleistet.

Struktur	Prozess	Ergebnis
Die Pflegefachkraft	**Die Pflegefachkraft**	**E1** Eine aktuelle, systematische Einschätzung der Dekubitusgefährdung liegt vor.
S1 Verfügt über aktuelles Wissen zur Dekubitusentstehung sowie Einschätzungskompetenz des Dekubitusrisikos.	**P1** Beurteilt das Dekubitusrisiko aller Patienten/Betroffenen, bei denen die Gefährdung nicht ausgeschlossen werden kann, unmittelbar zu Beginn des pflegerischen Auftrages und danach in individuell festzulegenden Abständen sowie unverzüglich bei Veränderungen der Mobilität, der Aktivität und des Druckes u.a. mit Hilfe einer standardisierten Einschätzungsskala, z.B. nach Braden, Waterlow oder Norton.	
S2 Beherrscht haut- und gewebeschonende Bewegungs-, Lagerungs- und Transfertechniken.	**P2** Gewährleistet auf der Basis eines individuellen Bewegungsplanes sofortige Druckentlastung durch die regelmäßige Bewegung des Patienten/Betroffenen, z.B. 30°-Lagerung, Mikrobewegung, reibungs- und scherkräftearmer Transfer, und fördert soweit als möglich die Eigenbewegung des Patienten/Betroffenen.	**E2** Ein individueller Bewegungsplan liegt vor.
S3a Verfügt über die Kompetenz, geeignete druckreduzierende Hilfsmittel auszuwählen.	**P3** Wendet die geeigneten druckreduzierenden Hilfsmittel an, wenn der Zustand des Patienten/Betroffenen eine ausreichende Bewegungsförderung bzw. Druckentlastung nicht zulässt.	**E3** Der Patient/Betroffene befindet sich unverzüglich auf einer für ihn geeigneten druckreduzierenden Unterlage, druckreduzierende Hilfsmittel werden unverzüglich angewendet.
S3b Druckreduzierende Hilfsmittel (z.B. Weichlagerungskissen und -matratzen) sind sofort zugänglich, Spezialbetten (z.B. Luftkissenbetten) innerhalb von 12 h		
S4 Kennt neben Bewegungsförderung und Druckreduktion weitere geeignete Interventionen zur Dekubitusprophylaxe, die sich aus der Risikoeinschätzung ergeben.	**P4** Leitet auf der Grundlage der Risikoeinschätzung für alle identifizierten Risikofaktoren weitere Interventionen ein, die beispielsweise die Erhaltung und Förderung der Gewebetoleranz betreffen.	**E4** Die durchgeführten Interventionen zu den Risikofaktoren sind dokumentiert.

Tab. 17.5: Expertenstandard zur Dekubitusprophylaxe (Deutsches Netzwerk für Qualitätsentwicklung in der Pflege 2002) (Fortsetzung)

Struktur	Prozess	Ergebnis
S5 Verfügt über Fähigkeiten, Informations- und Schulungsmaterial zur Anleitung und Beratung des Patienten/Betroffenen und seiner Angehörigen zur Förderung der Eigenbewegung des Patienten/Betroffenen und zur Druckreduktion.	**P5** Erläutert die Dekubitusgefährdung und die Notwendigkeit von prophylaktischen Maßnahmen, plant diese individuell mit dem Patienten/Betroffenen und seinen Angehörigen.	**E5** Der Patient/Betroffene und seine Angehörigen kennen die Ursachen der Dekubitusgefährdung sowie die geplanten Maßnahmen und wirken auf der Basis ihrer Möglichkeiten an deren Umsetzung mit.
S6 Die Einrichtung stellt sicher, dass alle an der Versorgung des Patienten/Betroffenen Beteiligten den Zusammenhang von Kontinuität der Intervention und Erfolg der Dekubitusprophylaxe kennen, und gewährleistet die Informationsweitergabe über die Dekubitusgefährdung an externe Beteiligte.	**P6** Informiert die an der Versorgung des dekubitusgefährdeten Patienten/Betroffenen Beteiligten über die Notwendigkeit der kontinuierlichen Fortführung der Interventionen (z.B. Personal in Arztpraxen, OP- und Röntgenabteilungen oder Transportdiensten).	**E6** Die Dekubitusgefährdung und die notwendigen Maßnahmen sind allen an der Versorgung des Patienten/Betroffenen Beteiligten bekannt.
S7 Verfügt über die Kompetenz, die Effektivität der prophylaktischen Maßnahmen zu beurteilen.	**P7** Begutachtet den Hautzustand des gefährdeten Patienten/Betroffenen in individuell zu bestimmenden Zeitabständen.	**E7** Der Patient/Betroffene hat keinen Dekubitus

17.1.4 Therapie

Basismaßnahmen

Die therapeutischen Maßnahmen sind in weiten Teilen mit den Maßnahmen zur Dekubitusprophylaxe identisch. Da die meisten Dekubituspatienten eine Protein-Energie-Mangelernährung aufweisen (Lares 2001), ist auf eine eiweißreiche, hochkalorische Nahrung bzw. Zusatznahrung überzugehen. Auf Substitution von Vitamin C und Zink ist besonders zu achten (Kap. 3.1.2). Hautbeobachtung sowie Hautpflege, einschließlich Inkontinenzmanagement sind zur Verhütung weiterer Läsionen und zum Schutz des bestehenden Geschwürs unerlässlich.

Die Behandlung chronischer Grunderkrankungen, die zur Verbesserung z.B. der Stoffwechsellage, Durchblutungssituation oder Mobilität des Patienten führen, sind Vorraussetzung für einen positiven Heilungsverlauf des Druckgeschwürs.

Druckentlastung

Wichtigste Kausaltherapie ist die kompromisslose Druckentlastung des betroffenen Hautareals. Ohne Druckentlastung ist eine Heilung nicht möglich und alle weiteren Maßnahmen erfolglos. Wie bei der Prävention kommt auch in der Therapie der adäquaten Lagerungstechnik bzw. -methode eine entscheidende Rolle zu. Für jeden Patienten wird individuell – abhängig von der Dekubituslokalisation und -größe – ein Lagerungsplan erstellt, der die Ressourcen des Patienten zur Eigeninitiative und Mobilisation berücksichtigt.

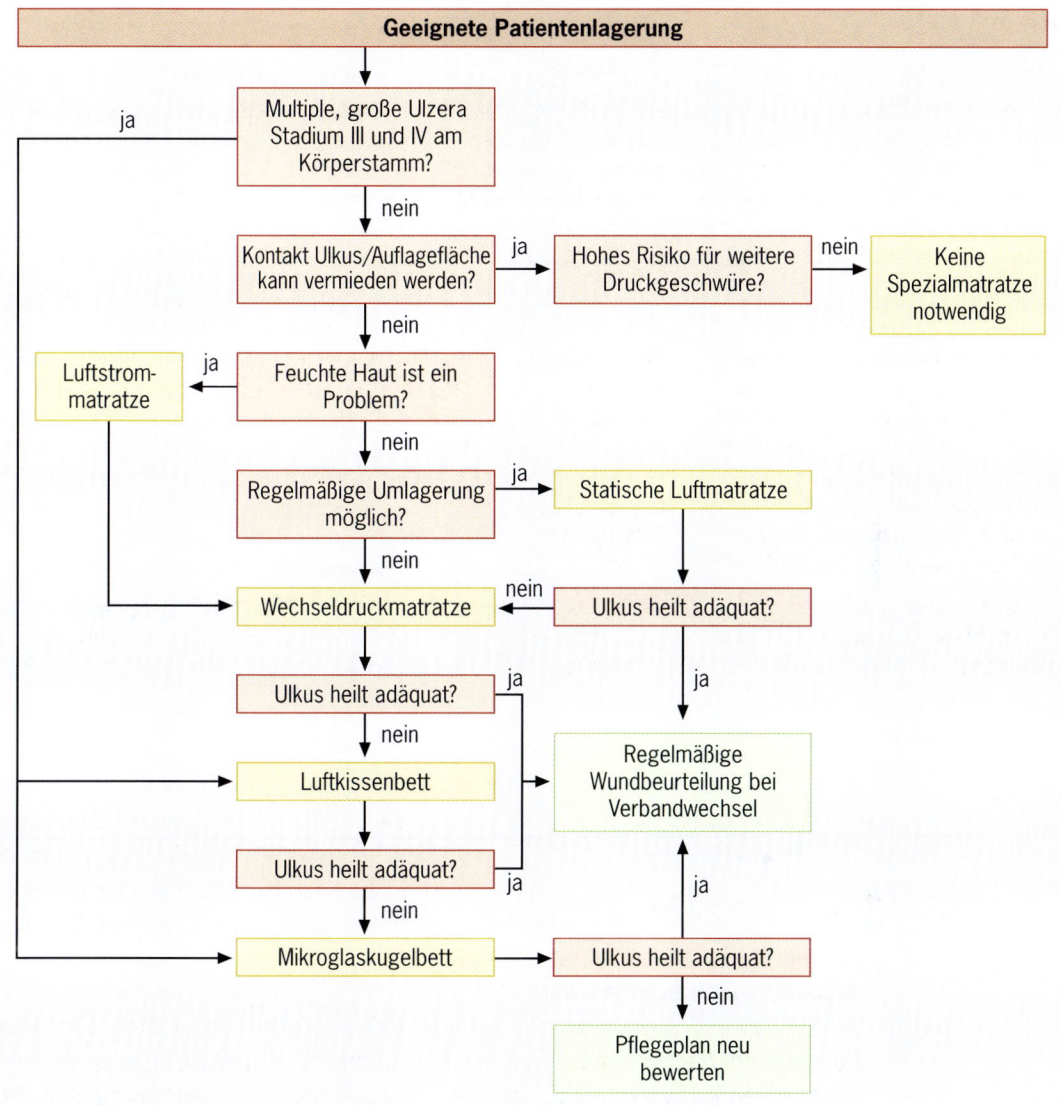

Abb. 17.10: Auswahl von Lagerungshilfen nach klinischem Erscheinungsbild des Dekubital-geschwürs (nach Hess 2002)

Dieser Lagerungsplan gilt als verbind-liche Handlungsleitlinie für alle an der Pflege beteiligten Personen.

Die Auswahl der Lagerungshilfsmittel ist abhängig von der Bewegungsfähig-keit des Patienten und von der Lokali-sation, Anzahl und Ausmaß der Läsio-nen (s. Abb. 17.10).

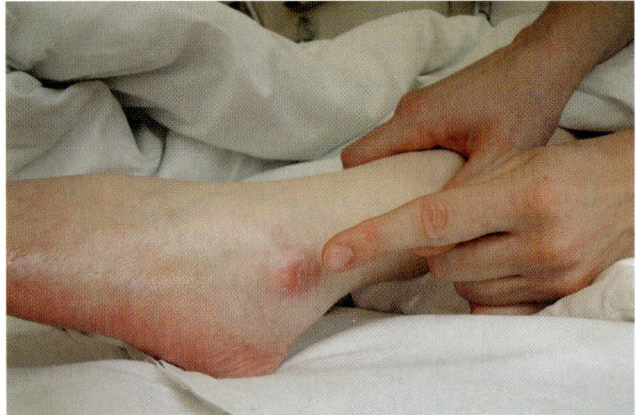

Abb. 17.11: Dekubitus Stadium I

Stadium I

Scharf begrenzte Rötung bei intakter Haut, die sich <u>nicht</u> wegdrücken lässt (s. Abb. 17.11). (Dunkel pigmentierte Haut zeigt eine rote, bläuliche oder violette Tönung).

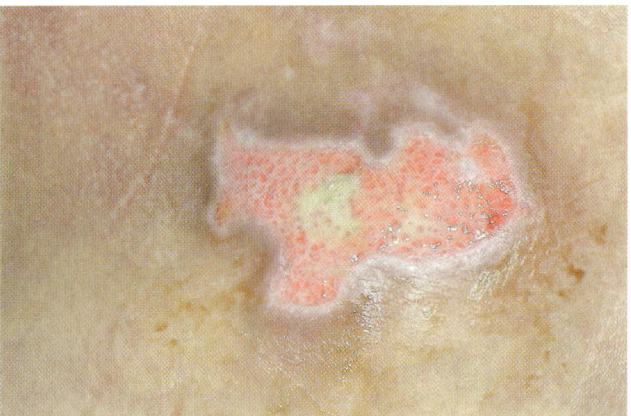

Abb. 17.12: Dekubitus Stadium II

Stadium II

Oberflächlicher Defekt der Epidermis, der bis in die Dermis reichen kann und sich als Blase, Abschürfung oder flacher Krater zeigt (s. Abb. 17.12).

Adjuvante Schmerztherapie

Patienten mit tiefreichenden Dekubital-geschwüren verspüren oft chronische, diffuse Schmerzen, die den ganzen Körper erfassen können und adäquate Umlagerungen unerträglich machen. Diese Patienten erhalten eine regelmäßige, individuell angepasste Analgetikatherapie nach dem WHO-Stufenschema.

Lokale Schmerzen bei oberflächlichen Ulzera im Stadium I und II (s. u.) sind ein nützliches Warnsignal für den Patienten, durch Lagewechsel die betroffene Stelle zu entlasten und den Schmerz-zustand zu beenden. Dämpfung dieser Reaktion durch Analgetika oder Tranquilizer ist als ungünstig zu bewerten. Schmerzspitzen, die durch den Verbandwechsel zu erwarten sind (z.B. schmerzhafte Position, Reinigungsmaßnahmen), muss mit rechtzeitiger (!) Analgetika-Prämedikation begegnet werden (s. Kap. 15).

Wundbeurteilung

Das Ausmaß des Druckgeschwürs wird gemäß der **Stadieneinteilung** nach NPUAP (National Pressure Ulcer Advisory Panel 1989, USA) beschrieben. Der Schweregrad wird dabei von

Stadium III

Der Defekt reicht durch alle Hautschichten (Epidermis, Dermis mit Verlust oder Nekrose des Unterhautfettgewebes). Die unter der Haut liegenden Faszien werden erreicht, sind aber nicht geschädigt. Das Geschwür zeigt sich als tiefer Krater mit oder ohne Taschenbildung (s. Abb. 17.13).

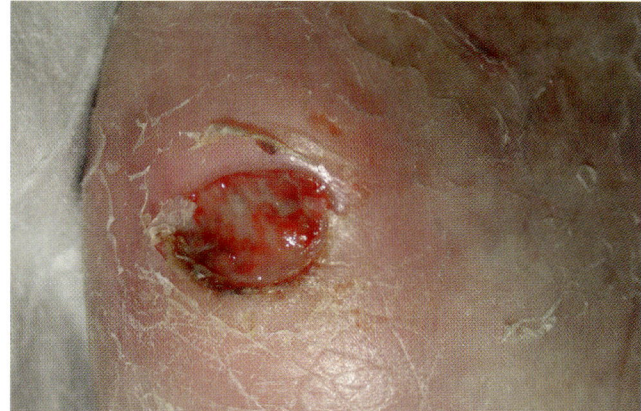

Abb. 17.13: Dekubitus Stadium III

Stadium IV

Verlust aller Hautschichten mit ausgedehnten Gewebenekrosen und Schädigung von Muskeln, Knochen, Sehnen oder Gelenkkapseln. Taschen- und Fistelbildungen kommen häufig vor (s. Abb. 17.14).

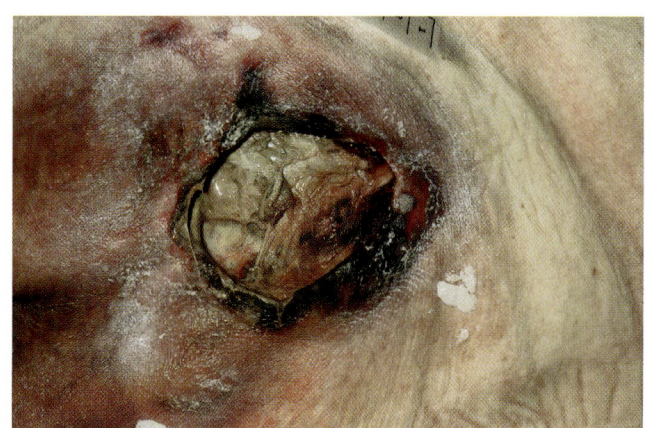

Abb. 17.14: Dekubitus Stadium IV

den zerstörten Gewebeschichten bestimmt.

Die Erstbeurteilung des Dekubitalgeschwürs mit der Zuordnung zu einem der 4 Stadien beschreibt, welcher Funktionsverlust durch die Zerstörung der Gewebeschichten vorliegt. Bei Schädigung der Dermis, des Unterhautfettgewebes und der darunter liegenden Strukturen, d.h. ab Dekubitus Stadium II–III, heilen die Wunden sekundär. Das untergegangene Gewebe wird durch Narbengewebe ersetzt, die ursprüngliche Funktion kann nicht wiederhergestellt werden.

Bei der Erstbeurteilung des Ulkus werden Lokalisation, Fläche und Volumen bestimmt (s. Kap. 5). Zu beachten ist, dass Nekrosen vor der Größenmessung abgetragen sein müssen.

Wichtig ist auch die Anamnese der Ulkusentstehung. Bei Lokalisationen über Knochenvorsprüngen (z.B. Sitzbeinhöcker) und entsprechender Vorgeschichte (z.B. hilflos im Rollstuhl sitzend zu Hause vorgefunden) ist damit zu rechnen, dass relativ harmlos aussehende Läsionen in Stadium I bis II nur die Spitze des Eisbergs darstellen. Das Ausmaß der Gewebezerstörung in der Tiefe zeigt sich oft erst nach einigen Tagen in seiner ganzen Dramatik, selbst bei optimaler Druckentlastung.

Die Beurteilung nach dem URGE-System (Wund**U**mgebung, Wund**R**and, Wund**G**rund, **E**xsudat; s. Kap. 5.2) ermöglicht, das Aussehen der Wunde und seiner Umgebung einer vorherrschenden Wundheilungsphase zuzuordnen und die lokale Therapie darauf abzustimmen.

Dokumentation

Die Ergebnisse der Wundanamnese werden in einem Erhebungs- bzw. Verlaufsbogen festgehalten. Die Dokumentation wird, wenn möglich, mit einem Foto ergänzt und verpflichtend über den gesamten Behandlungszeitraum fortgeschrieben (s. Kap. 5.6).

Lokale Therapie nach Dekubitusstadien

Stadium I

Mit sofortiger, konsequenter Druckentlastung nach patientenindividuellem Lagerungs-/Bewegungsförderungsplan bildet sich die Hautschädigung vollständig zurück. Weitere lokale Maßnahmen sind unnötig. Vorsicht ist geboten bei der Anwendung von Wundfolien oder Hydrokolloidverbänden. Die Auflagen vermindern zwar Reibung und Scherkräfte, ersetzen aber auf keinen Fall die druckentlastenden Lagerungsmaßnahmen!

Stadium II

Mit sofortiger, konsequenter Druckentlastung durch Um- und Weichlagerung nach einem patientenindividuellem Lagerungs-/Bewegungsförderungsplan heilt die Läsion in der Regel folgenlos ab. Nach Reinigen und Entfernen von Blasenresten oder Hautfetzen wird die Wunde je nach Exsudatmenge mit einer Wundfolie, einem Hydrokolloid-verband oder einer (selbstklebenden) Schaumstoffkompresse abgedeckt. Im feuchten Milieu unter der Wundauflage verläuft die Reepithelisierung des Oberflächendefekts unter idealen Bedingungen.

Stadium III

Sofortige, konsequente Druckentlastung nach patientenindividuellem Lagerungs-/Bewegungsförderungsplan ist Vorraussetzung für das Abheilen des Defekts. Reichen Umlagerungstechniken mit Weichlagerungshilfsmittel zur effektiven Druckentlastung alleine nicht aus, müssen Spezialmatratzen oder -betten zum Einsatz kommen.

Wichtigste lokale Maßnahme ist die Wundreinigung. Das Entfernen von Nekrosen, avitalem Gewebe und Belägen ist die Basis für ein anschließend regelrechtes Durchlaufen der Wundheilungsphasen. Reinigungsphase, Granulationsphase und Epithelisierungsphase werden durch eine auf die individuelle Wundsituation abgestimmte Auswahl der Wundauflagen unterstützt (s. Kap. 8). Zu beachten ist, dass unterminierte Wundränder nur locker austamponiert werden (z.B. mit Alginaten), um zusätzlichen Druck und daraus folgenden Schaden zu vermeiden. Die Wunde wird regelmäßig auf Anzeichen einer vorliegenden Infektion kontrolliert und bei Nachweis entsprechend lokal bzw. systemisch behandelt (s. Kap. 9.1).

Behandler und Patient müssen sich mit Geduld wappnen: Auch bei günstigen Voraussetzungen nimmt der sekundäre Wundverschluss je nach Größe der Wunde häufig Wochen und Monate in Anspruch. Häufigster Grund für Wundheilungsverzögerungen ist die unzureichende Druckentlastung!

FÜR DIE PRAXIS

Nach wie vor stellt der Verband im Sakralbereich eine pflegerische Herausforderung dar. Wundauflagen, die so konzipiert sind, dass sie nur auf trockener Haut haften (z.B. Wundfolien, Hydrokolloide, Wundauflagen mit Klebeschicht aus Polyacrylat-Kleber) lösen sich in der eher feuchten Zone von Kreuzbein und Analfalte fast zwangsläufig ab, speziell wenn der Patient schwitzt oder inkontinent ist (s. Abb. 17.15 bis 17.17). Dünnflüssiger Stuhl hebt von der Analfalte her den Verbandrand ab und läuft dann unter den Verband. Dickere Wundauflagen (z.B. Cutinova®Hydro) rollen sich bei unruhigen Patienten vom Rand her auf.

Mögliche Lösungen:

- Fixieren der Wundauflagen**ränder** mit Rollenpflaster oder Fixiervlies-Streifen (Achtung bei empfindlicher Haut!).

- Statt Hydrokolloide z.B. Schaumstoffkompressen mit abgeflachten Kleberändern verwenden.

- Bei tiefen Wunden als Sekundärverband Saugkompresse verwenden und mit Fixiervlies befestigen (hält immer noch am Besten! Achtung bei empfindlicher Haut!). Vorsicht: Hydrokolloide oder mit Folienschicht versehene Wundauflagen (z.B. Allevyn, Hydrosorb) dürfen **nicht** mit Vlies überklebt werden, da die Gaspermeabilität der Wundauflagen dadurch beeinträchtigt wird.

- Bei Verschmutzung mit Stuhl muss jeder Verband **sofort** gewechselt werden. Preiswerter Kompromiss bei Durchfall und häufigem Verbandwechsel bei flachen Wunden: imprägnierte Gaze mit Saugkompresse und Fixiervlies (Achtung bei empfindlicher Haut). Bei tiefen Wunden: z.B. Alginattamponade mit Saugkompresse abdecken und mit Fixiervlies befestigen. Inkontinenz-Management!

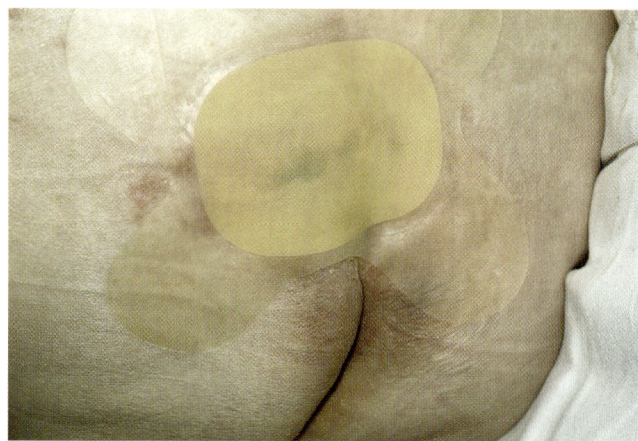

Abb. 17.15: Frisch aufgebrachter Hydrokolloidverband im Sakralbereich

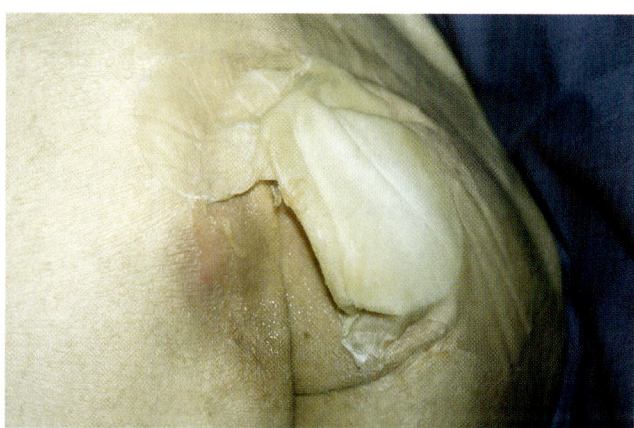

Abb. 17.16: Hydrokolloidverband von Abb. 17.5 zwölf Stunden nach dem Verbandwechsel: Der Verband verliert auf feuchter Haut seine Haftkraft und löst sich ab

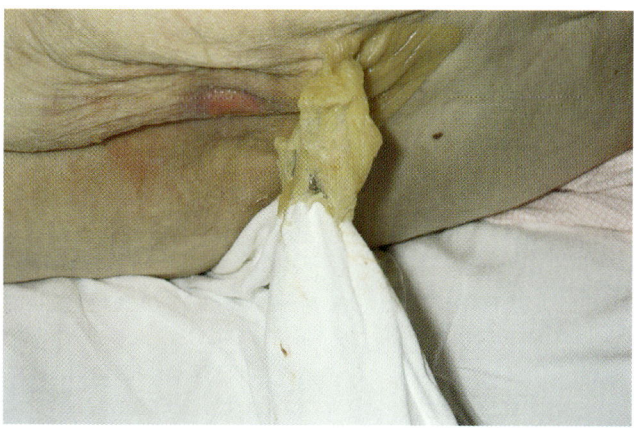

Abb. 17.17: Beispiel für die mangelnde Haftkraft eines dünnen Hydrokolloidverbandes im Sakralbereich

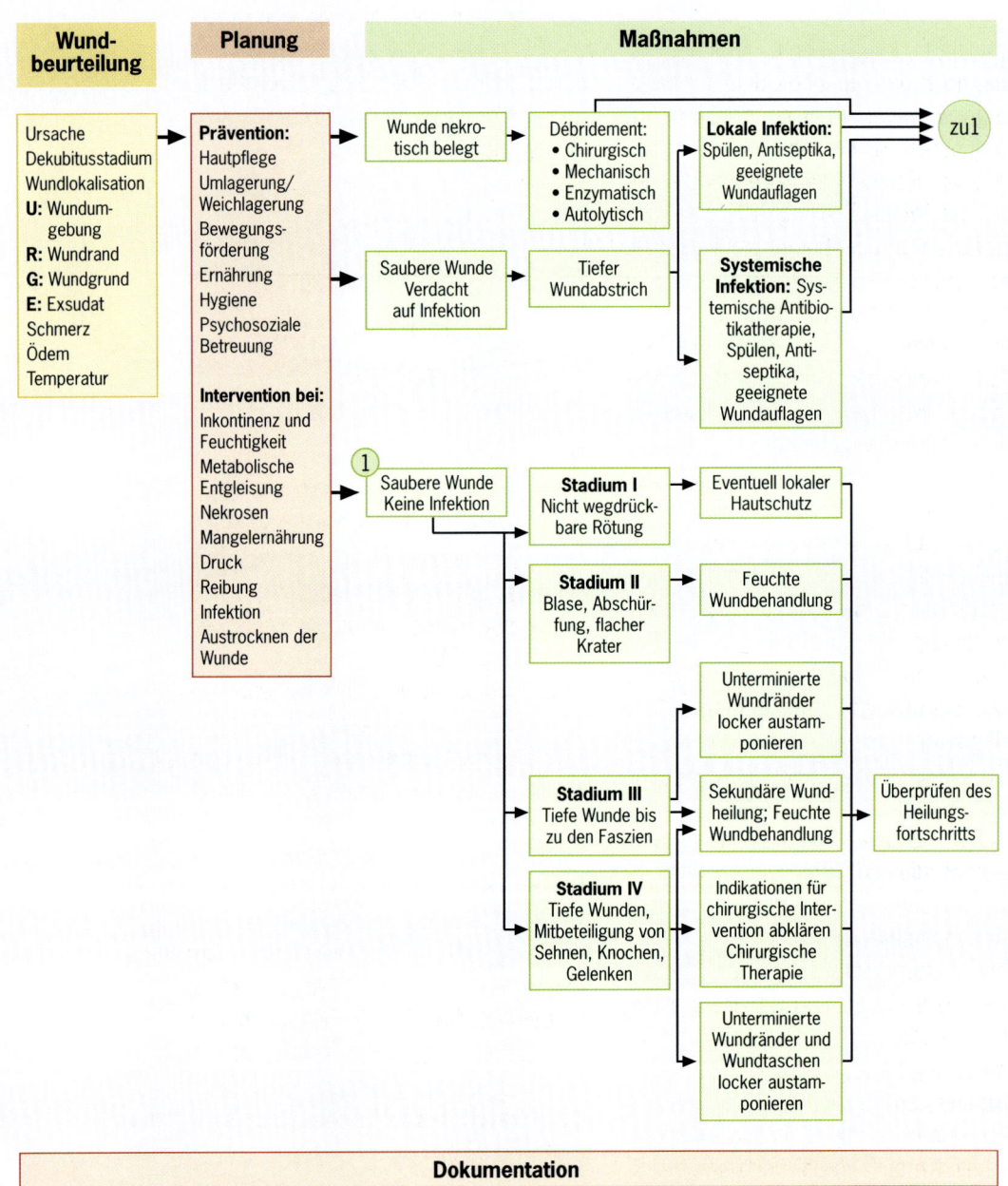

Abb. 17.18: Fließdiagramm zur Wundbeurteilung, Planung und Durchführung von Behandlungsmaßnahmen bei Dekubitalgeschwüren

Stadium IV

Sofortige, konsequente Druckentlastung nach patientenindividuellem Lagerungs-/Bewegungsförderungsplan ist Voraussetzung für das Abheilen des Defekts. Reichen Umlagerungstechniken mit Weichlagerungshilfsmittel zur effektiven Druckentlastung alleine nicht aus, müssen Spezialmatratzen oder -betten zum Einsatz kommen.

Die Prinzipien des umfangreichen Wunddébridements und der phasengerechten Wundbehandlung werden wie im Stadium III angewandt.

Bei ausgedehnten Defekten, multiplen tiefen Ulzera, Osteomyelitis der im Wundgrund liegenden Knochen, Gelenkbeteiligung oder vitalen Indikationen (Sepsis, akute arterielle oder venöse Blutung aus geschädigten Gefäßen = Arrosionsblutung) erfolgt eine primär chirurgische Behandlung. Nach adäquater chirurgischer Intervention (u.a. Ulkusexzision, Teilosteotomie) und nach Erreichen eines makroskopisch sauber granulierenden Wundgrunds besteht die Indikation zum plastisch-chirurgischen Wundverschluss mittels Lappenplastik.

Eine Zusammenfassung der Behandlungsmaßnahmen von der Beurteilung über die Planung zur Durchführung der Therapie gibt Abbildung 17.18.

Die meisten Dekubitalgeschwüre können durch erfolgreich durchgeführte Präventivmaßnahmen verhindert werden. In manchen Fällen ist die Entstehung und rasche Verschlechterung eines Geschwürs jedoch auch Ausdruck eines fortschreitenden Versagens multipler Körperfunktionen bei unheilbar Kranken. In diesen Fällen ist es unrealistisch, mit einer deutlichen Verbesserung der Wundsituation durch umfangreiche Therapiemaßnahmen zu rechnen. Vielmehr steht hier die weitgehende Beschwerdefreiheit des Patienten durch adäquate Analgesie, vollständige Druckentlastung und Infektionsverhinderung im Vordergrund.

17.2 Das venöse Unterschenkelgeschwür

Nach der Deutschen Gesellschaft für Phlebologie (Leitlinie 1999) versteht man unter einem Ulcus cruris venosum einen Substanzdefekt im pathologisch verändertem Gewebe des Unterschenkels infolge einer chronischen venösen Insuffizienz (CVI).

Etwa 90 % aller Unterschenkelgeschwüre sind venös bedingte Ulzerationen (Gericke 1994). Sie stellen mit 50–80 % den Hauptanteil aller vorkommenden chronischen Wunden dar. Die Inzidenz steigt mit zunehmendem Alter. Venöse Unterschenkelgeschwüre heilen häufig nur sehr langsam ab. Krankengeschichten, die sich über Jahre und Jahrzehnte hinziehen, sind keine Seltenheit. Die Rezidivrate nach der Abheilung beträgt, in Abhängigkeit von der Patientencompliance gegenüber der Kompressionstherapie, über 70 % (Nelzen 1997).

17.2.1 Entstehung

Das Beinvenensystem garantiert durch ein fein aufeinander abgestimmtes Zusammenspiel verschiedener Mechanismen den Rückstrom des venösen Blu-

Tiefe oder subfasziale Beinvenen (hellblau): Femoral-, Poplietal- und Tibialvene; werden auch als Leit- oder Transportvenen bezeichnet.	Verlaufen inter- und intramuskulär, sammeln das venöse Blut und transportieren es Richtung Herzen.
Oberflächliche oder epifasziale Beinvenen (dunkelblau): z.B. Saphena magna, Saphena parva (Stammvenen).	Ausgedehntes Venengeflecht, das in der Cutis und Subcutis liegt.
Verbindungsvenen oder Perforansvenen	Die transfaszial verlaufenden Verbindungsvenen verbinden die epifaszialen mit den subfaszialen Venen. Das venöse Blut aus den oberflächlichen Venen wird in die tiefen Venen geleitet.
Venenklappen	Wirken als herzwärts gerichtete Rückschlagventile, ein Rückfluss des venösen Bluts Richtung Peripherie wird verhindert.
Wadenmuskulatur	Bei Bewegung werden die Venen durch die Muskeln komprimiert und dilatiert.
Oberes Sprunggelenk	Bei Knöchelbewegung unterstützt die kontrahierende und relaxierende Achillessehne die Muskelpumpe.

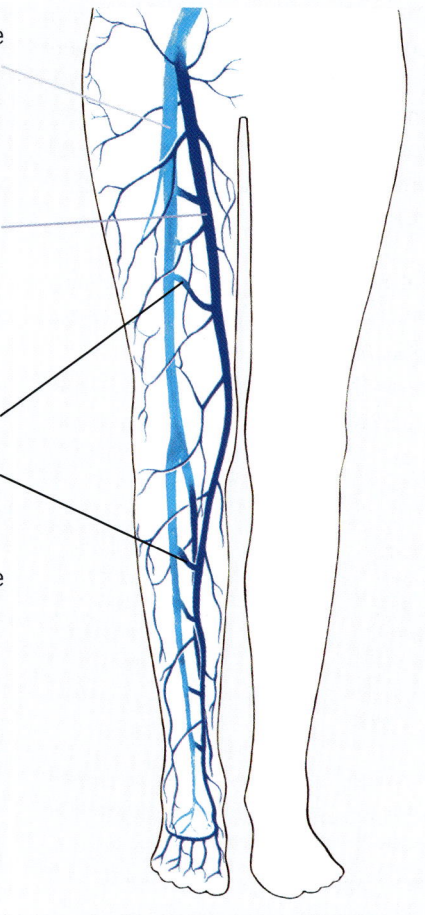

Abb. 17.19: Schematische Darstellung des Venensystems (Abb. Fa. Paul Hartmann)

tes – gegen die Schwerkraft – zum Herzen. Das System gliedert sich in folgende Komponenten:

Venensystem, Gelenke und Wadenmuskulatur bilden zusammen die Gelenk-Muskelpumpe. Kontrahiert die Muskulatur, werden die Venen komprimiert, bei Relaxation der Muskeln dilatieren sie. Durch die wechselnde Druck- und Saugwirkung der Pumpe wird das venöse Blut zum einen etagenweise Richtung Herz gehoben, wobei die Venenklappen einen Rückfluss verhindern, zum anderen strömt das oberflächliche Blut über die Perforansvenen zurück in die tiefen Venen. Dadurch sinkt der Venendruck ab. Bei **Veneninsuffizienz** ist der venöse Rücktransport zum Herzen gestört. Der Rückstau erhöht den Druck im tiefen Venensystem, was zu einem verminderten Abfluss aus dem oberflächlichen Venengeflecht führt. Der venöse Hypertonus beeinträchtigt den venösen Rückstrom aller Abschnitte bis hin zu den Kapillaren der Endstrombahn. Zu Beginn kompensiert das Lymphsystem die Transportaufgaben der Venen. Auf Dauer kann die interstitielle Flüssigkeitseinlagerung jedoch nicht verhindert werden, ein Ödem entsteht. Durch den zunehmenden Druck wird der Abtransport von Flüssigkeit und Stoffwechselprodukten verlangsamt oder kommt ganz zum Erliegen. Die Folgen sind:

- Ödembildung mit Erhöhung des Gewebedrucks und daraus folgender Verstärkung der Stoffwechselstörung (Hypoxie, perikapilläre Fibrinmanschetten).

- Hyperpigmentierung der Haut. Bräunlich-rote bis grau-rote Verfärbung durch Hämosiderineinlagerung (eisenhaltiges Pigment der roten Blutkörperchen) als Folge von druckbedingten Einblutungen in das Unterhautfettgewebe (s. Abb. 17.20)

- Stauungsdermatitis mit trockener, schuppender, rissiger Haut, die anfällig für bakterielle Infektionen und Allergisierung ist, stark juckt und oft nässende Ekzeme entwickelt.

- Trophische Hautveränderungen.
Dermatoliposklerose: Sklerosierung von Cutis und Subcutis mit Atrophie blanche (weiße, atrophische Herde, oft sehr schmerzhaft), (s. Abb. 17.21).
Dermatolipofaszisklerose: sklerotische Veränderungen der Cutis, Subcutis und umschriebener Areale der Faszie.
Ulcus cruris: Mehr oder weniger ausgedehnte, manchmal zirkulär am Unterschenkel lokalisierte Ulzeration, die aufgrund des vorgeschädigten Gewebes schon durch kleine Traumen entstehen kann (s. Abb. 17.22).

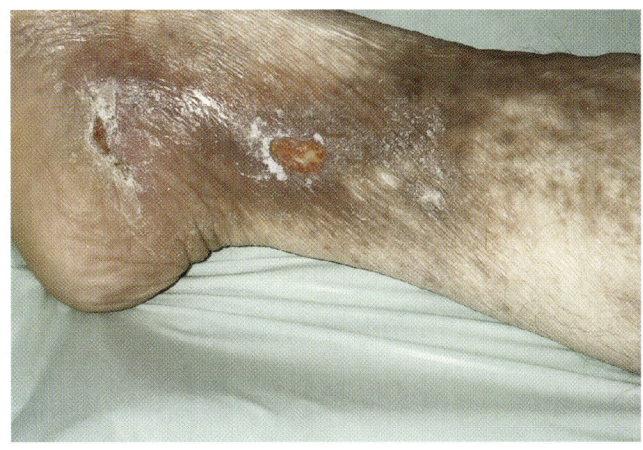

Abb. 17.20: Chronisch venöse Insuffizienz: Bräunlich-rote Verfärbung der Haut durch Hämosiderineinlagerung

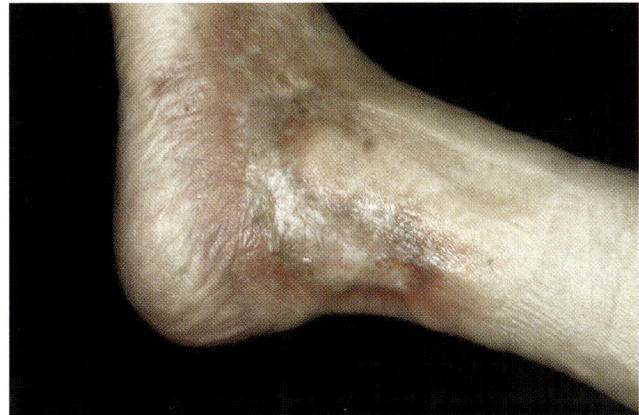

Abb. 17.21: Chronisch venöse Insuffizienz: Dermatoliposklerose mit Atrophie blanche

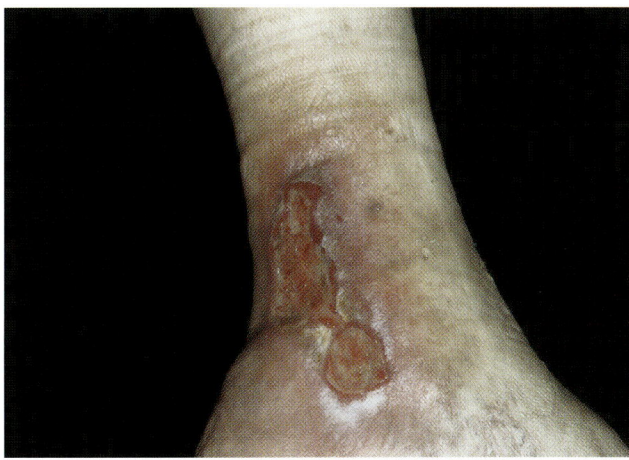

Abb. 17.22: Venöses Unterschenkelgeschwür

Häufigste Ursache der Veneninsuffizienz ist der Funktionsverlust der Venenklappen im epifaszialen bzw. subfaszialen Venensystem.

Epifasziale Veneninsuffizienz

Genetische Belastung (vermehrte Dehnbarkeit der Venenwände), langjährige Tätigkeit im Stehen oder Sitzen, Schwangerschaft oder Übergewicht können Ursache für eine Venendilatation und daraus folgender Klappeninsuffizienz der epifaszialen Venen sein. Schweregefühl in den Beinen, Brennen und Schmerzen sind Begleiterscheinungen der sich an der Oberfläche abzeichnenden und auch kosmetisch störenden Krampfadern (primäre Varikose). Eine Entzündung der Stammvenen (Varikophlebitis) und ein Übergreifen von Lumenerweiterung und Klappeninsuffizienz auf die Perforansvenen und subfaszialen Venen können zur Ausbildung einer chronisch venösen Insuffizienz führen.

Subfasziale Veneninsuffizienz

Die Insuffizienz der subfaszialen Venen entsteht in den meisten Fällen sekundär nach einer tiefen Beinvenenthrombose. In den thrombotisch geschädigten Venenabschnitten kommt es durch Vernarbung und Elastizitätsverlust zur Klappeninsuffizienz. Der dadurch entstehende venöse Hypertonus führt zu einer Insuffizienz der Perforansvenen mit einem Rückstau des venösen Blutes in die epifaszialen Venen. Die Folgen sind Varizen (sekundäre Varikose) und die Veränderungen in den Hautgeweben, wie sie oben beschrieben sind. Die Krankheitsbilder des postthrombotischen Syndroms entsprechen denen des chronisch venösen Stauungssyndroms.

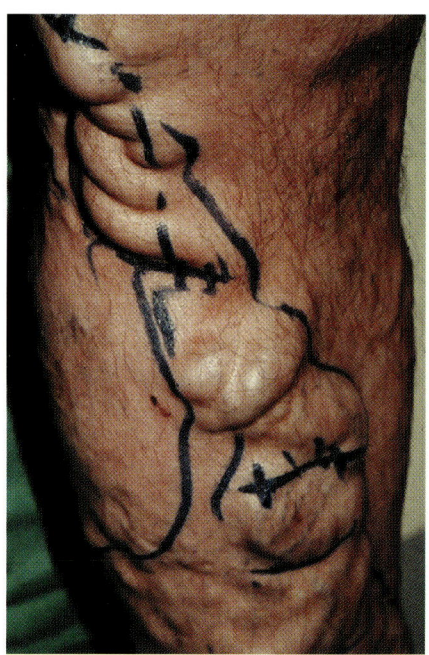

Abb. 17.23: Stauung als Ursache einer chronisch venösen Insuffizienz: Massive Stamm- und Astvarikosis der Vena saphena magna am Unterschenkel

17.2.2 Klassifizierung der chronisch venösen Insuffizienz

Die Ausprägung der klinischen Symptome der venösen Insuffizienz ist abhängig von dem Ausmaß der Rückflussstörung und der Dauer der venösen Belastung. Es werden drei Schweregrade der chronisch venösen Insuffizienz nach Widmer (1989) definiert:

Grad I: Besenreiserartige Venen, die sich halbmondförmig um Knöchel und oberhalb des Fußgewölbes abzeichnen (Corona phlebectatica); Knöchelödeme.

Grad II: Zusätzlich zu Grad I: Hyperpigmentierung der Haut, Dermatoliposklerose mit Atrophie blanche, Unterschenkelödeme.

Grad IIIa: Abgeheiltes Ulcus cruris venosum.

Grad IIIb: Florides Ulcus cruris venosum.

17.2.3 Diagnostik

Eine sorgfältige Diagnosestellung ist die Voraussetzung für eine effektive Therapie des venösen Unterschenkelgeschwürs.

Anamnese

Bei der Anamneseerhebung liegt der Fokus auf den **Risikofaktoren** für die Entstehung eines venösen Geschwürs, wie z.B. frühere venöse Erkrankungen (Ulkusrezidiv, Alter des floriden Ulkus),

tiefe Beinvenenthrombose, Phlebitiden, sitzende oder stehende Tätigkeiten, Schwangerschaften, Übergewicht, Traumatisierung des Beins oder familiäre Belastung. Begleiterkrankungen, die das Risiko erhöhen können (Herzinsuffizienz, Muskelschwäche, Niereninsuffizienz, Lymphödem, Osteoarthritis) sind von Interesse, ebenso wie Grunderkrankungen, die eher auf arterielle (z.B. Diabetes, AVK) oder mit systemischer Vaskulitis assoziierte Ulzerationen (z.B. rheumatoide Arthritis, chronisch entzündliche Darmerkrankung) hindeuten.

Klinische Untersuchung

Die Inspektion von Bein und Wunde, ebenso wie die Palpation der Beine (Ödeme) und der Wundumgebung (Dermatoliposklerose) und die Überprüfung des venösen und arteriellen Gefäßstatus (Pulstastbefund) geben wichtige Hinweise auf die Ulkusursache. Die charakteristischen Unterscheidungsmerkmale von venösen und arteriellen Unterschenkelgeschwüren sind in Tabelle 17.6 zusammengefasst.

Beide Beine werden auf ihren Umfang und ihre Form untersucht und nicht-venöse Ursachen von ein- oder beidseitigen Ödemen ausgeschlossen. Varizen, Hautverfärbungen, Dermatitis oder ältere Ulkusnarben sind Zeichen einer venösen Erkrankung oder eines postthrombotischen Syndroms. Dermatoliposklerose in der Gamaschenregion mit Ödemen oberhalb dieser Region geben dem Bein ein „Champagnerflaschen"- oder „Klavierfuß"-ähnliches Aussehen.

Die Beweglichkeit der Sprunggelenke ist wichtig für die Funktionsfähigkeit der Wadenmuskelpumpe und sollte untersucht werden.

Tab. 17.6: Unterscheidungsmerkmale venöser und arterieller Unterschenkelgeschwüre

Faktor	Venöses Unterschenkelgeschwür	Arterielles Unterschenkelgeschwür
Prädisponierende Faktoren	Thrombophlebitis, tiefe Beinvenen-thrombose, rezidivierende Ulzera, Übergewicht, Alter, weibliches Geschlecht	Arterielle Verschlusskrankheit, KHK, Vaskuläre Risikofaktoren: Hypertonie, Nikotinabusus, Fettstoffwechselstörungen, Diabetes mellitus, Alter
Lokalisation	Vor allem im Knöchelbereich nahe der Saphena magna; zirkulär als Gamaschen-ulkus	Außenknöchel, laterale Fußränder, Zehen-spitzen, Ferse, Tibiakante
Wundcharakteristika WundUmgebung	Ödeme, Varizen, Dermatoliposklerose, Atrophie blanche, Hyperpigmentierung, Stauungsdermatitis mit trockener, krus-tiger oft juckender Haut, Kontaktekzem	Blasse oder livide Hautfarbe, kalte, dünne atrophische Haut, fehlende Behaarung an den Zehen und Unterschenkeln, verdickte Zehennägel
WundRand	Abgeflacht, irregulär, keine Unterminierung oder Taschenbildung	Scharf begrenzt, wie ausgestanzt
WundGrund	Oberflächliche Wunde, dunkelrot körnig, sehr oft gelblich oder weißlich fibrinös belegt	Tiefreichende Läsion (Sehnen, Muskeln, Knochen sichtbar), trockene schwarze oder schmierige, gelblich-braune Nekrosen
WundExsudat	Mäßig bis viel; bei Ödemen stark nässend	Wenig
Schmerzsymptomatik	Unterschiedlich; Schmerz lässt bei Hochlegen der Beine nach	Belastungsschmerz, Ruheschmerz; Schmerz nimmt bei Anheben der Beine zu
Fußpulse	Vorhanden	Abgeschwächt bis fehlend

Tab. 17.7: Beispiele von Erkrankungen, die mit Beingeschwüren assoziiert sind

Erkrankung	Charakteristik
Arterielle Verschlusskrankheit	Arterielle Ulzera, venös-arterielle Mischulzera
Diabetes mellitus	Arterielle, neuropathische und arteriell/neuropathische Ulzera
Infektion	Ekthyma: Streptokokken/Staphylokokken-induzierte, multiple, meist Linsen- bis Geldstück-große Läsionen an Fußrücken und Unterschenkel, die sehr leicht bluten und einen scharf begrenzten, pergamentartigen Wundsaum haben. Nekrotisierendes Erysipel: Streptokokkeninfektion mit großflächigem geschwürigem Zerfall von Hautgewebe, vergrößerte Leistenlymphknoten
Vaskulitiden	Beidseitige, multiple Läsionen unterschiedlicher Größe, die bei Berührung extrem schmerzhaft sind.
Pyoderma gangraenosum (= Dermatitis ulcerosa)	Einzelne oder gehäuft auftretende, großflächige, matschig blau-rote Ulzerationen, mit schmierigen Nekrosen belegt, blutig-eitriges Exsudat, unterminierte Wund-ränder; Läsion oft sehr schmerzhaft.
Bluterkrankungen	Ulzera als Begleiterkrankung von z.B. Sichelzellanämie oder Thrombozytose
Neoplasien	Exulzerierende solide Tumoren: z.B. Melanom, Basaliom. Ulzerationen bluten sehr leicht, schmerzen in der Regel nicht. Wundrand und auch Wundmitte können wulstig aufgeworfen sein.

Ulkusgröße und -aussehen werden zu Beginn und im Verlauf der Behandlung dokumentiert (s. Kap. 5). Venöse Ulzera sind in der Regel oberflächlich, mit irregulären, flachen Wundrändern und ohne Wundtaschenbildung (s. Abb. 17.22). Nekrotischer Wundgrund, runde ausgestanzte Wundform, tiefe Wunden mit freiliegenden Sehnen sprechen eher gegen eine venöse Ulzeration. Obwohl die venöse Insuffizienz mit etwa 90 % die weitaus häufigste Ursache eines Unterschenkelgeschwürs ist (Gericke 1994), sollte man die Möglichkeit anderer Erkrankungen, die sich hinter einem Geschwür verbergen können, im Hinterkopf behalten (s. Tab. 17.7).

Basisdiagnostik

Mit der **direktionalen Dopplersonographie** werden die Venenlokalisation und die Funktion des Klappenapparates im epifaszialen, transfaszialen und subfaszialen Venensystem bestimmt.
Die Überprüfung der arteriellen Versorgung erfolgt durch die Dopplersonographie der Beinarterien mit Ermittlung des Knöchelarteriendruckes in Korrelation zu den Armarteriendrücken. Die Bestimmung des **Knöchel-Arm-Druck-Index** (s. Tab. 17.8) zeigt den Grad der arteriellen Beteiligung an. Je niedriger der Wert ist, umso ausgeprägter ist die arterielle Insuffizienz, die eine Kompressionstherapie verbieten würde. Bei Patienten mit einem Index von 0,8 und mehr ist die Kompressionstherapie angezeigt, bei niedrigeren Werten ist Vorsicht geboten.
Eine routinemäßige **bakteriologische Untersuchung** des Wundgrunds ist nicht erforderlich. Bei klinischen Zeichen einer Infektion (z.B. überwärmte Rötung der Ulkus-Region, erhöhtes CRP, Leukozytose) wird Eiter oder Gewebe vom Wundgrund oder Wundrand zur Erregerbestimmung mit Antibiogramm entnommen (s. Kap. 9.1). Therapieresistente und morphologisch ungewöhnliche Ulzerationen sollten **histologisch abgeklärt** werden (Malignome, Vaskulitiden, Pyoderma gangraenosum). Die Probeexzisionen müssen an mehreren Stellen, am Rand und an der Ulkusmitte entnommen werden.

Weiterführende Diagnostik

Zur Überprüfung der Funktion des Venensystems, von Strömungsverhältnissen oder venöser Kapazität werden nicht-invasive Methoden wie die **farbkodierte Duplexsonographie** und die **Venenverschluss-Plethysmographie** eingesetzt.
Seltener wird die **Phlebographie** als invasive Methode mit Injektion von Röntgenkontrastmittel in die dorsale Fußvene angewendet. Sie wird bei unklarem Sonographiebefund und zur Abklärung der Indikationen für phlebochirurgische Eingriffe durchgeführt.
Bei Verdacht auf ein allergisches Kontaktekzem ist die Epikutantestung zur Allergen-Identifizierung in Erwägung zu ziehen.

Multidisziplinäre Zusammenarbeit

Möglichst frühzeitig sollten Ulcus cruris-Patienten mit den folgenden zusätzlichen Befunden einem Spezialisten vorgestellt bzw. überwiesen werden (SIGN 1998):

- Diabetes mellitus.
- Periphere arterielle Verschlusskrankheit (Knöchel-Arm-Druck-Index < 0,8).
- Rheumatoide Arthritis/Vaskulitis.
- Verdacht auf Malignität.
- Atypische Lokalisation der Geschwüre.

Tab. 17.8: Dopplersonographischer Knöchel-Arm-Druck-Index (KADI) (aus Compliance Netzwerk Ärzte/HFI e.V. 2001)

Knöchel-Druck (mmHg)

Arm-Druck (mmHg)	40	50	60	70	80	90	100	110	120	130	140	150	160	170	180	190	200	210	220	230
230	.17	.22	.26	.30	.35	.39	.43	.48	.52	.57	.61	.65	.70	.74	.78	.83	.87	.91	.96	1.00
225	.18	.22	.27	.31	.36	.40	.44	.49	.52	.58	.62	.67	.71	.76	.80	.84	.89	.93	.98	1.02
220	.18	.23	.27	.32	.36	.41	.45	.50	.55	.59	.64	.68	.73	.77	.82	.86	.90	.95	1.00	1.05
215	.19	.23	.28	.33	.37	.42	.47	.51	.56	.60	.65	.70	.74	.79	.84	.88	.93	.98	1.02	1.07
210	.19	.24	.29	.33	.38	.43	.48	.52	.57	.62	.67	.71	.76	.81	.86	.90	.95	1.00	1.04	1.10
205	.20	.24	.29	.34	.39	.44	.49	.54	.59	.63	.68	.73	.78	.83	.88	.93	.97	1.02	1.07	1.12
200	.20	.25	.30	.35	.40	.45	.50	.55	.60	.65	.70	.75	.80	.85	.90	.95	1.00	1.05	1.10	1.15
195	.21	.26	.31	.36	.41	.46	.51	.56	.62	.67	.72	.77	.82	.87	.92	.97	1.02	1.08	1.13	1.18
190	.21	.26	.32	.37	.42	.47	.53	.58	.63	.68	.74	.79	.84	.89	.95	1.00	1.05	1.12	1.16	1.21
185	.22	.27	.32	.38	.43	.49	.54	.59	.65	.70	.76	.81	.86	.92	.97	1.03	1.08	1.14	1.19	1.24
180	.22	.28	.33	.39	.44	.50	.56	.61	.67	.72	.78	.83	.89	.94	1.00	1.06	1.10	1.17	1.22	1.28
175	.23	.29	.34	.40	.46	.51	.57	.63	.69	.74	.80	.86	.91	.97	1.03	1.09	1.14	1.20	1.26	1.31
170	.24	.29	.35	.41	.47	.53	.59	.65	.71	.76	.82	.88	.94	1.00	1.06	1.12	1.18	1.24	1.29	1.35
165	.24	.30	.36	.42	.48	.55	.61	.67	.73	.79	.85	.91	.97	1.03	1.09	1.15	1.21	1.27	1.33	1.39
160	.25	.31	.38	.44	.50	.56	.63	.69	.75	.81	.88	.94	1.00	1.06	1.13	1.19	1.25	1.31	1.38	1.44
155	.26	.32	.39	.45	.52	.58	.65	.71	.77	.84	.90	.97	1.03	1.10	1.16	1.23	1.29	1.35	1.42	1.48
150	.27	.33	.40	.47	.53	.60	.67	.73	.80	.87	.93	1.00	1.07	1.13	1.20	1.27	1.33	1.40	1.46	1.53
145	.28	.34	.41	.48	.55	.62	.69	.76	.83	.90	.97	1.03	1.10	1.17	1.24	1.31	1.38	1.45	1.52	1.59
140	.29	.36	.43	.50	.57	.64	.71	.79	.86	.93	1.00	1.07	1.14	1.21	1.29	1.36	1.43	1.50	1.57	1.64
135	.30	.37	.44	.52	.59	.67	.74	.81	.89	.96	1.04	1.11	1.19	1.26	1.33	1.41	1.48	1.56	1.63	1.70
130	.31	.38	.46	.54	.62	.69	.75	.85	.92	1.00	1.08	1.15	1.23	1.31	1.38	1.46	1.54	1.62	1.69	1.77
125	.32	.40	.48	.56	.64	.72	.80	.88	.96	1.04	1.12	1.20	1.28	1.36	1.44	1.52	1.60	1.68	1.76	1.84
120	.33	.42	.50	.58	.67	.75	.83	.92	1.00	1.08	1.17	1.25	1.33	1.42	1.50	1.58	1.66	1.75	1.83	1.92
115	.35	.43	.52	.61	.70	.78	.87	.96	1.04	1.13	1.22	1.30	1.39	1.48	1.57	1.65	1.74	1.83	1.91	2.00
110	.36	.45	.55	.64	.73	.82	.91	1.00	1.09	1.18	1.27	1.36	1.45	1.55	1.64	1.73	1.82	1.91	2.00	2.09
105	.38	.48	.57	.67	.76	.86	.95	1.05	1.14	1.24	1.33	1.43	1.52	1.62	1.71	1.81	1.90	2.00	2.09	2.19
100	.40	.50	.60	.70	.80	.90	1.00	1.10	1.20	1.30	1.40	1.50	1.60	1.70	1.80	1.90	2.00	2.10	2.20	2.30
95	.42	.53	.63	.74	.84	.95	1.05	1.16	1.26	1.37	1.47	1.58	1.68	1.79	1.89	2.00	2.11	2.21	2.32	2.42
90	.44	.56	.67	.78	.89	1.00	1.11	1.22	1.33	1.44	1.57	1.67	1.78	1.89	2.00	2.11	2.22	2.33	2.44	2.55

Kontaktdermatitis oder Dermatitis, die resistent gegen lokale Corticosteroide sind.

Patienten, bei denen ein phlebochirurgischer Eingriff angezeigt ist.

17.2.4 Therapie

Ansatzpunkt der kausalen Therapie des Ulcus cruris venosum ist, die zugrunde liegende chronisch venöse Insuffizienz so weit als möglich zu normalisieren. Die Reduktion der Drucküberlastung im venösen System wird vorrangig mit einer Kompressionstherapie, gegebenenfalls auch mit einer operativen Therapie erreicht. Ziele der Therapie sind:

Beseitigung bzw. Besserung der subjektiven Beschwerden, vor allem der Schmerzen,

Beseitigung bzw. Besserung der Ödeme und der trophischen Störungen im geschädigten Hautgebiet,

Abheilung des Geschwürs,

Verhütung eines Rezidivs.

Entscheidend für den Therapieerfolg ist die Mitarbeit des Patienten, der die meist lebenslange Kompressionstherapie mit(er)tragen muss. Im Mittelpunkt der lokalen Therapie stehen die Schaffung eines sauberen Wundgrundes und die Aufrechterhaltung eines idealfeuchten Wundmilieus, um eine ungestörte Wundheilung zu ermöglichen.

17.2.4.1 Der Patient

Zur Unterstützung der Therapie sollte auf allgemeine Faktoren, wie Anämie oder Mangelernährung geachtet und Defizite korrigiert werden. Bei Adipositas wird eine Gewichtsreduktion angestrebt. Grunderkrankungen wie Diabetes mellitus, Hypertonus und Ödembildung aufgrund kardialer, renaler oder hepatischer Dysfunktion müssen behandelt werden. Nicht selten liegt eine Depression vor, die den Patienten so-

---

Tab. 17.8: Dopplersonographischer Knöchel-Arm-Druck-Index (KADI) (aus Compliance Netzwerk Ärzte/HFI e.V. 2001) (Fortsetzung)

KADI < 0.5	Überweisung zum Gefäßspezialisten (keine Kompressionstherapie oder im Einzelfall bis zur Tolerierungsgrenze)
KADI < 0.8–0.5	Claudicatio intermittens weist auf periphere arterielle Verschlusskrankheit – pAVK – hin (Kompressionstherapie bis zur vom Patienten tolerierten Druckstärke angezeigt)
KADI < 1–0.8	Leichte periphere arterielle Verschlusskrankheit (Kompressionstherapie bis 40 mmHg angezeigt)
KADI ≥ 1.00	Normalwert (Kompressionstherapie angezeigt)

Cave: Falsch hohe systolische Druckwerte bei Diabetes/Mönckeberg-Sklerose. (Die Manschette kann verkalkte distale Gefäße nicht komprimieren.) In diesem Fall den Druck einer Zehenarterie messen.

$$KADI = \frac{\text{Systolischer Knöchelarteriendruck}}{\text{Systolischer Armarteriendruck}}$$

Merke: Der diastolische Druck kann mit dem Doppler nicht gemessen werden.

Empfohlene Sondenfrequenz:
8 MHz für durchschnittliche Knöchel
4 MHz für adipöse/ödematöse Knöchel

zial isoliert, antriebslos macht und immobilisiert. Eine antidepressive Therapie macht in vielen Fällen weitere therapeutische Maßnahmen überhaupt erst sinnvoll.

Wesentlicher Bestandteil des Therapieerfolgs ist ein motivierter Patient. Die Compliance mit der Therapie steigt, wenn der Patient gut über die Ursachen seiner Erkrankung und deren Behandlungsmöglichkeiten informiert ist. Für den Patienten steht die lokale Behandlung seiner Wunde im Vordergrund. Der Wirkung von Salben, Tinkturen und teuren Pflastern wird mehr Interesse und Vertrauen entgegengebracht als der unbequemen Kompressionstherapie. Unter Anleitung lernt der Patient, dass ohne Kompression keine Abheilung möglich ist. Die Motivation steigt meist auch, wenn der Patient nach Anlage des Verbands eine Verbesserung der Schmerzsymptomatik erfährt und die Heilungstendenz seiner Wunde sichtbar wird. Je nach seinen Möglichkeiten wird der Patient aktiv in die Therapie einbezogen und angehalten, selbstverantwortlich Bewegungs- und Gehübungen unter langfristiger Tolerierung der Kompressionstherapie durchzuführen.

17.2.4.2 Das Bein

Beine hochlagern

Die einfachste Methode, um Ödeme zu reduzieren besteht darin, die Beine hochzulagern. Der venöse Rückstrom wird dadurch um 20–30 % gesteigert (Vorsicht bei herzinsuffizienten Patienten!). In Ruhe sollten die Beine etwa 15 cm über Herzhöhe liegen. Dies kann durch Höherstellen des Bettendes erreicht werden. Auch tagsüber sollte der Patient 2 bis 4 Stunden lang seine Beine hochlegen.

Medizinische Kompressionstherapie

Der Kompressionsverband ist die kausale Basistherapie der chronisch venösen Insuffizienz und damit auch des venösen Geschwürs. Kompression erhöht die Heilungsrate der Ulzera, reduziert die Rezidivhäufigkeit und verlängert die Zeit bis zum Auftreten eines Rezidivs. Im Durchschnitt heilen etwa 50 bis 60 % der Geschwüre innerhalb von 6 Monaten allein durch die Kompressionsbehandlung ab (Hess 2002). Kompression bewirkt folgende Veränderungen im insuffizienten Venensystem:

- Einengung der dilatierten epi- und subfaszialen Venen, dadurch Verbesserung der Venenklappenfunktion mit vermindertem Reflux des venösen Blutes von subfaszial nach epifaszial (s. Abb. 17.24),

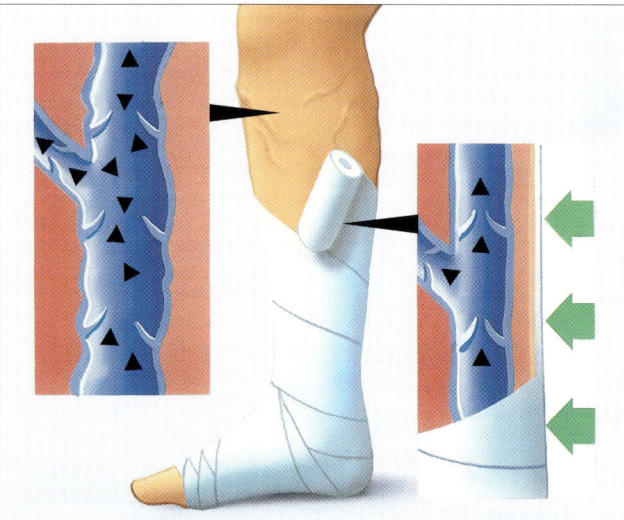

Abb. 17.24: Einengung einer insuffizienten Vene durch den Kompressionsverband (Abb. Fa. Paul Hartmann)

Tab. 17.9: Indikationen der unterschiedlichen Methoden zur Kompressionstherapie

Methode	Bevorzugte Indikation	
Kompressions-verband	Zinkleimbinden	Schnelle Entstauung und Beseitigung hartnäckiger Ödeme. Bei nicht nässenden Ulzerationen als **Dauerverband**
	Kurzzugbinden	**Wechselverband** zur Ulkusbehandlung, bei allen akuten und chronischen venösen Stauungsödemen, nach Varizenverödung, bei Thrombophlebitis
	Mehrlagen-Verband-system	**Dauerverband** zur Ulkusbehandlung mit Verbandliegezeiten von bis zu 7 Tagen
	Langzugbinden	Nicht zur Ödemausschwemmung und Ulkustherapie geeignet!
Kompressions-strümpfe	Kompressionsklasse I (18–21 mmHg)	Geringe Varikose ohne wesentliche Ödeme
	Kompressionsklasse II (25–32 mmHg)	Ausgeprägte Varikose mit Ödemneigung, nach Abheilung unerheblicher Ulzerationen
	Kompressionsklasse III (36–46 mmHg)	Bei postthrombotischer CVI, schwere Ödemneigung, sekundäre Varikose, Atrophie blanche, Dermatoliposklerose, nach Abheilung schwerer Ulzera
	Kompressionsklasse IV (> 59 mmHg)	Lymphödem. Elephantiasis
Intermittierende maschinelle Kompression	CVI aller Stadien, venös bedingte Ödeme in Kombination mit pAVK.	

- erhöhte Strömungsgeschwindigkeit in den epi- und vor allem subfaszialen Venen und dadurch verminderte Thrombosegefahr,

- Steigerung der Flüssigkeitsaufnahme aus dem interstitiellen Gewebe in die Kapillaren und Lymphgefäße,

- Verbesserung der Funktion der Gelenk-Muskelpumpe durch Gegendruck von außen.

Als Folge kommt es zu einer gesteigerten venösen Makro- und Mikrozirkulation, Ödeme werden mobilisiert. Mit dem nachlassenden, flüssigkeitsbedingten Druck verbessert sich die Stoffwechselsituation des Gewebes entscheidend, die Ulzerationen heilen ab.

Die Kompression kann ihre volle Wirksamkeit nur in Verbindung mit Bewegung entfalten. Voraussetzung für den Therapieerfolg ist ein ausreichend mobiler Patient mit beweglichen Sprunggelenken zur optimalen Nutzung der Gelenk-Muskelpumpe.

Je nach klinischem Bild werden unterschiedliche Methoden der Kompressionsbehandlung eingesetzt (s. Tab. 17.9):

- Kompressionsverband,
- Kompressionsstrümpfe,
- intermittierende Kompression.

Kompressionsverband

Für einen Kompressionsverband benötigt man Binden, deren Eigenschaften von ihrer Dehnbarkeit bestimmt wer-

Tab. 17.10: Eigenschaften der unterschiedlichen Kompressionsbinden

Typ	Produkt-beispiele/®	Wirkung	Vorteile	Nachteile	Besonder-heiten
Zinkleim-verband Unelastische Kompression	Gelocast (BSN) Urgozink Elast (Urgo) Varolast (Paul Hartmann) Varicex (L & R)	Sehr hoher Arbeitsdruck, kein Ruhdruck Ödemaus-schwemmung	Kann als Dauer-verband auch nachts getragen werden Wirkt Haut-beruhigend Schutz vor Kratzen	Kann sich dün-ner werdenden Beinen nicht anpassen Kann allergisie-rend wirken Wenig geeignet bei nässenden Ulzera	Anlegen von erfah-renen Ärzten, Pfle-gekräften oder Physiotherapeuten Überziehen von Baumwoll-schlauchverband, um Verschmut-zung der Kleider zu vermeiden
Kurzzug-binden Einge-schränkt elastische Kompression	**Nicht klebend:** Compridur (BSN) Durelast (L & R) Pütterbinde (Paul Hartmann) Rosidal K-Elko (L & R) Urgoband (Urgo) **Kohäsiv** Comprihaft (BSN) Idealhaft (Paul Hartmann) Porelast (L & R) Rosidal haft (L & R) Urgoband kohäsiv (Urgo) **Kohäsiv hypoallergen** Hypolastic (Paul Hartmann) Porelast Acryl (L & R)	Hoher Arbeits-druck, niedriger Ruhedruck Ödemaus-schwemmung	Kann oft ge-waschen und wiederverwendet werden Flexible Wund-therapie möglich Patient kann den Verband nach Anleitung selbst angelegen	Anlegen erfor-dert viel Übung, Fehler sind häufig Verband ver-rutscht leicht Gefahr von Drucknekrosen z.B. über der Schienbeinkante	Zusätzliche ad-häsive elastische Binde über dem Verband kann Verrutschen verhindern Saugfähige Wund-auflage aus-wählen, die auch unter Kompres-sionsverbänden die Feuchtigkeit speichert
Mehrlagen-Verbandsys-tem Kombination aus unelasti-scher und elastischer Kompression	Profore (S+N) Lage 1: Naturwatte für Polsterung und Ex-sudataufnahme Lage 2: Baum-wollkurzzugbinde für unelastische Kompres-sion und Exsudatauf-nahme Lage 3: Elastomerbin-de für elastische Kom-pression Lage 4: Kohäsive Kurzzugbinde für Kom-pression und Fixierung	Hoher Arbeits-druck, leichter Ruhedruck	Gleichbleibender Druck für etwa eine Woche Passt sich dünner werden-den Beinen an Großer Trage-komfort Auch bei nässen-den Wunden über mehrere Tage zu tragen	Etwas voluminös und sehr warm	Sollte von erfahre-nen Ärzten, Pfle-gekräften oder Physiotherapeuten angelegt werden

den. **Kurzzugbinden** dehnen sich wenig und setzen den kontrahierenden Muskeln einen großen Widerstand entgegen. Diesem **hohen Arbeitsdruck** steht ein **geringer Ruhedruck** gegenüber, da sich die Binden in Ruhe kaum zusammenziehen und keinen Eigendruck auf den Muskel ausüben können. Verbände mit Kurzzugbinden sind zur Therapie aller Stadien der chronisch venösen Insuffizienz geeignet und als Wechselverband universal in der Ulkustherapie einsetzbar.

Zinkleimbinden fehlt jede Elastizität. Sie zeigen den **höchsten Arbeitsdruck** bei **geringstem Ruhedruck** und werden zur schnellen, intensiven Entstauung zu Beginn der Therapie eingesetzt. Nachteilig ist die mangelnde Anpassungsfähigkeit des Verbandes, wenn der Beinumfang infolge der Ödemausschwemmung abnimmt. Durch das fehlende Saugvermögen des Verbands kann das Wundexsudat zu Mazeration der Haut führen, häufig entwickelt sich ein unangenehmer Geruch. Aus diesen Gründen muss der Zinkleimverband in der Anfangsphase oft neu angelegt werden. Als Dauerverband bietet er sich an, wenn das Bein entstaut ist und die Wunde so wenig Exsudat sezerniert, dass der Verbandwechsel in langen Intervallen erfolgen kann.

Die Vorteile eines **Mehrlagen-Verbandsystems** (z.B. Profore®, Smith+ Nephew) liegen in einem hohen Exsudataufnahmevermögen und einer Tragedauer von bis zu sieben Tagen. Vier verschiedene polsternde, saugende, elastische und kohäsive Binden, die übereinander an das Bein gewickelt werden, sorgen für eine gleichbleibende Kompression, selbst wenn sich der Umfang des Beines verringern sollte.

> **MERKE**
>
> Eine Kompressionstherapie darf erst begonnen werden,
>
> - wenn die **arteriellen** Druckverhältnisse abgeklärt sind. Ab einem Knöchel-Arm-Druck-Index < 0,8 ist Vorsicht geboten;
> - wenn bei einem Diabetespatient eine **neuro-ischämische** Beteiligung sicher ausgeschlossen ist (s. Kap. 17.3);
> - wenn eine Herzinsuffizienz internistisch abgeklärt und behandelt ist, da die Entstauung durch Zunahme des venösen Rückstroms eine Rechtsherzdekompensation auslösen kann;
> - wenn schmerzhafte Entzündungen (Thrombophlebitis, Erysipel, Dermatitis) abgeklungen sind.

Eine therapeutische Überlegenheit des Mehrlagen-Systems gegenüber der Kurzzugbinde konnte nicht festgestellt werden (Scriven 1998).

Langzugbinden sind mit ihrem niedrigen Arbeitsdruck und hohem Ruhedruck zur Ödemausschwemmung und Ulkusbehandlung **ungeeignet**.

Eine Übersicht der verschiedenen Eigenschaften der Kompressionsbinden gibt die Tabelle 17.10.

Es existieren unterschiedliche **Wickeltechniken** (z.B. Pütterverband, Fischerverband), deren Effektivität vergleichbar ist, wenn der Verband sachgerecht angelegt wird. Ein zu locker sitzender Verband hat keinen ausreichenden therapeutischen Effekt, Abschnürungen oder zu großer Druck kann zu bedrohlichen ischämischen Schädigungen führen. Der Verband wird am entstauten Bein vor dem Aufstehen, bei ambulanten Patienten nach halbstündigem Beine hochlagern, angelegt. Der Anlagedruck muss vom

FÜR DIE PRAXIS

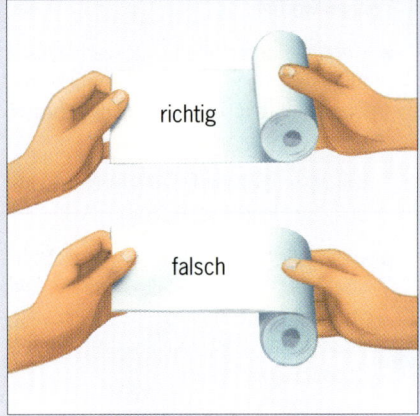

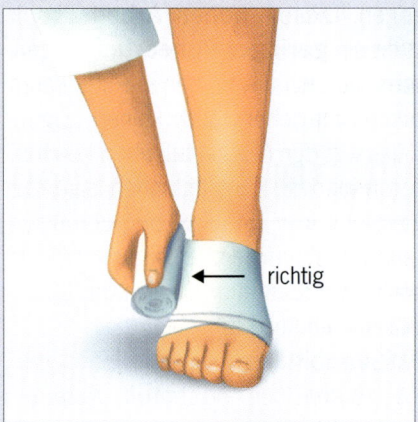

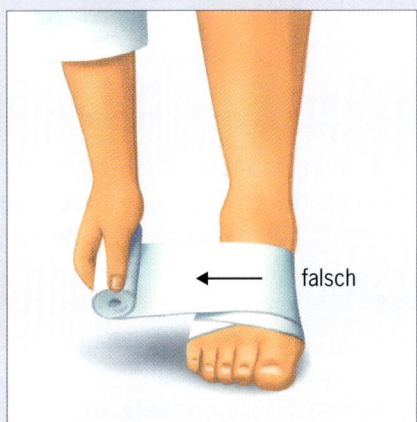

Abb. 17.25: Tipps zur Anlegetechnik des Kompressionsverbandes (Abb. Fa. Paul Hartmann)

1. Binde mit dem aufgerollten Teil nach oben in die Hand nehmen.
2. Binde immer am Fuß bzw. Bein entlang abrollen, um eine gleichmäßige Führung über die ganze Bindenbreite zu erreichen.
3. Binde nicht vom Bein wegziehen, um Schnürfurchen zu vermeiden.
4. Beim Verbandanlegen das Sprunggelenk und das Knie rechtwinklig beugen.
5. Mit dem Verband am Zehengrundgelenk beginnen.
6. Die Ferse sorgfältig einbinden: Freilassen der Ferse führt zu lokalen Ödemen, zu festes Binden behindert das Sprunggelenk (Muskelpumpe!).
7. Bei Bedarf die Tibiakante abpolstern. Die Hohlkehle unterhalb des Knöchels zur Druckerhöhung mit Schaumstoffpolstern (Pelotten) unterlegen.
8. Druck über dem Wundgebiet durch Einbinden von Schaumstoffpolstern (zwischen Wundverband und Kompressionsbinde) erhöhen.

Fuß aus Richtung Knie bzw. Oberschenkel gleichmäßig nachlassen. Der Verband ist richtig angelegt, wenn die Zehen in Ruhe leicht livide verfärbt sind und bei Bewegung wieder normale Farbe annehmen. Nach Anlegen des Verbands wird der Patient sorgfältig auf Anzeichen einer Minderdurchblutung kontrolliert. Gleichzeitig wird er darauf geschult, die Qualität seines Verbandes selbst einzuschätzen. Der Druck sollte gut spürbar sein, aber nicht als unangenehm empfunden werden. Der Patient sollte beim Umherlaufen eine Erleichterung verspüren. Bei Auftreten von Taubheitsgefühl, Brennen, Verfärbungen der Zehen und zunehmende Schmerzen bei Bewegung muss der Verband abgenommen und neu angelegt werden.

Der Kompressionsverband wird solange eingesetzt, bis das Bein entstaut bzw. das Unterschenkelgeschwür abgeheilt ist. Zur Sekundärprävention wird im Allgemeinen auf das Tragen von Kompressionsstrümpfen übergegangen.

Kompressionsstrumpf

Kompressionsstrümpfe gibt es in unterschiedlichen Kompressionsklassen (s. Tab. 17.9), verschiedenen Größen, Farben und Ausführungen. Die Auswahl richtet sich nach der Indikation und den besonderen Wünschen des Patienten. Zum individuellen Anpassen des am häufigsten verordneten Kompressionskniestrumpfes wird der Fessel- und Wadenumfang, sowie die Unterschenkellänge vom Knöchel bis zum Knie ausgemessen.

Noncompliance ist das größte Problem bei der Anwendung. Die „Gummistrümpfe" werden oft als lästig und zu heiß empfunden. Erhebliche Schwierig-keiten macht besonders älteren Patienten das korrekte, sehr kraftaufwändige Überziehen des Strumpfes über die Knöchelregion. Eine intensive Schulung mit Demonstration von Anlege- und (ebenso wichtig!) Ausziehtechniken, unter Einbeziehen von Hilfsmitteln wie Applikatoren, glatten Unterziehstrümpfen oder Gummihandschuhen, erhöht die Compliance.

Für die Therapie von Unterschenkelgeschwüren wird ein Strumpfsystem aus Unterziehstrumpf mit leichter Kompression und einem Kompressionsstrumpf Klasse III angeboten, der mit einem Reißverschluss ausgestattet ist, der das Anlegen sehr erleichtert (z.B. Jobst UlcerCARE).

Da Kompressionsstrümpfe einen hohen Ruhedruck bei niedrigem Arbeitsdruck aufweisen, müssen sie morgens im Bett bei entstautem Bein angezogen und nachts ausgezogen werden. Zu beachten ist, dass die Elastizität der Strümpfe nach etwa 3 bis 6 Monaten nachlässt. Kompressionsstrümpfe sollten daher regelmäßig ersetzt werden.

Intermittierende Kompression

Bei der intermittierenden Kompression wird eine Manschette über den Unterschenkel gezogen, die aus mehreren Kammern besteht. Die Kammern füllen sich mit Hilfe einer pneumatischen Pumpe intermittierend mit Luft und bewirken dadurch einen Druckgradienten, der – ohne Muskelpumpe – das venöse Blut Richtung Herz bewegt. Besonders geeignet ist diese Methode, die pro Sitzung etwa 2 bis 4 Stunden in Anspruch nimmt, für Patienten mit arterieller Verschlusskrankheit, deren venöse Ödeme nicht mit Kompressionsverbänden oder -strümpfen behandelt werden dürfen. Kontraindikationen bestehen bei dekompensierter Herzsuffizienz, frischer tiefen Beinvenenthrombose und bei akuter Thrombophlebitis.

Operative Therapie

Durch Ausschalten insuffizienter epifaszialer bzw. transfaszialer Venen, die infolge Reflux zu einer Überlastung der tiefen Venen führen, wird eine Verbesserung der Makrozirkulation erreicht. Bei Vorliegen einer Stammvarikose werden die Vena saphena magna und/oder parva, gegebenenfalls auch Seitenastvarizen, je nach Ausdehnung ganz oder teilweise entfernt. Insuffiziente Perforansvenen werden ligiert bzw. reseziert.

Sklerotherapie

Zum Ausschalten epifaszialer Venen kann auch eine Venenverödung (Sklerotherapie) durchgeführt werden. Wegen der im Vergleich zur operativen Therapie erhöhten Rezidivrate bei Varikose der Stammvenen sollte sie bevorzugt bei Seitenast- und retikulären Varizen zur Anwendung kommen. Eine Sklerosierung von Varizen, die im Ulkusbereich liegen bzw. auf dieses zuziehen (sog. „Nährvenen") kann in Erwägung gezogen werden (Leitlinie 1999).

Physiotherapie

Bei eingeschränkter Mobilität ist eine krankengymnastische Mobilisierung des Betroffenen indiziert. Besonderes Augenmerk ist auf den Erhalt bzw. die Verbesserung der Sprunggelenksbeweglichkeit zu legen, da die Kompressionstherapie ohne aktive Muskelpumpe wirkungslos ist. Mobilere Patienten erhalten zusätzlich zur Kompressionstherapie ein intensives, kontrolliertes Gehtraining. Sie werden dazu ermutigt, möglichst viel zu laufen und regelmäßige Übungen zur Unterstützung der Gelenk-Muskelpumpe durchzuführen. Es gilt die Regel der „3 S" und „3 L": „Schlecht sind stehen oder sitzen, lieber laufen oder liegen".

Bei der kombinierten physikalischen Entstauungstherapie (KPE) werden Kompressions- und Bewegungstherapie (mit speziellen Übungen zur Verstärkung der Muskelpumpenfunktion) um die manuelle Lymphdrainage und Atemtechniken erweitert. Dadurch wird der Abtransport lymphatischer Ödeme gesteigert. Bei der manuellen Lymphdrainage wird die Ulkusregion ausgespart.

17.2.4.3 Das Ulkus

Die Entstauung des ödematösen Gewebes durch effiziente Kompressionstherapie ist die wirkungsvollste Lokaltherapie. Der gesteigerte Abfluss von Flüssigkeit verbessert die lokale Durchblutungssituation und Sauerstoffversorgung und damit die Heilungstendenz des Geschwürs entscheidend. Gleichzeitig nimmt auch der Exsudatfluss aus der Wunde deutlich ab. Weitere lokaltherapeutische Maßnahmen zielen vor allem darauf ab, wundheilungsverzögernde Faktoren zu beseitigen (z.B. Nekrosen, Beläge) oder zu verhindern (z.B. Infektion, Austrocknen der Wunde).

Wunddébridement

Wenn es die klinische Situation des Patienten erlaubt, werden Nekrosen, schmierige Beläge und unzureichend durchblutetes Gewebe möglichst umfassend chirurgisch abgetragen. Auch dicke Fibrinbeläge werden – meist in mehreren Sitzungen – nach und nach scharf abgetragen. Zur Unterstützung des chirurgischen Débridements bieten sich physikalische, enzymatische oder biochirurgische Verfahren an (s. Kap. 7.2 und 9.2).

Wundinfektion

Bei Nachweis einer klinischen Wundinfektion sind neben der chirurgischen Reinigung des Wundgrundes und systemischer Antibiotikatherapie nach Antibiogramm ausgiebiges Spülen der Wunde und gezielter Einsatz von Antiseptika und geeigneten Wundauflagen die ergänzenden Maßnahmen (s. Kap. 7.3 und 9.1).

Wundspülung

Großzügiges Spülen mit physiologischer Kochsalz-Lösung oder Ringer-Lösung während des Verbandwechsels unterstützt die Wundreinigung. Auch das Ausduschen der Wunde mit lauwarmem Leitungswasser kann empfohlen werden (s. Kap. 7.2 und 9.1).

Wundauflagen

Offensichtlich spielt die Art der Wundauflage neben der Kompressionstherapie bei der Heilung eines venösen Geschwürs nur eine untergeordnete Rolle (Blair 1988). In 2 größeren Studien, bei denen jeweils eine standardisierte Kompressionstherapie durchgeführt wurde, konnte kein Unterschied in den Abheilungsraten von Wunden gefunden werden, die mit Hydrokolloiden verbunden wurden im Vergleich zu Wunden, die mit nicht anhaftenden Viskosekompressen abgedeckt waren (Stacey 1997, Callam 1992). Daher können bei mäßig bis stark nässenden Ulzera, bei denen auch andere saugstarke Wundauflagen (z.B. Schaumstoffverbände) oft gewechselt werden müssten, – auch aus preislichen Gründen – kombinierte Saugkompressen (z.B. Zetuvit®, Askina® Pad, s. Tab. 6.5) als Standardabdeckung empfohlen werden. Bei nachlassender Exsudation sollte auf Wundauflagen übergegangen werden, die bei ausreichender Saugkapazität die Wundoberfläche feucht halten (z.B. Hydrokolloide, Hydropolymere, Schaumstoffverbände). Dicke Schaumstoffkompressen (z.B. Allevyn®, Biatain®, Mepilex®) sind als Wundauflagen unter dem Kompressionsverband ideal, weil sie die Kompression über dem Wundgebiet erhöhen. Unter den modernen Wundauflagen haben die Hydrokolloide das größte Allergiepotential (s. Kap. 14). Sie sollten nur mit Vorsicht bei Patienten mit ekzematöser Wundumgebung angewendet werden. Ebenso sind für diese Patienten Wundauflagen mit Kleberand (z.B. Allevyn® adhesive) oder Hydrogele (wegen des enthaltenen Feuchthaltemittels Polypropylen) weniger geeignet.

Transplantation

Zeigen die Ulzera trotz sauber granulierendem Wundgrund und Infektfreiheit nach mehreren Wochen keine Tendenz zur Spontanepithelisierung kann im Einzelfall zur Wunddeckung eine **Meshgraft Transplantation** oder die Anwendung von **Keratinozytentransplantaten** in Erwägung gezogen werden (s. Kap. 10.2). Nur bei weiterhin konsequenter Kompressionstherapie ist ein dauerhafter Wundverschluss gewährleistet.

Operative Eingriffe zur Ulkussanierung

Bei hartnäckig therapierefraktären Ulzera kommt auch die **paratibiale Fasziotomie** in Frage. Die Spaltung der

Muskelfaszie entlang der gesamten Schienbeinkante soll das Einsprossen von Kapillaren aus dem gutdurchbluteten subfaszialen Muskelgewebe in das schlecht versorgte Ulkusgebiet ermöglichen. Dadurch sinkt der Gewebedruck im epifaszialen Raum, die Mikrozirkulation verbessert sich.

Langjährig bestehende, ausgedehnte Gamaschenulzera mit extremen trophischen Störungen und massiver Ödembildung sind keiner der bisher genannten Therapien zugänglich (Lippert 2000). In diesen Fällen ist nur die **radikale Fasziektomie** mit **Exzision des Ulkus,** einschließlich der trophisch veränderten Wundumgebung und anschließender plastisch-chirurgischer Deckung Erfolg versprechend.

17.2.4.4 Adjuvante Therapie

Behandlung der Stauungsdermatitis

Ein großer Prozentsatz der Ulcus-cruris-Patienten entwickelt eine allergische oder toxische Kontaktdermatitis auf Bestandteile der zuvor lokal angewendeten Substanzen oder Wundauflagen (s. Kap. 14). Bei Auftreten eines Ekzems ist das verdächtige Produkt sofort abzusetzen. Die problematischsten Stoffe sind Lokalantibiotika, Antiseptika, Salbengrundlagen auf Wollfettbasis (Lanolin), Konservierungsmittel (Parabene) und Latex (Naturkautschuk), das auch in kohäsivem Bindenmaterial vorkommen kann. Bei Unsicherheit über enthaltene Konservierungsmittel oder Salbengrundlagen kann man in der Roten Liste nachschlagen: Hier werden unter „Hilfsstoffe" (kleingedruckt) alle Zusatzstoffe aufgeführt. Kohäsivbinden, die mit Acrylatkleber statt mit Latex beschichtet sind, gelten als hypoallergen.

Das Allergen sollte möglichst durch einen Epikutantest identifiziert und jeder weitere Kontakt unbedingt vermieden werden.

In der akut nässenden Phase kann das **Kontaktekzem** mit feuchten Umschlägen und anschließend kurzzeitig mit lokalen, in schweren Fällen auch systemischen Corticosteroiden behandelt werden (Fizpatrick 1998).

Eine **unkomplizierte Stauungsdermatits** spricht auf eine kurzzeitige lokale Cortisontherapie sehr gut an.

Schmerztherapie

Auch wenn das venöse Geschwür im Vergleich zu arteriellen Wunden allgemein als schmerzarm gilt, klagen die meisten Patienten mit venösen Ulzera über leichte bis schwere Schmerzen im Bereich der Wunde. Schmerzen, die durch den Verbandwechsel entstehen, kann man mit der Auswahl einer nicht mit dem Wundgrund verklebenden Wundauflage (z.B. Schaumstoffkompresse, Alginat, Hydrokolloid) vermeiden. Bei schmerzhaften Maßnahmen an der Wunde (Débridement, Wundreinigung) muss an die rechtzeitige (!) Verabreichung von Analgetika gedacht werden. Unter der Kompressionstherapie erfährt die Mehrzahl der Patienten ein rasches Nachlassen der Beschwerden. Während der Nacht sollte das Bettende höher gestellt sein, sehr oft ist für eine ausreichende Nachtruhe die Einnahme eines Analgetikums unumgänglich. Schmerzen können ihren Grund auch in einer arteriellen Beteiligung oder einer Wundinfektion haben. Beide Ursachen müssen abgeklärt werden.

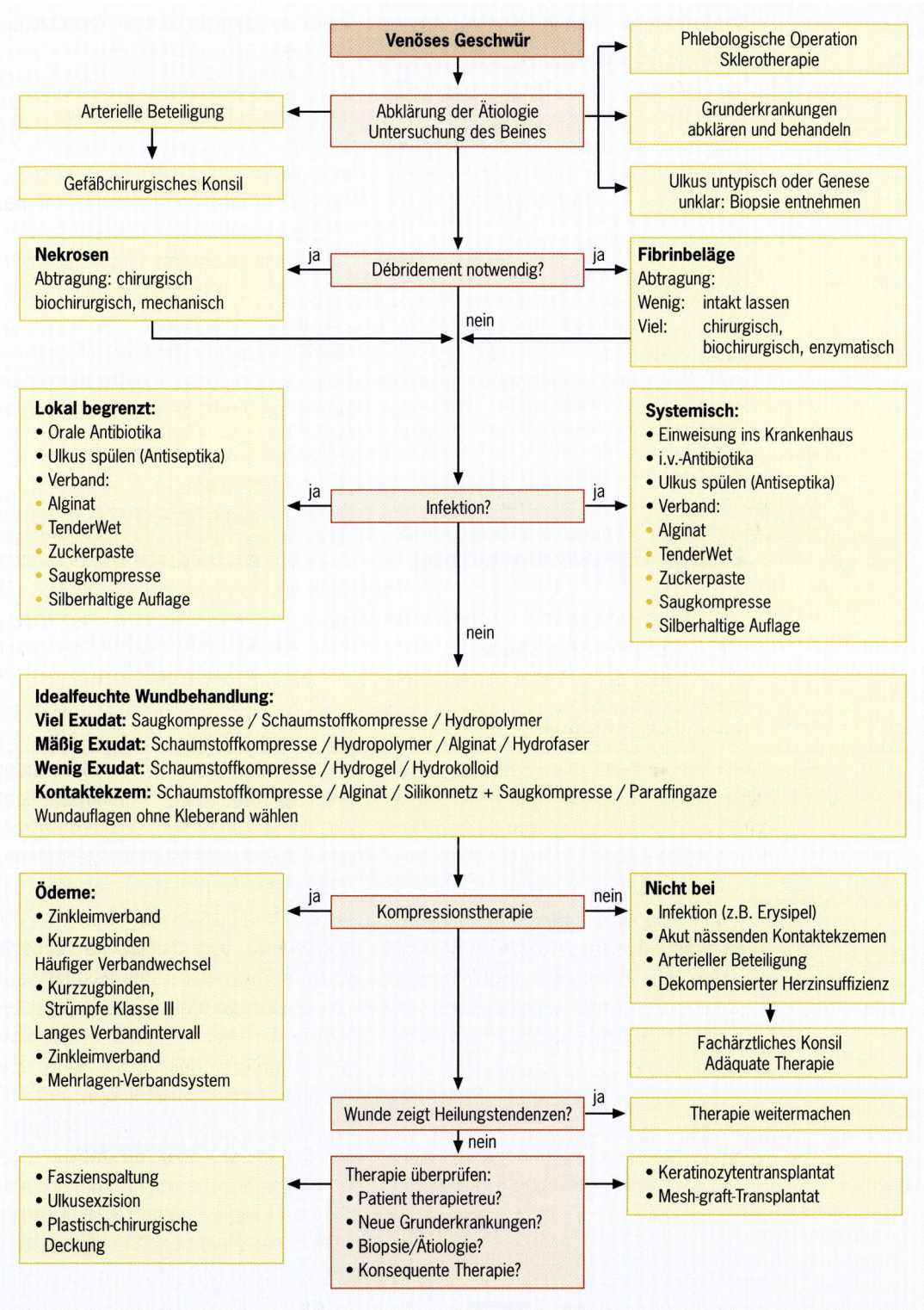

Abb. 17.26: Fließdiagramm zur Behandlung des venösen Unterschenkelgeschwürs (modifiziert nach Hess 2002)

Systemische Therapie

Eine medikamentöse Therapie ist bei der Behandlung des Ulcus cruris nicht erforderlich. Für kein Venentherapeutikum (Rosskastanienextrakt, Flavonoide, Calciumdobesilat) konnte ein Nutzen nachgewiesen werden. Eindeutige Wirksamkeitsnachweise fehlen auch für Medikamente, die die Mikrozirkulation verbessern (Acetylsalicylsäure, Pentoxyphyllin) oder die Fibrinolyseaktivität erhöhen sollen (Fibrinolytika). Eine Dauerbehandlung des Ödems bei chronisch venöser Insuffizienz mit Diuretika ist obsolet.

17.2.5 Therapiebewertung

Das Wundmanagement eines venösen Unterschenkelgeschwürs (s. Abb. 17.26), das sich oft über Monate oder Jahre erstrecken kann, fordert dem Behandlungsteam und dem Patienten viel Engagement und gleichzeitig auch Geduld ab. Es macht Sinn, vierteljährlich die Therapiestrategie zu überdenken.

Sind in dieser Zeit keine deutlichen Heilungsfortschritte zu erkennen, sollten folgende Fragen geklärt werden (SIGN 1998):

- Ist die Ätiologie des Geschwürs gesichert?

- Gibt es neue Begleiterkrankungen?

- Sollten Gewebeproben des Geschwürs untersucht werden?

- Ist die Therapie optimal und wird sie konsequent beibehalten?

- Ist der Patient ausreichend therapietreu?

17.2.6 Sekundärprävention

Das Rezidiv eines venösen Unterschenkelgeschwürs ist vorprogrammiert, wenn der Patient auch nach der Abheilung nicht konsequent weiterbetreut wird. Sind die Ursachen der chronisch venösen Insuffizienz nicht operativ zu beseitigen, hängt die langfristige Verhütung neuer Ulzera von der Motivation und der Fähigkeit des Patienten ab, die exakt auf ihn angepasste Kompressionstherapie konsequent (meist lebenslang) durchzuführen.

17.3 Das diabetische Fußsyndrom

17.3.1 Definition und Klassifikation

Das diabetische Fußsyndrom beschreibt eine Ulzeration oder Gewebedestruktion am Fuß, deren Entstehung auf die diabetischen Folgeerkrankungen sensomotorische und autonome Neuropathie und/oder periphere arterielle Verschlusskrankheit zurückzuführen sind. Das diabetische Fußsyndrom ist diejenige Folgeerkrankung des Diabetes mellitus, die für den betroffenen Patienten einen unmittelbar erfahrbaren, katastrophalen Einschnitt in seiner Lebensqualität bedeutet. Etwa 15–20 % aller Diabetespatienten erleiden im Lauf ihrer Erkrankung Fußläsionen, die oft genug bagatellisiert werden. Nicht rechtzeitig erkannte oder konsequent behandelte Verletzungen ziehen häufig Ulzerationen, Infektionen, Gangrän und in deren Folge Amputation nach sich. Zwischen 4 und

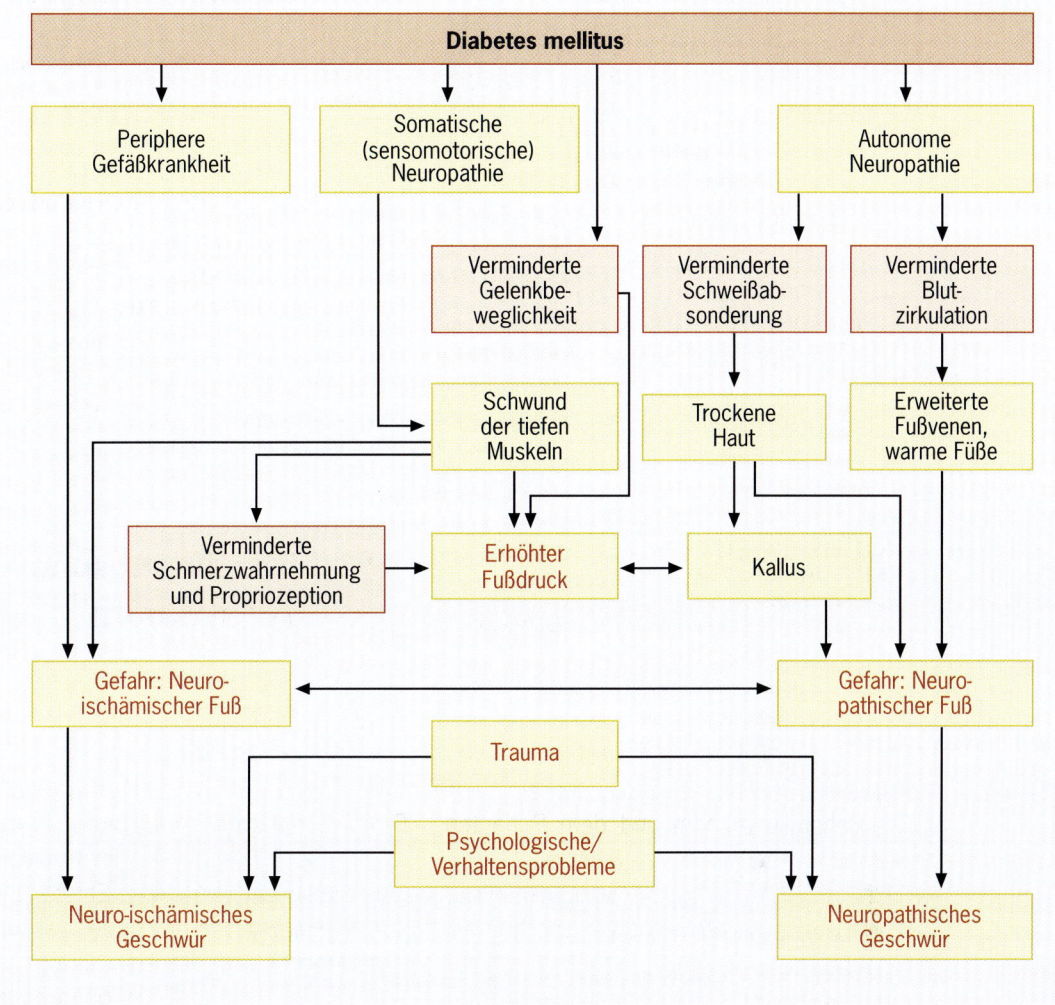

Abb. 17.27: Entstehung von Fußgeschwüren bei Diabetikern (Boulton 1999)

7 % der Patienten entwickelt ein diabetisches Fußsyndrom. Bei zwei Drittel dieser Patienten wird eine Amputation oberhalb des Sprunggelenks (Major-Amputation) durchgeführt, die mit einer erhöhten Sterblichkeit der Betroffenen verknüpft ist (Lehnert 1999).

Das Auftreten eines diabetischen Fußgeschwürs wird meist akut durch ein mechanisches Trauma ausgelöst. Die zugrunde liegenden pathologischen Vorgänge der Entstehung einer Neuropathie bzw. einer arteriellen Verschlusskrankheit entwickeln sich auf dem Boden der diabetischen Grunderkrankung über Jahre (s. Abb. 17.27). Entsprechend dem Vorherrschen eines neurologischen bzw. arteriellen Defizits unterscheidet man den neuropathischen, den ischämischen oder den gemischt neuropathisch/ischämischen Fuß. Bei etwa jeweils einem Drittel der Patienten liegt eine der drei Ätiologieformen vor (Sailer 1999).

Tab. 17.11: Klassifikation des diabetischen Fußgeschwürs nach Wagner und dessen stadiengerechte Therapie (Sailer 2001)

Gradeinteilung	Beschreibung der Läsion	Therapie
0	Risikofuß Keine offenen Läsionen	Regelmäßige und sachgerechte Fußpflege, richtiges Schuhwerk, regelmäßige Fußinspektion
1	Oberflächliche Läsion	Entlastung des Fußes, Ruhigstellung des Fußes, Entlastungsschuh, tägliche Wundbehandlung (Débridement, steriler Verband, ggf. Antibiotikatherapie)
2	Tiefe, infizierte Läsion bis zu Gelenkkapsel, Sehnen oder Knochen	Völlige Ruhigstellung des Fußes, Hospitalisation (Fußklinik), sorgfältige Wundpflege, Nekrosektomie, Röntgen des Fußes, gezielte Antibiotikatherapie
3	Tiefe Läsion mit Abszedierung, Osteomyelitis, Infektion der Gelenkkapsel	Stationäre interdisziplinäre diabetologische/angiologische/gefäßchirurgische Behandlung; chirurg. Wundbehandlung (Exzision, Spülung, Antibiotika, Eiterableitung)
4	Begrenzte Nekrose im Vorfuß- oder Fersenbereich	Wie 3, Exzision infizierten und nekrotischen Gewebes, ggf. Gefäßrekonstruktion, ggf. Minoramputation
5	Nekrose des gesamten Fußes	Stationäre chirurgisch/diabetologische Behandlung, Grenzzonen-Amputation

Tab. 17.12: Stadieneinteilung des diabetischen Fußgeschwürs und entsprechende Therapie nach Arlt (1993)

Stadium	Beschreibung	Therapie
1	Nekrosen der Epidermis im Bereich von Druckstellen	Druckentlastung, konservative lokale Therapie
2	Mal perforans bis an knöcherne Strukturen und Gelenke ohne deren Destruktion	Entlastung, konservative lokale Therapie, Option auf operative Korrektur
3	Mal perforans mit Gelenkbeteiligung und Knochendestruktion	Frühzeitige chirurgische Revision
4	Infektion des gesamten Fußes ausgehend von einem Mal perforans	Unmittelbare chirurgische Revision

Tab. 17.13: Einteilung des diabetischen Fußsyndroms nach Armstrong (1998)

Stadium	Grad 0	Grad 1	Grad 2	Grad 3
A	Risikofuß, Zustand nach Läsion (komplett abgeheilt)	Oberflächliche Wunde	Läsion bis zur Gelenkkapsel oder Sehnen	Läsion bis zum Knochen oder in Gelenkkapsel
B	Plus Infektion	Plus Infektion	Plus Infektion	Plus Infektion
C	Plus Ischämie	Plus Ischämie	Plus Ischämie	Plus Ischämie
D	Plus Infektion und Ischämie	Plus Infektion und Ischämie	Plus Infektion und Ischämie	Plus Infektion und Ischämie

Die bekannteste Einteilung diabetischer Fußläsionen ist die nach Wagner (s. Tab. 17.11). Der Schweregrad einer Läsion wird durch die Beteiligung unterschiedlicher Gewebeschichten und dem Vorhandensein von Nekrosen definiert. Die Einteilung nach Arlt (s. Tab. 17.12) versteht sich als Richtlinie zur chirurgischen Intervention. Vorteil der Einteilung nach Armstrong (s. Tab. 17.13) ist das Miterfassen von Infektion und Durchblutungsstörung bei Vorliegen unterschiedlich tiefer Gewebedefekte.

17.3.2 Periphere Neuropathie

Symptomatik

Die klinischen Kennzeichen des neuropathischen Fußes sind eine trockene, warme Haut, gute Durchblutung, Schmerzunempfindlichkeit, abgeschwächtes Temperatur- und Vibrationsempfinden. Die Fußpulse sind gut tastbar, der Achillessehnenreflex und der Patellarsehnenreflex sind nicht oder nur schwach auslösbar. Diese Kennzeichen sind Ausdruck von Störungen des autonomen und sensomotorischen Nervensystems, die als distal-symmetrische Neuropathie zusammengefasst werden.
Sensorische Störungen machen sich durch Missempfindungen vor allem in Ruhe bzw. nachts bemerkbar. Die Patienten klagen über Brennen, Stechen, Kribbeln, Ameisenlaufen, Pelzigkeit oder Taubheitsgefühlen in den Füßen. Häufiger als Hyperästhesien kommt jedoch eine Verminderung oder ein völliges Fehlen des Schmerz- und Temperaturempfindens vor. Dadurch fällt eine

wichtige Schutzfunktion des Körpers aus: Reibung, spitzer oder dauerhafter Schmerz, Hitze- oder Kälteeinwirkung werden nicht wahrgenommen, Vermeidungsreflexe fehlen. Selbst Bagatellverletzungen können sich so durch Missachtung und Verschleppung zu schweren Gewebedefekten ausweiten. Nicht selten sind massive Infektionen die Folge, die sich aufgrund der verminderten Abwehrlage des Diabetikers aus einer lokalen Keimbesiedelung der Wunde entwickeln und zu Osteomyelitis, Phlegmone oder Gangrän führen können.
Die Verminderung der **motorisch** neuralen Aktivität macht sich durch ein Fehlen des Achillessehnenreflexes und häufig auch des Patellarsehnenreflexes bemerkbar. Die damit einhergehende muskuläre Dysfunktion mit Atrophie besonders der kleinen Fußmuskulatur führt zu Störungen im Abrollvorgang des Fußes mit gleichzeitiger übermäßiger Belastung des Vorfußes. Zusätzlich entstehen Krallen- und Hammerzehen, die ebenfalls besonders reibungs- und druckgefährdet sind. Bei zu engem Schuhwerk bilden sich typischerweise Ulzerationen an und zwischen den Zehen (s. Abb. 17.28).
Die Schädigung **autonomer** Nervenfasern führt zu einer Verminderung der Schweißsekretion und zur Sebostase. Die Haut trocknet aus, es bilden sich Hyperkeratosen (Kallusbildung) über druckbelasteten Stellen, vor allem am Ballen unter den Metatarsalköpfchen und an den Fersen. Die Schwielen leiten den Druck in die Tiefe weiter. Dort bilden sich unbemerkt Blutblasen und Nekrosen. Die trockene Haut und die sich bildenden Rhagaden sind durch das Fehlen des Säureschutzmantels Eintrittspforten für Infektionen in tiefe-

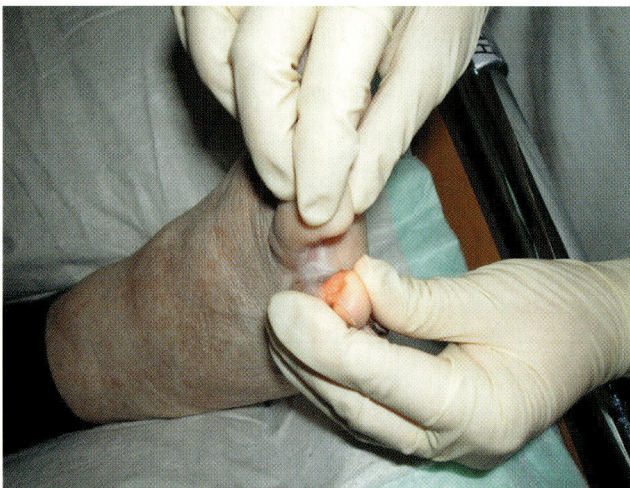

Abb. 17.28: Ulzerationen im Zehenzwischenraum

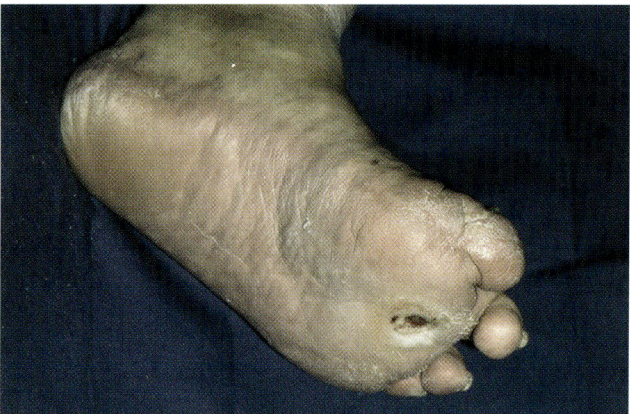

Abb. 17.29: Mal perforans

re Gewebeschichten. Als Folge entsteht unter dem Kallus ein infizierter Gewebedefekt, der nach außen durchbricht: das Mal perforans (s. Abb. 17.29). Fehlendes Schmerzempfinden verschlimmert den Defekt, da der Patient seinen Fuß nicht schont und den Gang zum Arzt hinauszögert.

Ein frühes Zeichen der autonomen Dysfunktion sind rosige, warme Füße mit sichtbar erweiterten Venen auf dem Fußrücken. Ursache ist das Ausbleiben des präkapillären vasokonstriktorischen Reflexes im Stehen bei geöffne-

ten arteriovenösen Shunts. Fußrückenödeme lassen sich aus diesem Grund häufig beobachten.

Bei langjährigem Diabetes findet man häufig eine **Mediasklerose** (Mönckeberg-Sklerose), eine durch Schädigung des sympathischen Nervensystems entstandene röhrenförmige Verkalkung der Tunica media, die die kleinen und mittelgroßen Arterien im Bereich des Unterschenkels und des Fußes betrifft. Durch die Rigidität der Gefäße bei nur geringer Lumeneinengung fehlen die Zeichen einer Durchblutungsstörung. Bei 50 % der Diabetiker mit einer Mediasklerose liegt auch gleichzeitig eine periphere arterielle Verschlusskrankheit vor, die durch falsch gute Ergebnisse in der dopplersonographischen Druckmessung leicht übersehen werden kann.

Eine Sonderform des neuropathischen Fußes ist der **Charcot-Fuß.** Störungen des Knochenstoffwechsels, Umbauvorgänge in Knochen und Gelenken und aseptische Knochennekrosen führen zu schweren Deformationen des Fußes. Bei fehlender oder stark abgeschwächter Schmerzwahrnehmung führen bereits kleinste Mikrotraumen zu Spontanfrakturen und Zerstörung der gesamten Skelettarchitektur des Fußgewölbes (s. Abb. 17.30 und 17.31).

Diagnostik

An erster Stelle steht die gründliche Inspektion beider Füße. Sie gibt wertvolle Hinweise auf das Vorliegen einer peripheren Neuropathie. Besonders wird auf Gangunsicherheit, Fußdeformationen, abnorme Zehenstellung, Muskelschwund, Kallus- und Rhagadenbildung, Feuchtigkeit, Temperatur und Farbe der Haut, erweiterte Venen und Fußrückenödeme geachtet. Auf-

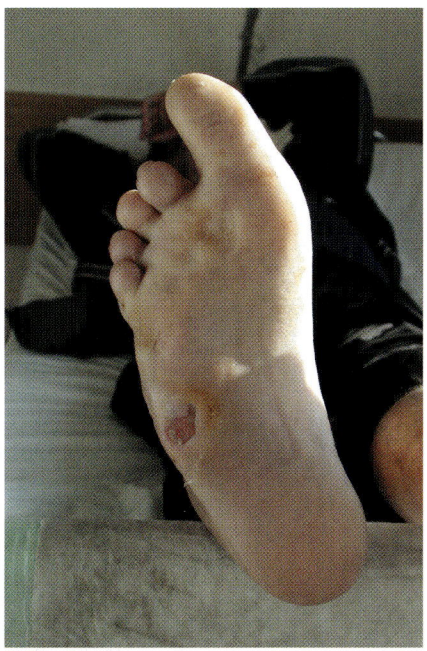

Abb. 17.30: Schwere Deformation des Fuß-
skellettes: Charcot-Fuß

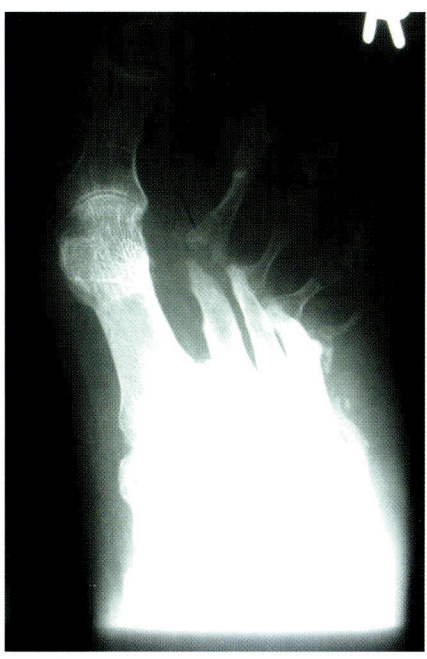

Abb. 17.31: Röntgenbild des Charcot-Fußes
von Abb. 17.30

schlussreich ist auch der Blick in und
unter die Schuhe des Patienten. Druck-
zonen im Innenbereich und asymmetri-
scher Abrieb der Schuhsohlen geben
weitere Anhaltspunkte zum Erkennen
von Problemzonen. Mit einfachen
Instrumenten lässt sich eine vorliegende Neuropathie feststellen (s. Abb.
17.32). In die Diagnostik sollten die
Überprüfung der Sehnenreflexe (Reflexhammer), des Vibrationsempfin-
dens (Stimmgabel nach Rydel-Seiffer),
des Temperaturempfindens (Tip-Therm-
Sonde) und der Druckempfindung
(Semmes-Weinstein-Monofilament) eingeschlossen werden. Vor allem die Ergebnisse der sensorischen Empfindun-
gen korrelieren mit dem Risiko, Fußläsionen zu erleiden (s. Tab. 17.14).

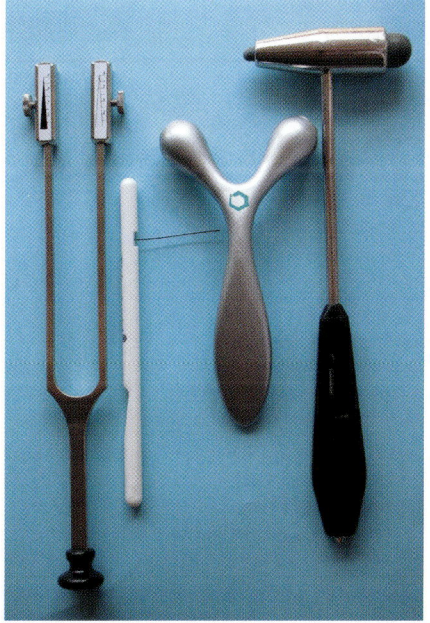

Abb. 17.32: Instrumente zur Diagnostik der
diabetischen Neuropathie: v.l.n.r. Stimmgabel
nach Rydel-Seiffer, Semmes-Weinstein-Monofilament, Tip-Therm-Sonde, Reflexhammer

Tab. 17.14: Einfache neurologische Untersuchungsmethoden zur Diagnostik der peripheren diabetischen Neuropathie

Neurologische Zeichen	Untersuchungsinstrument	Bemerkung
Muskeleigenreflexe: Achilles- (ASR) und Patellarsehnenreflex (PSR)	Reflexhammer	Abgeschwächter oder aufgehobener ASR bedeutet eine bereits fortgeschrittene Neuropathie; abgeschwächter PSR bedeutet eine hochgradige Schädigung
Vibrationsempfinden	Stimmgabel 128 Hz nach Rydel-Seiffer	Messung zunächst am Großzehengrundgelenk, bei fehlendem Empfinden zusätzliche Messung am Innenknöchel. Pathologische Werte: < 30 Jahre: 6/8 > 30 Jahre: 5/8
Aufsetzdruckempfinden	Semmes-Weinstein-Monofilament	Bestimmung der Oberflächensensibilität durch einen definierten Aufsetzdruck auf die Haut von 10 Gramm
Temperaturempfinden	Tip-Therm-Sonde	Orientierende Bestimmung durch abwechselnde Berührung der Haut mit Metall (kalt) und Holz/Plastik (warm)
Berührungsempfindung	Wattebausch	
Schmerzempfindung	Neurotip, Zahnstocher	Frage, ob der Druck mit einem spitzen Gegenstand als schmerzhaft empfunden wird.

Messung der Berührungsempfindung mit dem Semmes-Weinstein-Monofilament:

Das Monofilament mit einem 10 Gramm Auflagedruck wird auf die 10 eingezeichneten Stellen jedes Fußes aufgesetzt. Die Empfindungslosigkeit an 4 oder mehr Stellen bedeutet einen weitgehenden Verlust der protektiven Sensibilität des Fußes. Die Gefahr, eine Fußläsion zu erleiden ist 7-mal höher als bei Patienten mit nicht eingeschränktem Berührungsempfinden.

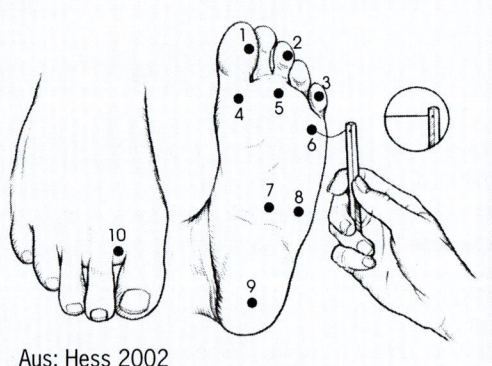
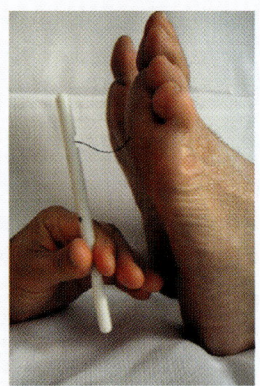

Aus: Hess 2002

Vorgehen

Der Patient liegt oder sitzt barfuß mit gerade ausgestreckten Beinen in einer für ihn bequemen Haltung.

Der Nylonfaden wird auf den Arm des Patienten aufgesetzt, um zu demonstrieren, wie sich der Aufdruckpunkt anfühlt.

Der Patient wird gebeten, die Augen zu schließen und immer mit „ja" zu antworten, wenn er etwas spürt.

Die Messung wird von dem Untersucher in unregelmäßiger Reihenfolge und unterschiedlichen Zeitabständen an den zehn Punkten durchgeführt. Das Monofilament wird senkrecht auf die Haut aufgesetzt und der Druck verstärkt bis der Nylonfaden ein C bildet. Jede Messung dauert etwa 1 Sekunde.

Die Antworten des Patienten werden notiert.

Tab. 17.15: Diagnostische Kriterien und differenzierte Therapie verschiedener Verlaufsformen der peripheren diabetischen Neuropathie (Evidenzbasierte Diabetes-Leitlinien DDG 2000)

Verlaufsformen der Neuropathie	Diagnosekriterien	Therapie
Für alle Formen und Stadien gilt:		Optimierung der Diabeteseinstellung Blutdrucknormalisierung Patientenschulung Änderung der Lebensgewohnheiten
Subklinische Neuropathie	Weder Beschwerden, noch klinische Befunde	Prophylaxe von Fußschäden (Fußpflege, orthopädietechnische Versorgung
Chronisch-schmerzhafte Neuropathie	Schmerzhafte Symptomatik in Ruhe (symmetrisch und nachts zunehmend): Brennen, einschießende oder stechende Schmerzen, unangenehmes Kribbeln Sensibilitätsverlust unterschiedlicher Qualität und/oder beidseits reduzierte Muskeleigenreflexe	Alpha-Liponsäure Antikonvulsiva (Carbamazepin, Gabapentin) Antiarrhythmika (Mexiletin) Capsaicin Opioide (Tramadol) Selektive Serotonin-Wiederaufnahmehemmer (Citalopram, Paroxetin) Trizyklische Antidepressiva (Amitriptylin, Clomipramin, Desipramin, Imipramin) Physikalische Therapie
Akut-schmerzhafte Neuropathie (selten)	Symmetrische Schmerzen an den unteren Extremitäten und evtl. auch im Stammbereich Eventuell zusätzlich Hyperästhesie Kann mit Beginn bzw. Intensivierung einer Insulintherapie assoziiert sein (Insulinneuritis). Geringe Sensibilitätsstörungen oder normaler neurologischer Befund.	Versuch mit einfachen Analgetika Weitere Therapie wie bei der chronisch-schmerzhaften Neuropathie
Schmerzlose Neuropathie	Fehlende Symptome bzw. Taubheitsgefühl und/oder Parästhesien Reduzierte oder fehlende Sensibilität bei fehlenden Muskeldehnungsreflexen	Fußpflege (Diabetesschulung) Prophylaxe von Fußläsionen (orthopädietechnische Maßnahmen) Krankengymnastik
Diabetische Amyotrophie	Progredienter, zumeist asymmetrischer Befall der proximalen Oberschenkel- und Beckenmuskulatur mit Schmerzen und Paresen	Überweisung zum Neurologen zur diagnostischen Abklärung Physikalische Therapie Weitere Therapie wie bei der chronisch-schmerzhaften Neuropathie
Langzeit-komplikationen der distal-symmetrischen Polyneuropathie	Neuropathische Fußläsionen, z.B. Fußulzera mit unterschiedlichem Penetrationsgrad Diabetische Osteoarthropathie (Charcot-Fuß) Nicht-traumatische Amputation	Sofortige Überweisung nach individuellem Befund und eigenen ärztlichen Möglichkeiten zu Diabetologen, Neurologen, Chirurgen, spezialisierte Fußambulanz oder Fußklinik, Orthopädietechniker, orthopädischer Schuhmacher

Röntgenaufnahmen der beiden Füße ermöglichen Aussagen zum Vorliegen einer Mediasklerose, Osteoarthropathie und Osteomyelitis.

Zur Erfassung von Fehlbelastungen und Druckspitzen an der Fußsohle während des Gehens wird die Pedographie eingesetzt. Pathologische Fehlbelastungen können erkannt und mit entsprechend orthopädietechnisch angepassten Einlagen oder Schuhen korrigiert werden.

Therapie der Neuropathie

Der bisher einzig kausale Therapieansatz zur Behandlung der diabetischen Neuropathie ist die Optimierung der Blutzuckerwerte. Noxen, die die Neuropathie weiter verschlechtern, wie Alkohol und Rauchen müssen vermieden werden. Die symptomatische Behandlungen neurologischer Missempfindungen und präventive Maßnahmen zur Vermeidung von Fußläsionen bei verschiedenen Verlaufsformen der Neuropathie sind in Tabelle 17.15 zusammengefasst.

17.3.3 Ischämie

Symptomatik

Das atherogene Potential des metabolischen Syndroms, das bereits Jahre vor der Manifestierung des Diabetes vorhanden ist, führt bei Diabetikern zu schweren arteriosklerotischen Veränderungen, die sich häufiger und frühzeitiger als bei Stoffwechselgesunden als Herzinfarkt, Schlaganfall und peripherer arterieller Verschlusskrankheit (pAVK) hauptsächlich im Unterschenkelbereich (65–75 %) zeigen. Die Ausprägung der peripheren Angiopathie wird wie beim Nichtdiabetiker den 4 Stadien nach Fontaine zugeordnet (s. Tab. 17.16). Allerdings kann die Schmerzsymptomatik (Claudicatio intermittens) beim Diabetespatienten bei gleichzeitig vorhandener Neuropathie stark abgeschwächt sein oder ganz fehlen.

Typische Zeichen der pAVK sind ein kalter, blasser oder livide marmorierter Fuß mit atrophischer, pergament-

Tab. 17.16: Stadieneinteilung der pAVK nach Fontaine

Stadium	Beschreibung
1	Arterielle Durchblutungsstörung ohne klinische Symptome
2	Durchblutungsstörungen mit Claudicatio intermittens
2a	Subjektiv tolerable Gehstrecke > 150 m
2b	Subjektiv tolerable Gehstrecke < 150 m
	Die Schmerzempfindung fehlt meist bei Patienten mit gleichzeitiger sensorischer Neuropathie.
3	Ischämisch bedingter Ruheschmerz
	Die Schmerzempfindung fehlt meist bei Patienten mit gleichzeitiger sensorischer Neuropathie.
4	Ischämisch bedingte Ulzeration oder Gangrän
4a	Akral infizierte Läsion/Ulkus
4b	Akrale Läsion mit Nekrose/Gangrän

Tab. 17.17: Klinische Unterscheidungsmerkmale des neuropathischen und des ischämischen diabetischen Fußes

	Neuropathischer Fuß	Angiopathischer Fuß
Prädisponierende Faktoren	Langjähriger Diabetes mellitus mit schlechter Blutzuckereinstellung	Zusätzliche Risikofaktoren: Fettstoffwechsel-störungen, Nikotinabusus, KHK, Hypertonie
Lokalisation von Läsionen	Plantar an Zehenballen und Fersen, Zehen-zwischenräume	Zehenspitzen, Ferse, laterale Fußränder
Typische Merkmale	Hyperkeratosen an druckexponierten Stellen, Rhagaden, Fußdeformation, Krallen-zehen, Hammerzehen, Hühneraugen, trockene, rosige Haut, Fußrückenödeme, venöse Dilatation, Nagelmykosen, Nagelfalz-entzündungen	Blasse oder livide Hautfarbe, kalte, dünne atrophische Haut, fehlende Behaarung an den Zehen und Unterschenkeln, verdickte Zehen-nägel
Schmerzen	Kribbeln, Para-, Hyperästhesien. Meist fehlendes Schmerzempfinden	Belastungsschmerz, Ruheschmerz je nach Vorhandensein einer Neuropathie unterschied-lich ausgeprägt
Fußpulse	Regelmäßig und kräftig tastbar	Abgeschwächt bis fehlend
Sensibilität, Eigenreflexe	Reduziert bis aufgehoben	Unverändert
Röntgen	Osteopathien (Charcot-Fuß), Osteolysen, Mediasklerose	Unauffällige Strukturen
Wund-charakteristika	Läsion wie ausgestanzt mit hyper-keratotischem Randwall, tiefreichend, häufig infiziert, häufig Osteomyelitis, schwaches bis starkes (Infektion) Exsudat	Scharf begrenzte, tiefreichende Läsion mit Schorf oder trockenem Nekrosedeckel bedeckt, nekrotische Zehen

artiger Haut, trophisch gestörten Fuß-nägeln und fehlender Behaarung der Zehen und des Unterschenkels. Die Fußpulse sind nicht tastbar. Liegt eine neuropathisch/ischämische Mischform vor, kann der Fuß auch verhältnismä-ßig warm sein und gut durchblutet er-scheinen. Die typischen Stellen ischä-misch bedingter Fußläsionen sind die Zehenendglieder, die Fußballen über den Metatarsalköpfchen I und II, die la-teralen Fußränder und die Fersen. Ba-gatellverletzungen wie unsachgemäße Pediküre oder Druckeinwirkung durch zu enge Schuhe sind die auslösenden Faktoren für die Entstehung von Mikro-thrombosierungen und anschließender Nekrotisierung der betroffenen Areale (s. Abb. 17.33).

Diagnostik

In der Anamnese wird der Patient über Schmerzen beim Gehen und in Ruhe befragt. Bei neuropathischer Beteili-gung ist die Schmerzsymptomatik je-doch wenig ausgeprägt. Auch beim ischämischen Fuß liefert die gründliche Inspektion der Füße wichtige Hinweise (s. Tab. 17.17). Unerlässlich ist das Er-tasten der Fußpulse (A. dorsalis pedis und A. tibialis posterior). Bei Fehlen der Fußpulse werden die Druckverhält-nisse in den Beinarterien Doppler- oder Farbduplex-sonographisch untersucht. Einen Bezug zum systolischen Blut-druck gibt das Errechnen des Knöchel-Arm-Druck-Index. Dazu wird der Quo-tient aus dem höchsten Knöchelarte-

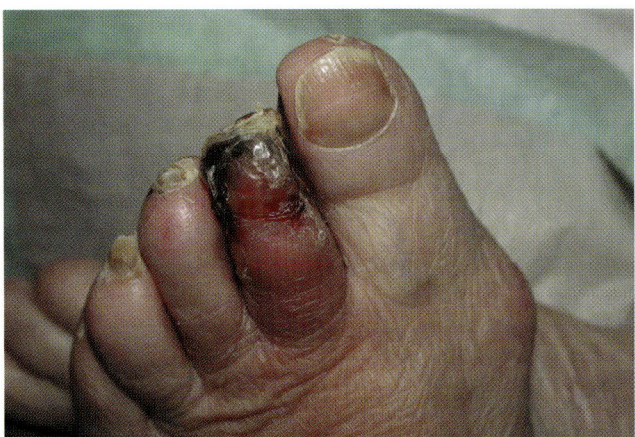

Abb. 17.33: Ischämisch-diabetischer Fuß: Nekrotische Zehe nach Pedikürenverletzung

riendruck und dem systolischen Armarteriendruck ermittelt. Ein Wert von < 0,9 deutet auf das Vorliegen einer pAVK hin (s. Tab. 17.8). Vorsicht ist geboten bei Vorhandensein einer Mediasklerose: die gemessenen Druckwerte und der errechnete Indexwert fallen falsch hoch aus. Indexwerte von > 1,2 legen den Verdacht auf eine Mediasklerose nahe, die röntgenologisch nachgewiesen werden kann. Weniger kalzifiziert sind die Interdigitalarterien, die sich am besten für eine zuverlässige Druckmessung eignen. Eine Angiographie wird dann durchgeführt, wenn nach den sonographischen Untersuchungen der dringende Verdacht auf eine Gefäßeinengung besteht und die Möglichkeit beurteilt werden soll, inwieweit sich diese durch transluminale Katheterdilatation oder gefäßchirurgische Maßnahmen beseitigen lässt.

Therapie der Ischämie

Basismaßnahme zur Situationsverbesserung bei der diabetischen Angiopathie ist die Reduktion der vaskulären Risikofaktoren. Optimierung des Glucosestoffwechsels, Behandlung einer Hyper-/Dyslipidämie, Blutdrucksenkung

und strikter Nikotinverzicht sind unverzichtbar. Thrombozytenaggregationshemmung (Acetylsalicylsäure) und/oder Antikoagulation mit Heparin verbessern die Mikrozirkulation und reduzieren dadurch die Thrombosegefahr bei den wegen der Fußläsion immobilisierten Patienten. Intravenös oder intraarteriell verabreichte Prostaglandine (Alprostadil) können eventuell die Durchblutungsverhältnisse verbessern. Ausgeprägte Einengungen werden von einem interdisziplinären Expertenteam aus Angiologen, interventionellen Radiologen und Gefäßchirurgen mit den modernen Techniken der Revaskularisation (Bypass, Kathetherdilatation) behandelt. Erst durch eine entscheidende Verbesserung der Durchblutungsverhältnisse besteht eine Chance ischämische und neuropathisch/ischämische Ulzera zur Abheilung zu bringen.

17.3.4 Infektion

Symptomatik

Ein großes Problem bei der Behandlung diabetischer Fußgeschwüre ist deren extrem hohe Infektionsgefährdung. Die Mehrzahl der tieferen neuropathischen und auch der angiopathischen Läsionen können als infiziert betrachtet werden. Durch eine schlecht kontrollierte diabetische Stoffwechsellage erhöht sich das Infektionsrisiko des Diabetespatienten. Der fehlende Säureschutzmantel der Haut, vorhandene Risse und Rhagaden, durch Mykosen ausgelöste Haut- und Fußnageldefekte begünstigen ein invasives Keimwachstum. Eine inadäquate Entzündungsreaktion, schlechte Durchblutungsverhältnisse, ödematöses Gewebe und die zeitliche Verschleppung einer Behandlung durch fehlendes Schmerzempfinden lassen einen banalen Defekt nicht selten innerhalb kürzester Zeit zu einem schwer beherrschbaren Geschehen ausarten. Die Keime wachsen sehr schnell in die Tiefe und führen zur Entwicklung einer Phlegmone oder Knocheninfektion (Osteomyelitis), die nur durch ausgedehnte chirurgische Eingriffe bis hin zur Amputation zu sanieren sind (s. Abb. 17.34). Infizierte tiefe Fußläsionen lösen häufig genug eine Sepsis aus, die für einen abwehrgeschwächten Diabetiker lebensbedrohlich werden kann.

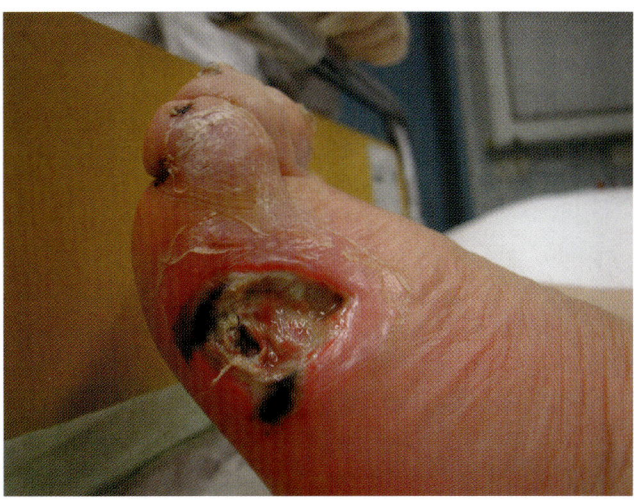

Abb. 17.34: Eiternde Phlegmone bei diabetischem Fuß

Diagnostik

Die Diagnosestellung einer Wundinfektion ist bei der diabetischen Stoffwechselerkrankung erheblich erschwert. Bei zwei Drittel der Diabetespatienten fehlen selbst bei schweren Wundinfektionen die typischen Infektionszeichen Fieber, Schüttelfrost und Leukozytose (Caputo 1994). Nicht vorhandene lokale Entzündungsreaktionen schließen eine tiefe Infektion mit Knochenbeteiligung nicht aus. Rötung, Schwellung und Überwärmung bei einem Fuß ohne Ulzeration wird dagegen eher durch einen akuten Charcot-Fuß ausgelöst als durch eine Osteomyelitis. Wichtiger Hinweis auf eine bedrohliche Infektion ist die Hyperglykämie. Auch erhöhter CRP-Wert und beschleunigte Blutsenkungsgeschwindigkeit können als Indikatoren herangezogen werden. Die röntgenologische Untersuchung der Fußknochen dient zum Nachweis einer Osteomyelitis. Problematisch ist jedoch, dass die durch die Infektion ausgelösten Knochenveränderungen erst mit einer Zeitverzögerung von etwa 2 Wochen sichtbar werden und sich außerdem schwer von den Veränderungen der knöchernen Strukturen eines Charcot-Fußes unterscheiden lassen. Bei negativem Röntgenbefund und gleichzeitig vorhandener schlecht heilender Wunde kann eine Osteomyelitis nicht ausgeschlossen werden, die radiologische Untersuchung sollte nach 2 bis 4 Wochen wiederholt werden. Als Orientierung ist auch die Tiefensondierung der Wunde mittels Knopfkanüle hilfreich: Lässt sich der Knochen direkt ertasten, ist die Wahrscheinlichkeit einer Osteomyelitis groß. Zum Erregernachweis werden eine Gewebebiopsie vom Wundgrund und wenn möglich Knochensequester entnommen. Oberflächliche Wundabstriche haben nur einen geringen Aussagewert. Bei septischem Verlauf werden zusätzlich Blutkulturen angelegt. In der Regel liegt bei diabetischen Fußulzerationen eine Mischinfektion aus Staphylokokken (häufig MRSA!), Streptokokken, Enterokokken, Enterobakterien und Anaerobiern vor.

Therapie der Infektion

Neben der völligen Druckentlastung ist das chirurgische Débridement mit

Tab. 17.18: Empfehlungen zur systemischen Antibiose beim infizierten diabetischen Fuß (nach Theuretzbacher 1999)

Antibiose		Applikation
Aminopenicillin + BLI*,**, z.B. Amoxicillin/Clavulansäure, Ampicillin/Sulbactam		ST p/o
Clindamycin*		ST p/o
Chinolone Gr. 2b** z.B. Ciprofloxacin	**plus** Clindamycin oder Metronidazol	p/o
Cephalosporine Gr. 3a** z.B. Ceftriaxon, Cefotaxim	**plus** Clindamycin oder Metronidazol	ST p/o
ST: Oralcephalosporine z.B. Cefuroxim-Axetil, Cefpodoxim-Proxetil		o
Chinolone Gr.4** z.B. Levofloxacin, Moxifloxacin		o
Acylureidopenicilline + BLI*** z.B. Piperacillin/Tazobactam		p
Cephalosporine Gr. 3b*** z.B. Ceftazidim, Cefepim	**plus** Clindamycin oder Metronidazol	ST p p/o
ST: Chinolone Gr. 2b		
Carbapeneme*** Imipenem, Meropenem		p

ST: Sequenztherapie
BLI: Betalaktamaseinhibitor
o: oral
p: parenteral
*   kleine Läsionen, ambulante Behandlung
**   leichte bis mittelschwere Infektionen, stationär, Fachambulanzen
***   schwere Infektionen, vorangegangene Antibiotikatherapie, stationäre Behandlung

Nekrosektomie und Drainage die wichtigste Basismaßnahme zur Infektbekämpfung. Bei entzündlichem Lokalbefund und/oder systemischen Infektionszeichen muss sofort mit einer ausreichend breiten Antibiotikatherapie begonnen werden. Bei Nichtansprechen wird die anfängliche Therapie nach Antibiogramm umgestellt (s. Tab. 17.18).

Umstritten ist die monatelange Antibiotikatherapie zur Sanierung osteomyelitischer Defekte beim neuropathischen Fuß. Alternativ wird nach Zurückdrängen der akuten Infektion im Gewebe die limitierte Resektion der betroffenen Zehen oder Metatarsalköpfchen (Minor-Amputation) empfohlen (Beischer 1998). Bei neuroischämischer oder ischämischer Gangrän wird nach dem IRAS-Prinzip therapiert (Landgraf 1999):
Infektbekämpfung – **R**evaskularisation – **A**mputation – **S**chuh-/Prothesenversorgung.
Aufgrund schlechter Durchblutungsverhältnisse müssen bei diesen Patienten häufiger Major-Amputationen (wie Unterschenkelamputationen, Kniegelenksexartikulation oder Oberschenkelamputation) durchgeführt werden.

17.3.5 Lokale Wundversorgung

Diabetische Fußläsionen heilen in der Regel nur sehr langsam ab. Schlechte Blutzuckereinstellung, verminderte Immunabwehr, erhöhte Infektanfälligkeit, Durchblutungsstörungen und mangelnde Druckentlastung sind die wichtigsten Faktoren, die sich negativ auf die Wundheilung auswirken. Behandler und Patient müssen sich mit Geduld wappnen. Generell hat das neuropathische Fußgeschwür sehr gute Aussichten, in angemessener Zeit abzuheilen. Der Therapeut wird versuchen, mit geeigneten Maßnahmen die Heilungschancen zu verbessern und verzögernde Komplikationen zu verhindern. Der Patient muss durch seine Mitarbeit dazu beitragen, dass dies auch gelingt.

Wundinspektion/Wundbeurteilung

Lokalisation, Aussehen und Berührungsempfindlichkeit der Wunde geben augenfällige Hinweise auf die neuropathische und/oder ischämische Entstehungsgeschichte der Läsion, die durch die entsprechende weiterführende Diagnostik bestätigt wird. Wunde und Wundumgebung werden auf Infektionszeichen untersucht. Die Größe und Tiefe des Defektes werden vermessen (ist bei Nekrosen und Kalluswall erst nach dem Débridement möglich), Wundtaschen und Gänge mit einer Knopfkanüle sondiert und ihre Nähe zum darunter liegenden Knochen ertastet. Aussehen des Wundgrundes und des Wundrandes, Menge und Geruch des Exsudats werden zur Beurteilung des Wundheilungsstadiums herangezogen (s. Kap. 5.1.3) und bestimmen die weiteren lokalen Behandlungsmaßnahmen.

Druckentlastung

Ohne absolute Druckentlastung der betroffenen Fußregion bleiben alle Therapiebemühungen erfolglos! Der Behandler muss die Wichtigkeit dieser Maßnahme dem Patienten bewusst machen und ihn immer wieder mit Nachdruck zur Einhaltung der konsequenten Entlastung motivieren. Bei Vorliegen einer Infektion ist die Einweisung ins Krankenhaus mit kompromissloser Bettruhe unumgänglich. Nach erfolgreicher Infektbehandlung ermöglichen Rollstuhl und später Vorfuß- oder Fersenentlastungsschuhe dem Patienten wieder eine etwas größere Bewegungsfreiheit. Frühzeitig wird ein orthopädischer Schuhmacher miteinbezogen, der mit der individuellen Anpassung von Spezialeinlagen und Spezialschuhen für druckentlastendes Schuhwerk nach dem Abheilen der Läsion sorgt.

Débridement

Zu Beginn der Therapie und wenn nötig regelmäßig im weiteren Heilungsverlauf ist ein intensives und sorgfältiges Wunddébridement notwendig. Avitales Gewebe und schmierige Beläge werden chirurgisch und mechanisch entfernt. Unterstützt wird das chirurgische Débridement durch ausgiebige Wundspülung (Dusche, physiologische Kochsalz-Lösung, Ringer-Lösung) und die feuchte Wundbehandlung. Hydrogele oder Nasstherapeutika tragen zum autolytischen Abtragen von Fibrinbelägen bei. Weniger sinnvoll ist der Einsatz von Enzympräparaten in fetthaltigen Salbengrundlagen (Iruxol N), da die Gefahr von Sekretstau unter Luftabschluss (feuchte Kammer) besteht, der zu Mazerationen führen kann und ein zusätzliches Infektionsrisiko darstellt.

Kallusabtragung

Typisch für den neuropathischen Fuß ist die Kallusbildung. Der dicke Schwielenwall, der das Mal perforans umgibt, macht eine Epithelisierung vom Wundrand her unmöglich. Die Abtragung erfolgt großzügig konisch vom Hautniveau zur Wunde hin. Erst nach der Abtragung wird das tatsächliche Ausmaß der Läsion beurteilbar: Die Fläche vergrößert sich, die Tiefe – ausgehend von dem umgebenden Hautniveau – nimmt ab. Die Kallusabtragung muss regelmäßig wiederholt werden, da sich die Schwielen immer wieder neu bilden.

Infektionsbekämpfung

Die Basismaßnahmen Bettruhe, systemische Antibiotikatherapie und chirur-

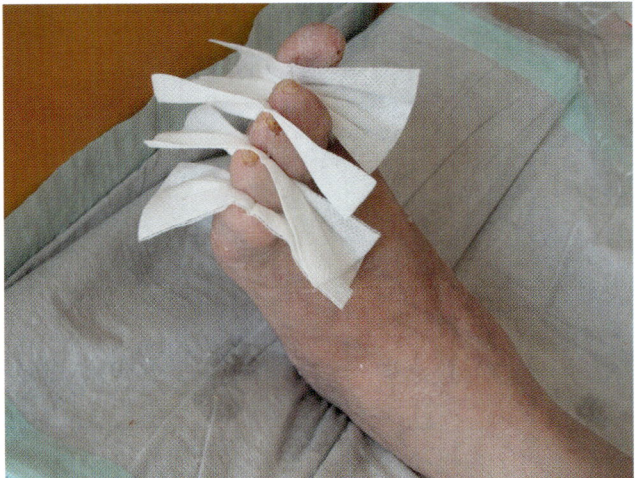

Abb. 17.35: Einzeln zwischen die Zehen gelegte Kompressen halten die Zehenzwischenräume trocken

gische Wundbettsanierung können durch weitere lokale Maßnahmen unterstützt werden. Extensives Spülen vermindert die Keimzahl auf der Wundoberfläche. Als lokale Antiseptika werden Polyhexanid (Lavasept®) bzw. Octenidin (Octenisept®) empfohlen. Die Einwirkzeit beider Substanzen sollte beachtet werden. Bei Wundinfektionen sind folgende Wundauflagen besonders gut geeignet: Alginate, silberhaltige Wundauflagen, Nasstherapeutika oder Saugkompressen (s.a. Kap. 8). Alternativ können als Lokaltherapeutika Iodosorb® oder Zuckerpaste in Erwägung gezogen werden.

Der Verbandwechsel erfolgt unbedingt mindestens einmal täglich unter sorgfältigster Beurteilung der aktuellen Wundsituation.

Bei Vorliegen von Mykosen werden diese lokal mit Breitspektrum-Antimykotika behandelt. Die Zehenzwischenräume sollten nicht mit Salben oder Cremes eingerieben werden. Besser werden Lösungen aufgetragen, die gut angetrocknet sein sollten, bevor der Verband angelegt wird. Mullläppchen, die nicht mäandernd, sondern einzeln zwischen die Zehen gelegt werden, um Einschnürungen zu vermeiden, halten die Zwischenräume trocken (s. Abb. 17.35).

Die Abbildung 17.36 zeigt ein Flussdiagramm zur lokalen Therapie der diabetischen Fußläsion.

Phasengerechte Wundbehandlung

Bei stabilen und sauberen Wundverhältnissen in der Granulations- und Epithelisierungsphase hängt die Auswahl einer geeigneten Wundauflage von der Tiefe der Wunde und der Exsudatmenge ab. Prinzipiell sind alle Wundauflagentypen einsetzbar. Die Verbandwechselhäufigkeit beim diabetischen Fuß stellt einen Kompromiss zwischen Erhalten der Wundruhe und einem wachsamen Misstrauen gegenüber einer sich unbemerkt entwickelnden Wundinfektion dar und muss der Erfahrung und Beobachtung des Behandlers überlassen bleiben.

Stagnierende Wundheilung

Bei mangelnder Heilungstendenz können eine Verschlechterung der Stoffwechsellage und der Durchblutungsverhältnisse, eine sich entwickelnde Osteomyelitis oder mangelnde Druckentlastung (Patientencompliance!) die möglichen Ursachen sein. Nach Überprüfung und Optimierung der bisherigen Therapie sind zur Wundbettkonditionierung oder Deckung zusätzlich folgende Maßnahmen denkbar.

Mechanischer Granulationsreiz:

- Vakuumversiegelung (V.A.C.),
- offenporige Polyurethanschaumstoffkompresse (Epigard®, Syspurderm®).

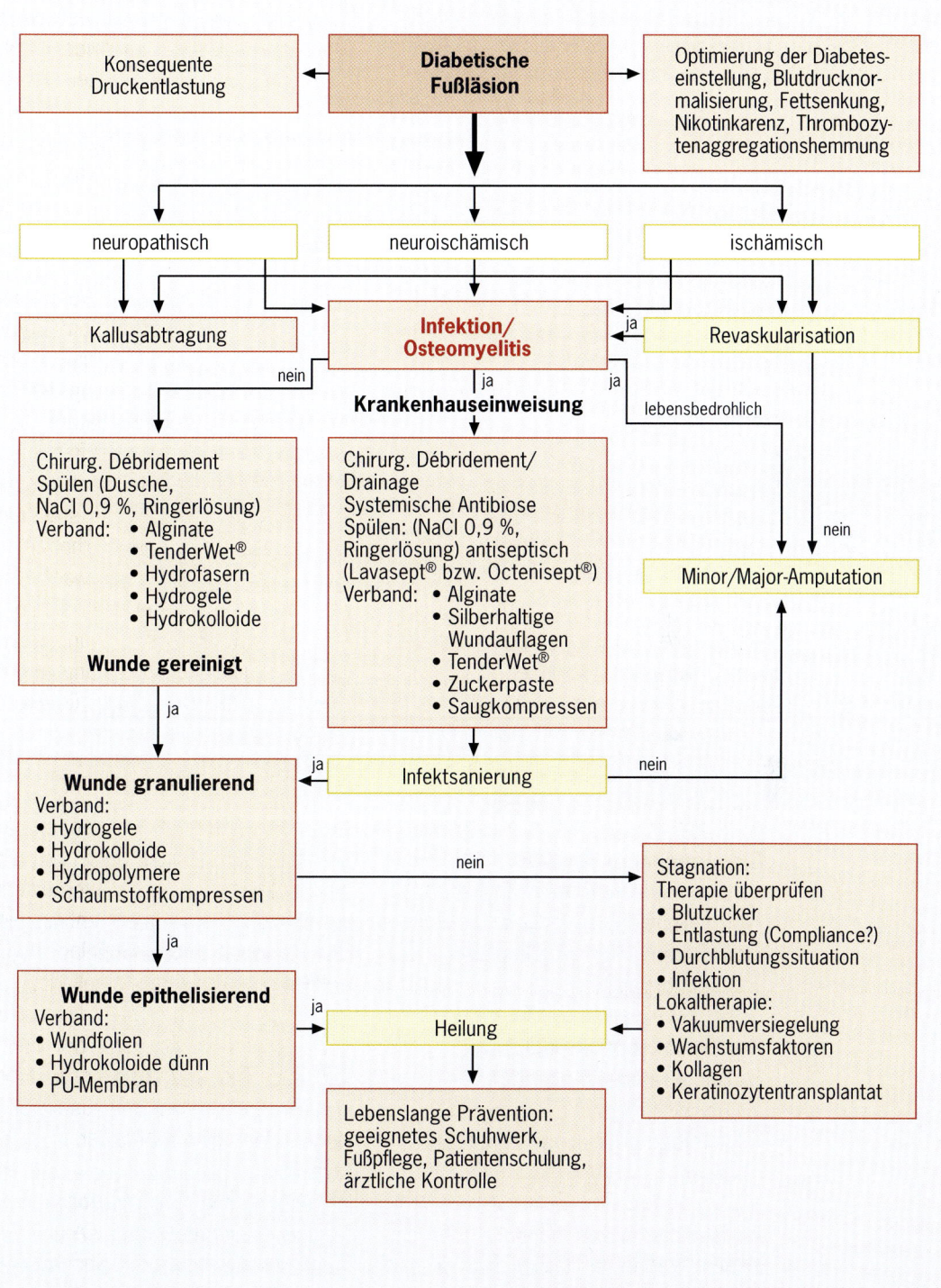

Abb. 17.36: Fließdiagramm zur Therapie der diabetischen Fußläsionen

5 Blicke und 5 Griffe (N.N. 1998)

Erster Blick: Der angezogene Schuh.
Sieht man am Oberleder sich abdrückende Zehen oder eine einschneidende Fersenkappe oder ist der Absatz höher als zwei Finger, so ist dieser Schuh ungeeignet.

Zweiter Blick: Der ausgezogene Strumpf.
Nachdem Schuhe und Strümpfe ausgezogen sind, wird der Strumpf auf Sekret- oder Blutspuren untersucht. Das sollte jeden Abend geschehen. Blut ist ein Hinweis auf eine eventuell bestehende Fußverletzung.

Dritter Blick: Ansehen des nackten Fußes.
Der nackte Fuß wird genau inspiziert und vor allem auf Hornstellen und Verletzungen hin untersucht.

Vierter Blick: Inspizieren der Zehenzwischenräume.
Die Zwischenräume der Zehen werden durch Spreizen genau inspiziert. Es soll auf weiße nässende Hautstellen zwischen den Zehen geachtet werden – sie sind Zeichen von Fußpilz.

Fünfter Blick: Inspizieren der Nägel.
Auf die Nagelform muss geachtet werden: Die Nägel sollen nicht in den Nagelfalz hineingefeilt, sondern spatenförmig gekürzt werden.

Erster Griff: Betasten des angezogenen Schuhs.
Am beschuhten Fuß wird das gesamte Oberleder abgetastet: Lassen sich abmodellierte Zehen im Leder oder eine einschneidende Fersenkappe tasten, so ist der Schuh ungeeignet.

Zweiter Griff: Betasten des Schuhinnern.
Nachdem der Schuh ausgezogen wurde, wird das Innere des Schuhs genau ausgetastet. Tastet man harte Stellen, harte Übergänge von der Innensohle zum Fußbett oder aufgerissenes Innenfutter im Schuh, so ist dieser Schuh für Diabetiker ungeeignet.

Dritter Griff: Betasten des Strumpfes.
Der Strumpf wird ausgezogen und abgetastet. Lassen sich nasse Stellen an der Fußsohle tasten, ist dies ein Hinweis auf eine Fußverletzung. Lassen sich harte, hervorstehende Nähte tasten, so ist der Strumpf ungeeignet.

Vierter Griff: Der nackte Fuß wird betastet.
Es wird auf die Feuchtigkeit und die Temperatur der Haut geachtet. Bei trockener, rauer Haut, besonders an den Fußsohlen müssen die Füße täglich mit harnstoffhaltigen Cremes eingerieben werden

Fünfter Griff: Betasten der Fußsohle.
Die Fußsohlen und die Zehenspitzen werden genau abgetastet. Es soll auf Hornschwielen, evtl. auf Narben oder Unebenheiten an der Fußsohle geachtet werden. Die Ausdehnung der Hornschwielen und deren Beschaffenheit sollen genau ertastet werden.

Biochemischer Ansatz:
- Wachstumsfaktorenpräparat (Regranex®),
- kollagenhaltige Wundauflagen (Promogran®).

Keratinozytentransplantate:
- Haut-Präparat (Apligraf®),
- Dermis-Präparat (Dermagraft®),
- autologe oder allogene Keratinozyten.

Ausführliche Informationen zu den einzelnen Präparaten finden sich in den Kapiteln 6, 7 und 10. Zu beachten ist, dass die Datenlage zu Wirksamkeit und Unbedenklichkeit der meist sehr teuren Therapien z.T. äußerst dünn ist. Nutzen-Risiko- und Kosten-Nutzen-Überlegungen erscheinen vor Beginn der Therapie sinnvoll.

17.3.6 Prävention

Neben den vierteljährlichen ärztlichen Kontrolluntersuchungen, die die Fußinspektion immer mit einschließen sollte, und einer geeigneten Schuhversorgung, ist die Schulung des Patienten die wichtigste Maßnahme zur Verhütung des diabetischen Fußsyndroms.

Durch die Information über die Entstehung, Verlauf und Therapie seiner Erkrankung wird der Diabetespatient in die Lage versetzt, Eigenverantwortung für die Qualität seiner Behandlung und für die Verhinderung möglicher Folgeerkrankungen zu übernehmen. Auch hier ist der Lernprozess lebenslang. Alle an der Betreuung von Diabetikern beteiligten Berufsgruppen sollten nicht müde werden, den Patient in diesem Prozess zu begleiten und zu bestärken.

Regelmäßige Fußinspektion

Der Patient soll regelmäßig nach dem Prinzip der „5 Blicke und 5 Griffe" seine Füße, seine Socken und Schuhe auf Anzeichen von Verletzungen, Druckstellen und Feuchtigkeit untersuchen.

Der richtige Schuh

Der für den Diabetiker geeignete Schuh hat die in Abbildung 17.37 gezeigten Eigenschaften. Er sollte bequem sitzen und den Zehen viel Bewegungsfreiheit geben. Der ideale Zeitpunkt zum Schuheinkauf ist der späte Nachmittag, weil gegen Abend die Füße häufig dicker sind als am Morgen.

Empfehlungen zur Fußpflege

▪ Täglich die Füße waschen bei einer Wassertemperatur von 37–38 °C.

▪ Hornhaut nach dem Waschen mit Bimsstein entfernen.

▪ Füße und Zehenzwischenräume sorgfältig abtrocknen.

▪ Rückfettung der Haut mit harnstoffhaltigen/feuchtigkeitsspendenden Cremes.

▪ Zehennägel gerade bzw. in Spatenform (verhindert das Einwachsen

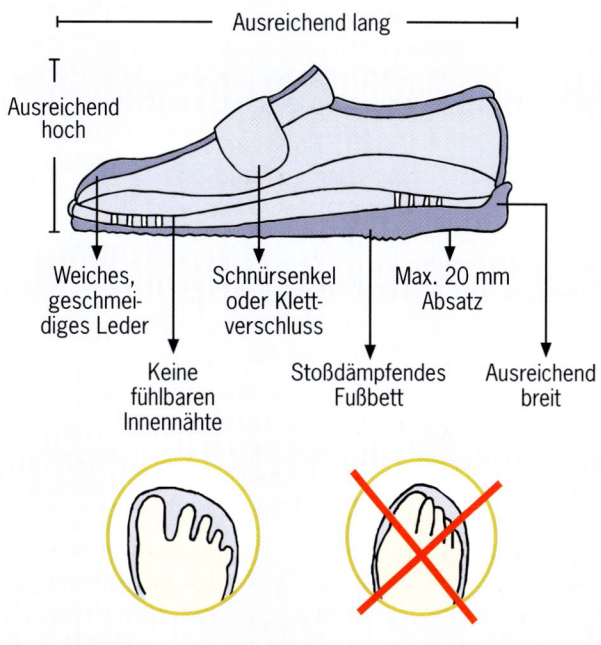

Abb. 17.37: Prävention von Fußläsionen durch Auswahl geeigneter Schuhe (Schulungsmaterial der Fa. Novo)

der Nägel) feilen. Bei mangelnder Gelenkigkeit oder Sehkraft die Nägel von einem medizinischen Fußpfleger kürzen lassen.

▪ Hühneraugen und Schwielen von einem medizinischen Fußpfleger entfernen lassen. Dem Arzt von diesen Druckstellen berichten.

▪ Fuß- und Nagelpilz muss frühzeitig behandelt werden. Regelmäßige Socken- und Schuhdesinfektion ist erforderlich.

▪ Zur Vermeidung von Schweißfüßen Socken aus Naturfasern und bequeme Lederschuhe tragen.

Adressen von Fußpflegern in der eigenen Region, die eine Qualifizierung zur

Behandlung von Diabetespatienten nachweisen können, erhält man von:

Verband der Podologen VdP
Bundesgeschäftsstelle
36251 Bad Hersfeld
Tel.: 06 21/7 99 14 97
oder
Zentralverband der Medizinischen
Fußpfleger Deutschlands ZFD
Schaumburgstr. 14–16
45657 Recklinghausen
Tel.: 0 23 61/18 59 60

Verboten sind:

- Barfuß oder in Strümpfen laufen: Verletzungsgefahr, Fußpilzgefahr,
- Barfußlaufen am Strand: Verbrennungsgefahr der Fußsohlen; Sonnenbrand des Fußrückens,
- Wannenbäder ohne Temperaturkontrolle: Verbrühungsgefahr,
- Wärmflasche oder Heizkissen zum Fußwärmen: Verbrennungsgefahr,
- Nagelpflege mit Scheren und Zangen: Verletzungsgefahr,
- Hühneraugen selbst entfernen: Verletzungsgefahr,
- Pflegecreme **zwischen** den Zehen: Mazeration der Haut, Fußpilzgefahr,
- Melkfett: Die Vaseline dichtet die Hautporen ab, Wärmestau.

Und wenn es doch passiert ist: Verhalten im Verletzungsfall

- Auch kleine Verletzungen auf keinen Fall bagatellisieren!
- Wunde mit steriler Kompresse oder Pflaster abdecken.
- Fuß entlasten, nicht darauf herumlaufen.
- Unverzüglich zu einem Arzt fahren, der sich mit diabetischen Fußläsionen auskennt (vorzugsweise Fuß-

ambulanz oder diabetologische Praxis).

Literatur

Arlt, B. (1993): Notwendigkeit einer einheitlichen Nomenklatur am „diabetischen Fuß", Diabet. Stoffw. 2, 324–325

Armstrong, D.G. et al. (1998): Validation of a diabetic wound classification system. The contribution of depth, infection, and ischemia to risk of amputation, Diabetes Care 21, 855–859

Bale, S., Jones, V. (1997): Wound care nursing, a patient-centred approach, Baillière Tindall, London

Beischer, W. (1998): Der Diabetische Fuß. Klinikarzt 5(27), 131–136

Bienstein, C., Schröder, G., Braun, M., Neander, K.-D. (1997), Dekubitus: Die Herausforderung für Pflegende, Thieme Verlag, Stuttgart

Blair, S.D. (1988): Do dressings influence the healing of chronic venous ulcers? Phlebology 3, 129–134

Bliss, M. (1990): Geriatric medicine. In: Bader, D.L. (ed): Pressure sores. Clinical practice and scientific approach. Macmillan, London

Boulton, A.J. (1999): Diabetische Fußgeschwüre: prophylaktische und therapeutische Rahmenbedingungen, Wundforum 3/99, 9–16

Braun, M. (1997): Anatomische, physiologische und physikalische Aspekte der Dekubitusentstehung. In: Bienstein, C., Schröder, G. Braun, M., Neander K.-D.: Dekubitus. Die Herausforderung für Pflegende, Thieme Verlag, Stuttgart

Callam, M.J., Harper, D.R., Dale, J.J., Brown, D., Gibson, B., Prescott, R.J. (1992): Lothian and Forth Valley leg ulcer healing trial, part 2: Knitted viscose dressing versus a hydrocolloid dressing in the treatment of chronic leg ulceration, Phlebology 7, 142–145

Caputo, G.M. et al. (1994): Assessment and management of foot desease in patients with diabetes, N. Engl. J. Med. 331, 845–860

Compliance Netzwerk Ärzte/HFI e.V. (2001): Handlungsleitlinien für die ambulante Behandlung chronischer Wunden und Verbrennungen. Blackwell Wissenschaftsverlag, Berlin Wien

Dealey, C. (1991): The size of the pressure sore problem in a teaching hospital, J. Adv. Nurs. 16, 633–670

Deutsches Netzwerk für Qualitätsentwicklung in der Pflege, Hrsg. (2002): Expertenstandard Dekubitusprophylaxe in der Pflege. Fachhochschule Osnabrück

Enderle, M:-D. et al. (1996): Das diabetische Fußsyndrom, Dtsch. Med. Wschr. 121(40), 1236–1242

Evidenzbasierte Diabetes-Leitlinien DDG: Diagnostik, Therapie und Verlaufskontrolle der sensomotorischen diabetischen Neuropathie. Deutsche Diabetes-Gesellschaft (DDG), Stand Juli 2000

Fizpatrick, T.B., Johnson R.A., Wolff, K., Polano, M.K., Suurmond, D. (1998): Atlas und Synopsis der klinischen Dermatologie. Häufige und bedrohliche Krankheiten, 3. Aufl. McGraw-Hill International, London

Gericke, A. (1994): Diagnose und Behandlung des Ulcus cruris venosum, Wundforum 3/94, 10–17

Grünewald-Funk, D. (2002): Dekubitusprophylaxe: Schluss mit Mythen, Dtsch. Med. Wschr. 127(23), 1240–1241

Hess, C.T (2002): Clinical Guide Wound Care, 4th ed., Springhouse, Pennsylvania

Landgraf, R., Hierl, F.X. (1999): Allgemeine Therapie der Menschen mit diabetischem Fußsyndrom (DFS), Internist 40, 1018–1023

Lares, E. (2001): Verhungern im Schlaraffenland, Dtsch. Apoth. Ztg. 141 (8), 54–58

Lehnert, H. (1999): Diagnostik und Therapie des diabetischen Fußes. Einleitung. Diabetes und Stoffwechsel 8 (Suppl. 5), 3

Leitlinie zur Diagnostik und Therapie des Ulcus cruris venosum (1999). Leitlinien der Deutschen Gesellschaft für Phlebologie. AWMF online. www.uni-duesseldorf.de/WWW/AWMF/11/phle-ucv.htm

Lippert, H. (2001): Wundatlas – Wunde, Wundbehandlung und Wundheilung. J.A. Barth Verlag, Heidelberg

National Pressure Ulcer Advisory Panel (1989): Pressure ulcers prevalence, cost and risk assessment. Consensus Development Conference Statement. Decubitus 2, 24–35

Neander, K.-D. (1994): Praktische Umsetzung pathophysiologischer Erkenntnisse in der Dekubitusprophylaxe, Krankengymnastik 46, 877

Nelzen, O., Bergqvist, D., Lindhagen, A. (1997): Long-term prognosis for patients with chronic leg ulcers: a prospective cohort study. Eur. J. Vasc. Endovasc. Surg. 13, 500–508

N.N. (1998): Fünf Blicke und fünf Griffe. Konzept zur Vermeidung des diabetischen Fußes, Diabetes Journal 3, 29

Sailer, D. (2001): Diabetes mellitus: Verstehen – beraten – betreuen, Wissenschaftliche Verlagsgesellschaft, Stuttgart

Sailer, D., Schweiger, H. (1999): Der diabetische Fuß – ein Bildatlas, Deutscher Universitäts-Verlag, Wiesbaden

Schröder, G., Neander, K.-D., Bienstein, C. (1997): Lagerung zur Dekubitusprophylaxe. In: Bienstein, C., Schröder, G., Braun, M., Neander K.-D.: Dekubitus. Die Herausforderung für Pflegende, Thieme Verlag, Stuttgart

Scriven, J.M., Bell, P.R.F., Taylor, L.E. (1998): A prospective randomised trial of four-layer versus short stretch compression bandages for the treatment of venous leg ulcers, Ann. R. Coll. Surg. Engl. 80, 215–220

SIGN Scottish Interkollegiate Guidelines Network (1998): The Care of Patients with Chronic Leg Ulcer. A National Clinical Guideline, http://show.cee.hw.ac.uk/sign/home.htm

Stacey, M.C., Jopp-Mckay, A.G., Rashid, P., Hoskin, S.E., Thompson, P.J. (1997): The influence of dressings on venous ulcer healing – a randomised trial, Eur. J. Vasc. Endovasc. Surg. 13, 174–179

Sussman, C., Bates-Jensen, B. M. (1998): Wound Care. A Collaborative Practice Manual for Physical Therapist and Nurses, Aspen Publishers, Inc. Gaithersburg, Maryland

Theuretzbacher, U., Seewald M. (1999): Mikrobiologie im klinischen Alltag. Erreger, Diagnostik, Therapie, Kohlhammer, Stuttgart

Widmer, L.K., Stähelin, H.B., Nissen, C., Da Silva, A. (1989): Venen-, Arterienkrankheiten, koronare Herzkrankheit bei Berufstätigen. Prospektiv-epidemiologische Untersuchungen. Basler Studie I–III 1959–1978.

Anhang

Herstellerverzeichnis

Abbott GmbH & Co. KG
Max-Planck-Ring 2
65205 Wiesbaden
Tel.: 0 61 22/5 80
Fax: 0 61 22/58 12 44
Internet: www.abbott.de

AM Scientifics LTD
P.O. Box 507
CH-1212 Grand Lancy 1
Geneva-Switzerland
Tel.: 00 41/2 23 01/17 94
Fax: 00 41/2 23 01/17 95
E-Mail: marketing@am-scientifics.com
Internet: www.am-scientifics.com

AstraZeneca GmbH
22876 Wedel
Tel.: 0 41 03/70 80
E-Mail: azinfo@astrazeneca.com
Internet: www.astrazeneca.de

Aventis Pharma Deutschland GmbH
Königsteiner Str. 10
65812 Bad Soden am Ts.
Postfach 11 09
65796 Bad Soden am Ts.
Tel.: 0 69/30 52 20 44
Fax: 0 69/30 52 31 00
E-Mail: callcenter@aventis.com
Internet: www.pharma.aventis.de

Azupharma GmbH & Co
ab 1. Januar 2004
Sandoz Pharmaceuticals GmbH
Carl-Zeiss-Ring 3
85737 Ismaning
Tel.: 0 89/24 40 40
Internet: www.sandoz.de

Baxter Deutschland GmbH
Vertrieb für
BioTissue Technologies AG
Bioscience
Im Breitspiel 13
69126 Heidelberg
Tel.: 0 66 21/39 71 99
Fax: 0 62 21/39 71 55

B. Braun Petzold GmbH
Schwarzenberg Weg 73–79
34212 Melsungen
Tel.: 0 56 61/71 33 99
Fax: 0 56 61/71 37 77
Internet: www.bbraun.de

Beiersdorf AG
Unnastraße 48
20245 Hamburg
Tel.: 0 40/49 09 28 91
Fax: 040/49093434
Hansaplast-Service: 01 80/5 26 62 88
Internet: www.hansaplast.de

BioCell Biotechnologie GmbH
Margaritenweg 4
51674 Wiehl
Tel.: 0 22 62/75 15 63
Fax: 0 02 62/75 15 62
E-mail: info@biocell.de
Internet: www.biocell.de

BioMonde Medical Technologies
Kiebitzhörn 33–35
22885 Barsbüttel
Tel.: 0 40/6 71 05 70
Fax: 0 40/67 10 57 10
E-Mail: info@biomonde.de
Internet: www.biomonde.de

Bio Tissue Technologie GmbH
Engesserstraße 4a/4b
79108 Freiburg
Tel.: 07 61/7 67 60
Fax: 07 61/76 76-180
E-Mail: info@biotissue-tec.com
Internet: www.biotissue-tec.com

BSNmedical GmbH & Co. KG
Quickbornstraße 24
20253 Hamburg
Tel.: 0 40/4 90 99 09
Fax: 0 40/49 09 66 66

Centerpulse
(bisher Sulzer Orthopedics GmbH)
Merzhauser Straße 112
79100 Freiburg
Tel.: 07 61/45 84 01
Fax: 07 61/4 58 41 20
Internet: www.sulzerortho.de

Chauvin ankerpharm GmbH
Francois-Mitterrand-Allee 1
07407 Rudolstadt
Tel.: 0 36 72/48 50
Fax: 0 36 72/48 57 04

Coloplast GmbH
Postfach 70 03 40
22003 Hamburg
Tel.: 0 40/6 69 80 70
Fax: 0 40/66 98 07 72
Internet: www.coloplast.de

ConvaTec Vertriebs-GmbH
Unternehmen der Bristol-Myers Squibb
Gruppe
Sapporobogen 6–8
80809 München
Tel.: 0 89/12 14 20
Fax: 0 89/12 14 21 19
Kundenservice 01 30-26 00

Euroderm GmbH
Weißenfelser Straße 67
04229 Leipzig
Tel.: 03 41/49 29 20
Fax: 03 41/4 92 92 70
E-Mail: info@euroderm-biotech.de
Internet: www.euroderm-biotech.de

Ethicon GmbH
Johnson & Johnson Advanced Wound
Care
Oststraße 1
22844 Norderstedt
Tel.: 0 40/52 20 70,
Info-Hotline 08 00/1 00 13 07
Fax: 0 40/52 20 74 02
E-Mail: mservic2@medde.jnj.dom
Internet: www.jnjmedical.de

Fresenius Kabi Deutschland GmbH
Else-Kröner-Straße 1
61352 Bad Homburg
Tel.:0 61 72/68 60
Fax: 0 61 72/6 86 87 80
Internet: www.fresenius.de

Paul Hartmann AG
Postfach 14 20
89504 Heidenheim
Tel.: 0 73 21/3 60
Fax: 0 73 21/36 36 36
Internet: www.hartmann-online.com

Hexal AG
Industriestraße 25
83607 Holzkirchen
Postfach: 12 63
83602 Holzkirchen
Tel.: 0 80 24/90 80
E-Mail: medwiss@hexal.de
Internet: www.hexal.de

Hollister Incorporated
Niederlassung Deutschland
Münchner Straße 16
85774 Unterföhring
Tel.: 08 00/4 65 54 78
Internet: www.hollister.com

**Ichthyol-Gesellschaft Cordes,
Hermanni & Co.KG**
Sportallee 85
22335 Hamburg
Tel.: 0 40/50 71 40
E-Mail: info@ichthyol.de
Internet: www.ichthyol.de

Janssen-Cilag GmbH
Raiffeisenstraße 8
41470 Neuss
Tel.: 0 21 37/95 50
Fax: 0 21 37/95 53 27
E-Mail: jancil@jacde.jnj.com
Internet: www.janssen-cilag.de

Johnson & Johnson
Wound Management
Ethicon GmbH
Oststraße 1
22844 Norderstedt
Tel.: 0 40/52 20 70
Fax: 0 40/52 20 74 02
E-Mail: service@wound-management.de
Internet: www.jnjgateway.com

KCI Medizinprodukte GmbH
Am Klingenweg 10
65396 Walluf bei Wiesbaden
Tel.: 08 00/7 83 35 24
Fax: 08 00/3 29 34 24
Internet: www.woundvac.com

Lohmann & Rauscher
GmbH & Co. KG
Postfach 23 43
56513 Neuwied
Tel.: 0 26 34/9 90
Fax: 0 26 34/99 64 67
E-Mail: medical@LRmed.com
Internet: www.lohmann-rauscher.com

Medi Bayreuth GmbH & Co. KG
Medicusstraße 1
95448 Bayreuth
Tel.: 09 21/91 20
Fax: 09 21/9 12 57
E-Mail: medi@medi-Bayreuth.de

3M Medica
Hammfelddamm 11
41460 Neuss
Tel.: 0 21 31/14 40 00
Servicetel.: 08 00/1 00 38 30
Internet: www.3Mmedica.de

MBP Medical Biomaterial
Products GmbH
Lederstraße 7
19306 Neustadt-Glewe
Tel.: 03 87/57 50 90
Fax: 03 87/5 75 09 15
Vertrieb durch medimex/Hamburg
Internet: www.medimex.de

Merz Pharmaceuticals GmbH
Postfach 11 13 53
60048 Frankfurt
Eckenheimer Landstraße 100–104
60318 Frankfurt
Tel.: 0 69/1 50 31
Fax: 0 69/5 96 21 50
Internet: www.merz.de

Mölnlycke Health Care GmbH
Max-Planck-Straße 15
40699 Erkrath-Unterfeldhaus
Tel.: 02 11/92 08 80
Fax: 02 11/92 08 81 70
Internet: www.molnlycke.com,
www.tendra.com

Mondomed NV
Middenweg 12
3930 Hamont (Belgien)
Tel.: 00 32/11 44 09 90

Mundipharma GmbH
Mundipharma Straße 6
65549 Limburg
Tel.: 0 64 31/70 10
Fax: 0 64 31/7 42 72
E-Mail: info@mundipharma.de
Internet: www.mundipharma.de

Noba Verbandmittel Danz
Hoeltkenstraße 1
58300 Wetter-Wengern
Tel.: 0 23 35/7 60 90
Fax: 0 23 35/76 09 50

Novamedical
Vertriebsgesellschaft mbH
Am Seestern 8
40547 Düsseldorf
Tel.: 02 11/5 96 10 74

Novartis Consumer Health GmbH
Zielstattstr. 40
81379 München
Tel.: 0 89/7 87 70
Fax: 0 89/7 87 72 50
Internet: www.novartis.de

Nycomed Pharma GmbH
Edisonstr. 16
85716 Unterschleißheim
Tel.: 0 89/3 70 03 70
Fax: 0 89/3 70 03 74 44

Prontomed GmbH
Am Bahndamm 70
32120 Hiddenehausen
Tel.: 0 52 21/69 00 01
Fax: 0 52 21/6 11 98
E-Mail: Prontomed@aol.com

Riemser Arzneimittel AG
An der Wiek 7
17498 Insel Riems
Tel.: 03 83 51/7 60
Fax: 03 83 51/7 63 08
E-Mail: info@riemser.de
Internet: www.riemser.de

Sanavita Aktiengesellschaft & Co.
Am Bahnhof 1–3
59368 Werne
Postfach: 12 52
59355 Werne
Tel.: 0 23 89/7 97 20
Fax: 0 23 89/79 72 99
E-Mail: info@sanavita.net

Sanofi-Synthelabo GmbH
Potsdamer Straße 8
10785 Berlin
Tel.: 0 30/25 75 20 00
Fax: 0 30/25 75 20 01
E-Mail:
info.deutschland@sanofi-synthelabo.com
Internet: www.sanofi-synthelabo.de

Schülke & Mayr
22840 Norderstedt
Tel.: 0 40/52 10 06 66
Fax: 0 40/52 10 02 53
E-Mail: mail@schuelke-mayr.com
Internet: www.schuelke-mayr.com

Smith+Nephew GmbH
Medical Division
Max-Planck-Straße 1–3
34253 Lohfelden
Tel.: 05 61/9 51 40 oder
08 00/1 83 51 10
Fax: 05 61/95 14-2 70 und 2 75
Internet: www.smith-nephew.com

Solvay Arzneimittel GmbH
Hans-Böckler-Allee 20
30173 Hannover
Tel.: 05 11/8 57-0
Fax: 05 11/28 21 26
Internet: www.solvay.de

Stada Medical Care GmbH
Stadastr. 2–18
D-61116 Bad Vilbel
Tel.: 0 61 01/60 30
Fax: 0 61 01/60 31 00
E-Mail: info@stada.de
Internet: www.stada.de

Sulzer Orthopedics GmbH
Merzhauser Straße 112
79100 Freiburg
Tel.: 07 61/45 84 01
Fax: 07 61/4 58 41 20
Internet: www.sulzerortho.de

Tissupor AG
Bogenstraße 9
Ch-9001 St. Gallen
Tel.: 00 41/7 12 72 04 50
Fax: 00 41/7 12 72 04 59
E-Mail: tissupor@tissupor.ch
Internet: www.tissupor.ch

Togal-Werk AG
Ismaninger Str. 105
D-81675 München
Tel.: 0 89/9 25 90
Fax: 0 89/92 59 95

Trusetal Verbandstoffwerk GmbH
Industriestraße 1
33758 Schloß Holte-Stukenbrock
Tel.: 0 52 07/92 79 46
Fax: 0 52 07/44 83
E-Mail: Trusetal@aol.com
Internet:
www.master-aid-deutschland.com

Urgo Laboratoires
Fournier Pharma GmbH
Justus-von-Liebig-Str. 16
66280 Sulzbach
Tel.: 0 68 97/57 90
Fax: 0 68 97/57 92 12
Internet: www.urgo.de

Velo Medizinprodukte GmbH
Lohweg 17
92369 Reichertshofen
Tel.: 0 91 81/26 14 12
E-Mail: velo@medizinprodukte.com
Internet: www.velo-medizinprodukte.com

Woelm Pharma GmbH & Co
Rhöndorfer Str. 80
53604 Bad Honnef
Tel.: 0 22 24/77 40
Fax 0 22 24/77 41 70
E-Mail: kontakt@woelm.com
Internet: www.woelm.com

XCell
Division of EAM European
American Medical GmbH
Von-Eichendorff-Straße 59 a
86911 Diessen
Tel.: 0 88 07/92 39 27
Fax: 0 88 07/88 06
E-Mail: info@xcell-wundversorgung.de
Internet: www.xcell-wundversorgung.de

Yamanouchi Pharma GmbH
Im Breitspiel 19
69126 Heidelberg
Tel.: 0 62 21/3 43 40
Fax: 0 62 21/34 34 14
E-Mail: magin.d@yamanouchi-eu-com
Internet: www.yamanouchi.com

Adressen von Fachgesellschaften und Selbsthilfegruppen

Austrian Wound Association AWA
Internet: www.a-w-a.at

Cochrane Wounds Group/York GB
Cochrane Collaboration,
Deutsches Cochrane Zentrum
Freiburg
Internet: www.cochrane.de

Compliance Netzwerk
Ärzte/HFI e.V.
Postfach 02 12 45
10123 Berlin
Postfach 11 13 22
40513 Düsseldorf
Wundheilungstel.: 02 11/59 21 27
E-Mail: info@hf-initiative.de
Internet: www.hf-initiative.de

Deutsche Gesellschaft
für Wundheilung und
Wundbehandlung e.V. DGfW
Geschäftsstelle: c/o Brigitte Nink-Grebe
Glaubrechtstraße 7
35392 Gießen
Tel. und Fax: 06 41/2 46 21
E-Mail: dgfw@dgfw.de
Internet: www.dgfw.de

European Wound Management
Association EWMA
POBOX 864, London SE1 8TT
United Kingdom
Tel.: 00 44/2 07/8 48 34 96
E-Mail: ewma@kcl.ac.uk
Internet: www.ewma.org

**Initiative
Chronische Wunden e.V. ICW**
Geschäftsstelle
Kuhtor 2
D-37170 Uslar-Sohlingen
Tel.: 05571-3029315
Fax: 05571-3029319
E-Mail: info@icwunden.de
Internet: www.icwunden.de

**Kammerlander
WFI-Wund Management GmbH**
Georg-Stieler Str. 20
36093 Keinzell
Tel.: 0661/9344017
Fax: 0661/9344044
Internet: www.wfi.ch

**Swiss Association
for Wound Care SAfW**
Schweizerische Gesellschaft
für Wundbehandlung
Sekretariat SAfW
Vogesenstr. 19
CH-4056 Basel
Tel.: 0041/61/3221344
Fax: 0041/61/3221340
E-Mail: sekreteriat@safw.ch
Internet: www.safw.ch

Selbsthilfegruppen

**Bundesinitiative
für Brandverletzte e.V.**
Dr.-Ebeling-Straße 26
31020 Salzhemmendorf
Tel. und Fax: 05153/1039 (Mo–Sa)

**Elterninitiative
Brandverletzte Kinder e.V.**
Laufer Straße 30a
90571 Schwaig
Tel. und Fax: 0911/5075718
Broschüren: „Aktion Paulinchen",
So schützen Sie Ihr Kind
vor Verbrennungen

Speziell bei Gesichtsverletzungen:

Tulpe e.V.
Ulmenweg 32
91541 Rothenburg
Tel.: 09861/94130
Fax: 09861/941310

Arbeitskreis Camouflage-Kosmetik
Helmstetter Straße 16
10717 Berlin
Tel.: 030/8542829
Fax: 030/8544023

Internetkontakte

www.medizininfo.com/
wundmanagement/pfum.htm

www.medicus.de/wundmanagement

www.wundzentrum.de

„Das Wundnetz": www.wundnetz.de

Dekubitus: www.dbfk.de/bhs

Dekubitusprophylaxe, Wundversorgung,
Wunddrainagen: www.dhzb.de/
Pflegestandard.htm

Merkblatt Wundversorgung für die
Apotheke: www.dav-buchhandlung.de/
download/wundversorgung.pdf

Rezepturhinweise zum NRF:
www.offizin-online.de

www.worldwidewounds.com

American Academy of Wound
Management: www.aawm.org/

Association for the Advancement of
Wound Care: www.AAWC1.com/

Deutsche Gesellschaft für
Wundbehandlung: www.dgfw.de

European Wound Management
Association: www.ewma.org/

Wundversorgung:
www.info-krankenpflege.de/
wundversorgungtext.htm

Asmussen, P.D., Söllner, B. (1993/1995): Wundversorgung, Band 1 Wundheilung – Prinzipien der Wundheilung, Band 2 Wundmanagement – Prinzipien und Praxis, Hippokrates Verlag, Stuttgart

Bale, S., Jones, V. (1997) : Wound Care Nursing – a patient centred approach, Baillire Tindall, London

Bender, S. (2000): Körperpflegekunde, Wissenschaftliche Verlagsgesellschaft, Stuttgart

Blank, I. (2001): Wundversorgung und Verbandwechsel, Kohlhammer Verlag, Stuttgart

Bienstein, C, Schröder, G., Braun, M., Neander, K.D. (1997): Dekubitus, Georg Thieme Verlag, Stuttgart

Compliance Netzwerk/HFI e.V. (2001): Handlungsleitlinien für die ambulante Behandlung chronischer Wunden und Verbrennungen, Becker, H.D. u.a. (Hrsg.), Blackwell Wissenschafts-Verlag, Berlin

Davis, M.H., Dunkley, P., Harden, R.M., Harding, K., Laidlaw, J.M., Morris, A.M., Wood, R.A.B. (1992): The wound programme, Centre for Medical Education, Dundee, Scottland, GB

Flanagan, M. (1997): Wound Management, Churchill Livingstone, New York

Füsgen, I., Füsgen, I. (1996): Chronische Wunden, Urban & Vogel Medien und Medizin Verlagsgesellschaft, München

Hess, C.T. (2002): Wound Care – Clinical Guide, Springhouse, USA

Kammerlander, G. (1998): Lokaltherapeutische Standards für chronische Hautwunden – Ulcus cruris, Dekubitus, Kompressionstherapie, Weichlagerung, Springer Verlag, Wien

Knapp, U., Hansis, M. (Hrsg.) (1999): Die Wunde – Pathophysiologie, Behandlung, Komplikationen, Georg Thieme Verlag, Stuttgart

Linder, R. (Hrsg.) (1997): Akute und chronische Wundbehandlung – Konzepte, Probleme, Perspektiven, Veröffentlichungen der Landesärztekammer Hessen, Verlag für Medizinische Publikationen, Hammah

Lippert, H. (Hrsg.) (2001): Wundatlas – Wunde, Wundheilung und Wundbehandlung, J. A. Barth Verlag/Georg Thieme Verlag, Heidelberg

Naylor, W., Laverty, D., Mallett, J. (2001): The Royal Marsden Hospital Handbook of Wound Management in Cancer Care, Blackwell Science

Riedel, E., Triebsch, W., Sedlarik, K.M. (1995): Verbandstoff-Fibel – Herstellung, Beschaffenheit und Anwendung der Verbandstoffe, Wissenschaftliche Verlagsgesellschaft, Stuttgart

Sedlarik, K.M. (Hrsg.) (1993): Wundheilung, Gustav Fischer Verlag, Jena

Sedlarik, K.M., Lippert, H. (1996): Wundheilung und Wundauflagen – 1. Internationaler Hartman-Wundkongress, Wissenschaftliche Verlagsgesellschaft, Stuttgart

Sussman, C., Bates-Jensen, B.M. (1998): Wound Care – A colloborative practice manual for physical therapists and nurses, Aspen Publishers, Gaithersburg, Maryland, USA

Thomas, S. (1990): Wound Management and Dressings, The Pharmaceutical Press, London

Vasel-Biergans, A. (2003): Wundauflagen für die Kitteltasche, Wissenschaftliche Verlagsgesellschaft, Stuttgart

Wilson, F., Kohm, B. (1999): Verbandmittel, Krankenpflegemittel, Medizinprodukte, Deutscher Apotheker Verlag, Stuttgart

Broschüren

Initiative Chronische Wunden e.V. (ICW), Wissenschaftliche Expertisen zur Kostensituation bei chronischen Wunden

V. Hallern, B. (1997): Kompendium Wundbehandlung – Wirkungsweise und Indikationen von Wundbehandlungsprodukten, Verlag für Medizinische Publikation, Burweg/Bossel

Kompendium Wunde und Wundbehandlung, Paul Hartmann AG (Hrsg.), CMC Medical Information, Heidenheim, 1. Auflage 1998

Die phasengerechte Wundbehandlung des Dekubitalulcus, Paul Hartmann AG (Hrsg.), CMC Medical Information, Heidenheim, 2. Auflage 2001

Diagnostik, Behandlung und Prävention des Diabetischen Fußsyndroms, Paul Hartmann AG (Hrsg.), CMC Medical Information, Heidenheim, 1. Auflage 2000

Die phasengerechte Wundbehandlung des Ulcus cruris venosum, Paul Hartmann Ag (Hrsg.), CMC Medical Information, Heidenheim, 2. Auflage 1999

Zeitgemäßes Wundmanagement – Wound Bed Preparation, Smith+Nephew GmbH 2002

Handlungsleitlinien, Wundmanuale, Leitfäden usw. (eine Auswahl):

Christliche Krankenhäuser Essen Borbeck – Arbeitskreis Wundversorgung (1999): Manuale zur Behandlung chronischer Wunden

Compliance Netzwerk Ärzte HFI e.V. (2001): Handlungsleitlinien für die ambulante Behandlung chronischer Wunden und Verbrennungen, Blackwell Wissenschafts-Verlag, Berlin, 2. Auflage

Deutsches Netzwerk für Qualitätsentwicklung in der Pflege (2002): Expertenstandard Dekubitusprophylaxe in der Pflege, Fachhochschule Osnabrück

Diakonissenkrankenhaus Stuttgart – Arbeitskreis Wundbehandlung, Vasel-Biergans, A., Vieweg, K., Kaesberger, J. (1997): Manual zur Wundbehandlung, 3. Auflage

Initiative „Chronische Wunde" ICW (2003): Leitlinie Dekubitus, 5. Auflage

Initiative „Chronische Wunde" ICW (2001): Leitlinie Ulcus cruris venosum, 2. Auflage

Kliniken des Landkreises Heidenheim – Arbeitsgruppe Wunde (1999): Leitfaden Wunde

Klinikum Krefeld – AG-Wundmanagement (2001): Wundfibel

Malteser Krankenhaus St. Elisabeth, Jülich Hrsg. Schramm A.M. (2001): Leitfaden zur Wundversorgung

Universitätsklinikum Essen – Arbeitskreis Wundversorgung, Strobel, H.G. (2001): Wundfibel, 2. Auflage

Wundfibel LBK-Hamburg – Sellmer, W. et al. (2003)

Zeitschriften

Abbkürzungen einiger Literatur-Datenbanken:
CINAHL: Cumulative Index for Nursing and Allied Health Literature
INI: International Nursing Index
RCN: The Royal College of Nursing Library Nursing Bibliography

Deutsches Wundjournal
Verlag f. Med. Publikationen, Burg-Bossel
Seit Juli 1997, 1998 Erscheinen eingestellt

Hefte zur Wundbehandlung
Berichthefte der Kongresse der Deutschen Gesellschaft für Wundheilung und Wundbehandlung e.V. DGfW
Peter, R.U., Leiter, U., Huber, M. (Hrsg.)
Point Verlag, Erbach
Seit 1997
Gelistet in: SUBITO Zeitschriftenkatalog

Advances in Skin and Wound care
Gelistet in: MEDLINE, INI

Advances in Wound care
Richard Salcido (Hrsg), Springhouse PA
Seit 1989
Gelistet in: MEDLINE, CINAHL, INI, RCNdex Top 10

Journal of Wound Care
Calne, S. (Hrsg.), London Emap Healthcare
Seit 1992
Gelistet in: CINAHL, INI, RCN

Journal of Wound, Ostomy and Continence Nursing
Offizielles Organ der Wound, Ostomy and Continence Nurses Society
St. Lous, MO: Mosby
Seit 1974
Gelistet in: MEDLINE, CINAHL, INI, Nursing Abstracts

Ostomy/Woundmanagement
van Rijswijk, L., Krasner, D. (Hrsg.), Wayne, PA
Seit 1982
Gelistet in: MEDLINE, CINAHL, INI

Wound Repair and Regeneration
Offizielles Organ von: The Wound Healing Society, The European Tissue Repair Society, The Japanese Society for Woundhealing, Australien Wound Management
Malden, M.A., Blackwell Science
Seit 1993
Gelistet in: MEDLINE, CINAHL, Current Contents/Clinical Medicine, Science Citation Index

Wounds
Offizielles Organ der Association for the Advancement of Wound Care (AAWC)
Hannover, N.H.

Seit 1988
Gelistet in: Current Contents/Clinical Medicine

Wundforum:
HARTMANN WundForum
Herausgeber: Paul Hartmann AG
Redaktion: CMC Medical Information, Heidenheim
Seit 1994
Gelistet in: SUBITO Zeitschriftenkatalog

Wundreport
Chronomed-Verlag
1987 bis 1997, dann Erscheinen eingestellt

Zeitschrift für Wundheilung/ Journal of Wound Healing
(von 1996 bis 1999:
Zeitschrift für Wundbehandlung)
ZfW, Offizielles Organ der Deutschen Gesellschaft für Wundheilung und Wundbehandlung e.V. sowie der Österreichischen Gesellschaft für Wundbehandlung
mhp-Verlag GmbH, Wiesbaden
Seit 2000
Gelistet in: SUBITO Zeitschriftenkatalog

Glossar und Abkürzungen

Allogener Hautersatz
Gewebe, welches von einem anderen Menschen verpflanzt wird

Alloplastischer Hautersatz
Künstlicher, meist aus Kunststoffmaterialien bestehender Hautersatz zur vorübergehenden Defektdeckung

Arterielle Verschlusskrankheit (AVK)
Vorliegen klinischer Zeichen wie des Fehlens von Fußpulsen, Anamnese einer Claudicatio intermittens, Ruheschmerz und/oder Abnormalitäten nicht invasiver Untersuchungen, hinweisend auf gestörte oder unzureichende Durchblutung

Autologes Transplantat
Gewebe, das von einer auf eine andere Körperregion verpflanzt wird, Spender und Empfänger sind identisch

Bradytrophes Gewebe
Kapillarfreies Gewebe mit verlangsamtem Stoffwechsel

Camouflage
Auftragen von abdeckendem Make-up (Creme, Puder) zur Maskierung von Narben und Pigmentstörungen

Claudicatio intermittens
Schmerzen am Fuß, Oberschenkel oder Wade mit Verstärkung beim Gehen und

Erleichterung beim Anhalten in Verbindung mit Hinweisen auf eine arterielle Verschlusskrankheit

DAB
Deutsches Arzneibuch

Débridement
(französisch débrider = abtragen), gewebeschonendes Entfernung von devitalisiertem oder geschädigtem Gewebe (Wundtoilette)

Dekubitus
Schädigung von Geweben durch länger anhaltende Druckeinwirkung, vor allem bei Bettlägerigkeit, beginnend mit Durchblutungs- und Versorgungsstörung bis hin zu Nekrosen und tiefreichenden Geschwüren

Dermatom
Messer zum tangentialen Abtragen der Epithelschicht der Haut

Detritus
Gewebstrümmer; fettig entartete, zerfallende Zellen, breiige oder körnige Zerfallsmassen

Diabetisches Fußsyndrom
Infektion, Ulzeration und/oder Zerstörung tiefer Gewebeanteile verbunden mit neurologischen Abnormalitäten und verschiedenen Schweregraden arterieller Durchblutungsstörungen an der unteren Extremität

Eiter
Aufgelöstes Gewebe und mit Detritus vollgestopfte Fresszellen (Makrophagen)

Ekchymosen
Kleine, fleckförmig umschriebene Blutungen in Haut und Schleimhaut infolge Trauma oder hämorrhagischer Diathese

Epithelisierung
Von gesundem Gewebe ausgehende Neubildung von Epithel im Zuge der Wundheilung

Erysipel
Akute, von einem Epitheldefekt (Wunde, Rhagade, Interdigitalmykose) ausgehende, flächenhafte, mit hohem Fieber einhergehende Hautinfektion durch Streptokokken

Fibrinolysin
Zur Wundreinigung eingesetztes proteolytisches Enzym, das das bei der Blutgerinnung gebildete Fibrinnetz abbaut (Synonym Plasmin)

Fibroblasten
Vorstufen der Fibrozyten im Bindegewebe, synthetisieren die Grundsubstanz sowie die Fasern des Bindegewebes

Gangrän
Fortschreitende Nekrose der Haut und tiefer liegender Strukuren (Muskeln, Sehnen, Knochen oder Gelenken), die eine irreversible Zerstörung anzeigen, bei der Heilung nicht ohne Verlust eines Teiles der Extremität angenommen werden kann

Granulation
Bildung von gefäßreichen, körnigen Fleischwärzchen (Granulationsgewebe) auf dem Wundgrund

Homologes Transplantat
Gewebe, das von einem Menschen auf einen anderen verpflanzt wird

Iatrogene Ursachen
Vom Arzt bzw. medizinischen Personal verursacht

Indolenz
Unempfindlichkeit gegenüber Schmerzen

Keloid
(cheloid = Krebsschere/griechisch) Eine über das Hautniveau erhabene Narbe

Kollagen
Hauptbestandteil der Kollagenfasern im Bindegewebe, von Fibroblasten gebildet, chemisch ein Skleroprotein, d.h. Gerüsteiweiß

Langersche Spaltlinien
Benannt nach dem Wiener Anatom Karl Langer (1819–1877), markieren Zonen der geringsten Hautdehnbarkeit, sog. Hautspaltlinien, denn Schnitte entlang der Langer-Linien klaffen nicht auseinander

Makrophagen
Große Fresszellen, die Fremdkörper und abgestorbenes körpereigenes Material aufnehmen und abbauen können. Darüber hinaus sezernieren sie Enzyme, Gerinnungsfaktoren, entzündungsfördernde und die Immunabwehr sowie die Gewebeneubildung aktivierende Stoffe

Meshgraft
Maschen- oder Netztransplantat, wobei ein Spalthautlappen mit einer Messerwalze rautenförmig eingeschnitten wird

MRSA
Methicillin (= Oxacillin) resistenter Staphylococcus aureus

Nekrose
(griechisch nekrosis = das Töten) Abgestorbene Zellen und Gewebeanteile infolge örtlicher Stoffwechselstörungen, entweder trocken oder feucht

NRF
Neues Rezeptur-Formularium, eine pharmazeutische Vorschriftensammlung, die neben etwa 100 Dermatikarezepturen auch gleichviel Monographien aus anderen Indikationsgebieten enthält, zusammengestellt von der Arzneimittelkommission der Deutschen Apotheker und dem Zentrallaboratorium Deutscher Apotheker (ZL)

Phlegmone
Flächenhaft fortschreitende eitrige Entzündung des Bindegewebes, Erreger meist Streptokokken

Primäre Wundheilung
Heilung durch direktes Verkleben der Wundränder, verbunden mit geringer Gewebeneubildung

Rhagaden
Fissuren, Schrunden, kleine, oft sehr schmerzhafte Hautrisse

Sekundäre Wundheilung
Heilung durch Auffüllen des Defekts mit Granulationsgewebe, bei großflächigen bzw. tiefen Wunden, die mit hohem Substanzverlust einhergehen

Sequester
Abgestorbenes Knochenstück, das von gesundem Gewebe abgegrenzt ist

Spalthaut
0,2–0,5 mm dicker Hautlappen bestehend aus Epidermis und mehr oder weniger starken Anteilen des Coriums, die zum Zwecke einer Hauttransplantation an einer planen Stelle des Körpers (Oberschenkel, Rücken, Gesäß oder Bauch) tangential abgetragen wird

Teleangiektasen
Bleibende Erweiterungen kleiner oberflächlicher Hautgefäße, z.B. als Nebenwirkung halogenierter Steroide nach mehrwöchiger lokaler Anwendung

TENS
Transkutane elektrische Nervenstimulation, Methode zur Hemmung von Schmerzleitungszellen über eine leichte elektrische Reizung

Trochanter
Rollhügel; knöcherner Fortsatz unterhalb des Gelenkkopfes des Oberschenkelknochens

Ulcus cruris
Unterschenkelgeschwür aufgrund einer venösen oder arteriellen Zirkulationsstörung

Ulzeration
Geschwüriger Zerfall eines Gewebes

USP
Abkürzung für United States Pharmacopeia, Arzneibuch der Vereinigten Staaten von Amerika

Wachstumsfaktoren
Hormonähnliche, von verschiedenen Zellen sezernierte Verbindungen, die die Neubildung von Geweben fördern

Wundkonditionierung
Vorbereitung des Wundgrundes auf die definitive Sanierung (z.B. durch Hauttransplantation) bzw. auf die Sekundärheilung durch reinigende und granulationsfördernde Spezialverbandsstoffe

Xenogene Hauttransplantation
Hautverpflanzung vom Tier (meist Schwein) auf den Menschen (synonym: heterologe Transplantation)

Zytokine
Immunologisch wirksame Proteine, zu ihnen gehören neben den Wachstumsfaktoren u.a. Interferone (IFN), Interleukin (IL), koloniestimulierende Faktoren (CSF), wie Erythropoetin, Granulozyten Makrophagen stimulierender Faktor (GM-SF). Funktion: Signalübertragung zwischen den Zellen, Bildung verschiedener Zelltypen, Steuerung von Wachstums- und Differenzierungsvorgängen. Typisch: Sie entfalten ihre Aktivität nur am Ort ihrer Freisetzung

Übersetzungshilfe in der Wundbehandlung: Englisch – Deutsch

Physiologie	armpit	Achselhöhle	lower leg	Unterschenkel
	ankle	Fußknöchel, Fußgelenk	limb	Extremität
			sacrum	Kreuzbein
	back	Rücken, Rückseite	shin	Schienbein, Tibia
	calf	Wade	shoulder	Schulter
	groin/ inguinal region	Leiste	sole	Fußsohle
			tendon	Sehne
	heel	Ferse	toe	Zehe
Wunde	abscess	Abszess, Eiteransammlung	discharge	Absonderung, Ausscheidung
	bed-sore/ decubitus ulcer	Dekubitus	donor site	Spalthautentnahmestelle
	blister	Hautblase	full thickness	total dermal
	cavity	Wundhöhle	laceration	Risswunde
	clean-cut wound	Wunde mit scharfen Wundrändern	leg ulcer	Unterschenkelgeschwür, Ulcus cruris
	contused wound	Quetschwunde	pressure sore	Druckgeschwür
	debris	Gewebetrümmer	superficial	oberflächlich dermal
	débridement	chirurgische Abtragung nekrotischen Gewebes	partial-thickness	
			suture	Wundnaht
			trauma	Verletzung
	deep partial-thickness	tief dermal		
Wundheilung	epithelisation	Epithelbildung	form/shape	Form, Gestalt
	eschar	Schorf (krustig)	funnel-shaped	trichterförmig
	flat	flach	granulating	granulierend

layer	Lage, Schicht	Wundheilung
location/site	Ort, Stelle	
malodorous	übel riechend	
moist	feucht	
pus	Eiter	
reddish	rötlich	
scab	Schorf, Kruste (harter Deckel)	
scabbing	Deckelbildung	

scar	Narbe
shallow	flach
slough	schmieriger Belag, Schorf
superficial	oberflächlich
swab	(Wund)Abstrich
tissue	Gewebe
wound-floor	Wundgrund
wound-margin	Wundrand

adhesive tape	Pflaster
beads	Kügelchen, Perlen
brine	Sole, Salzwasser
to cleanse	reinigen, auswaschen
compression bandage	Kompressionsverband
dressing	Verband
fibre	Faser
gauze/ dressing gauze	Mull/Verbandmull

graft	Transplantat
jelly	Gel
maggot	Fliegenmaden
normal saline	physiologische Kochsalz-Lösung
ointment	Salbe
paste	Paste
powder	Puder

Bildnachweis

Abb. 6.8: ConvaTec Vertriebs GmbH, München

Abb. 6.9: Paul Hartmann AG, Heidenheim

Abb. 6.10: A. Vasel-Biergans, Stuttgart

Abb. 6.11: Paul Hartmann AG, Heidenheim

Abb. 6.12: Paul Hartmann AG, Heidenheim

Abb. 6.13: Johnson & Johnson Medical, Norderstedt

Abb. 6.14: K. Vieweg, Stuttgart

Abb. 6.15: Centerpuls, Freiburg

Abb. 6.16: K. Vieweg, Stuttgart

Abb. 6.17: 3M Medica, Borken

Abb. 6.18: Johnson & Johnson Medical, Norderstedt

Abb. 7.3: A. Vasel-Biergans, Stuttgart

Abb. 8.1: A. Vasel-Biergans, Stuttgart

Abb. 8.2: A. Vasel-Biergans, Stuttgart

Abb. 8.3: A. Vasel-Biergans, Stuttgart

Abb. 8.4: A. Vasel-Biergans, Stuttgart

Abb. 9.3: A. Vasel-Biergans, Stuttgart

Abb. 9.4: K. Vieweg, Stuttgart

Abb. 10.1: KCI Medizinprodukte, Walluf

Abb. 10.2: KCI Medizinprodukte, Walluf

Abb. 10.3: Th. Strohschneider, Heidenheim

Abb. 10.4: Th. Strohschneider, Heidenheim

Abb. 10.5: Beiersdorf AG, Hamburg

Abb. 10.6: Th. Strohschneider, Heidenheim

Abb. 10.7: Th. Strohschneider, Heidenheim

Abb. 10.8: Th. Strohschneider, Heidenheim

Abb. 10.9: Th. Strohschneider, Heidenheim

Abb. 10.10: BioTissue Technologies, Freiburg

Abb. 10.11: BioMonde Medical Technologies, Barsbüttel

Abb. 10.12: W. Probst, Heidenheim

Abb. 10.13: W. Probst, Heidenheim

Abb. 16.1: Paul Hartmann AG, Heidenheim

Abb. 16.3: Paul Hartmann AG, Heidenheim

Abb. 16.5: Paul Hartmann AG, Heidenheim

Abb. 17.3: Paul Hartmann AG, Heidenheim

Abb. 17.4: A. Vasel-Biergans, Stuttgart

Abb. 17.5: A. Vasel-Biergans, Stuttgart

Abb. 17.6: A. Vasel-Biergans, Stuttgart

Abb. 17.7: A. Vasel-Biergans, Stuttgart

Abb. 17.11: A. Vasel-Biergans, Stuttgart

Abb. 17.12: A. Vasel-Biergans, Stuttgart

Abb. 17.13: A. Vasel-Biergans, Stuttgart

Abb. 17.14: A. Vasel-Biergans, Stuttgart

Abb. 17.15: K. Vieweg, Stuttgart

Abb. 17.16: K. Vieweg, Stuttgart

Abb. 17.17: A. Vasel-Biergans, Stuttgart

Abb. 17.19: Paul Hartmann AG, Heidenheim

Abb. 17.20: A. Vasel-Biergans, Stuttgart

Abb. 17.21: A. Vasel-Biergans, Stuttgart

Abb. 17.22: A. Vasel-Biergans, Stuttgart

Abb. 17.23: Th. Strohschneider, Heidenheim

Abb. 17.24: Paul Hartmann AG, Heidenheim

Abb. 17.25: Paul Hartmann AG, Heidenheim

Abb. 17.28: A. Vasel-Biergans, Stuttgart

Abb. 17.29: A. Vasel-Biergans, Stuttgart

Abb. 17.30: A. Vasel-Biergans, Stuttgart

Abb. 17.31: A. Vasel-Biergans, Stuttgart

Abb. 17.32: A. Vasel-Biergans, Stuttgart

Abb. 17.33: A. Vasel-Biergans, Stuttgart

Abb. 17.34: A. Vasel-Biergans, Stuttgart

Abb. 17.35: A. Vasel-Biergans, Stuttgart

Abb. 17.37: Novo Nordisk Pharma GmbH, Mainz

Präparatebilder

Wasserstoffperoxid-Lösung: W. Probst, Heidenheim

Iruxol N Smith+Nephew GmbH, Lohfelden

Varidase Riemser Arzneimittel, Insel Riems

Lavasept W. Probst, Heidenheim

Fliegenmaden BioMonde Medical Technologies, Barsbüttel

Contractubex Merz Pharmaceuticals, Frankfurt

Sachregister

Pyoderma gangraenosum 337
Pyoktanin 174 f., 198
Pyolysin® Salbe 159
Pyrrolizidin-Alkaloide 197

Qualitätssicherung 7
Quallenverletzungen 290
Quark 298
Quecksilber 177
Quetschwunden 15, 289

Rasterfolie 51
Ratschow Lagerungsprobe 56
Rauchen 38, 40
rechtliche Aspekte 78
Redressbehandlung 267
Reflexhammer 355 f.
Refobacin 182
Regeneration 21
Regranex® **191** f., 366
Reibung 307, 311, **318** f.
Reinigungsphase **23** f., 62 f.
–, Heilungsstadien 64
–, Lokaltherapie 216
–, Wundauflage 85
Reiseapotheke 291
Reparation 21
reparative Phase 23
Resorcin 176
Restore® 100, 116
Retinol 190
Revaskularisation 360
Reverdin-Plastik 233, 235
Rezepturen 2, 199
Rhagaden 353
Ringelblume 196
Ringer-Lösung **154**, 224
Risswunden 15
Rivanol s. Ethacridinlactat
Rötung 44, 55 ff.
Rofecoxib 37
Rosaniline 174 f.
Rosidal® haft 342
–, K-Elko 342
Rosskastanie 264, 350
Rudafilm® 94
Rudavlies® 94
Rückenlagerung 313
rückfettende Pflege 256
Ruhedruck 342 f.

Saccharose 156
Säureschutzmantel 251
Safetac® 136
Sakralbereich 329
Salben 188, **197**, 246
Salbenkompressen s. imprägnierte
    Wundgazen

Sanalind® 172, 255
Sauerstoffversorgung 39
Saugkompressen 90
–, akute Wunde 286
–, phasengerechter Einsatz 215
Schafgarbe 196
Schaumstoffkompressen 100,
    122
–, offenporige 128
–, phasengerechter Einsatz 215
Scherkräfte 135, **307**, 311, 318
Schlangenbisse 290
Schlauchverbände 99
Schmerzen 44, 55, **272**, 326
–, Débridement 153
–, periphere diabetische Neuropa-
    thie 357
–, venöses Unterschenkelgeschwür
    348
Schmerzerfassung 272
Schmerzmedikation 246
Schmerzmittel s. Analgetika
Schmerztherapie **272**, 279
–, Analgetika 274 ff.
–, Lokalanästhetika 275
–, nichtmedikamentöse Maßnahmen
    278
–, Wundauflagen 278
Schmerzursachen 274
Schnittwunden 15, 287
Schräglagerung 30° 313
Schürfwunden 14, 287
Schuhe 367
Schwellung 44, 55
Schwenklappenplastik 232
Schweregrad 60
SeaSorb® Soft 100, 104
Sebamed® 254, 258
Seifen 252
Sekretion 59
Selbstmedikation 2
Selbstverletzungen 39
semipermeable Wundfolien 130
–, Flächenmessung 51
Semmes-Weinstein-Monofilament
    355 f.
Serome 43
Sevredol® 276
Sexualhormone 58
Silber, Antiseptika 180
–, Pseudomonaden 180
–, Sulfadiazin s. Sulfadiazin-Silber
–, Wundauflagen 143
silberhaltige Verbände 100
Silbernitrat 145, 163, **180**, 198,
    300
Silberpuder 181
Silbersulfadiazin 145, 164, 181

Silikongelfolien **266**, 301
Silikonöle 259
Silkaflex® 98
Siloxane 134
Sklerotherapie 346
Smaragdgrün 175
Sofra-Tüll® 97, 100, 182
–, Sine 96, 100
Solutio Castellani 198
Solvaline® N 92
Sonnenbrand 295
Sonnenhut 196
Sonographie 360
Sorbacel® 194
Sorbalgon® 100, 104
Sorbsan® 100, 105
–, Plus 105
–, SA 105
soziale Kontakte 38
Spalthaut 232 ff.
Spalthautentnahmestelle 232, 303
Spalthauttransplantat 232, 236
Spaltlinien der Haut 39, **261**
Spezialbetten 315
Spongostan® 194 f.
Sprühverband 288
Spüllösungen 75, **153**
Spurenelemente 34
Stauungsdermatitis 333, 348
Sterillium® 165
Steripad® 94
Sterisorb® 100, 127
Steri-Strip® 287
Stimmgabel 355 f.
Störfaktoren 28 ff.
Strahlenschäden 18, 38
Streptodornase 160
Streptokinase 160, 193
Streptokokken 222
Strom, Verletzungen 17
Stryphnasal® 194
Stülpa® 98
–, fix 98
Stypro® 194 f.
Sulfadiazin-Silber 145, 164, 182,
    184, 223, 300
–, Monographie 185
–, Verbrennungen 298
Sulfonamide 151, **181** ff.,
    198
Superabsorber 122, 139
Suprasorb® A 100, 105
–, C 100, 194 f.,
–, F 100, 132
–, G 100, 112 f.
–, G Gel 100
–, H 100, 116
–, M 100, 137

–, P 100, 127
–, C 236
SureSkin® 100, 116
Surgifix® 98
Surgipad® 92, 286
Syndets 253
Syspur-derm® 100, **130**, 298, 301

Tabotamp® 194
Tachocomb® 236
Tachotop® N 194f., 236
Tacrolimus 37
Teebaumöl 196 f.
Tegaderm® 94, 100, 132
Tegagen® 100, 105
Tegapore® 95, 100, 138
Tegasorb® 100, 117
Temgesic® 276
Temperatur 40, 85
TenderWet® 100, 139
TenderWet Duo® 138
Tenderwet Solution 139, 154
Tenside 253
Terramycin 182
Tetanusschutzimpfung 286
Tetracyclin 163, 181, 184
Textus® Hydro 100, 112
–, Multi 140
Therapieprinzipien 3
thermische Verletzung 16
Thiersch 233
Thrombin 193 ff.
Thrombokinin 191
Thromboplastin 193, 194
Thrombozytenaggregationshemmer 36
Tielle 100, 122, 128
Tilidin 276
Tip-Therm-Sonde 355 f.
Tissucol® Duo S 194 f.
Tissue Engineering 234
Tissue Vlies® 236
Tollwutverdacht 289
Topostasin® 194
Topper® 90
Tosylchloramid-Natrium 179
Tramadol 276
Tramal® 276
TransCyte® 237, 298
Transelast® 98
Transplantation
    s. Hauttransplantation
Transtec® 276
Traumasept® 166
Traumasive® 100, 117
traumatische Wunden 13 f.
Triamcinolon 266

Tricofix® 98
Trionic® 100, 105
Triphenylmethanfarbstoffe **174**, 247
trockene Haut 256
Trypsin 159, 162
tube-gaze® 98
Tunica media 354
Turixin® 182
Tyrosur® 182
Tyrothricin 182

Überwärmung 44, 55
Ulcurilen® 182
Ulcus cruris venosum s. venöses
    Unterschenkelgeschwür
ulzerierte Tumoren 19
Umlagerung 313
Umschläge 179, **197**, 298
Unguentolan® 190
Unterkühlung 302
Unterschenkelgeschwüre,
    arterielle 336
–, venöse s. venöses Unter-
    schenkelgeschwür
URGE-Domänen 55
Urgo® Aquafilm 94
–, Hydrogel 100, 113
–, Mullkompressen 89
–, Vlieskompressen 90
Urgoband® 342
Urgosorb® 100, 105
Urgosteril® 94
Urgotül® 95, 100, 117
Urgowund® Fingerstreifenverband 94
Urgozink® Elast 342

V.A.C. Dressing 229
–, Soft foam 229
VAC-Therapie 228
Vakuumversiegelung 129, 133, **228**
Valoron® N 276
Varicex® 342
Varidase 158 ff.
Varihesive® 100, 118
–, Hydrogel 100, 113
Varizen 334
Varolast® 342
Vaseline 259
Vaskularisation 26
Vaskulitiden 337
Velband® 98
Vena saphena magna 334
Veneninsuffizienz 332 ff.
–, Klassifizierung 335
Venensystem 332

Venentherapeutikum 350
Venenverschluss-Plethysmographie 337
venöse Geschwüre, Lokalisation 50
venöses Unterschenkelgeschwür 19, 237, **331**
–, Allergien 269
–, Anamnese 335
–, Fließdiagramm 349
–, Kontaktdermatitis 348
–, operative Therapie 346 f.
–, Physiotherapie 346
–, Schmerzen 272
–, Schmerztherapie 348
–, Sklerotherapie 346
–, systemische Therapie 350
–, Therapie 339
–, Transplantation 347
–, Unterscheidungsmerkmale 336
–, Wundauflagen 347
–, Wunddébridement 346
–, Wundinfektion 347
–, Wundspülung 347
Verätzung 17
Verbandkasten 291
Verbandpäckchen 284
Verbandwechsel, Analgetika 71
–, Durchführung 74
–, Hygiene 72
–, Material 73, 76
–, personeller Aufwand 72
–, Planung 71
–, Schmerzen 273
–, Wundbeobachtung 75
–, Wundinfektion 225
–, zeitlicher Aufwand 71
Verbrennungen 17, 293
–, Ausdehnung 294
–, Erstversorgung 297
–, Lokalbehandlung 298
–, Schweregrad 295
Verbrennungskrankheit 294
Verbrennungswunden, Hautersatz 237
Verbrühungen 293
Verkleben 94
Verklebungstendenz 91, 95
Verletzungen, chemische 17
–, mechanische 14
–, thermische 16
Verödung 346
Versiva® 100, 106 f.
Visite 249
Vitamin A, lokale Anwendung 190
–, Mangel 34
Vitamin B$_{12}$ 34
–, C 26, 33